新 麻酔科研修の素朴な疑問に答えます

編集 稲田英一
順天堂大学医学部 麻酔科学・ペインクリニック講座

メディカル・サイエンス・インターナショナル

New Basic Q & A for Anesthesia Residents
First Edition
by Eiichi Inada

ISBN 978-4-89592-866-3

Printed and Bound in Japan

序 文

『麻酔科研修の素朴な疑問に答えます』の初版が出てからすでに10年が経過した。その記載の一部は古いものとなったが，「素朴な疑問」であるだけに，現在も十分に通用する内容となっており，今でも広く読まれていることは喜ばしいことである。本書，『新・麻酔科研修の素朴な疑問に答えます』では書き直しを含め103の素朴な疑問を取り上げた。

時代とともに，医療や医学は進歩し，新しい疑問が生まれてくるのも事実である。麻酔法をみても，全静脈麻酔の使用頻度は増加し，揮発性麻酔薬もセボフルランの独壇場であったところに，デスフルランが食い込んできた。日本麻酔科学会による「術前絶飲食ガイドライン」(2012年）や，「気道管理ガイドライン 2014」(日本語訳 2015年）も発表され，広く用いられるようになってきた。薬物でも，スガマデクスも一般的に用いられるようになって，筋弛緩薬の拮抗の状況も大きく変化した。肺血栓塞栓症のリスクが広く認識されるとともに，薬物溶出性冠動脈ステント挿入患者の増加などもあり，ヘパリン，ワルファリン，新規経口抗凝固薬（NOAC）などの使用も広がり，硬膜外麻酔の使用頻度が減少する状況となっている。輸液療法では restrictive therapy，輸血療法では massive transfusion protocol などの概念も広がってきた。本書では，これらの新しい医療・医学に対する疑問も多く取り上げている。

一方で，昔と変わらない「素朴な疑問」も多く取り上げている。ヘモグロビンと酸素の結合，酸素消費量や二酸化炭素産生量，自発呼吸と人工呼吸の違い，換気血流比，呼吸調節，高濃度酸素投与の危険性など，呼吸に関する基礎的問題がまずそれである。一般的な気道管理については，気管挿管の確認法，声門上器具の使用法，カフ内圧の管理，吸気の加温・加湿の意義，術中呼吸管理改善による術後呼吸器合併症の予防などについて。また，臨床的に迅速で的確な対応が必要になる迅速導入に失敗したときの対応，輪状軟骨圧迫に対する最近の考え方，オピオイドによる呼吸抑制などについて取り上げた。毎日使用する麻酔器についても，酸素ボンベ内容量，リザーバーバッグの役割，新鮮ガス流量決定のための要因，気化器の構造などといった問題について解説した。循環器系では，血圧と心拍数変動，心房収縮の意義，冠動脈血流，臓器血流の自己調節能などについて，輸血や凝固系管理に関しては，抗凝固薬・抗血小板薬の周術期管理，プロタミンの使用法，血液製剤の理論的な使用法などについて解説した。周術期管理として，肥満患者，気管支喘息患者，発熱患者，睡眠時無呼吸患者の管理のほか，術後鎮痛法，術後合併症として肺合併症，失明，認知症の進行などについて取り上げた。

「素朴な疑問」の解説には，目から鱗が落ちるようなものがあるのではないかと思っている。素朴な疑問に対する解説を読めば，すっきりとした気持ちで日常臨床ができるのではないかと思っている。日常的になんとなく行っている「ルーチン」が，実はエキサイティングなことだと気づいていただければ，日常臨床がより楽しいものとなるであろう。本書は初心者だけでなく，上級医・教官にとっても有用であると信じている。

是非，自分なりの解答を考えながら，素朴な疑問に立ち向かっていただきたい。

2016年　初夏

稲田 英一

編集者・執筆者一覧

【編　集】

稲田 英一　順天堂大学医学部 麻酔科学・ペインクリニック講座

【執　筆】（五十音順）（　）内は担当項

秋山 浩一　京都府立医科大学 麻酔科学教室　(061, 098)
浅井　隆　獨協医科大学越谷病院 麻酔科　(013)
薊　隆文　名古屋市立大学 看護学部・大学院看護学研究科　(028)
足立 健彦　田附興風会医学研究所北野病院 麻酔科　(096)
有澤 創志　神戸麻酔アソシエイツ　(076)
五十嵐 あゆ子　宮城県立こども病院 麻酔科　(031)
石川 晴士　順天堂大学医学部 麻酔科学・ペインクリニック講座　(026, 097)
石黒 芳紀　自治医科大学附属さいたま医療センター 麻酔科　(038)
磯野 史朗　千葉大学病院 麻酔・疼痛・緩和医療科　(001)
板谷 慶一　京都府立医科大学 心臓血管外科学教室　(061)
市川 高夫　下越病院 麻酔科　(011)
井出 雅洋　神戸麻酔アソシエイツ　(076)
伊藤 彰師　名古屋市立東部医療センター 麻酔科　(099)
伊藤 秀和　名古屋市立大学大学院医学研究科 生体総合医療学講座 麻酔科学・集中治療学分野　(040)
稲田 眞治　名古屋第二赤十字病院 救急部　(072)
稲葉 頌一　日本赤十字社 関東甲信越ブロック血液センター　(068)
井上 莊一郎　聖マリアンナ医科大学 麻酔学教室　(087)
今町 憲貴　島根大学医学部附属病院 麻酔科　(077)
岩谷 全亮　神戸麻酔アソシエイツ　(076)
内田 雅人　山口労災病院 麻酔科　(046)
内海　功　東京慈恵会医科大学附属第三病院 麻酔部　(084)
大井 由美子　関西医科大学 麻酔科学講座　(003)
太田 卓尚　東北大学医学部 麻酔科学・周術期医学分野　(053)
大西 佳彦　国立循環器病研究センター病院 麻酔科　(048, 049)
岡崎　仁　東京大学医学部附属病院 輸血部　(074, 075)
奥田 泰久　獨協医科大学越谷病院 麻酔科　(081)
奥富 俊之　北里大学医学部 麻酔科学　(051)
小田　裕　大阪市立総合医療センター 麻酔科　(064, 065)
落合 亮一　東邦大学医学部 麻酔科学講座　(019)
甲斐 友規　星薬科大学 薬剤師職能開発研究部門　(018)
門井 雄司　群馬大学医学部附属病院 手術部　(066)
加藤 真也　国立循環器病研究センター病院 麻酔科　(048, 049)

加藤 洋海　兵庫県立がんセンター 麻酔科 （004，010）
香取 信之　慶應義塾大学医学部 麻酔学教室 （008）
金井 昭文　北里大学医学部 新世紀医療開発センター・疼痛学 （082）
紙谷 義孝　新潟大学地域医療教育センター・魚沼基幹病院 麻酔科 （030）
川名　信　宮城県立こども病院 麻酔科 （031）
川真田 樹人　信州大学医学部 麻酔蘇生学講座 （079）
北島　治　日本大学医学部附属板橋病院 麻酔科 （032，101）
北林 亮子　横浜栄共済病院 麻酔科 （083）
木山 秀哉　東京慈恵会医科大学 麻酔科学講座 （093）
倉橋 清泰　横浜市立大学附属市民総合医療センター 麻酔科 （089）
黒瀧 健二　大崎市民病院 麻酔科 （054）
河野 達郎　新潟大学医学部 麻酔学教室 （086）
小坂　誠　昭和大学横浜市北部病院 麻酔科 （052）
五代 幸平　鹿児島大学医学部 麻酔・蘇生学教室 （047）
小竹 良文　東邦大学医療センター大橋病院 麻酔科 （062）
五藤 恵次　岡山市東部脳神経外科 （023）
後藤 倶子　伊東歯科口腔病院 麻酔科 （091）
小林　求　岡山大学病院 麻酔科蘇生科 （023）
齋藤 浩二　東北大学病院 集中治療部 （053，054）
齊藤 洋司　島根大学医学部附属病院 麻酔科 （077）
酒井 規広　総合大雄会病院 麻酔科 （078）
酒井 寛泰　星薬科大学 薬剤師職能開発研究部門 （018）
櫻井 裕之　杏林大学医学部 薬理学教室 （024，025，043）
佐々木 利佳　富山大学大学院医学薬学研究部 麻酔科学講座 （090）
佐藤 大三　順天堂大学医学部 麻酔科学・ペインクリニック講座 （027）
白源 清貴　山口大学医学部附属病院 総合治療センター集中治療部 （058）
進藤 一男　兵庫県立尼崎総合医療センター 麻酔科 （067，085）
鈴木 宣彰　池田病院 麻酔科 （009）
鈴木 博明　獨協医科大学越谷病院 麻酔科 （081）
角倉 弘行　順天堂大学医学部 麻酔科学・ペインクリニック講座 （070）
祖父江 和哉　名古屋市立大学大学院医学研究科 生体総合医療学講座 麻酔科学・集中治療学分野 （039，040，041，092）
高木 俊一　東京女子医科大学 麻酔科学教室 （042）
髙田 真二　帝京大学医学部 麻酔科学講座・医学教育センター （088）
武田 吉正　岡山大学病院 集中治療部 （056）
立花 俊祐　札幌医科大学医学部 麻酔科学講座 （094）
田中　聡　信州大学医学部 麻酔蘇生学講座 （035，036，079）
田辺 瀬良美　都立多摩総合医療センター 麻酔科 （012）
津崎 晃一　日本鋼管病院 こうかんクリニック （005，059）
辻原 寛子　順天堂大学医学部 麻酔科学・ペインクリニック講座 （050）

坪川 恒久　東京慈恵会医科大学 麻酔科学講座 (033, 037)
豊田 大介　東邦大学医療センター大橋病院 麻酔科 (062)
中尾 正和　JA 広島総合病院 麻酔科 (100)
長尾 みづほ　国立病院機構三重病院 小児科 (003)
中沢 弘一　社会医療法人中山会宇都宮記念病院 麻酔科 (022)
中嶋 康文　京都府立医科大学 麻酔科学教室 (057, 060)
中山 力恒　京都府立医科大学 麻酔科学教室 (057, 060)
名倉 豊　東京大学医学部附属病院 輸血部 (074, 075)
成田 年　星薬科大学 薬理学教室 (018)
萩平 哲　大阪府立急性期・総合医療センター 麻酔科 (020)
畠山 登　愛知医科大学病院 周術期集中治療部 (103)
半田 誠　慶應義塾大学医学部 輸血・細胞療法センター (069)
日野 秀樹　大阪市立総合医療センター 麻酔科 (015, 029)
平田 直之　札幌医科大学医学部 麻酔科学講座 (034)
廣田 弘毅　富山大学大学院医学薬学研究部 麻酔科学講座 (090)
藤井 怜　東京慈恵会医科大学 麻酔科学講座 (033, 037)
藤澤 隆夫　国立病院機構三重病院 小児科 (003)
星加 麻衣子　名古屋市立大学大学院医学研究科 生体総合医療学講座 麻酔科学・集中治療学分野 (092)
牧 裕一　東邦大学医療センター大橋病院 麻酔科 (062)
槇田 浩史　東京医科歯科大学医学部附属病院 麻酔・蘇生・ペインクリニック科 (095)
正本 庸介　東京大学医学部附属病院 輸血部 (074)
増田 孝広　東京医科歯科大学医学部附属病院 集中治療部 (022)
益田 律子　東海大学医学部付属八王子病院 麻酔科 (080)
松橋 麻里　新潟大学医学部 麻酔学教室 (086)
松本 美志也　山口大学大学院医学系研究科 麻酔・蘇生学講座 (046, 058)
丸山 一男　三重大学医学部 麻酔集中治療学 (002)
水谷 光　大阪労災病院 中央手術部・中央材料室 (021)
溝上 良一　津山中央病院 救命救急センター (014, 055)
溝部 俊樹　京都府立医科大学 麻酔科学教室 (057, 060)
峰村 仁志　信州大学医学部 麻酔蘇生学講座 (036)
三宅 隆一郎　愛仁会高槻病院 麻酔科 (016)
宮崎 智之　横浜市立大学大学院医学研究科 生理学 (044)
村上 剛　京丹後市立久美浜病院 麻酔科 (063)
村田 裕　田附興風会医学研究所北野病院 麻酔科 (096)
森松 博史　岡山大学病院 麻酔科蘇生科 (017)
安原 洋　東京大学医学部附属病院 手術部 (102)
安村 敏　富山大学附属病院 輸血・細胞治療部 (071)
山蔭 道明　札幌医科大学医学部 麻酔科学講座 (034, 094)
山崎 光章　富山大学大学院医学薬学研究部 麻酔科学講座 (090)
山田 圭輔　金沢大学附属病院 麻酔科蘇生科 (083)

余語 久則	豊見城中央病院 麻酔科 （001）
横地 歩	三重大学医学部 麻酔集中治療学 （002）
横溝 岳彦	順天堂大学医学部 生化学第一講座 （007）
吉澤 佐也	名古屋市立大学大学院医学研究科 生体総合医療学講座 麻酔科学・集中治療学分野 （039, 041）
吉田 仁	富山県立中央病院 麻酔科 （006）
吉谷 健司	国立循環器病研究センター病院 麻酔科 （048, 049）
米村 雄士	熊本大学医学部附属病院 輸血・細胞治療部 （073）
渡部 達範	新潟大学医歯学総合病院 麻酔科 （045）

目 次

Ⅳ 体温管理 163

Ⅴ 体液・代謝・輸液管理 183

Ⅵ 輸血療法 211

注　意

本書に記載した情報に関しては，正確を期し，一般臨床で広く受け入れられている方法を記載するよう注意を払った。しかしながら，著者ならびに出版社は，本書の情報を用いた結果生じたいかなる不都合に対しても責任を負うものではない。本書の内容の特定な状況への適用に関しての責任は，医師各自のうちにある。

著者ならびに出版社は，本書に記載した薬物の選択・用量については，出版時の最新の推奨，および臨床状況にもとづいていることを確認するよう努力を払っている。しかし，医学は日進月歩で進んでおり，政府の規制は変わり，薬物療法や薬物反応に関する情報は常に変化している。読者は，薬物の使用にあたっては個々の薬物の添付文書を参照し，適応，用量，付加された注意・警告に関する変化を常に確認することを怠ってはならない。これは，推奨された薬物が新しいものであったり，汎用されるものではない場合に，特に重要である。

肥満患者の術前評価で注意すべき点は何か

001

余語 久則
磯野 史朗

▶BMI 25以上，特に上半身肥満に注意

日本人の肥満の基準値はbody mass index (BMI)≧25 (kg/m²) であり，欧米人（BMI≧30）より低く定義されている。これは，BMI 25程度でも，心血管系，代謝系の合併症が多く，睡眠時無呼吸の発生率も高いからである。それ故，欧米からの論文や教科書に記載されている数字よりも肥満の基準を低く設定して，周術期のリスクを考える必要がある。また，BMI値よりも脂肪の分布がより重要であることを認識すべきである。同じBMIでも，上半身肥満（内臓脂肪型）のほうが下半身肥満（皮下脂肪型）より，術前や周術期の合併症が起きやすいことに注意しなくてはならない（図1-1）。

◎基本的な術前診察と検査

まずは病歴の確認が重要である。高血圧や冠動脈疾患，糖尿病などの合併症はもちろん，気道評価や睡眠時無呼吸関連症状について，詳しく問診する必要がある。身体所見は，気道評価が中心となる。心電図，血算，生化学の検査に加え，動脈血ガス分析，肺機能検査や心エコー検査は，侵襲の大きな手術の場合は行っておきたい。

▶想定されるトラブルのリスク評価

術前評価のポイントは，肥満患者の周術期に起きやすい合併症のリスクを評価することである。具体的には，全身麻酔導入時の気道確保困難，術中の低酸素血症，抜管後の上気道閉塞，睡眠時無呼吸，遷延する術後低酸素血症である。これらのリスク評価とそれに対する周術期管理計画が重要である。

◎気道確保困難

肥満患者では，咽頭周囲の軟部組織増大により睡眠時無呼吸を合併しやすく，全身麻酔導入時の上気道閉塞は必発であり，適切な気道確保が必要である。「マスク換気不能・気管挿管不能（CVCI）」のリ

図1-1　上半身肥満と下半身肥満（リンゴ型と洋ナシ型）
同じBMIでも，上半身肥満（リンゴ型＝内臓脂肪型）のほうが下半身肥満（洋ナシ型＝皮下脂肪型）よりもトラブルが起きやすい。

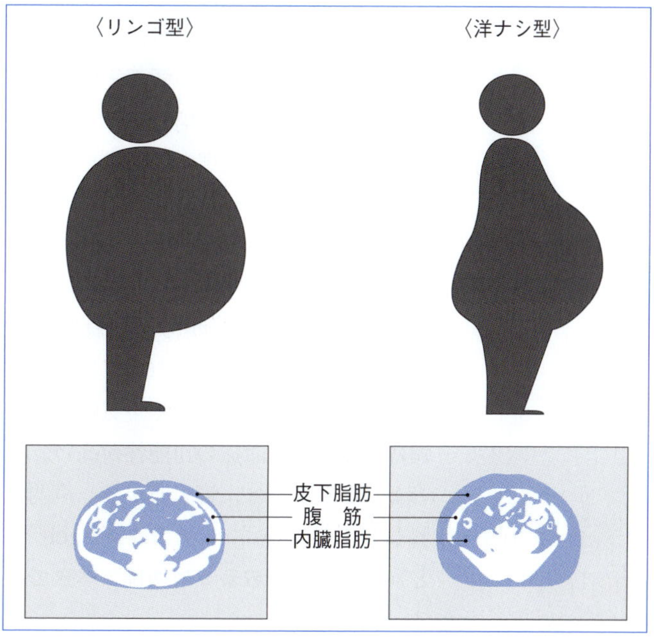

表 1-1　12 の術前評価項目を用いて，マスク換気困難と気管挿管困難が同時に発生する可能性を予測するモデル

術前に評価すべき 12 の危険因子

・マランパチクラスⅢ or Ⅳ	・46 歳以上
・頸部放射線後，頸部腫瘤	・アゴひげの存在
・男性	・太い首
・短い甲状オトガイ間距離	・睡眠時無呼吸の診断
・歯牙の存在	・頸椎の不安定性や可動制限
・Body Mass Index 30 kg/m^2 以上	・下顎の前方移動制限

マスク換気困難と直視型喉頭鏡による喉頭展開困難が同時に発生する可能性

術前予測危険クラス	クラス内での発生頻度	オッズ比（95％信頼区間）
Ⅰ（危険因子数 0～3 個）	0.18％	1.0
Ⅱ（危険因子数 4 個）	0.47％	2.56（1.83～3.58）
Ⅲ（危険因子数 5 個）	0.77％	4.18（2.95～5.96）
Ⅳ（危険因子数 6 個）	1.69％	9.23（6.54～13.04）
Ⅴ（危険因子数 7～11 個）	3.31％	18.4（13.1～25.8）

（http://www.anesth.or.jp/guide/pdf/20150427-2guidelin.pdf より）

スクも高い。肥満患者であっても，日本麻酔科学会気道管理ガイドライン[1)]で推奨されている 12 項目の術前気道評価を行い，全身麻酔導入方法を決定すべきである（**表 1-1**）。当てはまる項目が多くなれば全身麻酔導入後の CVCI が発生する可能性が高くなるので，ビデオ喉頭鏡の準備や両手気道確保によるマスク換気などの対策が必要である。特に，重症睡眠時無呼吸が存在し，かつ頭部後屈や下顎前方移動に制限がある場合には，意識下気管挿管を考慮し，患者の同意を得ておくべきである。これらいずれか片方が存在する場合には，全身麻酔導入後の気道確保は両手を用いて行うべきである。

BMI が高値で，しかも上半身肥満の場合には，機能的残気量（FRC）減少のため無呼吸耐容時間が短く，気道確保困難による低酸素血症の可能性が高い。このような患者では，導入直後に，声門上器具（ラリンジアルマスク，i-gel® など）が使用できるように準備すべきである。

◎低酸素血症

肥満患者，特に上半身肥満タイプでは，もともと低下していた FRC が全身麻酔導入後さらに 1 L 以上減少するため，術中・術後に低酸素血症をきたしやすい[2)]。術前診察時に携帯式パルスオキシメータで，FRC 位で息を止めてもらい酸素飽和度の下がる程度を確認するとよい。FRC が少ない患者では，すぐに酸素飽和度が下がってくるので，術中・術後の低酸素血症のリスクを簡便に予測できる。

◎術後上気道閉塞：いびきに要注意

術前評価で意外と見落とされるのが，睡眠時無呼吸である。適切な対処をしないかぎり，術後に必ず上気道閉塞を起こすと考えるべきである。一般的に術前患者の 20％程度に睡眠時無呼吸が合併していると言われている。問診でいびきをよくかくとか日中眠いなどと聞いたら，「無呼吸があるか」，「クゥッ…，…ッ，ッカーという睡眠時無呼吸特有の音を発していないか」などを確認する。

睡眠検査の施行の是非は，STOP-Bang Questionnaire[3]が参考となる（**表1-2**）。患者の横顔を観察して小顎や二重顎などがあればさらに疑わしい。肥満患者で歯並びが悪い場合は，小顎症も合併している場合が多く，重症の睡眠時無呼吸と気管挿管困難の両者を疑うべきである。睡眠ポリグラフ検査は，睡眠時無呼吸の確定診断に有用ではあるが，時間的余裕のない術前患者には現実的ではないので，夜間パルスオキシメトリなどの簡易検査で代用する。

気管チューブ抜去は，十分に覚醒してから行うべきである。重症の睡眠時無呼吸患者では，術前から持続気道陽圧（CPAP）導入が望ましい。CPAP装着が困難な患者でも，ネーザルハイフローは受け入れもよく，術後に突然使用する場合でも有用である。流量が10 L/min増加するごとに気道内圧が約1 cmH_2Oずつ増加することが期待できる。坐位は気道開通性を改善させ，かつFRCも増加させるので，抜管時や術後の体位として望ましい。肥満肺胞低換気症候群を伴う場合には，二相性陽圧呼吸（BiPAP）が適応である。睡眠時無呼吸患者では，オピオイドへの感受性が高く，麻酔薬による呼吸の抑制や咽頭開大筋緊張の抑制が起きやすいといわれており，術中・術後の使用薬についても，慎重な計画を立てる必要がある[4]。

表1-2　STOP-Bang Questionnaire

STOP（1～4）のうち2項目，STOP-Bang（1～8）のうち3項目以上該当で陽性。睡眠検査を施行，あるいは睡眠時無呼吸ありと考えて麻酔計画を立てる。

1. Snoring：大きないびきをかく
2. Tiredness：日中疲労感，傾眠
3. Observed apnea：睡眠時無呼吸の指摘
4. high blood Pressure：高血圧
5. BMI：35以上（わが国では30以上とするのがよさそう）
6. Age：50歳以上
7. Neck circumference：首周り40 cm以上
8. Gender：男性

（Chung F, et al. STOP questionnaire：a tool to screen patients for obstructive sleep apnea. Anesthesiology 2008；108：812-21より作成）

▶ほかにもいろいろ

◎循環系

脂肪が1 kg増加すると心拍出量がおよそ100 mL/min増加する。肥満患者の高血圧は非肥満患者の10倍程度みられる。術前服薬状況や血圧コントロール状況のチェックが必要である。冠動脈病変を疑っての問診も当然である。高度肥満患者に至っては，肺高血圧症や心不全も珍しくなく，心臓の予備力に限界があると考えたほうがよい。

◎糖尿病

肥満患者では高血糖と高インスリン血症になりやすいことが知られている。睡眠時無呼吸の合併は，このインスリン抵抗性を増悪させる。

◎静脈ライン

ライン確保が困難な患者は少なくない。トラブルなく麻酔導入するために，術前診察時に静脈ラインの確認をしておく。高度肥満患者では，中心静脈ライン確保が必要になることもある。

◎深部静脈塞栓・肺塞栓

周術期の重篤な合併症である。特に高度肥満患者では，術前のスクリーニングと周術期の対策を練っておくことが望ましい。

◎胃食道逆流症

肥満により腹腔内圧や胃内圧が上昇し，胃食道逆流あるいは裂孔ヘルニアを発症しやすい。また，胃の内容物が残留しや

すく，pHが低いとされている。胸やけ感について問診し，画像をチェックし，H_2拮抗薬を術前投与する。

● ● ●

肥満患者ではFRCの減少と気道確保困難による低酸素血症が恐い。安全な麻酔のためには，特にBMI≧25の上半身肥満を大きなリスクと考え，睡眠時無呼吸を見逃さず，周術期全体の戦略を立てることが必要である。

文　献

1. Japanese Society of Anesthesiologists. JSA airway management guideline 2014 : to improve the safety of induction of anesthesia. J Anesth 2014 ; 28 : 482-93.
2. Eichenberger A, Proietti S, Wicky S, et al. Morbid obesity and postoperative pulmonary atelectasis : an underestimated problem. Anesth Analg 2002 ; 95 : 1788-92.
3. Chung F, Yegneswaran B, Liao P, et al. STOP questionnaire : a tool to screen patients for obstructive sleep apnea. Anesthesiology 2008 ; 108 : 812-21.
4. Isono S. Obstructive sleep apnea of obese adults : pathophysiology and perioperative airway management. Anesthesiology 2009 ; 110 : 908-21.

術前の呼吸機能検査，動脈血ガス分析結果はどう評価するか

? 002

丸山 一男
横地 歩

▶術前の呼吸器系の評価

動脈血酸素分圧（PaO_2）は，術前の呼吸機能評価の一環として測定される。呼吸機能の評価は，術後呼吸器合併症*1の発症を予測したり，呼吸練習などの効果を術前に判定することが目的である。呼吸器系の術前評価とは，術式，問診，身体所見，検査であり，検査には，動脈血ガス分析，胸部単純X線写真，スパイロメトリーがある。一般に，単独の検査結果だけで術後呼吸器合併症を予測することはできず，複数の要因を加味して判断する必要がある。なかでも，麻酔時間>2.5時間，周術期の胃管挿入，cough test陽性*2，上腹部の皮膚切開，年齢>65歳，喫煙≧40パック/年，1秒量（$FEV_{1.0}$）<1 L，が危険因子として重要である。PaO_2は，その他の因子に含まれ，PaO_2 75 mmHg未満が危険因子である[1~3]（表2-1）。

さらに，待期手術か緊急手術かの別，日常生活の自立度やASA-PS分類などを加味して総合的に判断する[4]（メモ）。

術前からPaO_2が低下している場合，それが病的な異常であれば，身体所見やスパイロメトリーの結果にも異常が表れる。したがって，PaO_2の低下を認めたら，他の呼吸器合併症発症予測に関する所見を集め，術後肺炎・呼吸不全スコア（NSQIP*3スコア）（表2-2）[3]を算出する。

術前対策として，禁煙や呼吸練習を行い，呼吸機能の改善をはかる。低酸素血症の原因となる病態の治療を行い，改善を待って手術に臨む[5]。

*1　**術後呼吸器合併症**：術後48時間以上の人工呼吸，再挿管とその後の人工呼吸，肺炎，気管支鏡を必要とする無気肺。

*2　**cough test陽性**：最大吸気後，咳を1回させる。その咳をきっかけとして，咳が繰り返されるとき陽性とする。

*3　**NSQIP**：American College of Surgeons National Surgical Quality Improvement Program

表 2-1　非心臓手術患者の術後呼吸器合併症発症に，少なくとも一つ以上の報告で指摘されてきた危険因子

◎	麻酔時間＞2.5 時間，周術期の胃管挿入
○	上腹部の皮膚切開，cough test 陽性，喫煙≧40 パック/年，1 秒量＜1 L，1 秒量/肺活量
	男性，喫煙経験あり，手術 2 週間以内の喫煙，2 週間以内の上気道感染，慢性閉塞性肺疾患（COPD）の既往，喘息の既往，痰を伴う咳，BMI≧30，Wheeze test 陽性，努力呼気≧9 秒，Maximum laryngeal height≦4 cm，Wheeze の聴取（普通の聴診上），全身麻酔，肺活量＜1.5 L，PaO_2＜75 mmHg（空気下），胸部単純 X 線写真の異常，手術 6 か月以内の 10％以上の体重減少，インスリン治療中の糖尿病，術前腎不全，術前の 4 単位以上の輸血，術前の肺炎，安静時・軽運動での呼吸困難，心不全の既往歴，急性の混乱・錯乱状態（慢性の精神疾患・認知症を除く），年齢＞65 歳

◎：最重要，○：重要，無印：危険因子として上げている論文数が◎○に比べ少ない。
（McAlister FA, et al. Incidence of and risk factors for pulmonary complications after nonthoracic surgery. Am J Respir Crit Care Med 2005；171：514-7 および Arozullah AM, et al. Multifactorial risk index for predicting postoperative respiratory failure in men after major noncardiac surgery. The National Veterans Administration Surgical Quality Improvement Program. Ann Surg 2000；232：242-53 より作成）

一般的に術前の PaO_2 は，単独で術後経過を予測する指標ではないが，肺切除術では，術後経過の予測因子として特に重要である。肺切除術後，動脈血酸素飽和度（SaO_2）＜90％または運動時 SaO_2 の 4％以上の低下が認められると，死亡率や合併症発生率は上昇する[6]。

hypoxia（低酸素症）と hypoxemia（低酸素血症）

PaO_2 の低下は低酸素血症である。低酸素血症があれば低酸素症もあると考えてよい。一方，低酸素血症がなくても低酸素症はあり得る。組織の低酸素症は，組織への酸素供給低下（貧血，ショック，心不全），組織での酸素需要量の増加（発熱，甲状腺機能亢進症，熱傷，ふるえ），組織での酸素放出低下（ヘモグロビン酸素解離曲線の左方移動）などで発生する。この場合，PaO_2 が正常でも安心できない。心拍出量，ヘモグロビン値，体温，酸塩基平衡にも注意を払う。

肺での酸素取り込み低下による低酸素症を hypoxic hypoxia といい，低酸素血症となる。原因として，吸入酸素濃度の低下（高地居住など），換気量の減少〔気胸，気道閉塞，呼吸抑制（1 回換気量減少，呼吸数減少）〕，肺胞におけるガス交換の異常（肺内シャント，換気血流比不均等，拡散障害）がある。

吸入酸素濃度と動脈血酸素分圧

待期手術で ASA-PS 分類が 1，2 の患者では，術前動脈血ガス分析を行わない場合も多い。ASA-PS 分類のクラスが高い患者や肺・心臓手術では，動脈血ガス分

メモ　risk calculator predicting postoperative respiratory failure

NSQIP が毎年蓄積した，周術期患者のデータベースで構築された計算表。2011 年には，2007 年の 211410 名のデータベースを用いて，術後肺合併症（術後 48 時間以上の人工呼吸と再挿管）の発症予測値をエクセル入力により算出できる計算表（risk calculator predicting postoperative respiratory failure）[4] が報告されている（〈http://www.surgicalriskcalculator.com/〉 からダウンロード，あるいはネット上で直接入力できる）。

入力項目は，術式，緊急手術か否か，日常生活の自立度，敗血症や全身性炎症反応症候群（SIRS）の状態，ASA-PS 分類である[4]。生活の自立度は，常に介助必要，時々介助必要，介助の必要なし，などの該当項目にチェックを入れる形となっていて便利である。2008 年の 257385 名に対して，この計算表を用いた，呼吸器合併症の発症予測の的中率は 90％と確認されている[4]。

表 2-2　術後肺炎・術後呼吸不全スコア（NSQIP スコア）算出表

危険因子		術後肺炎スコア	呼吸不全スコア
術式	腹部大動脈瘤	15	27
	胸部手術	14	21
	上腹部手術	10	14
	頸部手術	8	11
	脳外科手術	8	14
	末梢血管外科手術	3	14
	緊急手術	3	11
	全身麻酔	4	—
年齢（歳）	80 以上	17	6
	70～79	13	6
	60～69	9	4
	50～59	4	—
自立しているか？	完全に依存	10	7
	一部依存	6	7
	自立	—	—
アルブミン濃度	3.0 g/dL 未満	—	9
6 か月以内の体重減少	10％以上	7	—
ステロイド服用		3	—
飲酒		2	—
慢性閉塞性肺疾患（COPD）の既往		5	6
1 年以内の喫煙		3	—
急性の混乱・混乱状態		4	—
脳血管障害の既往		4	—
血液尿素窒素	＜8 mg/dL	4	—
	22～30 mg/dL	2	—
	30 mg/dL＜	3	8
2 単位以上の周術期輸血		3	—

上の表のスコアを合計し，リスク判定を行う

クラス	術後肺炎スコア	予測発症率（%）	呼吸不全スコア	予測発症率（%）
1	0～15	0.2	0～10	0.5
2	16～25	1.2	11～19	2.2
3	26～40	4.0	20～27	5.0
4	41～55	9.4	28～40	11.6
5	56 以上	15.3	40＜	30.5

（Arozullah AM, et al. Preoperative evaluation for postoperative pulmonary complications. Med Clin North Am 2003；87：153-73 より作成）

析が行われるが，酸素吸入下ではない。一方，多発外傷，ショック，敗血症患者での緊急手術では，術前から酸素吸入が行われた状態で動脈血ガス分析が行われていることが多い。したがって，PaO_2 の評価には吸入酸素濃度（F_IO_2）が必須である。

PaO_2/F_IO_2（P/F）比は，F_IO_2 が変化しても，同じような値をとるため，動脈血酸素化能の指標として使用されている。例えば，PaO_2 90 mmHg，F_IO_2 0.21（空気下）なら，P/F 比は 429 となる。P/F 比＜300（空気下で 60 mmHg 程度）は異常と考えてよい。

▶異常を見つけたら…

◎肺内シャント

F_IO_2 が高いにもかかわらず，PaO_2 が上昇しない場合，その原因として，肺内シャント血流が存在している可能性が高く，術中の動脈血酸素化維持のため，呼気終末陽圧（PEEP）の併用が必要となる。肺内シャントは，血管透過性亢進による肺水腫（急性呼吸促迫症候群），左心機能不全による肺水腫（左心不全），水分過剰による肺水腫（腎不全，過剰輸液），無気肺で発生する。

したがって，PaO_2 の低下を発見したら，これらの病態の有無を診断し，それぞれの病態の改善をはかる。当該科の主治医が術前にまったく気づいていない場合もある。水分制限，利尿，心機能改善をはかる時間的余裕があれば，手術を延期する。

消化管穿孔などで時間的余裕のない場合は，術中に最善を尽くして改善をはかる。分泌物の貯留は気道閉塞から無気肺の原因となるので，術中のこまめな気管内吸引が大切となる。

◎**換気血流比の異常，拡散障害**

低酸素血症の原因が，換気血流比不均等，拡散障害である場合，$F_{I}O_2$ 上昇により，PaO_2 は上昇する。慢性閉塞性肺疾患（COPD）患者では，術前に低酸素血症であっても，術中の $F_{I}O_2$ は空気下より高いので，人工呼吸中の PaO_2 の維持は可能である。しかし，術後合併症の発生リスクが高い。COPD 患者は術後に，呼吸器合併症（肺炎，呼吸不全）のみならず，心停止，敗血症，再手術，心機能低下，腎不全を発生する危険や術後死亡率が高いので，肺の単独疾患というより，全身疾患〔低 body mass index（BMI），低栄養，ステロイド使用などと同様〕と考えたほうがよく，創傷治癒も遅れる[7]。術後合併症を軽減するため術前の呼吸練習を行い，気道分泌物を喀出し，呼吸機能を改善させてから手術に臨む。喘息患者では，術前治療により発作を十分コントロールしておく。

▶PaO_2 に対する年齢の影響

PaO_2 は，年齢とともに低下する。その予測式として，空気下で，$PaO_2 = 109 - 0.43 \times (\text{年齢}) \pm 4.1$（標準偏差），が知られている。80 歳では，71〜79 mmHg となる。したがって，高齢者では，PaO_2 が 75 mmHg より低くても加齢による生理的変化である場合がある。ただし，高齢自体が術後呼吸器合併症発生の重要な危険因子である。

文　献

1. McAlister FA, Bertsch K, Man J, et al. Incidence of and risk factors for pulmonary complications after nonthoracic surgery. Am J Respir Crit Care Med 2005；171：514-7.
2. Arozullah AM, Daley J, Henderson WG, et al. Multifactorial risk index for predicting postoperative respiratory failure in men after major noncardiac surgery. The National Veterans Administration Surgical Quality Improvement Program. Ann Surg 2000；232：242-53.
3. Arozullah AM, Conde MV, Lawrence VA. Preoperative evaluation for postoperative pulmonary complications. Med Clin North Am 2003；87：153-73.
4. Gupta H, Gupta PK, Fang X, et al. Development and validation of a risk calculator predicting postoperative respiratory failure. Chest 2011；140：1207-15.
5. Ninan M, Sommers KE, Landreneau RJ, et al. Standardized exercise oximetry predicts postpneumonectomy outcome. Ann Thorac Surg 1997；64：328-32.
6. 丸山一男．呼吸機能評価．In：弓削孟文．麻酔科術前管理ハンドブック 2005．東京：真興交易医書出版部，2005：39-48, 152-5.
7. Gupta H, Ramanan B, Gupta PK, et al. Impact of COPD on postoperative outcomes：results from a national database. Chest 2013；143：1599-606.

003　予防接種後の手術はどれくらい延期すべきか

大井 由美子
長尾 みづほ
藤澤 隆夫

▶従来の延期期間は？

「延期するものなの？」と驚いた人，「確か教科書に載っていたはず」と思い出した人，「ウチは 2 週間って決まっているわ」と答える人，さまざまではないだろうか。

術前のワクチン接種に関して，少し前までは，生ワクチンは術前4週前までに，不活化ワクチンは術前2週前までに接種することが麻酔科学分野では定説になっており，成書にも記載されていた。手術・麻酔などのストレスで免疫力が落ちるので抗体が産生されない可能性があること，それにより生ワクチンでは発症する危険性があるという理由から一定期間手術が延期されたのである。しかし，術後発症した事例報告は過去になく，抗体価が上がらないほどの免疫力低下を示す具体的なデータもなかった。周術期のワクチン接種についての報告は長い間なかったのである。麻酔法・麻酔薬はこの20年で著しい進歩を遂げているにもかかわらず，抗体価やそれにかかわる免疫に関して，実際は不明のままであった。

▶ワクチンの現状と小児科医の憂鬱

ワクチンの種類，接種回数が増えた昨今，ワクチン接種後一定期間をおいて麻酔に臨むということは，患児とその家族にとってたいへん不利益なことになっている。また，ワクチンを接種する小児科医にとっても「ワクチンスケジュールがタイトなので，接種できない期間をできるだけ短くしたい」のは切実な願いである。小児感染管理ネットワーク（2016年）によれば「術前の期間を○○科が変えたくないと言っている」（原文ママ）と困惑している。ワクチン接種に積極的で接種率の高いある地域では，「1か月も空けるなんて」という苦情が多く寄せられたため，2015年よりすべてのワクチンが術前2日前まで接種可能に統一されるという事例も起きている。

また最近では，免疫不全の児にも，接種の評価基準を設けたうえで，積極的にワクチン接種に取り組むようになっており，効果を上げている。

▶術前のワクチン接種に関する諸外国の動向

Short ら[1] は2006年，英国，アイルランド，ニュージーランド，オーストラリアの小児麻酔学会会員を対象にアンケート調査を行い，回答者の約6割が生ワクチン接種後1週間以内に手術を行っているにもかかわらず，予防接種後に麻酔を行う時期についてのコンセンサスはなく，ガイドラインを作成している病院も少なかった，と報告した。

Siebert ら[2] は2007年，小児の全身麻酔後の免疫にかかわるパラメータについて調べた277の論文について以下のようにまとめている。「全身麻酔後，予防接種の生体の反応を直接調べたものはない。麻酔や手術後，免疫マーカーは一時的に変動するものもあるが，いずれも麻酔後数時間から数日でもとに戻る。個々の状態，手術時間，麻酔法，手術侵襲の程度，出血量などによる差が大きいうえ，麻酔と手術と心理的なストレスのいずれが影響を及ぼしているのか判別は難しい」としたうえで，直近にワクチン接種を受けた児に手術と麻酔は大きな影響を与えないが，予防接種の副反応の症状と，感染症の症状，また術後合併症による症状との鑑別を確実なものにするため，全身麻酔は生ワクチン接種後14～21日，不活化ワクチン接種後2日以降に行うことが望ましい，と述べている。

◎APA*1 Immunisation Guideline「麻酔と手術に関するワクチン接種の時期」[3]

「病気の子どもにワクチンを延期するの

*1 APA：Association of Paediatric Anaesthetists of Great Britain and Ireland

は感染のリスクが増えるうえ，スケジュール内に終わらない子どもが出てくる。子どもと社会にとって，ワクチンをスケジュール内に終了させるほうが手術への影響を懸念するより重要である」と，まず基本姿勢が述べられる。

また，周術期のワクチン接種で抗体産生能力が減弱するかは明らかではないが，術後T細胞数が一時的に減少するとしても，そのような周術期の児よりもリンパ球数のさらに少ないT細胞免疫機能不全の小児にも抗体は十分産生されるので，元気な児であれば手術直近のワクチン接種は手術を延期する理由にはならない，と説明する。

そのうえで，不活化ワクチンについては，接種後の副反応，例えば発熱は接種後48時間以内に約20%の児にみられることから，診断を紛らわしくするので，その間の手術は延期したほうが望ましいとする。

一方，MMR*2 のような生ワクチンでは，初回接種5〜10日後に6%の児が発熱するが，月齢18か月までに児は平均8回感染症に罹患するので特別扱いする必要はない。生ワクチン後の発熱もそれ以外の発熱も同じ病態なので，発熱した時点で延期を決めればよい，という考えである。

つまり，術前の生ワクチンの接種に関しては，直近の術前評価が良好であれば，副反応の発熱を想定して手術やワクチンの予定を延期する必要はない，と結論づけている。

▶抗体産生にかかわる免疫は術後も変わらない

2013年日本ワクチン学会および2016年日本麻酔科学会にて不活化ワクチンの術前接種について調査，報告したわれわれの研究を以下に示す。

鼠径ヘルニア根治術などの小児外科の小中手術を受ける1歳以上8歳以下の児の麻酔群と予防接種を受ける同年齢の児の対照群とでインフルエンザワクチンを用い比較した。全例に重篤な副反応および異常な経過は認められず，周術期のリ

*2　**MMR**：麻疹 measles・流行性耳下腺炎 mumps・風疹 rubella 混合ワクチン

コラム

「水痘ワクチンを接種後3週間以内の手術のための入院で術前に水痘を発症した事例について」
このようなことが起きると，生ワクチン接種後は3週間以上空けなければならなくなるのでしょうか。

…

米国では水痘ワクチン接種後の水痘様発疹の出現は4〜6%で，ほとんどは3週間以内，ほとんどは斑丘疹で，中央値は約5個と報告されています（Hamborsky J, et al. Centers for Disease Control and Prevention. Epidemiology and Prevention of Vaccine-Preventable Diseases. 13th ed. Washington D.C.：Public Health Foundation, 2015）。わが国ではもう少し低く，1〜2%程度です。もっとも，これがすべて水痘というわけではなく，きちんとしたデータはあまりありません。日本の厚生労働省のワクチンファクトシートには，“メルク社が行った市販後調査で，5570万接種（人）に対して，3192人がワクチン接種後42日以内に水痘を発症した。このうちの130例を解析し，79例に水痘帯状疱疹ウイルス（VZV）が同定され，うちワクチン株によるものは37例であった。したがって，ワクチン接種後42日以内にワクチン株によって水痘を発症した人数は，5570万接種に対して1000人程度と推定される（10万接種で1.7人）”と記載されています。

このように考えると，ワクチン接種後の水痘は，ワクチン株による水痘ということであれば非常に珍しいものということになり，どちらかというと野生株に感染した疑いのほうが大きいと思います。こういう症例は，ウイルス分離をして，野生株かワクチン株かを正確に鑑別したうえで，議論を行うべきと考えます。

また，健常なワクチン接種者が発症した水痘や帯状疱疹から，野生株ではなくワクチン株が二次感染した例はほとんどなく，現在までに水痘4例および帯状疱疹2例の患者から二次感染による水痘発症が合計で7例報告されているのみであるとされています。これからすると，ワクチンでたとえ水痘を発症したとしても，二次感染のリスクは低いと考えられます。

（以上，国立病院機構三重病院臨床研究部　谷口清州氏による）

…

まとめると，ワクチン株による水痘発症はきわめてまれで，かつ，ワクチン株による水痘の二次感染のリスクは低い，といえるでしょう。自然感染のリスクは，流行状況で異なりますが，おそらくワクチン株水痘より高いと想定されます。以上より，医療安全上も，3週間以内の接種を禁ずる理由はないと思います。

図 3-1　リンパ球数（/μL）の変化
群間に有意差なし，有意な変化なし，異常値を呈する症例なし。

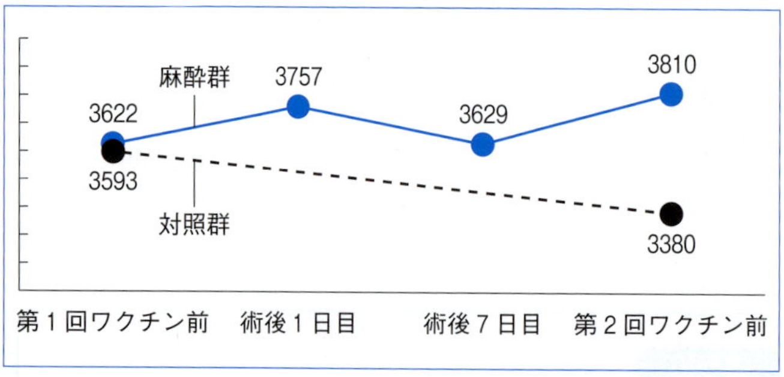

図 3-2　CD4/CD8 比の変化
群間に有意差なし，有意な変化なし，異常値を呈する症例なし。

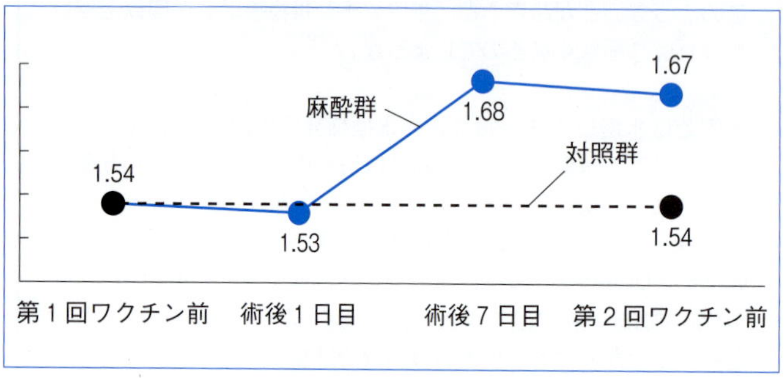

ンパ球数（**図 3-1**）および CD4/CD8 比*3（**図 3-2**）についても両群間に有意差，経時的な有意差ともに認められなかった。そして，抗体価の正常な上昇が認められた。小中手術では，術後免疫系に大きな影響を及ぼさないことが示唆された。

▶不活化ワクチンは 2 日前，生ワクチンはいつでも可！？

以上より，抗体の産生に注目するだけなら，接種後の麻酔はいつでも可能といえる。ただし，前述の報告にもあるように，不活化ワクチンの場合，接種直後，予防接種の副反応の症状と，感染症の症状，また術後合併症による症状との鑑別が困難になるため，発熱などの副反応が落ち着く 2 日以降がよいといえよう。

生ワクチンに関しては，術直後の接種については，手術・麻酔に影響を受けることなく抗体は正常に産生される*4 ので，接種はいつでも可能といえよう。副反応の発熱に関しては，不活化ワクチンに比べ発熱の頻度は低く，起こり得る期間も幅が広いので，APA の Immunisation Guideline 同様，そのためだけにワクチン接種や手術の予定を延期する必要はないと考える。ただ，抗体産生にかかわる免疫能の動向に関しては，大規模な臨床研究が待たれるところである。

そして，当たり前のことだが，小児科医と担当主治医と適切にコミュニケーションをはかるのが大事である。

*3　D4/CD8 比は免疫抑制の指標であり，細胞性免疫が低下すると，CD4 が減少し CD8 が相対的に増加し，CD4/CD8 比<1 となる。血液疾患など，免疫の低下している児に水痘ワクチンを接種するための接種評価基準は，リンパ球≧500/mm^3，あるいは CD4/CD8 比≧0.5 といわれているため，この研究ではリンパ球数および CD4/CD8 比を測定している。

*4　2015 年の日本麻酔科学会第 62 回学術集会「Q14-4 小児の小手術後における生ワクチン接種の有効性と安全性の検討」で報告。

文　献

1. Short JA, van der Walt JH, Zoanetti DC. Immunization and anesthesia − an international survey. Paediatr Anaesth 2006；16：514-22.
2. Siebert JN, Posfay-Barbe KM, Harbe W, et al. Influence of anesthesia on immune responses and its effect on vaccination in children：review of evidence. Paediatr Anaesth 2007；17：410-20.
3. Association of Paediatric Anaesthetists of Great Britain and Ireland. Immunisation guideline：The timing of vaccination with respect to anaesthesia and surgery. 〈http://www.apagbi.org.uk/sites/default/files/images/Final%20Immunisation%20apa.pdf〉（2016 年 5 月 1 日閲覧）

発熱患者の術前評価と手術延期の判断はどうするか

004

加藤 洋海

なぜ発熱患者で手術を延期するか

一般に発熱患者で手術を延期するのは，発熱の原因疾患（感染）が，手術を契機にして悪化する可能性があるからである。多くの施設は，38〜38.5℃の体温を許容限度にしていると推察するが，科学的根拠はない。

実験では，揮発性麻酔薬，静脈麻酔薬のいずれにも免疫抑制作用がある[1〜5]ことが報告されているが，全身麻酔によって感染が増悪することを臨床的に証明した報告はない。

一方，過大な侵襲によって免疫抑制が起こることは多くの研究で示されており，臨床的にも術前発熱患者の術後合併症発現頻度は高くなる[6]。術前に発熱した患者で手術を延期するのは，このような知見にもとづいている。しかし，発熱の原因は多様であり，悪性腫瘍手術の術後遠隔成績に対する全身麻酔の影響が検討されている現在でも，発熱患者に対する手術の可否を決定するエビデンスとなり得る報告はない。

発熱の原因による判断

臨床的には，38℃以上の体温上昇を発熱と定義する。術前に発熱した場合，発熱の原因を明確にすることが重要である。手術対象疾患（膿瘍，腫瘍など）が原因で，手術による治療効果が期待できるのであれば，適切な体温管理と感染増悪予防処置のもとに，手術を実施すべきである。この場合，他の原因疾患を除外する必要があるが，手術までの短期間に全身検査を完了することは容易ではない。咳や消化器症状，肺雑音，画像診断，血液生化学検査，尿検査など，限られた情報から総合的に判断せざるを得ない場合が多い。

発熱の原因が手術対象と無関係の場合は，手術の緊急性と発熱の重症度を比較して実施の是非を決断する。手術対象が良性疾患で延期による医学的弊害がなければ，発熱の改善を待ったほうが賢明である。

周術期は，免疫抑制状態になった患者（compromised host）がICUなどの同一セクションに収容されることが多いので，発熱の原因がインフルエンザやウイルス性腸炎のように強い伝染力をもつ場合，可及的すみやかに手術を延期して症状が改善するまで自宅を含む「院外」に患者を隔離して多発院内感染（outbreak）のリスクを軽減する必要がある。手術延期または手術強行による患者本人への利害よりも，入院患者全体への影響をなくすことが優先されるべきである。このような場合でも，直ちに手術を行わないと患者の生命が脅かされるのであれば，他の周術期患者との接触を避ける前提のもとで手術を実施するという選択肢は残されよう。

手術延期を考慮する発熱原因として想定されることが多い上気道感染の場合，

気道過敏性の改善も含めた治癒までには1か月以上を要する。進行性悪性腫瘍は，1か月程度の期間でも増大や転移をきたすことが少なくないので，手術延期が治療成績，すなわち患者の生命予後に影響する可能性もあり，安易な決断はできない。逆に，低侵襲の手術で終了する良性疾患であれば，免疫抑制も僅少で感染への悪影響は少ないとも考えられ，不測の手術延期による医療機関と患者の時間的および経済的損失を考慮すると，手術延期が最善の判断とは言い切れなくなる。

発熱のみを症状とする原因不明熱（FUO）では，体温の絶対値以外に確たる指標がないので，やむを得ず手術を延期する閾値を決定せざるを得ない。おそらく38℃以上の発熱で手術を延期する施設が最も多く，ほとんどの施設が38〜38.5℃までを手術許容限度にしているのではないだろうか。しかし，その根拠もまた「あいまい」で，患者の重篤感といった主観的情報や社会的事情によって，多少の「配慮」がなされるのが現実である。

手術実施か中止かのフロー（図4-1）

術直前に発熱や消化器症状が出現した場合，兵庫県立がんセンターではインフルエンザウイルスまたはノロウイルス感染の迅速診断検査を行う。インフルエンザやノロウイルス感染が確定すれば，原則として手術は延期して患者を即日退院させる。感染が除外されても，咽頭痛や咳，急性嘔吐・下痢などの身体症状，炎症反応以外の生化学検査値異常変動や画像診断所見があれば，生命にかかわる緊急手術以外は症状改善まで手術は延期する。

明らかな自他覚的症状を伴わない場合，手術対象が良性疾患であれば原則的に手術を延期する。悪性腫瘍患者の場合には，38℃台の発熱であれば，腫瘍増大のリスクを優先して手術に踏み切ることが多く，39℃以上では手術の延期を勧告する。

おそらく当センターの基準は，他施設と比較して手術実施の「敷居」が低いだろうが，これで術後に問題が生じた症例はなく，成人悪性腫瘍患者に対する基準としては，許容範囲内にあると考えている。

手術が実施されるにせよ中止されるにせよ，発熱状態で手術を行うリスクと中止するリスクを患者に説明して，了解を得るのは当然である。

● ● ●

以上の基準は流動的であり，手術対象疾患の多様性や患者の社会的背景までを考慮した明快な判断基準の確立は困難である。今後もわれわれ麻酔科医は，「豊富な医療知識をもつ社会人」として，医療側と患者側双方が最も満足できる妥協点を，その都度模索し続けることになるだろう。

文　献

1. Markovic SN, Murasko DM. Anesthesia inhibits interferon-induced natural killer cell cytotoxicity via induction of CD8^{+} suppressor cells. Cell Immunol 1993；151：474-80.
2. von Dossow V, Luetz A, Haas A, et al. Effects of remifentanil and fentanyl on the cell-mediated immune response in patients undergoing elective coronary artery bypass graft surgery. J Int Med Res 2008；36：1235-47.
3. Markovic SN, Knight PR, Murasko DM. Inhibition of interferon stimulation of natural killer cell activity in mice anesthetized with halothane or isoflurane. Anesthesiology 1993；78：700-6.
4. Jaeger K, Scheinichen D, Heine J, et al. Remifentanil, fentanyl, and alfentanil have no influence on the respiratory burst of human neutrophils *in vitro*. Acta Anaesthesiol Scand 1998；42：1110-3.
5. Steurer M, Schläpfer M, Steurer M, et al. The volatile anaesthetic sevoflurane at-

図 4-1　発熱時の手術実施判断フローチャート

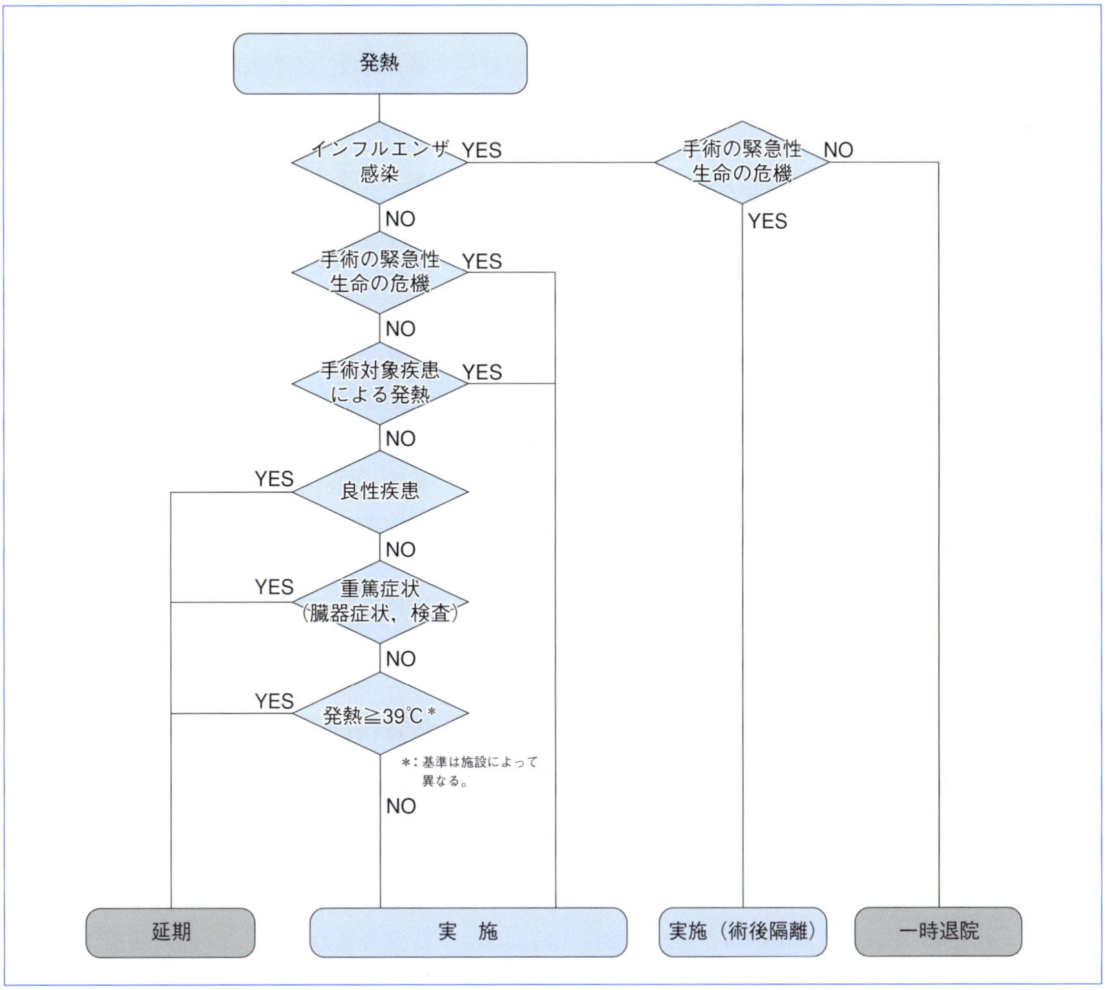

tenuates lipopolysaccharide-induced injury in alveolar macrophages. Clin Exp Immunol 2009；155：224-30.
6. Martínez-Casas I, Sancho JJ, Nve E, et al. Preoperative risk factors for mortality after relaparotomy：analysis of 254 patients. Langenbecks Arch Surg 2010；395：527-34.

005 絶飲食の時間はどれくらいが適切か

津崎 晃一

全身麻酔に伴う誤嚥性間質肺炎のリスクはよく知られているが，予定手術におけるその発生頻度は必ずしも高くなく，例えば，日本麻酔科学会・偶発症例調査による報告[1]では，麻酔科管理症例1万例に対して約0.39例とされる。これは，術前指示としての絶飲食時間による影響と考えられるが，いたずらに長い絶飲食時間は患者の不快感を増大させるだけでなく，体水分量の減少を伴い，術後早期回復という観点からも合理的とは言い難い。ここでは，術前絶飲食時間について考える。

▶胃内容排出時間

麻酔の際に胃内容がまったくの空虚であれば，誤嚥が生じることはない。したがって，胃内容が排出されるための十分な間隔を空ければ，誤嚥のリスクが軽減されると考えやすいが，胃液の基礎分泌（0.6 mL/kg/hr）や唾液嚥下（1 mL/kg/hr）の影響により，実際には，予定手術を受ける患者の12〜80％に，胃液量＞0.4 mL/kg，胃液pH＜2.5が認められる。

従来，例えば術前深夜からの絶飲食など，少なくとも8時間以上の絶飲食時間が設けられているが，胃内容排出時間はその内容物によって異なり，清澄水と固形物では，前者の排出がおよそ12分で50％，1時間で95％程度行われるのに対し，後者では2時間後でもほぼ50％が残存する*1とされる。

*1 固形物の組成に関しては，炭水化物＞タンパク質＞脂肪の順に早く排出される。

一方，胃内容排出時間を遅らせる因子としては，外傷や疼痛，薬物（オピオイド），合併疾患（糖尿病），妊婦などが知られ（手術に対する不安が胃内容排出時間を遅らせる影響は少ない），これらの場合には，絶飲食時間を長めに考える必要がある。

表5-1　術前絶飲食時間

内容	絶飲食時間
清澄水	2時間以上
母乳	4時間以上
乳児飲料	6時間以上
牛乳	6時間以上
軽食	6時間以上

▶欧米諸国における絶飲食ガイドライン

誤嚥リスクの軽減に関する米国麻酔科学会ガイドライン[2]では，術前の絶飲食時間に関する指標として**表5-1**に示す値を推奨している。これらは，飲食内容によって異なる胃内容排出時間を考慮し，例えば，清澄水に関しては，麻酔導入2時間前まで許可しても胃液量や胃液pHに対する影響がなかったとする報告[3〜5]が多いことによる。

実際，清澄水はほぼ1時間以内に排出され，2時間の絶飲後における胃液量や胃液pHは，基礎分泌のみを反映すると考えられる。一方，欧州麻酔科学会による術前絶飲食ガイドライン[6]でも，ほぼ同様な指標が示されているが，英国や欧州連合，ドイツ，米国，スペインなどから報告されている19件の術前絶飲食ガイドラインを評価したシステマチックレビュー[7]では，術前の推奨事項として**表5-2**に示す7つが挙げられている。

▶わが国における絶飲食ガイドライン

わが国における術前絶飲食ガイドライン[8]では，固形食に関するエビデンスが不十分である点や，その定義が明確でないことから，**表5-1**の軽食を除いた部分が推奨されている。術後の回復力強化を目指したenhanced recovery after surgery（ERAS®）プロトコルの広まりとともに，術前絶飲食時間の短縮化が望まれているが，いまだ十分に普及しているとは言えず，術前経口補水療法とともに今後の進展が望まれる。

文　献

1. Kawashima Y, Takahashi S, Suzuki M, et al. Anesthesia-related mortality and morbidity over a 5-year period in 2,363,038 patients in Japan. Acta Anaesthesiol Scand 2003；47：809-17.
2. American Society of Anesthesiologists Committee. Practice guidelines for preoperative fasting and the use of pharmacologic agents to reduce the risk of pulmonary aspiration：application to healthy patients undergoing elective procedures：an updated report by the American Society of Anesthesiologists Committee on Standards and Practice Parameters. Anesthesiology 2011；114：495-511.
3. Shevde K, Trivedi N, Gross M. Effects of clear liquids on gastric volume and pH in healthy volunteers. Anesth Analg 1991；72：528-31.
4. Phillips S, Hutchinson S, Davidson T. Preoperative drinking does not affect gastirc contents. Br J Anaesth 1993；70：6-9.
5. Søreide E, Strømskag KE, Steen PA. Statistical aspects in studies of preoperative fluid intake and gastric content. Acta Anaesthesiol Scand 1995；39：738-43.
6. Smith I, Kranke P, Murat I, et al. Perioperative fasting in adults and children：guidelines from the European Society of Anaesthesiology. Eur J Anaesthesiol 2011；28：556-69.
7. Lambert E, Carey S. Practice guideline recommendations on perioperative fasting：a systematic review. JPEN J Parenter Enteral Nutr 2015 Jan 9.
8. 日本麻酔科学会．術前絶飲食ガイドライン（2012年7月）．〈http://www.anesth.or.jp/guide/pdf/kangae2.pdf〉（2016年7月7日閲覧）

表 5-2　術前の推奨事項

内容	グレード
・術前絶飲食は最小限にとどめるべきで，午前0時以降とする絶飲食は多くの患者に不要	A
・清澄水は，量を問わず麻酔の2時間前まで可能	A
・固形食は麻酔の6時間前まで可能	C
・紅茶やコーヒーに含まれるミルクは凝固の可能性から固形食と同様に考える	C
・脂肪を多く含む食物や肉類は絶食時間を長くする（8時間以上）	E
・麻酔直前のガムや喫煙は手術を遅らせる理由にならない	C
・予定手術が遅れる場合，口渇や脱水を改善する目的の飲水が許可されるべき	E

006 ステロイドカバーはどのような患者に必要か

吉田 仁

▶ステロイドについて

生体内のステロイドホルモンには，タンパク同化ステロイドと副腎皮質ステロイドがあるが，通常，“ステロイド”と言えば副腎皮質ステロイドのことを指す。副腎皮質から分泌されるホルモンには，男性ホルモン，グルココルチコイド，ミネラルコルチコイドがあり，このうち，グルココルチコイドは，炭水化物，タンパク質，脂質，核酸代謝の主要な調節物質である。すなわち，生体の恒常性を維持するうえで必要不可欠なホルモンといえる。

また，グルココルチコイドの薬理作用には，抗炎症作用，抗アレルギー作用，抗体産生抑制作用，抗ショック作用など，多くが認められている。

ステロイドカバーとは

グルココルチコイドを服用している，もしくはその既往のある患者，および周術期にグルココルチコイドが欠乏することが予測される患者に対して，周術期にグルココルチコイドの主要な成分であるコルチゾールを補充して，周術期の副腎クリーゼを予防することを，ステロイドカバーと呼んでいる。

ストレス下のグルココルチコイド分泌

副腎皮質ステロイドの分泌は，視床下部-下垂体-副腎皮質（HPA）軸により調節されている。非ストレス時の副腎からのグルココルチコイド分泌量は，ヒドロコルチゾンに換算すると15〜25 mg/日程度だが，手術侵襲や外傷などのストレス時にはHPA軸が応答して，分泌量が最大で300 mg/日まで増加する[1)]といわれている。これは生体の正常な防御反応で，この反応が阻害されると，強いストレスが加わった際のグルココルチコイド分泌反応が低下し，低血糖，循環虚脱，意識障害など，いわゆる副腎クリーゼが生じる危険性がある。

どのような患者が対象となるのか（表 6-1）

表 6-1　ステロイドカバーが必要な患者

1. **術前にグルココルチコイドが投与されている**
   ①現在，1週間以上グルココルチコイドが投与されている
   ②過去，3か月以内にグルココルチコイドの投与を受けた
2. **視床下部-下垂体-副腎皮質（HPA）軸に異常がある**
   ①原発性副腎皮質機能不全（Addison 病）
   ②二次性副腎皮質機能低下症
   ③両側副腎摘出術，下垂体摘出術の既往，または
   これらの手術予定
3. **ACTH 刺激試験などで副腎皮質機能低下が明らか**

日常の麻酔で最も多く遭遇するステロイドカバーが必要な患者は，治療目的でグルココルチコイドが投与されている患者だろう。対象疾患は自己免疫疾患をはじめとして多岐にわたっている。そのような患者では，HPA軸へのネガティブフィードバックにより，副腎からのグルココルチコイド分泌が抑制されている。

また，直接グルココルチコイド分泌が抑制される疾患としては，原発性副腎皮質機能不全（Addison 病）や下垂体機能低下症に伴う二次性副腎皮質機能低下症がある。さらには，下垂体 ACTH*1 産生腫瘍や副腎腺腫の摘出手術でも，周術期にグルココルチコイドの補充が必要となる。

ステロイドカバーの実際（表 6-2）

1950年代の初めに，術前にグルココルチコイド投与を受けていた患者の術後の循環虚脱および死亡が報告され，周術期にコルチゾールの投与が推奨された。当初は比較的大量投与が推奨されたが，その後の研究で，副腎皮質からのグルココルチコイド分泌量と必要量が必ずしも一致しないなど，大量コルチゾール投与の利点は認められなくなった。1970年代には，一律大量コルチゾール投与に替えて，手術内容を考慮した低用量のステロイドカバーが報告された。この考えを発展させたNicholson ら[2)]の方法が提唱され，低用量ステロイドカバーとして紹介されている（**コメント**）。

近年 Marik ら[3)]は，日常的に副腎皮質ステロイド投与を受けている患者では，周術期に維持量を投与すれば一律のステロイドカバーは必要ないが，用量負荷に反応しない低血圧に対してはグルココルチコイド投与を行う必要がある一方，

*1　ACTH：副腎皮質刺激ホルモン adrenocorticotropic hormone

表 6-2　ステロイドカバーの方法

現在服用中のステロイド	プレドニゾロン＜10 mg/日		維持量のみでステロイドカバー不要
	プレドニゾロン＞10 mg/日	小手術*1	維持量もしくは 導入時ヒドロコルチゾン 25 mg
		中手術*2	維持量＋導入時ヒドロコルチゾン 25 mg＋ ヒドロコルチゾン 100 mg/日 24 時間
		大手術*3	維持量＋導入時ヒドロコルチゾン 25 mg＋ ヒドロコルチゾン 100 mg/日 48〜72 時間
	大量免疫抑制療法中		免疫抑制療法に投与中の 1 日量を 24 時間で持続投与
ステロイドの服用既往	服用中止後 3 か月未満		服用中患者と同様に
	服用中止後 3 か月以上		ステロイドカバー不要

＊1　小手術：ヘルニア根治術，乳房切除，体表の手術，腹腔鏡下胆嚢摘除術
＊2　中手術：開腹手術（胆嚢・胃・結腸・子宮など），股関節全置換術，脊椎手術
＊3　大手術：心臓・大血管手術，開胸手術（肺切除・食道切除），膵頭十二指腸切除術

（Nicholson G, et al. Peri-operative steroid supplementation. Anaesthesia 1998；53：1091-104 より作成）

Addison 病など HPA 軸に原疾患があり生理的必要量のグルココルチコイド投与を受けている患者では，周術期にステロイドカバーが必要である，としている。

▶ステロイドカバーのリスク

ステロイドには多くの作用があるが，副作用も多い。周術期に問題となる副作用としては，免疫抑制による感染症の誘発・増悪，消化性潰瘍，体液電解質異常，創傷治癒の遅延，耐糖能異常などがある。その他，骨粗鬆症，ミオパチー，骨頭無菌性壊死，精神変調，肥満などもある。

これらのリスクを理解したうえで，ステロイドカバーの適否および投与量を考えるべきである。

● ● ●

明らかな副腎皮質機能不全患者を除いて，ステロイドカバーは一律大量投与よりも，術前グルココルチコイド服用量・期間，手術内容に応じた段階的投与法が現実的である。さらには，ルーチンとしてのステロイドカバーを疑問視する報告もある。

コメント　腹腔鏡下手術は小手術？

近年の報告では，腹腔鏡下手術は開腹手術に比べてストレスホルモンの分泌が少ないとされている。1998 年のレビューで Nicholson ら[2)] は，麻酔・手術手技の進歩により手術ストレスは減少したと述べているが，その当時に比べれば，最近の麻酔方法の進歩も相まって手術ストレスはさらに軽減していると思われる。とすれば，腹腔鏡下の胃切除術や結腸切除術，子宮全摘術などは小手術に含まれることになるのか。術中管理も大変で手術時間も長く，麻酔科医にとってはストレスフルな腹腔鏡下手術なのだが…。

麻酔中の低血圧のエピソードと血漿コルチゾール濃度との間には必ずしも関連はなく，可能性のある患者全員の術前に副腎皮質機能検査 rapid ACTH test を行い，副腎皮質の予備力を評価することは現実的ではない。急性副腎不全の発生予知はきわめて困難で，現時点では，副腎皮質の予備力低下が疑わしい患者には，少量のステロイドカバーを行うほうが安全と考えられる。

文　献

1．石原弘規．内分泌疾患患者の麻酔．In：稲

田 豊，山本 亨，藤田昌雄編．最新麻酔科学．改訂第2版．東京：克誠堂出版，1995：1347-63.
2. Nicholson G, Burrin JM, Hall GM. Peri-operative steroid supplementation. Anaesthesia 1998；53：1091-104.
3. Marik PE, Varon J. Requirement of perioperative stress doses of corticosteroids：a systematic review of the literature. Arch Surg 2008；143：1222-6.

アスピリンやNSAIDsで血液が凝固しにくくなるのはなぜか

007

横溝 岳彦

▶NSAIDsとアスピリン

非ステロイド性抗炎症薬nonsteroidal anti-inflammatory drugs（NSAIDs）は，アラキドン酸からプロスタグランジンH_2（PGH_2）への変換をつかさどる酵素であるシクロオキシゲナーゼ（COX）の活性を抑制する薬物である（**図7-1**）。PGH_2の下流で産生されるPGE_2が炎症性疼痛や発熱を引き起こすため，NSAIDsはPGE_2産生低下を介して解熱鎮痛作用を発揮する，と考えられている。

最も有名なNSAIDsはアスピリンであり，それ以外にも多数のNSAIDsが販売されている。インドメタシンやジクロフェナクナトリウム（ボルタレン®）に代表されるアリール酢酸，ロキソプロフェン（ロキソニン®）に代表されるプロピオン酸，メフェナム酸（ポンタール®）などが代表的なNSAIDsである。

▶アスピリンの歴史

NSAIDsのなかで，最も古くから使用されている薬物はアスピリン（アセチルサリチル酸）である。サリチル酸はヤナギの葉に多く含まれる物質であり，古代ギリシャ時代にヒポクラテスが痛み止めにヤナギの葉を煎じて飲ませたとの伝説がある。また，わが国でも「歯痛には柳楊枝が有効」であることを示す浮世絵が残されている。

19世紀にヤナギからサリチル酸が抽出され，解熱鎮痛薬として用いられていたが，強い胃腸障害という副作用が問題であった。ドイツのHoffmannは，サリチル酸をアセチル化することでこの副作用を減じ，1899年に「アスピリン」の商標で販売を開始した。アスピリンを販売したバイエル社は，これにより巨額の利益を得たとされている。

▶アスピリンとそれ以外のNSAIDsの違い

アスピリンは，COXの活性中心付近に存在するアミノ酸であるセリン残基をアセチル化することで，不可逆的にCOXを不活性化する。一方で，アスピリン以外のNSAIDsは，COXの活性中心に入り込むことで基質であるアラキドン酸と拮抗し，結果的にPGH_2の産生を抑制するが，その作用は可逆的であると考えられている。

▶アスピリンの抗凝固作用

アスピリンによって産生が阻害されるプロスタグランジン類のなかで，血液凝固

図 7-1　プロスタグランジン・トロンボキサンの産生経路
アスピリンや NSAIDs は，図中の COX（COX-1, 2）を阻害するため，高用量の投与の場合は，すべてのプロスタグランジン，トロンボキサン（TxA_2）の産生を抑制する。

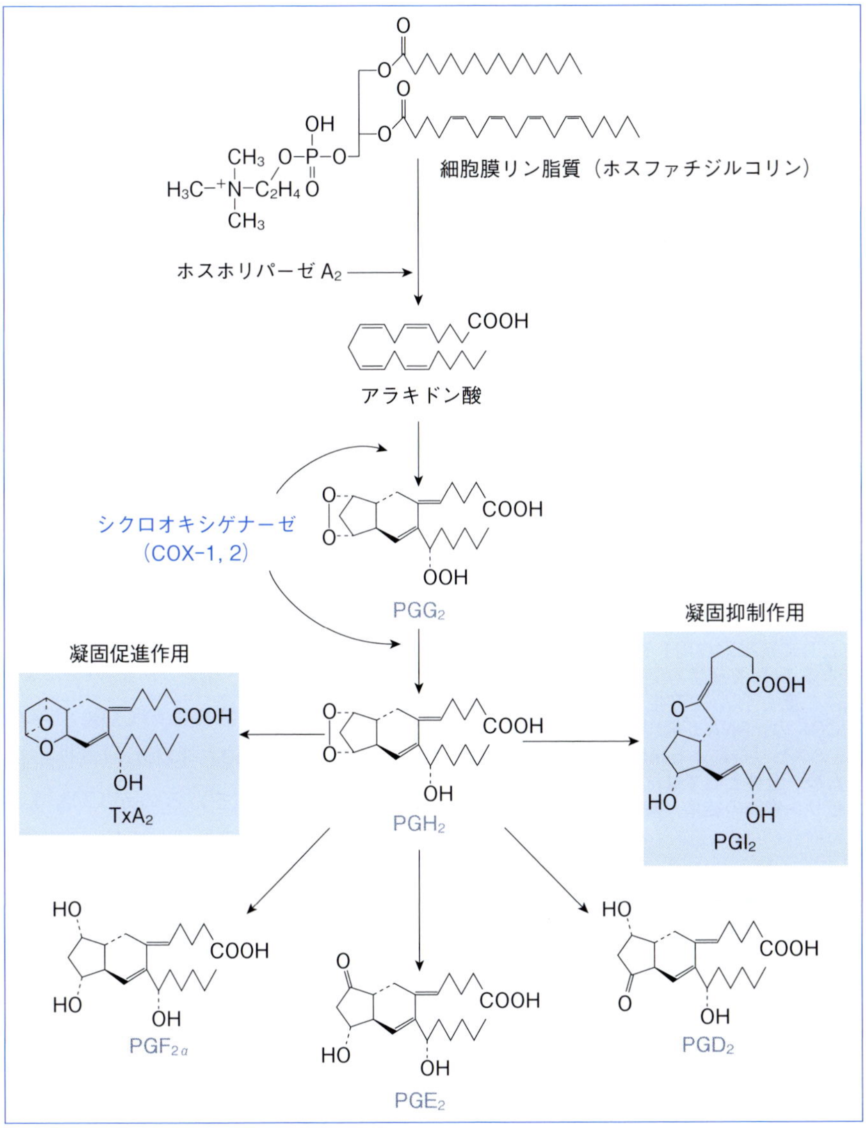

に直接かかわると考えられるのは，主に血小板で産生され血液凝固を促進するトロンボキサン A_2（TxA_2）と，主に血管内皮細胞で産生され血液凝固を阻害するプロスタサイクリン（PGI_2）である[1)]。

TxA_2 は，血小板に作用してコラーゲン，アデノシン二リン酸（ADP），TxA_2 の放出を促進するとともに，血小板を活性化して血液凝固を促進し，血栓の形成を促進する。TxA_2 は血管にも作用し，内皮細胞の接着分子の発現を上昇させるとともに血管収縮を促し，結果的に血液凝固を促進する。

一方，PGI_2 は血管を弛緩させるとともに，血小板に直接作用して血液凝固を阻害する（詳細な機序はまだ不明である）。アスピリンやそのほかの NSAIDs は，理論的にはすべてのプロスタグランジンの産生を抑制するので，投与によって PGI_2/TxA_2 比は変化しないはずであるが，実際に投与，特に100 mg/日程度の低用量のアスピリンを投与すると，PGI_2/TxA_2 比が上昇し，結果的に血液凝固阻害が生じることがわかっている。

アスピリンの血中半減期は30〜60分と短く，その作用機序が上述した「COXの不可逆な阻害である」ことが，そのメカニズムとして考えられる。投与されたアスピリンは，短期的には血管内皮と血小板のCOXの両者を阻害するが，成熟した血小板は脱核により核を失っているため，新規のCOXの産生が生じない。したがって，いったんアスピリンに曝された血小板は，血液凝固を促進する TxA_2 を産生しない。

一方，血管内皮細胞には核があり，mRNAから恒常的にCOXを作り出すため，アスピリンの血中濃度が下がった後には，PGI_2 が産生されることになる。よって，アスピリン投与後，新たな血小板の産生が生じるまでは，PGI_2/TxA_2 比が上昇し，結果的に血液凝固が阻害される，と考えられている（**図7-2**）。

図7-2　低用量アスピリンによる血液凝固阻害メカニズム
血管内皮細胞は主として抗凝固作用を有する PGI_2 を，血小板は凝固作用を有する TxA_2 を産生している。アスピリンが作用した血小板は，二度と TxA_2 を産生しない。血管内皮細胞では，恒常的にCOXのmRNAが発現している。新しく合成されたCOXは，アスピリンによる修飾を受けにくく PGI_2 の産生が持続するため，全体としては抗凝固の方向にシフトする。灰色はアスピリン修飾の結果，産生が抑制された経路を示している。

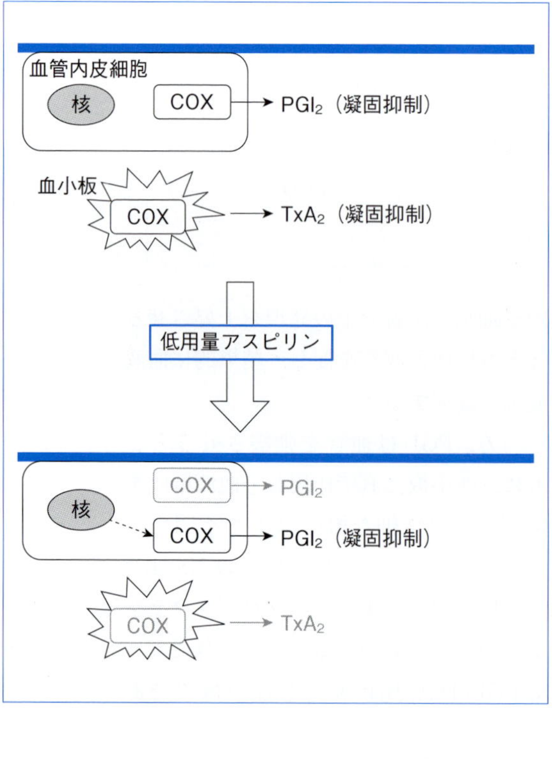

こうした抗凝固作用はアスピリンに特徴的であり，ほかのNSAIDsでは弱い。さらに高用量のアスピリン投与時には，アスピリンの抗凝固作用はむしろ弱まることが知られている（アスピリンパラドックス）。これは，高用量のアスピリンによって新規に合成された血管内皮細胞のCOXが阻害されてしまい，結果的に PGI_2 産生も抑制されてしまうためだとされている。

▶二つのCOX

ヒトやマウスには二つのCOXが存在する。恒常的に発現し生体の恒常性維持に重要と考えられているのがCOX-1，炎症時に発現が誘導され，比較的短時間に発現が消失するのがCOX-2である。アスピリンやほかのNSAIDsはこの両者を阻害するが，長期投与により粘膜障害などの副作用を呈する（後述）。炎症時の発熱や疼痛を抑えるためには，COX-2だけを阻害すればよいと考えられ，COX-2選択的阻害薬が上市された。これは，従来のNSAIDsと比較して消化管障害が少ない解熱鎮痛薬として爆発的な売り上げを示したが，その後，冠動脈疾患の発症リスクの上昇が報告された[2]ため，現在では一部の薬物の販売が中止されている。

▶血液凝固阻害以外のNSAIDsの副作用

NSAIDsは，安価で短時間に解熱鎮痛作用を発揮する優れた薬物であるが，特に長期連用によって重篤な副作用をもたらす。最も問題なのが胃や上部消化管の粘膜障害であり，重篤な場合は胃潰瘍や胃穿孔をもたらすこともある。

アスピリン服用者の多い米国では，年間2000人以上がアスピリンの副作用で死亡しているとの報告[3]もある。胃酸分泌抑制などの腸管保護作用を有するPGE_2産生の低下によると考えられている。また，陣痛発来に必須のプロスタグランジン$F_{2\alpha}$（$PGF_{2\alpha}$）産生も阻害されるため，陣痛発来の遅延が生じるので，妊婦へのNSAIDsの投与は禁忌となっている。前述したように，低用量アスピリンの内服は血液凝固を抑制するので，深部血栓や心筋梗塞の発症予防には有効であるが，外科手術時の出血を増大させるため，手術の数日前から内服を中止させる必要がある[4]。また，長期的な観察によって，NSAIDsの長期内服が大腸癌の発症を予防する効果も確認されており，これは大腸癌の発症を促進するPGE_2の産生阻害によるもの，と考えられている。

文　献

1. Woodward DF, Jones RL, Narumiya S. International Union of Basic and Clinical Pharmacology. LXXXIII：classification of prostanoid receptors, updating 15 years of progress. Pharmacol Rev 2011；63：471-538.
2. McGettigan P, Henry D. Cardiovascular risk and inhibition of cyclooxygenase：a systematic review of the observational studies of selective and nonselective inhibitors of cyclooxygenase 2. JAMA 2006；296：1633-44.
3. García Rodríguez LA, Jick H. Risk of upper gastrointestinal bleeding and perforation associated with individual non-steroidal anti-inflammatory drugs. Lancet 1994；343：769-72.
4. 香取信之．術前にアスピリンを中止する理由は何か，それはいつからか．LiSA 2011；18：222-3.

008 抗血小板薬はいつ中止するか

香取 信之

▶抗血小板薬と周術期管理

抗血小板薬は主に，虚血性心疾患や脳梗塞などの動脈血栓塞栓疾患に対し，治療・予防薬として投与される。血小板は血管損傷部位において一次血栓（血小板血栓）を形成し，その血小板上でフィブリン産生が進行するため，血小板数の減少や血小板機能（粘着・放出・凝集）の低下は止血血栓形成を障害する。そのため一般的には，抗血小板薬の継続は手術を含めた侵襲的処置において出血量や輸血量を増加させると考えられており，観血的処置に際しては血小板機能の回復期間に合わせて事前に投薬を休止するのが一般的となっている。また，周術期に抗血小板薬を継続した場合は脊髄くも膜下麻酔・硬膜外麻酔などの神経ブロックに伴う出血・血腫形成なども問題となる。

表 8-1　抗血小板薬の作用機序と術前休薬期間

一般名	製品名	作用機序	作用の可逆性	半減期	一般的な術前休止期間
アスピリン（アセチルサリチル酸）	アスピリン	COX 阻害	不可逆的	24 分	5〜7 日
	バファリン®				
塩酸チクロピジン	パナルジン®	ADP 受容体拮抗	不可逆的	1 時間 36 分	7〜14 日
クロピドグレル	プラビックス®	ADP 受容体拮抗	不可逆的	7 時間	7〜10 日
プラスグレル	エフィエント®	ADP 受容体拮抗	不可逆的	1〜5 時間	7〜10 日
シロスタゾール	プレタール®	PDE 阻害	可逆的	18 時間	3〜5 日
ジピリダモール	ペルサンチン®	PDE 阻害	可逆的	30 分	1 日
	（旧）アンギナール®	TxA_2 合成抑制			

COX：シクロオキシゲナーゼ，ADP：アデノシン二リン酸，PDE：ホスホジエステラーゼ，TxA_2：トロンボキサン A_2

▶抗血小板薬の作用機序と血小板の体内動態

抗血小板薬は，血小板がその薬物に曝露されると不可逆的に機能障害をきたすものと，薬物の半減期に応じて抗血小板作用が消失するものに分類できる（**表 8-1**）が，日常診療では前者の薬物，アスピリンと ADP 受容体拮抗薬の休薬の判断が問題となることが多い。

前者の代表であるアスピリンの半減期は 24 分程度と短いため，低〜中等量（75〜300 mg）であれば投与後 3〜5 時間で血中から消失する。しかし，アスピリンは血小板のシクロオキシゲナーゼを阻害しトロンボキサン合成を不可逆的に抑制するため，一度アスピリンに曝露された血小板は機能障害のまま循環する。したがって，アスピリン消失後に新たに産生された血小板が血中を循環するようになるまで，止血能は減弱する。

血小板新生は 5〜10 日のサイクルで行われるため，アスピリン投与後 3〜5 日経過した時点では，アスピリンの影響を受けていない血小板が，循環血小板数の半分程度を占める。したがって，血小板数が正常であれば，投与中止後 3〜4 日で止血に最低限必要な血小板数（5 万〜10 万/μL）は確保できる。クロピドグレルやプラスグレルはアスピリンよりも半減期が長いため，観血的処置に必要な休薬期間はアスピリンよりも長い。

▶抗血小板薬で出血量は増加する？

代表的抗血小板薬の一つであるアスピリンと周術期の出血リスクを検討したメタアナリシス[1]では，アスピリンの継続で出血リスクが 1.5 倍になると述べている。しかし，そのリスクは術式によって異なり，整形外科領域においては，脊椎手術や大腿骨頸部骨折の手術では出血量や輸血量に影響はないが，股関節全置換術では輸血量が増えると報告されている。

一方，人工心肺下冠動脈バイパス術において，術前のアスピリン中止期間と周術期の輸血量を検討した研究[2]では，手術の 2 日以内に中止した群では，8 日以上前に中止した群と比較して有意に輸血量が多かったと述べている。この研究では，術前 3〜5 日に中止した群と 8 日以上前に中止した群で有意差はなかったことから，アスピリンは 3 日前に中止すればよい，と述べている。

▶神経ブロックに伴うリスク

硬膜外麻酔や脊髄くも膜下麻酔は硬膜外血腫の可能性を伴うが，抗血小板薬と神経ブロックに伴う出血性合併症との関連については明確なエビデンスはなく，米国局所麻酔学会や欧州麻酔科学会のガイドライン[3,4]でも，アスピリンを含めたNSAIDsの服用で硬膜外血腫のリスクが高まることはない，と述べている。しかし，神経ブロックの部位によって血腫を生じた際の重篤度や生命に及ぼす影響は異なる。神経ブロックを理由に抗血小板薬を一律に術前休薬する根拠はないが，脊椎へのアプローチに際して休薬することが多いのも事実である。

▶中止するリスク

アスピリンの突然の休薬は，リバウンド現象としてトロンボキサン A_2 の活性亢進をまねく。さらに，周術期は全身性炎症反応が亢進するため，凝固・線溶系が凝固へと傾きやすい。

急性冠症候群（ACS）と診断された患者1358名を対象に直前の抗血小板薬服用の有無とその後の経過を比較すると，手術などを理由に抗血小板薬を休止していた群は継続していた群と比較して，ACS発症後30日以内の心筋梗塞の発症率または死亡率が2倍である[5]ことが示されている。また，抗血小板薬の休止からACS発症までの期間は平均で11.9±0.8日であり，この発症時期は，Ferrariら[6]が1236名のACS患者を対象に行った同様の研究の結果（10±1.9日）とほぼ同じである。したがって，血栓リスクの高い患者では抗血小板薬の休薬期間は10日未満を一つの目安としてもよい。

▶周術期のブリッジ療法

抗血栓療法を手術直前まで継続したい場合は，抗血小板薬を早めに休止したうえでヘパリン（未分画または低分子）が代替療法として用いられることが多い。未分画ヘパリンであれば，術前4〜6時間程度で持続投与を中止すれば凝固能は回復するため，周術期出血に対する不安は軽減する。しかし，抗血小板療法とヘパリンによる抗凝固療法は抗血栓の作用機序がまったく異なり，むしろヘパリンは血小板を活性化することを忘れてはいけない。ヘパリン起因性血小板減少症（HIT）は，ヘパリンによって血小板が活性化され血小板第4因子が放出されることをきっかけに発症し，重篤な全身性血栓症をきたす。

また，経皮的冠動脈インターベンション（PCI）患者を対象とした多くの報告では，ヘパリンによる抗凝固療法は心臓関連合併症の軽減に寄与していない。血小板凝集を強力に抑制する短時間作用性GP Ⅱb/Ⅲa阻害薬（eptifibatideやtirofiban）や短時間作用性ADP受容体拮抗薬であるcangrelorを使用できないわが国では，未分画ヘパリンの持続投与はやむを得ない処置といえるが，イブプロフェンやピロキシカム，フルルビプロフェンなどをアスピリンの代替療法とする報告[7]もある。これらの薬物のCOX-1阻害作用はアスピリンと異なり可逆的なので，イブプロフェンであれば投与後24時間で血小板機能は正常化する。

アスピリンやチエノピリジン系の投与を早めに休止し，手術前日までNSAIDsを代替療法とするのも一つの方法だが，現時点では明確なエビデンスはない。また，脱水は血栓症の頻度を高くするため，代替療法の有無にかかわらず避けるべきである

● ● ●

周術期の出血を最小限にすることは重要だが，周術期に一律に抗血小板薬を休止

することは避けるべきである。ガイドラインを鵜呑みにせず，①休止による血栓症のリスクと生じ得る病態の重症度，②手術に伴う出血リスク（手術を行う術者・予定術式での標準的出血量なども含め）と輸血の可能性，③結紮や電気または超音波止血が容易な部位かどうか，④出血が生じた場合に生じ得る病態の重症度，⑤術前の血小板数，⑥ほかに凝固異常は存在しないかどうか，などを考慮して継続するのか，休止するのであればいつから休止するのかを決定すべきである。

文　献

1. Burger W, Chemnitius JM, Kneissl GD, et al. Low-dose aspirin for secondary cardiovascular prevention - cardiovascular risks after its perioperative withdrawal versus bleeding risks with its continuation - review and meta-analysis. J Intern Med 2005；257：399-414.
2. Weightman WM, Gibbs NM, Weidmann CR, et al. The effect of preoperative aspirin-free interval on red blood cell transfusion requirements in cardiac surgical patients. J Cardiothorac Vasc Anesth 2002；16：54-8.
3. Horlocker TT, Wedel DJ, Rowlington JC, et al. Regional anesthesia in the patient receiving antithrombotic or thrombolytic therapy：American Society of Regional Anesthesia and Pain Medicine Evidence-Based Guidelines（Third Edition）. Reg Anesth Pain Med 2010；35：64-101.
4. Gogarten W, Vandermeulen E, Van Aken H, et al. Regional anaesthesia and antithrombotic agents：recommendations of the European Society of Anaesthesiology. Eur J Anaesthesiol 2010；27：999-1015.
5. Collet JP, Montalescot G, Blanchet B, et al. Impact of prior use or recent withdrawal of oral antiplatelet agents on acute coronary syndromes. Circulation 2004；110：2361-7.
6. Ferrari E, Benhamou M, Cerboni P, et al. Coronary syndrome following aspirin withdrawal：a special risk for late stent thrombosis. J Am Coll Cardiol 2005；45：456-9.
7. Albaladejo P, Marret E, Piriou V, et al. Perioperative management of antiplatelet agents in patients with coronary stents：recommendations of a French Task Force. Br J Anaesth 2006；97：580-2.

ワルファリンや新規経口抗凝固薬（NOAC）はいつ中止するか

009

鈴木 宣彰

不適切な休薬は出血と血栓塞栓症，両方のリスクを高くする

抗凝固薬服用中患者の周術期管理では，手術による出血のリスクと休薬による血栓塞栓症のリスクを天秤にかけ，抗凝固薬の継続もしくは休薬を判断する。適切に休薬を行わなければ，周術期の出血のリスクを高めるだけではなく，術後出血により抗凝固療法の再開を遅らせ，血栓塞栓症のリスクまで高めることになる。

ワルファリン投与とPT-INRの関係

ワルファリンはビタミンK作用に拮抗し，肝臓での凝固第Ⅱ，Ⅶ，Ⅸ，Ⅹ因子の合成を阻害して抗血栓作用を示す。その効果は，プロトロンビン時間（PT），プロトロンビン時間国際標準率（PT-

INR）で評価されるが，PT は第Ⅶおよび第Ⅹ因子に感受性が高く，第Ⅱ因子には感受性は低い。また，第Ⅱ，Ⅶ，Ⅸ，Ⅹ因子の半減期はそれぞれ 50〜80，6〜8，24，25〜60 時間なので，ワルファリン服用開始直後の PT-INR 上昇は，最も早く代謝される第Ⅶ因子の活性低下を反映している。

それぞれの凝固因子活性が 40％あれば止血能は保たれると考えられている。ワルファリン開始直後の PT-INR が 1.5 であれば，第Ⅶ因子活性が 40％以上であることを反映しており，その他の因子活性はより高い状態である。したがって，PT-INR が 1.5 未満であれば止血能は正常と考えられる。

逆に，ワルファリン長期投与を中止した後は，第Ⅶ因子活性はすみやかに回復し，PT-INR が低下するものの，第Ⅱ，Ⅹ因子活性の回復はより緩徐である。したがって，PT-INR が 1.5 未満であっても止血能が正常とはいえない。

▶手術 5 日前より休薬

皮膚の小手術や白内障手術では，休薬の必要はない。歯科治療では休薬を行わずに経口止血薬を併用するか，2〜3 日の休薬を行う。術中・術後に大量の出血が予想される手術では，PT-INR の正常化を目標に，予定された手術の 5 日ほど前から休薬する。手術前日の PT-INR が正常化していなければ，低用量（1〜2 mg）のビタミン K を経口投与する。術前の低用量ビタミン K 投与は，術後に再開するワルファリンの抗血栓作用を障害しない[1)]。

▶新規経口抗凝固薬（NOAC）の特徴

NOAC は，ワルファリンと異なり，食物の影響を受けず，定期的な凝固機能検査や投与量の調整が不要である。作用発現が早く，作用時間が短いことは，周術期管理に有利と考えられる。しかし，通常の検査で休薬後の残存効果を判定できないことや，拮抗薬がないことで周術期管理を困難にする可能性がある。

現在使用されている NOAC は，直接トロンビン阻害薬のダビガトラン，直接活性化第Ⅹ因子阻害薬であるリバーロキサバン，アピキサバン，エドキサバンの 4 薬である。これら薬物の特徴を**表 9-1** に示す。

ダビガトランでは，①非弁膜症性心房細動患者における虚血性脳卒中および全身性塞栓症の発症抑制が適応で，リバーロキサバン，アピキサバン，エドキサバンではそれに加え，②深部静脈血栓症および肺血栓塞栓症の治療と再発抑制，エドキサバンではさらに，③下肢整形外科手術施行患者における静脈血栓塞栓症の発症抑制までが適応となっている。

腎機能障害患者において，ダビガトランはクレアチニンクリアランス（Ccr）値が 30 mL/min 未満で禁忌とされているが，その他 3 薬の①での使用では，15 mL/min 未満で禁忌とされている。ダビガトランは肝障害は禁忌とはならないが，他の 3 薬は凝固障害を伴う程度の肝障害では禁忌とされている。

▶NOAC の術前の休薬期間は出血のリスクと患者の腎機能に応じて決定

NOAC については，周術期使用のエビデンスが十分ではなく，ガイドラインとしては示されていないが，薬物動態にもとづき周術期の管理が提案されている。

Working Group on perioperative hemostasis と French Study Group on

表 9-1　各新規軽抗凝固薬の特徴

薬物	ダビガトラン	リバーロキサバン	アピキサバン	エドキサバン
標的凝固因子	Ⅱa	Xa	Xa	Xa
最高血中濃度到達時間（hr）	0.5〜2	2〜4	1〜3	1〜2
半減期（hr）	12〜14	9〜13	8〜15	6〜11
腎機能不全時の半減期（hr） Ccr＝50〜79 mL/min Ccr＝30〜49 mL/min Ccr＜30 mL/min	 16.6 18.7 27.5	 8.7 9 9.5	 14.6 17.6 17.3	 8.2 9.4 16.9
血漿タンパク結合率（%）	35	92〜95	87	40〜59
腎排泄率（%）	80	33	25	35
投与量・方法 （減量時）	150 mg・1 日 2 回 （110 mg・1 日 2 回）	15 mg・1 日 1 回 （10 mg・1 日 1 回）	5 mg・1 日 2 回 （2.5 mg・1 日 2 回）	60 mg・1 日 1 回 （30 mg・1 日 1 回）
減量の基準	Ccr 30〜50 mL/min P-タンパク阻害薬の併用 70 歳以上 消化管出血の既往	Ccr 15〜49 mL/min （30 未満では投与の適否を慎重に判断）	80 歳以上 体重 60 kg 以下 血清クレアチニン 1.5 mg/dL 以上 の二つ以上に該当	体重 60 kg 以下 キニジン硫酸塩水和物，ベラパミル塩酸塩，エリスロマイシン，シクロスポリンの併用 Ccr 15〜50 mL/min （30 未満では投与の適否を慎重に判断）

thrombosis and hemostasis の推奨では，出血のリスクが低い手術では術前 24 時間より休薬する。出血のリスクが中等度から高い手術では 5 日前より休薬を行い，血栓塞栓症のリスクが高い患者では bridging anticoagulation を行う。

半減期を基準に，休薬期間を決定する方法も推奨されている。この方法では，出血リスクの低い手術では半減期の 2〜3 倍，出血リスクの高い手術では半減期の 4〜5 倍の休薬を行う。腎機能低下によって半減期が長くなるので，腎機能障害のある患者ではより長期間の休薬が必要となり，腎排泄率の高いダビガトランでその影響が大きい。この管理方法に従えば，腎機能が正常な患者では，出血リスクの低い手術を受ける場合は 24 時間前より休薬，出血リスクの高い手術では 48〜72 時間前より休薬することになる。腎機能障害のある患者では，出血リスクの低い手術で 48 時間（ダビガトランでは 48〜72 時間），出血リスクの高い手術では 72 時間（ダビガトランでは 96 時間）の休薬が必要になる[2)]。

▶休薬期間中のヘパリンによる抗凝固療法

ワルファリン休薬期間中には，血栓塞栓症のリスク（**表 9-2**）に応じて，調節性のよいヘパリンによる抗凝固療法 bridging anticoagulation を行う。高リスクでは，治療量の未分画ヘパリン（UFH）静注もしくは低分子ヘパリン（LMWH）皮下注を行う。中リスクで bridging anticoagulation を行うかどうかは，症例ごとに手術の内容も含めて検討する。出血リスクの低い手術を受ける場合には bridging anticoagulation を行い，心臓

表 9-2　周術期の動脈・静脈血栓塞栓症のリスクの分類

分類	ワルファリンの適応		
	人工弁	心房細動	静脈血栓塞栓症
高リスク	・僧帽弁 ・古い型の大動脈弁（ボール弁もしくはチルティングディスク弁） ・最近（6 か月以内）の脳卒中もしくは一過性脳虚血発作（TIA）	・$CHADS_2$ score*が 5 か 6 ・最近（3 か月以内）の脳卒中もしくは TIA ・リウマチ性心臓弁膜症	・最近（3 か月以内）の静脈血栓塞栓症 ・重症の凝固亢進状態（プロテイン C，プロテイン S あるいはアンチトロンビンの欠損，抗リン脂質抗体症候群など）
中リスク	・二葉大動脈弁と以下のいずれか一つ 心房細動 脳卒中もしくは TIA の既往 高血圧 糖尿病 うっ血性心不全 75 歳以上	・$CHADS_2$ score*が 3 か 4	・過去 3～12 か月の静脈血栓塞栓症 ・重症でない凝固亢進状態（ヘテロ接合の第Ⅴ因子 Leiden 突然変異，ヘテロ接合第Ⅱ因子突然変異など） ・再発を繰り返す静脈血栓塞栓症 ・活動性の癌（6 か月以内に治療を受けたか緩和治療を受けている）
低リスク	・二葉大動脈弁で心房細動やその他の脳卒中の危険因子を合併しないもの	・$CHADS_2$ score*が 0～2（脳卒中や TIA の既往なし）	12 か月以前の単回の静脈血栓塞栓症で他の危険因子を伴わないもの

*　$CHADS_2$（congestive heart failure-hyertension-age-diabetes-storoke）score は，最近のうっ血性心不全，高血圧，年齢 75 歳以上，糖尿病に対しそれぞれ 1 点，脳卒中もしくは TIA の既往に 2 点を加算し計算する
（Douketis JD, et al. Perioperative management of antithrombotic therapy：Antithrombotic therapy and prevention of thrombosis, 9th ed：America College of Chest Physicians Evidence-Based Clinical Practice Guidelines. Chest 2012；141：e326S-50S より）

手術や頸動脈内膜切除術のような出血リスクの高い手術では行わない。静脈血栓塞栓症の既往のある患者では，低用量のヘパリン使用も検討する。低リスクでは，bridging anticoagulation は行わない[1)]。

NOAC では，出血のリスクが高まることを理由に bridging anticoagulation を行うべきでないとの意見もあるが，休薬期間を長くとる場合には，ワルファリンの場合と同様に対応すべきと考えられる。

ワルファリンを休薬し bridging anticoagulation を行う場合は，手術 3 日前よりヘパリン投与を開始する。NOAC の場合は休薬の 12～24 時間（半減期の 1～2 倍）後からヘパリンを開始する。UFH は活性化部分トロンボプラスチン時間（APTT）が投与前正常値の 1.5～2 倍になるように持続静注し，手術の 4～6 時間前に投与を中止する。LMWH の最終投与は手術 24 時間前とし，1 日量の半量を投与する。

▶術後の抗凝固薬再開

ワルファリンは，十分な止血が行われていれば，術後 12～24 時間で再開する。抗血栓効果が発現するまでに 2～3 日を要する。bridging anticoagulation を行う場合は，その期間はヘパリンを併用する。NOAC は，出血のリスクが低い手術では術後 24 時間で再開し，出血のリスクが高い手術では術後 48～72 時間で，十分な止血を確認してから再開する。

ヘパリンは，小手術で十分な止血が得られたら，術後 24 時間で再開する。出血のリスクが高い手術では，術後 48～72 時間まで待ち，十分な止血を確認してから再開するか，低用量で再開する，

もしくは術後のヘパリン投与を行わないなど，術後止血の状況に応じて判断する。

▶緊急手術時の対応

緊急手術のためワルファリンの効果を拮抗したい場合には，18〜24 時間程度の余裕があれば低用量ビタミン K（2.5〜5 mg）の経口もしくは静脈内投与を行う。より緊急にワルファリンの作用を拮抗する必要がある場合は，新鮮凍結血漿（FFP）8〜12 mL/kg（必要に応じて増量可）を投与する。FFP を使用する場合もビタミン K を併用する。FFP の半減期は 4〜6 時間なので，ビタミン K を併用しなければ 12〜24 時間後にワルファリンの抗凝固作用が再度出現する危険性がある。

濃縮プロトロンビン複合体製剤（PCCs）*1 が直ちに使用可能な場合には，FFP の代わりに使用することも考えられる。PCCs には FFP よりも迅速な効果が期待でき，容量負荷にならないなどの利点がある[3]。

今のところ NOAC の拮抗薬はないので，手術時の血中濃度をできるかぎり低く保つことが有効な対応となる。NOAC は半減期が短いので，服用後手術開始までの時間を可能なかぎり長くとることによって，血中濃度低下・抗凝固作用の減弱が期待できる。服用直後に緊急手術が必要となった場合には，服用 1〜2 時間以内であれば活性炭を内服させることで，NOAC の吸収を阻害し，血中濃度の上昇を抑制することができると考えられている。

また，血漿タンパク結合率の低いダビガトランの除去に透析が有効とされている。特に，腎機能障害のある患者で有用な手段になると期待される。エドキサバンでも透析が有効かもしれないが，血漿タンパク結合率が高いリバーロキサバンやアピキサバンでは透析の効果は期待できない。外科的にコントロールできない，生命を脅かすような出血に対しては凝固因子製剤の投与を行うが，FFP や活性型血液凝固第VII因子製剤よりも PCCs が有効[2]と考えられている。

*1 PCCs は，凝固第II，VII，IX，X 因子を含有している。凝固第IX因子欠乏患者の補充療法に用いられる PPSB-HB（日本製薬）と，凝固第VIII因子または第IX因子阻害物質を保有する患者のバイパス療法に用いられるファイバ®（バクスター）が使用可能であるが，いずれもワルファリンの作用の拮抗は適応とはなっていない。

▶区域麻酔を行うか？

凝固異常のある患者への脊髄くも膜下麻酔や硬膜外麻酔の施行は，硬膜外血腫のリスクが高い。神経ブロックやカテーテル留置を安全に施行するには，ブロック施行時およびカテーテル抜去時の凝固能が重要となる。ワルファリンあるいは NOAC の休薬，bridging anticoagulation を適切に行えば，術前のブロック施行とカテーテル留置は可能である[4]。

カテーテルの抜去は，ワルファリンを休薬し bridging anticoagulation を行わない場合は，術後のワルファリン再開前もしくは再開後 PT-INR が 1.5 を超えないうちに行う。NOAC の場合は，再開の〔8－最高血中濃度到達時間〕時間以上前にカテーテルを抜去する[5]。bridging anticoagulation を行う場合には，UFH 投与再開の 1 時間前，LMWH 投与再開の 4 時間前にはカテーテルを抜去する。

文　献

1. Douketis JD, Spyropoulos AC, Spencer FA, et al. Perioperative management of antithrombotic therapy：Antithrombotic therapy and prevention of thrombosis, 9th ed：America College of Chest Physicians Evidence-Based Clinical Practice Guidelines. Chest 2012；141：e326S-50S.
2. Tran H, Joseph J, Young L, et al. New oral anticoagulants：a practical guide on prescription, laboratory testing and peri-procedural/bleeding management. Intern Med J 2014；44：525-36.

3. Levy JH, Tanaka KA, Dietrich W. Perioperative hemostatic management of patients treated with vitamin K antagonists. Anesthesiology 2008；109：918-26.
4. Narouze S, Benzon HT, Provenzano DA, et al. Interventional spine and pain procedures in patients on antiplatelet and anticoagulant medications：Guidelines From the American Society of Regional Anesthesia and Pain Medicine, the European Society of Regional anaesthesia and Pain Therapy, the American Acamdemy of Pain Medicine, the International Neuromodulation Society, the North American Neuromodulation Society, and the World Institute of Pain. Reg Anesth Pain Med 2015；40：182-212.
5. Levy JH, Faraoni D, Spring JL, et al. Managing new oral anticoagulants in the perioperative and intensive care unit setting. Anesthesiology 2013；118：1466-74.

010 術前に継続すべき薬物は何か

加藤 洋海

術前に継続または中止が推奨される薬物を，**表 10-1** に示した。以下それぞれについて概説する。

▶薬の種類と継続の可否

◎抗凝固薬：ヘパリン

深部静脈血栓症などで，術前持続静注を実施している症例では，術中出血傾向出現の予防や区域麻酔の安全な実施を目的として，麻酔導入 6〜8 時間前に中止するのが一般的である。血栓リスクが高い症例（過去 3 か月以内の静脈血栓症，機械弁による僧帽弁置換術後，ケージ型ボール弁による弁置換術後など）では，術後 12 時間または止血が確認された段階で投与を再開する。

◎HMG-CoA 還元酵素阻害薬：スタチン

スタチンには心血管系イベント抑制効果のエビデンスがあり，周術期を通じた継続投与が強く推奨されている[1]。海外では注射薬のロスバスタチンを使用できるが，わが国では発売されていない。術後飲水を開始したらすみやかに内服を再開する。

◎降圧薬

術前高血圧症状がある患者では，降圧薬は継続投与する。

β 遮断薬：メトプロロールなど

周術期の心血管系保護に有用なエビデンスがあり，周術期を通じた継続投与が推奨された[2]が，無作為な継続投与による副作用が問題視されている[3]ので，頻脈や高血圧を併発する症例に限定して周術期も継続投与すればよい。適応がある症例には，飲水開始時から内服を再開する。内服できない期間はランジオロールで代替できる。

α_2 作動薬：クロニジン

周術期投与によって心筋虚血や死亡率が改善し，β 遮断薬より高いエビデンスレベルで継続投与が推奨されている。長期

表 10-1　術前継続または中止する薬物

継続する薬物		再開時期
スタチン	◎	飲水開始時
カテコールアミン	◎	麻酔中から継続
抗てんかん薬	◎	食事開始時[注1]
インスリン（IDDMに限る）	◎	継続
ステロイド	◎	継続
麻薬性鎮痛薬	◎	食事開始時[注1]
降圧薬（サイアザイド系利尿薬を含む）	○	飲水開始時[注2]
冠拡張薬	○	飲水開始時[注1]
ジギタリス	○	飲水開始時[注1]
Parkinson病治療薬（セレギリンを除く）	○	飲水開始時[注1]
向精神薬（クロザピンを除く）	○	飲水開始時[注1]
SSRI・SNRI		
四環系抗うつ薬		
抗不整脈薬	△	飲水開始時[注1]
気管支拡張薬	△	飲水開始時[注1]
甲状腺ホルモン	△	飲水開始時
PPI，H_2拮抗薬，点眼薬	△	飲水開始時[注1]

中止する薬物		中止時期	再開時期
セレギリン	◎	4日前	飲水開始時
インスリン（NIDDMの場合）	◎	当日	術中から再開可
経口血糖降下薬	◎	当日	食事開始時
炭酸リチウム	○	4日前	飲水開始時
三環系抗うつ薬		14日間で漸減	飲水開始時
クロザピン[注3]		当日	飲水開始時
ハーブ・漢方薬・サプリメント	○	14日前	再開不要
利尿薬	△	当日	飲水開始時
NSAIDs（中止可能な場合のみ）	△	2日前	術直後

◎は強く推奨されるもの，○は推奨されるもの，△はエビデンスが明確でないもの

IDDM：インスリン依存型糖尿病，SSRI：選択的セロトニン再取り込み阻害薬，SNRI：セトロニン・ノルアドレナリン再取り込み阻害薬，PPI：プロトンポンプ拮抗薬，NIDDM：インスリン非依存型糖尿病

注1：必要時は静注薬，貼付薬などでbridging therapy実施。

注2：術後血圧が低下，または正常血圧で推移していれば再開は必ずしも必要ではない。

注3：クロザピン中止は精神症状の重症度を考慮して，精神科医と相談のうえで決定する。

投与患者では退薬徴候をきたすこともあり，飲水開始時から再開を検討する。内服できない期間はデクスメデトミジンで代替できる。

カルシウム拮抗薬：ジルチアゼムなど

ベンゾチアゼピン系のジルチアゼムは，心筋虚血と上室性頻拍の頻度を低下させる。ただし，フェニルアルキルアミン系（ベラパミル）やジヒドロピリジン系（ニカルジピンなど）に関するエビデンスはない。術後高血圧を示す症例には，注射薬でbridging therapy*1を行い，飲水開始時から内服を再開する。

*1　**bridging therapy**：内服薬中止後，内服再開までの間，同効薬物の持続注射などで作用を維持すること。

褐色細胞腫のα遮断薬：プラゾシン，ブナゾシンなど

腫瘍摘出後血圧低下を促進するが，退薬による高血圧クリーゼの可能性があるので，術当日まで継続する。術後は腫瘍摘出により血圧は低下するので再開する必要はない。

アンジオテンシン受容体拮抗薬およびアンジオテンシン変換酵素阻害薬

麻酔中の血圧低下を引き起こしやすいが，術後高血圧予防効果が期待される。以前は中止すべき薬物とされていたが，最近は継続してもよいと考えられている。術後，高血圧がみられれば飲水開始時以後に再開する。

利尿薬：フロセミドなど

ループ利尿薬は低カリウム血症や循環血液量減少による血圧低下をきたす可能性があるので，術当日は中止することが多いが，文献的に低血圧の頻度が上昇することは証明されてはいない。必要時は注射薬（フロセミドなど）で代替できる。利尿薬を術中投与した場合は，尿量が適正な循環血液量を反映する指標とならないことがあるので注意を要する。降圧目的で投与されているサイアザイド系利尿薬〔トリクロルメチアジド（フルイトラン®）〕は継続が推奨されている。術後高血圧症状があれば，飲水開始時から再開すればよい。サイアザイド系利尿薬の注射薬はない。カリウム保持性利尿薬（スピロノラクトンやトリアムテレン）は術後高アルドステロン血症の予防効果を期待して継続してよい。術後も，高カリウム血症に注意しながらカンレノ酸カリウムの静脈内投与が可能である。

最近発売されたバソプレシン受容体拮抗薬（トルバプタン）に関しては，周術期投与の知見がない。適応疾患が他の利尿薬で効果が得られない重篤な浮腫とされていることから，待期手術患者に投与されるケースはまれであろう。しかし，本剤が投与されるような病態を合併しているのであれば，術後早期からすみやかに投与再開せざるを得なくなる可能性が高い。

◎狭心症治療薬

継続によって周術期の心筋虚血イベントを抑制できることを示すエビデンスはないが，特に異型狭心症が疑われる症例では継続投与する施設が多い。内服不能期間は注射薬（ニコランジルなど）や亜硝酸貼付薬で代替し，術後飲水開始したら再開すればよい。

◎抗不整脈薬

退薬によって，不整脈発作が生じる危険が増大するので，継続投与したほうがよいと考えられるが，エビデンスはない。術後飲水開始したら再開すればよい。

◎ジギタリス，カテコールアミン

ジギタリスは，スキサメトニウムとの併用で催不整脈性が増大する。しかし，非脱分極性筋弛緩薬では問題にならないので継続したほうがよいと考えられている。術後腎機能障害を併発しなければ，注射薬による代替を含めて早期に再開してよい。手術によって心筋収縮力が改善しているのであれば再開は必須ではない。

カテコールアミンは血行動態が維持できるよう増減しながら継続し，血行動態の安定を待って漸減中止する。

◎気管支拡張薬

術前の 1 秒率と喘息症状の有無に応じて治療の追加[3] が推奨されている（**表 10-2**）。吸入ステロイドは術後も継続する。

表 10-2　喘息患者の術前継続療法

1 秒率	最近の発作既往	追加術前療法
80%以上	なし	なし（現行治療を継続）
	あり	導入直前に気管支拡張薬
60〜80%	なし	気管支拡張薬
		1 週間前からステロイド吸入倍増
	あり	気管支拡張薬継続
		2 日前からプレドニゾロン 0.5〜1 mg/kg/日経口投与
60%未満	気管支拡張薬継続 2 日前からプレドニゾロン 0.5〜1 mg/kg/日経口投与 導入直前に気管支拡張薬	
喘息発作発症中	原則として手術延期 緊急手術の場合： ヒドロコルチゾン 100 mg IV 8 時間ごと 導入直前に気管支拡張薬	

内服ステロイドの継続については別項*2を参照されたい。喘息発作がみられなければ，他の気管支拡張薬は飲水開始してから再開すればよい。アドレナリン投与に至らない中等度以下の発作が持続して内服ができない場合，キサンチン誘導体はアミノフィリンで代替し，β作動薬は吸入もしくはアセブトロール貼付薬などで代替できる。

◎抗てんかん薬

効果部位濃度を維持するために継続投与する。術後はすみやかに投与を再開するか，フェニトインやフェノバルビタールを補充する。

◎Parkinson 病治療薬

手術当日まで継続投与し，退薬による症状悪化を避けるため可能なかぎり早期に投与を再開する。非可逆性モノアミン酸化酵素（MAO）B 阻害薬のセレギリンだけは，奇異性交感神経系活動による血圧上昇をきたすので中止する[4,5]。治療効果が高い内服薬が多く開発されているので，Parkinson 病治療目的でセレギリンが投与される例はきわめてまれである。

内服中止時は，注射薬のレボドパで代替できる場合もあるが，現在の内服治療薬はレボドパとカルビドパの合剤が最も広く用いられている。カルビドパは末梢性脱炭酸酵素阻害によってレボドパの脳内移行を増加させるので，周術期投与薬としても併用が望ましいが注射薬はない。他の代替薬として，貼付薬のロチゴチンや注射薬のアポモルヒネもあるが，できるだけ手術直前まで内服を継続し，早期に再開することが最善の対応である。内服中止が必要な場合は，神経内科医にコンサルトするのがよいだろう。

*2「006. ステロイドカバーはどのような患者に必要か」（17 ページ）参照。

◎向精神薬・抗うつ薬

クロザピン以外の向精神薬，選択的セロトニン再取り込み阻害薬またはセロトニン・ノルアドレナリン再取り込み阻害薬および四環系抗うつ薬は継続する。クロザピンは麻酔中の血圧低下が報告されている。ただし，クロザピンは精神症状が深刻な患者に投与されるので，精神科医と協議したうえで対応する必要がある。三環系抗うつ薬は，2 週間の減量期間をかけて中止するのが望ましい。非ステロイド性抗炎症薬（NSAIDs）や利尿薬と相互作用がある炭酸リチウムは中止する。MAO 阻害薬はわが国ではほとんど使用されないが，服用している場合はできるかぎり早期に中止または他の作用機序の抗うつ薬に代替する[6]。術後飲水開始したら，すみやかに投与再開を考慮する。何らかの理由で内服が再開できない場合は注射薬での代替を行うが，製剤の選択や用量の決定には精神科医の専門的知識が必要である。

◎ステロイド，甲状腺ホルモン製剤（レボチロキシンナトリウム），インスリンなど

レボチロキシンナトリウムは，半減期が長い（約 10 日）ので，退薬によるリスクは小さいが中止する理由はない。術後，可及的すみやかに投与を再開すればよい。

1 型糖尿病患者では，手術当日もインスリンを 1/3 量投与し，搬出前に血糖を測定する。周術期を通じて血糖値をモニタリングしながら継続投与する。

経口血糖降下薬は低血糖の原因となるので中止する。術後，食事摂取を開始したら再開を考慮するが，食事摂取量が十分であることを確認する必要がある。

ステロイドは維持量を継続する。手術ストレスを考慮したステロイドカバーの

方法については別項*2 を是非参照されたい。

◎その他

麻薬性鎮痛薬，胃食道逆流患者の抗潰瘍薬，緑内障治療用点眼薬も継続する。手術によって疼痛が改善するのであれば，麻薬性鎮痛薬の再開は必須ではない。ただし，長期間服用していた症例では退薬徴候（不穏，過度の発汗，流涙，鼻汁など）が出現しないかどうか観察を続ける必要がある。手術部位が，麻薬性鎮痛薬を必要とする疼痛と無関係な場合は，注射薬によるオピオイドローテーションを行って投与を継続し，飲水可能になった段階で内服再開を考慮する。経腸麻薬投与による消化管蠕動抑制に配慮する必要がある。

抗潰瘍薬は注射薬で代替し，内服可能になったら投与を再開する。蛇足だが，手術によって胃が摘出されるのであれば術後投与は不要となる。点眼薬は術直後から継続投与すればよい。

▶その他の中止すべき薬物

消炎鎮痛薬は血小板凝集抑制作用があるので2日前に中止することが望ましい。しかし，中止による疼痛増悪や，術後鎮痛目的で術中または術直後から投与されていることなどを考えると，画一的に中止することは困難であろう。抗血小板薬として投与されているアスピリン継続の是非については別項*3 を参照されたい。麻酔関連薬物の作用に影響を及ぼすセイヨウオトギリソウ（セントジョーンズワート）や甘草，麻黄，朝鮮人参などを含む可能性があるので，ハーブや漢方薬，サプリメント類は中止する。術後再開は必須ではない。

▶兵庫県立がんセンターの現状

術当日まで継続する薬物は，抗凝固薬，向精神薬・抗うつ薬，ホルモン製剤，抗てんかん薬，麻薬，点眼薬である。術前処置を簡略化するため，スタチンを含む他の薬物は，術当日の内服を必須とせず，必要な循環系作動薬は，手術室入室後から静脈内投与で術後内服再開まで継続するとともにスタチンの早期再開を外科医に勧告している。

文　献

1. de Waal BA, Buise MP, van Zundert AAJ. Perioperative statin therapy in patients at high risk for cardiovascular morbidity undergoing surgery：a review. Br J Anaesth 2015；114：44-52.
2. Fleisher LA, Beckman JA, Brown KA, et al. 2009 ACCF/AHA focused update on perioperative beta blockade incorporated into the ACC/AHA 2007 guidelines on perioperative cardiovascular evaluation and care for noncardiac surgery：a report of the American College of Cardiology Foundation/American Heart Association task force on practice guidelines. Circulation 2009；120：e169-276.
3 Sanfilippo F, Santonocito C, Foëx P. Use of beta-blockers in non-cardiac surgery：an open debate. Minerva Anestesiol 2014；80：482-94.
4. Pyrgos G, Brown RH. Should patients with asthma be given preoperative medications including steroids? In：Fleisher LA. Evidence-Based Practice of Anesthesiology. 2nd ed. Philadelphia：Saunders, 2009：60-4.
5. Noorily SH, Hantler CB, Sako EY. Monoamine oxidase inhibitors and cardiac anesthesia revisited. South Med J 1997；90：836-8.
6. Huyse FJ, Touw DJ, van Schijndel RS, et al. Psychotropic drugs and the perioperative period：a proposal for a guideline in elective surgery. Psychosomatics 2006；47：8-22.

*3 「008. 抗血小板薬はいつ中止するか」(23ページ) 参照。

予防的抗菌薬はいつ投与し，いつまで継続するか

011

市川 高夫

わが国における現在の標準は，日本化学療法学会と日本外科感染症学会が2016年に合同で作成したガイドライン[1)]となる。しかし，外国，特に米国との比較は重要な意味をもつと考えられる。米国の標準は，2013年に発表された米国病院薬剤師会（ASHP*1），米国感染症学会（IDSA*2），米国外科感染症学会（SIS*3）と米国医療疫学学会（SHEA*4）による共同開発の「手術時抗菌薬予防臨床実施ガイドライン」[2)]である。

▶抗菌薬の考え方

現在では細菌が産生するものだけでなく，人工合成したものまで含めるので抗菌薬と称される。抗菌薬については手術関連も含め，いかなる場合でも耐性菌を考慮し「抗菌薬スチュワードシップ」[3)]の考え方で適応する。抗菌薬選定については，研修医にも指導されている感染症治療の三つのトライアングルの概念も考慮される。つまり，①問題とする病原菌は何か，②対象臓器は何か，③患者背景はどうか，である。わが国ではあまり問題としないが，米国では医療経済の問題から不必要な薬物使用を減らすインセンティブも働いており，薬物選択と投与期間の決定に影響している。また，*Clostridium difficile* 感染の発生（偽膜性腸炎）を予防することも考慮され，不必要な投与期間を短くすることに影響している。

一方，手術は現在ERAS*5の概念が広く適応されてきており，患者安全と回復の観点からERASと共存する方法が好ましい。ERASの目的にも手術部位感染（SSI）予防が含まれる[4)]。

感染の基本概念として，SSIが発生するには細菌汚染が先行する。細菌汚染が発生しなければSSIは起こらない。多くのSSIから分離された菌種がそれぞれの手術別に報告されており[1,2,6)]，それらがどの経路で感染を起こしたかが検討されている。一見，患者の皮膚や臓器に存在していた菌だとしても，それらが，そこからどのように手術部位に付着したかをさらに検討すると，皮膚消毒や医療器具の滅菌問題を除くと，多くは，医療従事者の手や，医療器具を介する移動が強く示唆される。

▶予防的抗菌薬投与

SSI高リスクの定義を**表11-1**[1)]に示した。予防的抗菌薬投与はSSI予防のための方策のごく一部であり，そのほか，非常に多くの対策を取る必要がある（**表11-2**）[2)]。

▶日米ガイドラインおよび報告の比較検討

◎いつ投与を開始するか

セフェム系，ペニシリン系，あるいはβラクタムアレルギーのための代替え（クリンダマイシンなど）も含め，皮膚切開前60分以内に開始し，皮膚切開あるいはその15分前に終了する（日米）。バンコマイシン（VCM）とフルオロキノロンについては，皮膚切開120分前から投

*1　**ASHP**：American Society of Health-System Pharmacists

*2　**IDSA**：Infectious Diseases Society of America

*3　**SIS**：Surgical Infection Society

*4　**SHEA**：Society for Healthcare Epidemiology of America

*5　**ERAS®**：Enhanced Recovery After Surgery

与する（テイコプラニンは60分前から）（日米）。しかしERASで血管確保を術前に行わず，手術室入室から開始する場合は困難である。この2種については，皮膚切開60分前から開始し，皮膚切開後も引続き60分投与し続ける方法も推奨している（米）[5]。VCMは対象とするグラム陽性菌に対する効果がセフェム系に比して弱いため，メシチリン耐性黄色ブドウ球菌（MRSA）感染が憂慮される場合に投与を考慮されるが，VCM単独使用はMRSA以外の菌によるSSI発生が多くなる。VCMはセフェム系などとともに投与する。手術開始60分前から開始し，セフェム系などは皮膚切開前に終了させ，VCMはそのままさらに60分投与を継続する（米）[2,5,6]。

正しく投与が行われたかを検討した報告では，かなりの例で正しく投与されていないことがわかっている。このため，WHO手術安全チェックリストを使用し，記録を残す必要が強く推奨されている。

半減期の短いセフェム系の場合，投与のタイミングは皮膚切開前15～60分が最も効果的である。投与後半減期（セファゾリンの場合1.2～2.2時間，アンピシリン/スルバクタムの場合0.8～1.3時間）が切開前に超えた場合は，組織濃度を考慮し補充する（米）[2,5]。帝王切開時，以前は臍帯クランプがなされた後であったが，母体のSSIや子宮内膜炎などの予防から，他の手術と同様に皮膚切開前60分以内の投与が推奨される（日米）[1,2,6]。

表 11-1　わが国でのSSI高リスクの定義

以下のどれかに該当すると投与期間の延長の根拠とされる
① ASA-PS 分類3以上（糖尿病など）
②汚染創
③長時間手術（75パーセンタイルを超える）
④ BMI が 25 以上
⑤術後血糖コントロール不良（200 mg/dL を超える）
⑥術中低体温（36℃未満）
⑦緊急手術
⑧ステロイド・免疫抑制剤の使用
⑨術野に対する術前放射線照射

（日本化学療法学会/日本外科感染症学会 術後感染予防抗菌薬適正使用に関するガイドライン作成委員会編．術後感染予防抗菌薬適正使用のための実践ガイドライン．東京：日本化学療法学会，日本外科感染症学会，2016より）

表 11-2　米国における予防投与の一般原則

① SSI を防ぐ
② SSI 関連有病率と死亡率を抑える
③（SSI 管理に関係するコストが考慮され予防の費用対効果が明らかになったとき）治療期間とコストを減らす
④副作用がない
⑤患者あるいは病院の微生物細菌叢に有害な結果を起こさない
上記の目的を達成させるために，以下のように投与する
①手術部位を汚染する可能性の最も高い病原体に効果がある
②適正な血清と組織濃度を汚染の可能性のある期間維持する適切な投与量と時間で投与する
③安全
④副作用，耐性菌発生とコストを最小とするために最も短期間で効果的な期間

（Bratzler DW, et al. Clinical practice guidelines for antimicrobial prophylaxis in surgery. Am J Health Syst Pharm 2013；70：195-283より作成）

◎いつまで投与するか

SSIに関与する菌を殺すのは抗菌薬が主体ではない。あくまで生体の白血球を中心とした免疫系であり，抗菌薬はその作用を補助する。そのため，体温管理は重要であり，術中はあえて37℃近い体温を維持し，白血球が抗菌薬の作用で弱体した病原菌を捕食することを援助しなければならない[5]。また，常在細菌叢も生体にとって，外からの病原体を防御するための重要な砦であり，手術後，できるかぎり早期に破綻・混乱した常在細菌叢をもとに戻すことも重要な感染予防の方策である。

抗菌薬は常在細菌叢を破壊する非常に強い作用をもっている。常在細菌叢が破綻すると通過病原体の保菌，常在化を起こすこともある。*Clostridium difficile* による偽膜性腸炎の発生はその一つである。術後長期投与を行い，不幸にして発生するSSIにおいて，検出される菌は間違いなくそれまでに使用されていた抗菌薬に耐性である。抗菌薬を術後長期に投与する場合，抗菌薬スチュワードシップにのっとり，どの菌を対象にし，患者背景（臓器移行性など）も考慮しなければならず，習慣的に漫然と使用することは耐性菌選別防止のために許されないはずである。常在細菌叢を復活させる最も効果的な方法が抗菌薬の中止である。

多くの外科医が理解しているように「閉創までに勝負はついている」ので，閉創までの手術で菌を創部に移動させない手術と対策が求められており，閉創後は抗菌薬投与を含め決定的に有効な手段はない。そのために，SSI予防のその他の方策の実施が強く求められている(米)[4, 5]。

閉創後，抗菌薬の血中濃度は早期に低下させる必要がある（米)[2, 5, 6]。最大でも24時間以内に終了させる（日米)[1, 5, 6]。一部わが国の手術で術後長期の投与を容認している[1)]が，どこに存在しているどのような菌を対象にどの抗菌薬を投与するのか，研修医に理論的に説明できなければならないだろう。ほとんどの研究で単回投与と複数回投与でSSI発生に有意差はないとされている（日米)[1, 2, 6]。複数日の投与を推奨している疾患における，わが国でのSSI発生率の報告とその根拠も期待したい。

◎皮膚常在菌以外の菌が問題となる場合

ブドウ球菌とレンサ球菌以外の病原体の可能性が高い手術（例えば，手術中腸管などの臓器の操作による臓器損傷で内容露出のリスクが高くグラム陰性菌による場合）は，その操作に入る前に可能性のある菌（術中汚染の可能性のある菌）に有効な抗菌薬をその施設のアンチバイオグラムを参考に術中追加投与を考慮する(下部腸管の場合にオキシセフェムなど)(米)[5]。

● ● ●

手術ごとに検出される菌種や選択すべき抗菌薬についてはわが国のガイドライン[1)]を参照していただきたい。

文　献

1. 日本化学療法学会/日本外科感染症学会 術後感染予防抗菌薬適正使用に関するガイドライン作成委員会編．術後感染予防抗菌薬適正使用のための実践ガイドライン．東京：日本化学療法学会，日本外科感染症学会，2016.
2. Bratzler DW, Dellinger EP, Olsen KM, et al. Clinical practice guidelines for antimicrobial prophylaxis in surgery. Am J Health Syst Pharm 2013；70：195-283.
3. Dellit TH, Owens RC, McGowan JE Jr, et al. Infectious Diseases Society of America and the Society for Healthcare Epidemiology of America guidelines for developing an institutional program to enhance antimicrobial stewardship. Clin Infect Dis 2007；44：159-77.
4. Feldman LS, Delaney CP, Ljungqvist O, et al. The SAGES / ERAS® Society Manual of Enhanced Recovery Programs for Gastrointestinal Surgery. Cham：Springer, 2015.
5. Alexander JW, Solomkin JS, Edwards MJ. Updated recommendations for control of surgical site infections. Ann Surg 2011；253：1082-93.
6. World Health Organization. WHO Guidelines for Safe Surgery 2009. 〈http://apps.who.int/iris/bitstream/10665/44185/1/9789241598552_eng.pdf〉 日本語訳，日本麻酔科学会訳．WHO安全な手術のためのガイドライン2009. 〈http://www.anesth.or.jp/guide/pdf/20150526guideline.pdf〉(2016年7月7日閲覧)

妊婦はフルストマックか

012

田辺 瀬良美

▶歴史

学生時代「Mendelson 症候群」という言葉を習った人は多いのではないだろうか。Curtis L. Mendelson は産婦人科医で，1946 年に胃酸の誤嚥が重篤な肺炎を引き起こすことを動物実験で示した。同時に彼は 44016 分娩のうち 66 例（0.15％）で誤嚥が発生した[1]ことを報告した。当時の麻酔はエーテルの吸入麻酔で行われており，看護師によるマスク保持のみで適切な気道確保がされていなかった。Mendelson は分娩中に飲食を控えること，制酸薬を投与すること，全身麻酔の前は胃を空にすること，全身麻酔の導入は能力のある医師がすることを推奨し，今日まで継承されてきた。

▶誤嚥の発生頻度

全身麻酔症例における誤嚥の発生頻度は近年の報告では麻酔 1 万件当たり 3〜5 件，1/2000〜3000 程度とされる。ほぼすべての研究で緊急手術は誤嚥の発生頻度を上げる因子であることが指摘されている。妊婦における誤嚥の発生頻度は一般の外科症例に比較して高く，Olsson ら[2]は，一般外科症例では 1/2131 であるのに対し，帝王切開症例では 1/661 と報告している。

ここ 30 年の間に誤嚥による母体死亡は無視できるレベルにまで減少した（**図 12-1**）[3]。これは，①区域麻酔の普及，②制酸薬，H_2 拮抗薬，プロトンポンプ阻害薬などの投与，③全身麻酔が迅速導入で行われるようになったこと，④麻酔科医のトレーニングが改善されたこと，⑤術前絶飲食が強化されたこと，などが要因である。

▶嚥下性肺炎の危険因子

長年，pH<2.5 の胃酸を 25 mL 以上誤嚥すると嚥下性肺炎のリスクが上昇するといわれてきた。この根拠は 1960 年から 70 年代に行われた動物実験[4]であり，胃内容量に関しては 1 匹のサルを用いた preliminary な実験にもとづくものであった。そして，この基準にもとづいて帝王切開を受ける患者を調査したところ，妊娠女性では 30〜70％がこの基準を満

図 12-1　英国における麻酔および誤嚥による母体死（1952〜2008 年）
（O'Sullivan G, et al. Aspiration：Risk, Prophylaxis, and Treatment. In：Chestenut DV, et al. Chestnut's Obstetric Anesthesia：Principles and Practice. 5th ed. Philadelphia：Elsevier-Saunders, 2014：665-83 より）

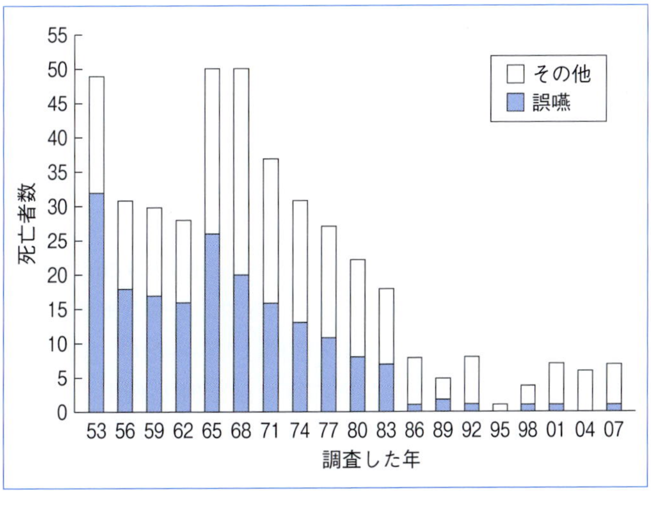

たしていた。このため妊婦＝フルストマックと考えられてきた。しかし，非妊娠女性や禁食になっている小児もこの基準を満たしており，それらのグループはフルストマックとは考えられず，小児は緩徐導入されている。

現在では，誤嚥のリスクを上昇させる胃内容量は25 mLより多いと考えられているが，明確なデータはない。ヒトの場合，胃内容量と誤嚥のリスクは相関が低いといわれている。

▶妊娠が消化管に与える影響

妊婦が誤嚥しやすいと考えられている要因として，①胃酸分泌が増える，②胃内容排出が遅延する，③胃食道逆流が起きるという三つの要素が挙げられることが多い。しかし，実際に妊婦の胃酸分泌は増加していない。逆に，妊娠中期までは減少しており，満期に近づくにつれ非妊婦と同等に戻る。

胃内容排出に関しても，かつては妊娠12週以降からは遅延するといわれていたが，陣痛発来まで非妊娠女性と変わらないことがアセトアミノフェンの吸収実験で示されている。Carpら[5]は，超音波を用いて非妊娠女性と満期に近い妊婦において通常の食事の4時間後に胃に食物がないことを，一方で，分娩中の女性の2/3で食後24時間後でも胃に内容物があることを報告した。わが国では桜井ら[6]が帝王切開の妊婦の胃の超音波検査を行っている。それによると，術前2時間まで清澄水の摂取を許可した定時手術群では胃幽門部断面積≧2.5 cm^2でかつ高輝度のパーティクルを含むモザイク状所見を示す症例はなかったが，緊急手術群では胃内容残存を31症例中9例に認め，陣痛の有無によらず10時間以上絶食時間があっても3症例に胃内容残存を認めた。妊婦の胃の超音波像を**図12-2**に示す。

胃食道逆流（GER）は下部食道括約筋緊張の低下によって発生し，妊娠中ではよく観察される。症状がなくてもGERは発生している。この現象は分娩後48時間で妊娠前と同等に戻る。しかし，GERがあったとしても誤嚥のリスクが増加するかは明らかではない。

まとめると，陣発してない妊婦では胃液の酸度と容量から想定される誤嚥リスクは非妊婦とほとんど変わらないといえる。しかし，桜井ら[6]の報告にもあるように，緊急帝王切開症例では，絶食時間が長くても胃内容残存の可能性があるため，常に誤嚥のリスクを念頭において対応すべきと考えられる。

▶周産期経口摂取制限はどうすべき？

術前絶飲食については，わが国をはじめ各国からガイドラインが出ている。未陣発の妊婦は非妊娠女性と胃内容排出時間が変わらないことから，他の手術患者と同様に手術2時間前までの清澄水の摂取は誤嚥リスクを増大させないと考えられる。では，経腟分娩時の経口摂取制限はどうすべきだろうか。今までの研究では，分娩中の患者の飲食の有無で産科的アウトカムは変化しなかった。しかし，誤嚥の発生頻度が低いため，分娩中の飲食が安全であることは示されていない[7]。緊急帝王切開のリスクが高い場合，肥満，挿管困難が予想される場合に関しては分娩中の飲食は制限するべきだと考えられる。そして，誤嚥を防ぐ一番の方法は区域麻酔の選択である。

▶全身麻酔になってしまったら

しかし，全身麻酔を選択せざる得ない症

図 12-2　妊婦の胃の超音波像
a・b：非妊婦の胃の超音波像（仰臥位）。胃幽門部 CSA 2.0 cm^2，胃内容なし
c：妊娠 38 週。妊娠子宮による圧排により胃が縦長に変形（仰臥位）。予定帝王切開。手術 2 時間前まで清澄水摂取。胃幽門部 CSA 2.0 cm^2，胃内容なし
d：妊娠 32 週，朝食摂取 3 時間後。緊急帝王切開。胃幽門部 CSA 8.8 cm^2，モザイク状，大量胃内容あり
（画像は船橋中央病院麻酔科 桜井康良先生よりご提供いただいた）
CSA：cross sectional area 断面積

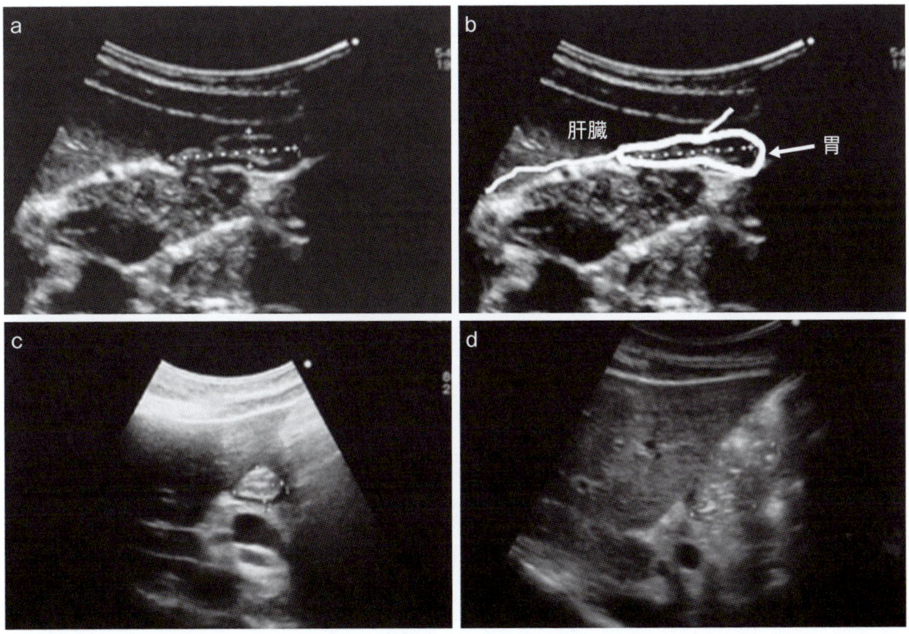

例もある。その場合，胃液の酸度を下げるため，麻酔導入前に H_2 拮抗薬の点滴静注を行う。海外では胃酸中和目的にクエン酸ナトリウムを内服させるが，わが国では一般的ではない。胃内容排出をうながすためにメトクロプラミドの静注も実施する。これらの投薬は，導入時というより，むしろ抜管時の誤嚥予防のために行う。

全身麻酔は迅速導入で行う。体位は 20° 頭高位とする。輪状甲状軟骨圧迫については有効性を疑問視する声もあるが，慣例として行っている施設が多いと思われる。挿管時に視野が妨げられるときは圧迫を解除するようにする。挿管後は胃管を留置し胃内容をよく吸引することと，抜管時も誤嚥の危険があることに注意し完全覚醒下に抜管することを心がけたい。

謝辞
本項を執筆するにあたり，地域医療機能推進機構船橋中央病院麻酔科 桜井康良先生に多大なご助言と貴重な超音波画像を提供いただきました。心から御礼申し上げます。

文　献

1. Mendelson CL. The aspiration of stomach contents into the lungs during obstetric anesthesia. Am J Obstet Gynecol 1946；52：191-205.
2. Olsson GL, Hallen B, Hambraeus-Jonzon K. Aspiration during anaesthesia：a computer-aided study of 185,358 anaesthetics. Acta Anaesthesiol Scand 1986；30：84-92.
3. O'Sullivan G, Hari MS, Epi D. Aspiration：Risk, Prophylaxis, and Treatment. In：Chestenut DV, Wong CA, Tsen LC, et al. Chestnut's Obstetric Anesthesia：Principles and Practice. 5th ed. Philadelphia：Elsevier-Saunders, 2014：665-83.
4. Roberts RB, Shirley MA. Antacid therapy in obstetrics. Anesthesiology 1980；53：83.

5. Carp H, Jayaram A, Stoll M. Ultrasound examination of the stomach contents of parturients. Anesth Analg 1992；74：683-7.
6. 桜井康良，内田倫子，三村文昭ほか．胃エコーを用いた帝王切開患者の胃内容の評価．麻酔 2014；63：1097-102.
7. Singata M, Tranmer J, Gyte GM. Restricting oral fluid and food intake during labour. Cochrane Database Syst Rev 2010；1：CD003930.

声門上器具の応用にはどのようなものがあるか

013

浅井 隆

▶第三の気道確保器具

ラリンジアルマスクは，クラシック™，プロシール™，ファーストラック™，スプリーム™など，現在数種類がある。また，ラリンジアルチューブやi-gel®など，さまざまな声門上気道確保器具が開発されている。

声門上気道確保器具は，①挿入に喉頭鏡や筋弛緩薬が不要，②舌根沈下などの上気道閉塞をバイパスして，換気を可能にする，③換気ガスの漏れをある程度防ぐことが可能，④声門や気管に接触しないため気道への刺激が小さい，などの利点がある。そのため，声門上器具は，フェイスマスク，気管チューブに続く第三の気道確保器具として確固たる地位を得たといえる。

▶声門上器具の適応

声門上器具は，原則としてフェイスマスクが適応となる症例で適応となる。そのため，四肢の手術，鼠径ヘルニア手術，そして下腹部の手術などが適応となる。また，以前には気管挿管が必須と考えられていた症例の一部，例えば乳房切除術や扁桃摘出術中などでも声門上器具で安全に気道確保ができることが判明している。

声門上器具は，心肺蘇生時の気道確保器具としても適応がある。ラリンジアルチューブやコンビチューブなどの食道閉鎖式エアウェイが主に使用されているが，i-gelは挿入時の無呼吸時間が他の器具に比べて短いことから，理論的によい適応といえよう。

さらに，麻酔の導入後，気管挿管あるいはマスク換気が不可能であった症例で，声門上器具の挿入により換気が可能となったという症例が何例も報告されたため，各国の学会あるいは研究会が，気道確保困難な症例での声門上器具の有用性を指摘している。特にラリンジアルマスク，air-Q™，i-gelなどは，レスキューとして挿入した後に，それらを通して気管挿管も可能なため，有用である。

▶問題となり得る状況

声門上器具の適応は，側臥位や腹臥位での手術，腹腔鏡下手術，そして心臓手術，などのさまざまな事象での使用が報告されている。しかし，いくつかの病態・手術では，声門上器具の使用を推奨できないのも事実である。具体的には，次のような器具の欠点が問題となり得る状況では使用すべきでないだろう[1)]。

◎誤嚥を防ぎ得ない

声門上器具は，胃内容物の口腔・咽頭内への逆流および誤嚥を有効に防止できない。声門上器具で逆流をある程度防止できたとの報告はあるが，これらは限られた条件下での研究なので，結果を過信すべきではない。実際，声門上器具の使用中の誤嚥が相次いで報告され，死亡例も報告されている。

表 13-1　誤嚥の危険性が高い要因

患者要因	フルストマック（緊急手術時など） 胃排泄停滞状態 　糖尿病 　頭蓋内圧上昇 　横隔膜ヘルニア 　イレウス 　胃食道逆流症 　消化不良症状 dyspeptic symptoms 　食道アカラシア，食道憩室 　上部消化管手術の既往 　妊婦 　高度肥満 　外傷 　オピオイドなど胃排泄を遷延させる薬物投与
手術要因	上部消化管手術 砕石位あるいは頭部低下状態 腹腔鏡下胆囊摘出術
麻酔要因	不十分な麻酔 陽圧換気，特に気道内圧の高いとき 長時間の麻酔 浅麻酔時の声門上器具の抜去
器具要因	声門上器具の存在 不適切に挿入された声門上器具 声門上器具からガス漏れが多い場合

（浅井 隆．どこまで気管挿管にとって代われるか？ In：安本和正，浅井 隆．どこまでできるかラリンジアルマスク．東京：克誠堂出版，2007：1-14 より一部改変）

表 13-2　声門上器具使用中に気道確保が困難となる原因

気道閉塞	喉頭浮腫 縦隔腫瘍 腫瘍や異物による気道閉塞 喉頭痙攣
過度の気道内圧	極度の肥満 重症喘息発作 多量の痰 溺水状態 手術による気道圧迫（前頸部，胸腔内手術） 分離肺換気
事故抜去	

（浅井 隆．適切な症例で用いてこそプロの技．In：安本和正監修，浅井 隆．これでわかった！図解ラリンジアルマスク．東京：克誠堂出版，2009：31-8 より一部改変）

さらに，胃管を挿入するチャンネルを内蔵している声門上器具の使用中であっても誤嚥した，という報告がある。これらのことから，誤嚥の危険性が高い症例では声門上器具は使用すべきでない。誤嚥の危険性が高い症例かの判定は，各症例の病態による危険度だけではなく，手術，麻酔，器具の要因（**表 13-1**）[2] も考える必要がある。

◎気道内圧が高いと器具周囲から送気ガスが漏れる

ラリンジアルマスク・クラシック使用時には，気道内圧が 17〜20 cmH_2O を，プロシール，ラリンジアルチューブ，i-gel などの場合には，25〜30 cmH_2O を超えると送気ガスの漏れが発生する。そのため，肺コンプライアンスが低い症例や胸腔内手術中などでは，陽圧換気により有効な換気ができない可能性があるため，推奨できない。

◎声門あるいはそれ以遠の気道閉塞を阻止し得ない

声門上器具は声門あるいはそれ以遠の気道閉塞を解除できない。そのため，縦隔腫瘍を有する症例など，麻酔中に気道閉塞を起こす危険性がある場合（**表 13-2**）[3] には，声門上器具は推奨できない。

◎挿入経路に障害物がある

挿入経路に口蓋部腫瘍などの障害物があれば，声門上器具が挿入できなかったり，無理に挿入を試みて障害物を損傷させたりすることがある。そのため，挿入が困難な場合には，声門上器具の使用に固執すべきではない。

● ● ●

これらの利点と欠点にもとづき，声門上器具の適応を決めるべきである。しかし，臨床の現場では，誤嚥や気道閉塞などの危険性の程度を的確に判定するのは困難なことが多く，声門上器具を使用してよいかどうかについて，大きく意見が分かれることがある。例えば，すべての肥満症例，砕石位で手術を受ける症例，あるいは腹腔鏡下手術施行例などにおいて，誤嚥の危険性が高いかどうか，の判断は難しい。

したがって，声門上器具の利点・欠点を把握し，十分に適応と考えられている症例でまず安全に使用できるようになってから，いわゆるグレーゾーンの症例で使うかどうかを慎重に判断するのがよいだろう。

文　献

1. Asai T. Strategies for difficult airway management—the current state is not ideal. J Anesth 2013；27：157-60.
2. 浅井　隆．どこまで気管挿管にとって代われるか？ In：安本和正，浅井　隆．どこまでできるかラリンジアルマスク．東京：克誠堂出版，2007：1-14.
3. 浅井　隆．適切な症例で用いてこそプロの技．In：安本和正監修，浅井　隆．これでわかった！図解ラリンジアルマスク．東京：克誠堂出版，2009：31-8.

014 輪状軟骨圧迫は行わなくてもよいか

溝上 良一

輪状軟骨圧迫 cricoid pressure（CP）は，麻酔導入時の誤嚥を防ぐための方法として，1961 年に Sellick[1] が報告した。この研究は 26 例の高リスク患者を対象に，CP を行って麻酔を導入したところ，そのうち 3 例で CP 解除後に胃内容物が咽頭に流出してきたという報告である。この研究をもって CP が麻酔導入時の誤嚥防止に有効であると結論づけるにはいくつかの問題がある。小規模の研究であること，比較試験ではないこと，麻酔導入が頭低位で行われていることなどである。それにもかかわらず，緊急手術時の麻酔において，CP は誤嚥を防ぐ有効な方法として，世界中で施行されるようになった。

しかしその後，CP の有効性を疑問視する報告も多くなされるようになった。CP が有効でないとする主な理由は，① 食道の位置は必ずしも正中に存在せず，CP によって閉塞できない可能性がある，② CP を行った症例でも誤嚥の発生が報告されている，③ CP により下部食道括約筋の弛緩が起こる，などである。加えて，そもそも高リスク患者において CP が麻酔導入時の誤嚥の発生率を低下させるかどうかを調べた無作為化比較試験（RCT）は存在しない。また，CP 自体の合併症の報告もある。

本項ではこのような CP の有効性，妥当性について今一度考えてみたいと思う。

▶CP による誤嚥防止のメカニズム

Sellick は，CP のメカニズムについて，「食道の上端を，輪状軟骨の背面と頸椎

図 14-1　咽頭周辺の解剖
矢印の位置が食道第一狭窄部であり，それより尾側が食道（E），頭側が下咽頭（P）である。矢頭で示した部分が輪状軟骨であり，その背側にあるのは食道ではなく下咽頭であることがわかる。T：気管，V：声帯
（Panasonic 株式会社 MeAV Anatomie 〈https://medical-education.jp/meav-anatomie/〉 より）

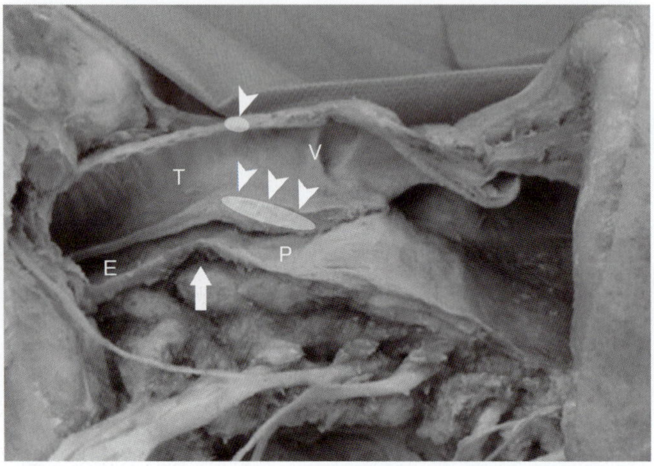

椎体とで圧迫することで閉塞させる」[1] としている。まずは輪状軟骨と食道の解剖学的な位置関係を確認したい。**図 14-1** は咽頭周辺の解剖であるが，輪状軟骨は食道第一狭窄部（食道の上端）より頭側に位置しており，その背側にあるのは食道ではなく下咽頭である。つまり，CP は食道を直接圧迫するのではなく，下咽頭を圧迫することで食道の入り口を閉鎖する手技であるといえる。

過去の多くの研究から，胃内容の逆流を防ぐために最適な CP の強さは，患者の入眠前では 10 N（≒1 kg），入眠後は 30 N（≒3 kg）であると考えられている。40 N 以上の強すぎる力での圧迫は，喉頭展開時の気道の視認性を妨げ，挿管を難しくする。また，入眠前から喉に強い力を加えると，患者は不快感や息苦しさを訴えたり，咳反射を誘発したりすることもあるので，注意が必要である。

▶CP は有効か否か？

CP が有効でないとする理由で最も多いのは，食道（もしくは下咽頭）が必ずしも正中に存在しない，というものである。過去に輪状軟骨と下咽頭，椎体の位置関係を調べた論文はいくつかある。それらによると約半数の症例において，下咽頭（または食道入口部）は正中に存在せず，左右どちらかにずれている。つまり，CP によって必ずしも下咽頭は輪状軟骨と椎体に挟まれるわけではない。しかし，下咽頭が正中にない場合においても，CP は有効である。Zeidan ら[2] は，79 例の予定手術患者に全身麻酔を導入した後，ビデオ喉頭鏡で食道入口部の位置を観察している。この報告によると，食道入口部が声門の真下にあった症例は 32％にすぎず，68％の症例で左右どちらかにずれて位置していた（左 57％，右 11％）。しかし，すべての症例において，30 N の CP の施行により 12 Fr の胃管の挿入が妨げられた。下咽頭の位置が正中になくても CP の効果がある理由として，腹側では輪状軟骨だけでなくその側方に位置する甲状軟骨下角が，背側においては椎体だけでなくその前側方に存在する頸長筋が下咽頭の圧迫に寄与するためである[3] と考えられる（**図 14-2**）。

しかし，CP を行っても誤嚥が発生したとする報告があることも事実である。その原因はわかっていないが，上記の解剖学的な理由のほかに，多くの臨床の現場において，CP が適切に行われていないことが影響している可能性がある。麻酔科医でさえ CP の適切な圧に対する知識はあいまいであり，また，知識があったとしても，いつも正しく施行するのは難しい。加えて，多くの施設において，CP を行うのは麻酔導入の介助をしている看護師であろう。適切な CP を行うためには，正しい知識の啓発と，ある程度のトレーニングが必要かもしれない（**コ**

ラム)。

▶CPの合併症

麻酔導入時のCPの合併症についてもいくつか報告されている。まず，CPによって気道確保が困難になったり，喉頭鏡使用時の視野が悪くなるとの報告がある。しかし，Turgeonら[5]の行った700例の全身麻酔症例を対象としたRCTでは，30 NのCPはCormack gradeや挿管の成功率に影響しないと結論している。

また，非麻酔時においては，CPにより下部食道括約筋の弛緩が起こることが報告されている。これは咽頭にある機械受容器を刺激することで起こる反射であると考えられており，CPの施行がかえって胃内容物の逆流を誘発する可能性がある。しかし，麻薬や鎮静薬によりCP施行時の疼痛や不快感を軽減することで，この反応は抑えられるとされ，実際に，プロポフォールとレミフェンタニルを用いた麻酔導入時においては，CPによる下部食道括約筋の弛緩はみられなかった[6]とする報告もある。そのほか，CP中に患者が嘔吐し食道破裂をきたしたとの症例報告があるが，非常にまれな合併症といえる。

このように，CPにはいくつかの合併症があると考えられているが，行わないほうがよいという積極的な理由にはならないと考える。

▶実際のやり方は？

では，実際にCPを行う場合，どのように行うのがよいのだろうか。以下にCPを併用した迅速導入の一例を示す。

迅速導入を行う際には，まず麻酔前酸素化を十分に行う。具体的には，マスクを密着させた状態で酸素を10 L/minで3～5分間投与する。挿管時の鎮痛薬としては，筆者はフェンタニルを好んで用いている。フェンタニルは投与後約3分半で効果部位濃度がピークに達するので，挿管のタイミングで最大の鎮痛効果が得られるよう，筋弛緩薬投与の約2分前に3～4 μg/kgを投与する。十分な酸素化が得られた後，プロポフォール1～2 mg/kgとロクロニウム1.2 mg/kgを投与し，陽圧換気は行わず，1分後に挿管する。CPは鎮静薬を投与する直前から10 Nの力で開始し，患者が入眠したら30

図14-2　輪状軟骨の高さでのCT画像

輪状軟骨（C）の側方に甲状軟骨下角（IC）が，椎体（C_5）の前側方に頸長筋（LC）が存在している。矢頭がCPにより閉塞された下咽頭。
（Rice MJ, et al. Cricoid pressure results in compression of the postcricoid hypopharynx：the esophageal position is irrelevant. Anesth Analg 2009；109：1546-52より）

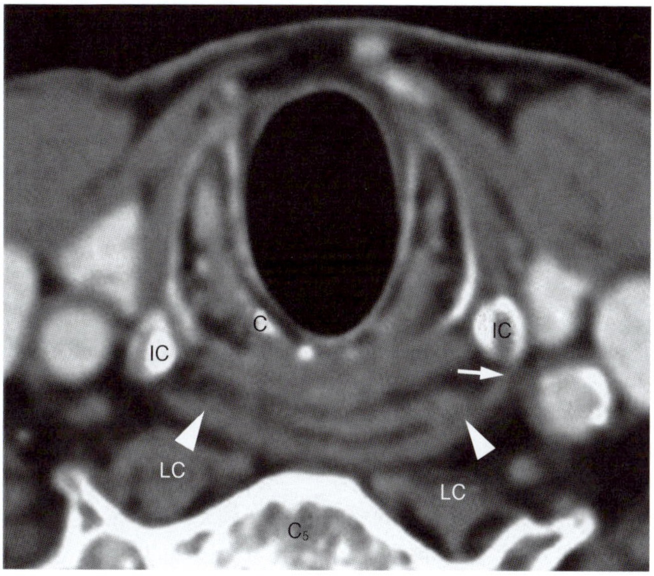

> **コラム　輪状軟骨圧迫（CP）のトレーニング**
>
> 輪状軟骨圧迫は30 Nもしくは3 kgの力で行うのがよいとされるが，その力加減を再現するのは非常に難しい。筆者は，体重50 kgの人間の腕一本の重さが約3 kgであることを利用して，「腕一本分の重さを輪状軟骨にしっかりと乗せる」イメージで行っている。また，CPに最適な力加減は，短時間の練習によって容易に身につけることができ，3か月以上たっても再現できる[4]との報告がある。

Nの力に強める。喉頭展開時もCPは緩めないが，CPにより視野が悪くなっていると考えられる場合や，気管チューブの挿入に抵抗がある場合には，ゆっくりと圧迫を緩めてみる。気管チューブ挿入後，カフに空気を10 mL程度注入してから換気を行い，確実に気管に挿入されているのを確認してからCPを解除する。カフ圧は，後で必ず適切な圧に調整しておく。

●　●　●

以上の内容を踏まえて，筆者の個人的な見解になるが，「輪状軟骨圧迫は行わなくてもよいか？」との疑問に対しては，「輪状軟骨圧迫が誤嚥性肺炎を減少させるという明確なエビデンスはないが，有効である可能性が高く，適切に行えば合併症はまれであり，積極的に行うべきである」と回答したい。基本的には高リスク患者の麻酔導入では全例CPを実施し，喉頭展開時にCPが挿管の妨げとなっていると判断すれば少しずつ解除してみる，という方法が現実的なのではないだろうか。

文　献

1. Sellick BA. Cricoid pressure to control regurgitation of stomach contents during induction of anaesthesia. Lancet 1961；2：404-6.
2. Zeidan AM, Salem MR, Mazoit JX, et al. The effectiveness of cricoid pressure for occluding the esophageal entrance in anesthetized and paralyzed patients：an experimental and observational glidescope study. Anesth Analg 2014；118：580-6.
3. Rice MJ, Mancuso AA, Gibbs C, et al. Cricoid pressure results in compression of the postcricoid hypopharynx：the esophageal position is irrelevant. Anesth Analg 2009；109：1546-52.
4. Herman NL, Carter B, Van Decar TK. Cricoid pressure：teaching the recommended level. Anesth Analg 1996；83：859-63.
5. Turgeon AF, Nicole PC, Trépanier CA, et al. Cricoid pressure does not increase the rate of failed intubation by direct laryngoscopy in adults. Anesthesiology 2005；102：315-9.
6. Thorn K, Thorn SE, Wattwil M. The effects of cricoid pressure, remifentanil and propofol on esophageal motility and the lower esophageal sphincter. Anesth Analg 2005；100：1200-3.

015 迅速導入で挿管に失敗したら，換気してもよいか

日野 秀樹

フルストマック患者に代表される誤嚥リスクが高い患者の全身麻酔時に，胃の膨張や胃内容物の逆流による誤嚥の可能性をできるかぎり減らすための麻酔の導入方法として迅速導入 rapid sequence induction and intubation（RSII）が選択されることが多い。この方法の最大の目的は，患者の気道反射の消失から気管挿管までの時間を最短にすることで誤嚥のリスクを減少させることである。

▶古典的な迅速導入法

輪状軟骨圧迫を併用した麻酔導入は1961年にBrian A. Sellickによって述べ

られており，それ以降，麻酔導入時に誤嚥のリスクが高い患者に対する導入方法として一般的になっている。1970年には，Stept ら[1]によりRSIIの方法がまとめられ，古典的なRSIIとされる。その要点は以下のとおりである。

まず，胃管を挿入し胃内容物を吸引する。さらに口腔内，咽頭内から異物を除去する。その後，酸素10 L/minを最低2分間呼吸させ，約30°ヘッドアップさせる。チオペンタールを投与し，患者の意識消失とともに輪状軟骨を圧迫しスキサメトニウムを投与する。その間，間欠的陽圧換気は避ける。そして，十分な筋弛緩が得られたらすぐに気管挿管を行い，気管チューブのカフを膨らませる。気管チューブが気管内にあることが確認できたら輪状軟骨の圧迫を解除する，というものである。

このように，RSIIでは気管挿管が確認できるまでは陽圧換気を一切行わないのが一般的とされている。しかし，ロクロニウムやスガマデクスを代表とする新たな麻酔薬の登場により，その方法が少し変化しつつあるとともに，エビデンスの乏しさもあり，確立された方法は存在しない。RSII中のバッグマスク換気もその一つである。

▶迅速導入におけるバッグマスク換気

RSII中にバッグマスク換気を避ける理由として二つ挙げられている。それは，①バッグマスク換気により胃が膨張し胃内容物が逆流する結果誤嚥が起こるという考えと，②十分な酸素化をしていれば患者の意識消失から気管挿管までの短時間では酸素化は保たれるためバッグマスク換気は必要ないという考えからなる。

この二つの観点から考えると，まず，果たしてバッグマスク換気による陽圧換気は絶対に避けなければならいほどのものなのか，という疑問が挙がる。

過去の報告では，15 cmH_2O未満の低圧で陽圧換気した場合，輪状軟骨を圧迫しなくても胃は膨張しないというものがあるうえに，最近ではRSIIの際にルーチンのバッグマスクによる陽圧換気を推奨する意見すらある。

そうした古典的なRSIIとは異なる方法に対して, modified rapid sequence induction and intubationという言葉が使われることがある。古典的なRSIIと何が違うかは，例えば筋弛緩薬の投与のタイミングであったり，輪状軟骨圧迫のタイミング，胃液の酸性度を低下させる前投薬の有無など，さまざまである。しかし一般的には，気管挿管する前の段階でバッグマスク換気を行うかどうかが主な違いと認識されているように思われる。

modified RSIIについて，いくつかサーベイランスが実施されている。米国の教育施設58施設のサーベイランス[2]では，レジデントを含む麻酔科医の81％がmodified RSIIを時々行い，そのうちの77％が気管挿管前にマスク換気を行っていた。その割合はレジデントよりも上級医に多かった。2016年に報告された英国におけるRSIIに関するサーベイランス[3]でも，麻酔科医の17％が陽圧換気を行っているという結果になった。2013年に報告されているドイツでのRSIIに関するサーベイランス[4]でも，20％の麻酔科医が気管挿管前にマスク換気を行っているという結果になった。

残念ながら，これらのサーベイランスでは誤嚥の発生率や患者の予後についてはまとめられていないが，少なくともRSII中のバッグマスク換気はまれではないという結果が得られている。

迅速導入中に低酸素血症になったら

RSII中に患者が低酸素血症になったらどうするか。というのも，一般的にRSIIが考慮される患者は術前絶飲食の期間が十分ではなかったり，消化管の通過障害があったりしてフルストマックが想定される患者である。その患者群には，小児や肥満患者，満期産妊婦など機能的残気量が少ない患者群が多く，また術前から呼吸状態がよくない患者であることがある。これらの患者群は，麻酔導入時に呼気終末酸素濃度を十分に上げたとしても無呼吸になると酸素飽和度が短時間のうちに低下しやすい。さらには，特に小児のように，そもそも麻酔導入前の酸素投与が難しい患者もいる。つまり，RSII中に低酸素血症になる可能性は十分にある。もし1回目で気管挿管ができなかった場合，生命にかかわる低酸素血症に陥る可能性すらある。

このような状態に陥った場合，酸素化維持のためマスク換気をするか否かの判断を迫られることになる。しかし，前述したとおり，気管挿管する前のバッグマスク換気は低い陽圧であれば許容できると考えられる。バッグマスク換気による胃内容物のエビデンスに乏しい逆流リスクを心配する前に，差し迫っている低酸素血症を不可逆な障害をもたらす前に改善すべきである。

慌てて高圧で陽圧換気してしまわないために

現在のところ，標準化されたRSIIの方法はない。それは，新たな麻酔薬の登場やRSIIで行われる各々の行為のエビデンスの不確かさのためである。RSIIにおける気管挿管前のバッグマスク換気を避ける行為もその一つであり，現在のところ，誤嚥を減少させるというエビデンスはない。

低圧の陽圧換気が有害でないからといってルーチンに適用することを正当化するわけではないが，低酸素血症になった場合には，起こるかわからない逆流を心配するより，今起こっている低酸素血症を改善するためにバッグマスク換気を迷わず行うべきなのは前述したとおりである。その際に，慌てて高圧で陽圧換気してしまうのを防ぐためにも，意識消失後に1回軽く低圧で換気してみて，換気できることを確認しておくのも一つの方法である。

バッグマスク換気が難しそうだと判断すれば，低酸素血症の改善が必要になった場合，初めからエアウェイを挿入する，声門上器具を準備する，などの対策を考えていれば，必要以上に高い圧でバッグマスク換気を行ってしまうことが回避できる。ただし，RSIIを選択する対象患者は一般的に挿管が相対的に難しいとされる患者とオーバーラップしている部分があり，気道確保困難と判断した場合はもちろん，「日本麻酔科学会気道管理ガイドライン2014」*1のアルゴリズムのっとって行動すべきである。

*1 http://www.anesth.or.jp/guide/pdf/20150427-2guidelin.pdf

文　献

1. Stept WJ, Safar P. Rapid induction-intubation for prevention of gastric-content aspiration. Anesth Analg 1970；49：633-6.
2. Ehrenfeld JM, Cassedy EA, Forbes VE, et al. Modified rapid sequence induction and intubation：a survey of United States current practice. Anesth Analg 2012；115：95-101.
3. Sajayan A, Wicker J, Ungureanu N, et al. Current practice of rapid sequence induction of anaesthesia in the UK - a national survey. Br J Anaesth 2016 Feb 24. pii：aew017. [Epub ahead of print]

4. Rohsbach C, Wirth S, Lenz K, et al. Survey on the current management of rapid sequence induction in Germany. Minerva Anestesiol 2013；79：716-26.

気管チューブの位置確認法にはどのようなものがあるか

016

三宅 隆一郎

ポイントは，まず食道挿管を疑うこと

食道挿管は気管チューブが正しく留置されていないことを疑い，いくつかの方法でそれを確認することによって診断される。食道挿管を迅速に診断するうえで最も重要となるのは，食道挿管を“疑う”ことである。

食道挿管を疑うべき状況といえば，気管チューブが声門を越えて気管内へ挿入されていく様子を，自分の目ではっきりと確認できなかった場合である。開口や頸部可動性の制限，あるいは小顎症など，解剖学的構造が原因で喉頭展開が不良である場合や，口腔から咽頭に異物，分泌物，出血がある場合，また患者の体動や防御反射で喉頭鏡操作が難しい場合などでは，首尾よく挿管できたと思っても，食道挿管を疑ってかかるべきである。

一方，気管挿管の介助にあたる場合は上記に加えて，研修医など経験の浅い者が挿管した場合，喉頭鏡を何度もかけ直したりモゾモゾ動かした場合，挿管操作中にためらいや迷いが認められた場合，挿管終了後に自信満々かあるいは自信がなさそうな場合に，食道挿管の警戒度を高める。挿管介助の際は，BURP*1 の必要がない場合でも喉頭に軽く手を添えておくと，正しく挿管された場合に，気管チューブの通過を指先で感じ取ることができる。また，喉頭展開中に BURP をやめるように求められた場合は，まず百発百中で食道挿管となる。喉頭鏡を深くかけすぎて食道入口部を声門と見誤っており，BURP 解除で食道入口部がよく見えるようになるためである。

最後に，あらかじめ挿管された状態で搬入されてきた場合は，麻酔器の呼吸回路に接続したのち，まず用手換気を行う。バッグの手ごたえに少しでも異常を感じた場合や，呼吸運動があるにもかかわらずバッグの動きが見られない場合は，遠慮なく食道挿管を疑う。移動中に気管チューブが抜けた可能性に加えて，自発呼吸のある患者では，聴診での鑑別が難しいためである。

マルチモードによる鑑別を同時進行で進める

食道挿管が疑われる状況では，自分の五感と器材を併用して，主観的方法と客観的方法による確認を行いながら，鑑別を直ちに開始する。この際，**表 16-1** に挙げる確認方法のいずれを用いてもよいが，必ず，同時に二つ以上の方法を用いることが肝要である。いずれの方法によっても，一つだけで食道挿管を 100％確実に

*1 **BURP**：backward, upward, rightward pressure

表 16-1 食道挿管の鑑別法

	鑑別法	所見
五感を用いる確認方法	視覚	吸気時の胸部挙上を認めず，代わりに心窩部の膨張が起こる
	触覚	バッグ加圧時の抵抗が大きく，呼気時にバッグが膨らまない
	聴覚	加圧時に異常音が聴こえ，聴診で呼吸音が聴取されない
器材を用いる確認方法	カプノメータ	二酸化炭素の呼出が認められない
	セルフインフレーティングバルブ	4 秒以内の迅速な再膨張が起こらない
	色彩識別式二酸化炭素検知器	数回の呼吸で紫→黄への変色を認めない

診断できるとはかぎらない[1,2]からである。

筆者は，挿管操作が終了すれば直ちにカフを膨らませ，あらかじめカプノメータを組み込んでおいた呼吸回路に接続し，まず用手換気を 2〜3 回行う。目，手，耳で異常を覚知すれば，食道挿管の疑いが濃厚となる。次に胸部の聴診を行いながら，カプノメータの波形をチェックする。正常な呼吸音が聴取できず，二酸化炭素の呼出が認められなければ，食道挿管と診断して，気管チューブを抜去する。

その際，喉頭鏡を再度挿入して，直視下で確認しながらチューブを引き抜く。チューブが声門とは異なる部位に挿入されているのが見えれば，さらに診断が確実になる。また，声門が確認できない場合でも，チューブとの関係からその位置を推測することができる。なお，チューブが正しく声門下へ挿入されていることが確認されれば，気管の閉塞や気管支痙攣など，他の原因による換気不良の鑑別が必要になる。

…

なお，ここまでの操作は，ゆっくりめに行っても 15〜20 秒程度である。自分なりの手順さえ身についていれば，食道挿管が疑われても，決して慌てる必要はない。アブナイのは，食道挿管を見落とすような慢心と気の緩みである。病棟や救急外来など，慣れない場所で気管挿管を依頼された場合は，より一層，きちんとした確認を心がけたい。

文 献

1. Rudraraju P, Eisen LA. Confirmation of endotracheal tube position : a narrative review. J Intensive Care Med 2009 ; 24 : 283-92.
2. Zaleski L, Abello D, Gold MI. The esophageal detector device. Does it work? Anesthesiology 1993 ; 79 : 244-7.

術中呼吸管理法により術後呼吸器合併症は予防できるか

017

森松 博史

術中の人工呼吸管理は短時間であることから術後呼吸器合併症の予防には関係な

いとされていた。しかし2013年にNew England Journal of Medicine（NEJM）誌に術中のlow tidal volume ventilationの論文[1]が掲載されてから，俄然この分野は麻酔科領域でもホットトピックとなっている。ご存じのとおり急性肺傷害や急性呼吸促迫症候群（ARDS）などの病態での肺保護換気はすでに一般的となっているが，このコンセプトが術中の麻酔領域にも浸透してきている。本項では，近年の術中肺保護換気に関するエビデンスをまとめ，その現状と課題を解説していきたい。

▶歴史

なんと1963年のNEJM誌[2]には，通常の1回換気量での換気を続けていると徐々に虚脱した肺胞が増加し，リクルートメントを行えば虚脱を予防できるという報告がある。全身麻酔を行った18名の患者では約75分間の人工呼吸中，pHや$PaCO_2$はほとんど変化がなかったにもかかわらず，PaO_2は平均で21.6％低下し，30分でも10.8％低下していた。しかもこの研究では，$PaCO_2$が高い患者ほどPaO_2の低下が大きく，低換気の患者ではPaO_2が下がりやすかった。このPaO_2の低下はリクルートメントによって改善するとしている。

いわゆるケースシリーズで対照群のない研究であるが，50年以上前にすでに人工呼吸中の肺胞虚脱に注目し，通常の1回換気量の換気では肺胞虚脱によるシャントの増加がみられ，PaO_2が徐々に低下する，としている。またこのPaO_2の低下はリクルートメントによって改善することを示唆している。その後の人工呼吸ではsighを入れる機能や，大きめの1回換気量を用いることが多かった。

▶術中呼吸管理に関する最近の研究

2013年のNEJM誌に腹部手術患者で手術時間が2時間以上＋術前の危険因子が2つ以上の高リスク患者を対象とした無作為化比較試験（RCT）[1]が報告された。本研究では，対照群の術中換気は1回換気量が10～12 mL/kg（理想体重），PEEPなし，リクルートメントなしとし，介入群では1回換気量が6～8 mL/kg（理想体重），PEEP 6～8 cmH_2Oでリクルートメント手技は30 minごとに30 cmH_2Oを，30 sec行うこととしている。主要評価項目は術後7日目までの重篤な肺合併症や肺外合併症である。

400名の患者が割り付けされ，実際に行われた換気設定は対照群で11.0±1.1 mL/kgで，介入群では6.4±0.8 mL/kgであった。対照群のPEEPは0 cmH_2Oで介入群は6 cmH_2Oであった。リクルートメント手技の回数は対照群0回に対して介入群9回であった。主要評価項目は介入群10.5％に対して対照群は27.5％であり，相対危険度（RR）は0.40〔95％信頼区間（CI）0.24～0.68，p＝0.001〕で，介入群において有意に合併症の頻度が低かった。この結果から，Futierらは術中の肺保護換気は開腹手術患者の臨床的予後を改善するとしている。ある意味，エポックメイキングな研究であり，術中のみの肺保護換気でも，臨床的予後が改善することを示した，最初の研究である。

2014年にはLancet誌に，高いPEEPと低いPEEPを比較した試験結果[3]が報告された。10か国から30病院が参加し，18歳以上で開腹手術を受ける患者が登録された。術後肺傷害の予測スコアであるARISCAT scoreが中等度あるいは高リスクの患者が選ばれた。腹腔鏡下手術，妊娠，BMI＞40，重症の心疾患・肺疾患患者は除外された。一次評価項目は術後5日目までの呼吸器合併症で，肺合併症は低酸素症，重症低酸素症，気管支痙攣，肺浸潤影，誤嚥性肺炎，ARDS，無気肺，胸水，心不全による肺水腫，気胸と定義された。対照群では人工呼吸は従量式で行われ，1回換気量は8 mL/kg（理想体重），吸入酸素濃度はF_{IO_2}＞0.4でSpO_2＞92％を目標とされた。呼吸回数は$EtCO_2$が35〜45 mmHgとなるように調整された。高いPEEP群では1回換気量を増やすことでリクルートメント手技を行った。

2011年2月から2013年1月までに900名の患者が対象とされた。447名は高いPEEP群に，453名は低いPEEP群へ割り付けられた。1回換気量は高いPEPP群で7.2 mL/kg，低いPEEP群で7.1 mL/kgと差はなかった。PEEPは高いPEEP群で12 cmH_2O，低いPEPP群で2 cmH_2Oだった。呼吸回数の中央値は両群ともに11回/minで，F_{IO_2}の中央値は40％であった。SpO_2の中央値は両群とも99％であったが，高いPEEP群で統計学的には有意にSpO_2が高かった。一次評価項目の術後呼吸器合併症は高いPEEP群で147/445名（39％），低いPEEP群で172/449名（38％）と有意差はなかった（RR 1.01，95％CI 0.85〜1.20，p=0.82）。彼らは少ない1回換気量を用いた術中人工呼吸患者では，高いPEEPとリクルートメント手技を使っても術後の肺合併症は減少せず，逆に術中の低血圧などの頻度が上がったと結論している。

本研究におけるPEEP 12 cmH_2Oの設定は一般的な方法よりもかなり高いと思われる。しかしながら，逆に言えば12 cmH_2OまでPEEPをかけても術後肺合併症は減らなかったので，高いPEEPは肺合併症の減少には貢献しないとしてよいであろう。

●●●

現在いくつかの研究において，術中の肺保護換気が術後の呼吸器合併症を予防する可能性が示されてきている。おそらく1回換気量は6〜8 mL/kg（理想体重）が適切であるし，PEEPも4〜6 cmH_2O程度が妥当であろう。まだまだこの分野は多くの研究がなされているので，今後の情報に注目していく必要がある。

文　献

1. Futier E, Constantin JM, Paugam-Burtz C, et al. A trial of intraoperative low-tidal-volume ventilation in abdominal surgery. N Engl J Med 2013；369：428-37.
2. Bendixen HH, Hedley-Whyte J, Laver MB. Impaired oxygenation in surgical patients during general anesthesia with controlled ventilation. A concept of atelectasis. N Engl J Med 1963；269：991-6.
3. PROVE Network Investigators for the Clinical Trial Network of the European Society of Anaesthesiology, Hemmes SNT, Gama de Abreu M, et al. High versus low positive end-expiratory pressure during general anaesthesia for open abdominal surgery（PROVHILO trial）：a multicentre randomised controlled trial. Lancet 2014；384：495-503.

オピオイドを投与すると呼吸抑制が起こる機序は何か

018

酒井 寛泰
甲斐 友規
成田 年

▶概要

医療用麻薬であるオピオイドは，急性痛や長期間続く慢性痛に対して，鎮痛薬として用いられている。しかし，脳幹（延髄）の呼吸中枢に存在するμ受容体に作用すると，呼吸活動の低下を引き起こし，動脈血二酸化炭素分圧（$PaCO_2$）を上昇させる。

臨床プロトコルやガイドラインでは，周術期において，オピオイド作動薬の使用は比較的安全であると考えられている。実際，緊急を要するようなオピオイドによる呼吸抑制の発現は，非常に少ない。

また，代表的なオピオイドであるモルヒネによる呼吸抑制は，非常に耐性が生じやすく，痛みそのものが呼吸抑制に対して拮抗的に働くことから，適切に投与するかぎり，問題となるような呼吸抑制の発現は少ない。

しかしながら，例えば，閉塞性睡眠時無呼吸患者，重度な肥満患者や高齢者など，種々の条件が重なってくると，オピオイドによる呼吸抑制の発現リスクは上昇する。このオピオイドによる重篤な呼吸抑制/無呼吸に対する薬物療法は，μ受容体の拮抗薬であるナロキソンの投与である。

▶呼吸リズム形成の仕組み

呼吸リズムは，横隔膜が収縮する吸息相と，弛緩する呼息1相，および完全に弛緩している呼息2相の計3相からなっている。この呼吸リズムを形成しているのが，呼吸中枢である。麻酔した動物の脳幹部を，橋より高位で完全に切断しても，基本的な呼吸リズムは残り，延髄下部を切断すると呼吸運動が停止する。このことから，呼吸筋が自律的に呼吸のリズムを作り上げているのではなく，下位の脳幹部が呼吸の基本的リズムを形成していることがわかる。

▶呼吸中枢はどこか

呼吸中枢として特定の相当する神経核があるわけではない。主として孤束核の腹外側を中心に柱状に分布する背側呼吸ニューロン群（DRG）と，延髄腹外側の後顔面側神経核・疑核・後疑核ならびにその腹外側の網様体を中心に柱状に長く分布する腹側呼吸ニューロン群（VRG）を指す。現在までに種々の仮説があったが，O_2，CO_2/[H^+] センサーおよび肺伸展受容器などを介した延髄腹側の pre-Bötzinger complex（pre-BötC），および顔面神経核近くの傍顔面神経核領域 parafacial respiratory group（pFRG）が呼吸リズムの原型を作っており，大脳皮質や視床下部などの高位中枢からも調節を受けていることが明らかになっている。

ただし，これらの機序の *in vivo* での確認はない。哺乳類の呼吸中枢は，出生前にすでに安定した呼吸リズムを形成できるまでに発達しているが，出生後も，発育に伴い呼吸リズム形成機構は大きく

図 18-1　哺乳類の脳幹における呼吸ニューロン群

nA：疑核，nⅦ：顔面神経核，nⅫ：舌下神経核，nTS：孤束核，DRG：背側呼吸ニューロン群，PRG：橋呼吸ニューロン群，RVLM：吻側延髄腹外側野，pFRG：傍顔面神経核領域，VRG：腹側呼吸ニューロン群，UCINs（upper cervical in spriratory neurons）：上部頸髄吸息性ニューロン

（Duffin J. Functional organization of respiratory neurones：a brief review of current questions and speculations. Exp Physiol 2004；89：517-29 より）

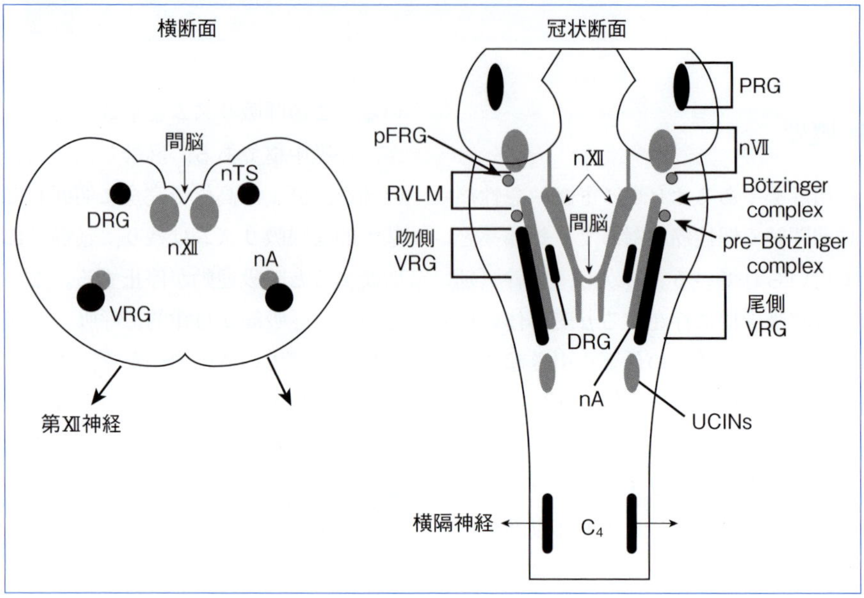

変化する。幼若動物から作成した *in vitro* 標本では抑制性神経伝達を遮断しても標本のリズム形成能が維持されることから，幼若動物の呼吸リズムはペースメーカ機構によるものと考えられる。pre-BötC で形成される呼吸リズムは，興奮性シナプスを介して相互に結合し，集団としてペースメーカ機能を発揮する神経細胞群によってリズムが形成されるとするグループペースメーカ仮説が注目されている。一方，成熟動物では，この二つのオシレータの間に位置する Bötzinger complex（BötC）と呼ばれる主として抑制性の呼吸ニューロン群と pre-BötC がネットワークを形成して，呼吸リズムを形成するネットワーク機構が主であると考えられている（**図 18-1**）[1]。

さらに，pre-BötC による呼吸リズムの形成には，α-amino-3-hydroxyl-5-methyl-4-isoxazole-propionate（AMPA）受容体を介したグルタミン酸の作用が重要であることも解明されている[2]。最近では，吸息性神経活動に先行して活動を開始するアストロサイト（グリア細胞の一種）が発見され，pre-BötC 領域のアストロサイトを選択的に興奮させると，吸息性神経活動を起こし得ることが示された[3]。しかしながら，呼吸リズム形成の詳細なメカニズムについて，いまだ不明な点は多い。

▶オピオイドによる呼吸抑制の対応

オピオイドが呼吸抑制を起こすことは，古くから知られている。オピオイドによる呼吸抑制は，用量依存的な延髄の呼吸中枢への直接作用によるもので，CO_2 に対する呼吸中枢の反応性が低下し，呼吸回数の減少が認められる。

一般的に，がん性痛の治療を目的とし

てオピオイドを適切に投与するかぎり，呼吸数は減少しないため，低酸素血症になることはまれである。ただし，術中に急速静注などで血中濃度を急激に上昇させた場合や，疼痛治療に必要な量を大きく上回る過量投与を行った場合には，呼吸抑制は起こり得る。したがって，過量投与とならないように，効果と副作用を確認しながら増量を行う必要がある。

モルヒネ投与中，急激に腎機能が低下すると，モルヒネの代謝物であるモルヒネ-6-グルクロニド（M6G）が蓄積する。M6Gは，モルヒネより強い薬理作用を有するため，呼吸抑制を生じる可能性がある。また，閉塞性睡眠時無呼吸患者，重度な肥満患者や高齢者などの種々の条件が重なってくると，オピオイドによる呼吸抑制は発症しやすくなる。重篤な呼吸抑制の場合には，薬物療法としてオピオイド拮抗薬であるナロキソンを使用する。ナロキソンはオピオイドに比べ半減期が短く，作用持続時間が短い（約30分）ため，呼吸抑制の再燃にあわせて30〜60分ごとに複数回投与する必要がある。

▶オピオイドによる呼吸抑制機序

オピオイドの呼吸抑制については，これまで多くの研究がなされてきたが，その機序の詳細はいまだ不明である。オピオイドは呼吸数を抑制し，オピオイド受容体拮抗薬であるナロキソン投与が，呼吸数の抑制を回復させることから，オピオイドによる呼吸抑制がμ受容体を介する反応であることは確かである（**図18-2**）[4]。そのため，モルヒネと比較し，ペンタゾシンや，ブプレノルフィンのようなμ受容体部分作動薬では，呼吸抑制が起こりにくいことが知られている。

図18-2　プレスチモグラム測定を用いたフェンタニルによる呼吸抑制とナロキソンによる拮抗作用

（Pattinson KT. Opioids and the control of respiration. Br J Anaesth 2008；100：747-58より一部抜粋）

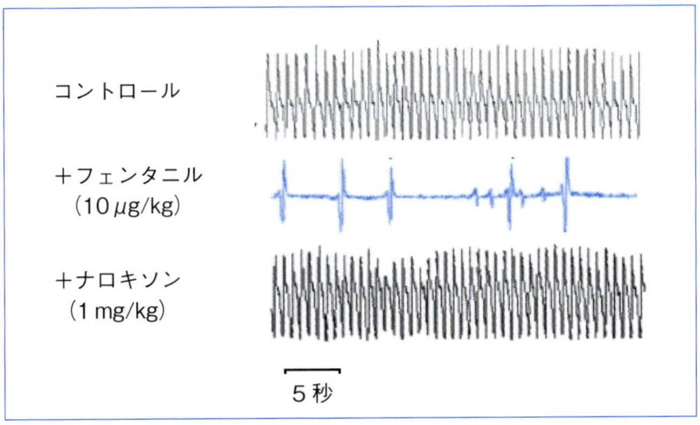

イヌにおいて，μ受容体作動薬であるレミフェンタニルを静脈内投与すると，脳幹から脊髄に投射する呼吸性前運動ニューロン活動が抑制されるが，ナロキソンをニューロン周囲に微量注入しても，その抑制を回復させることはできない[5]。このことは，オピオイドの呼吸抑制作用が前運動ニューロンより中枢の神経回路で起こっていることを示唆している。

齧歯類のスライス標本を用いた研究により，オピオイドによる呼吸抑制機序は，呼吸リズムをつかさどるpre-BötCの神経への直接作用であることが示唆されている（**図18-3**）[6,7]。しかしながら，全身投与のオピオイドによる呼吸抑制において「pre-BötCの神経抑制」が本質に関与しているのではないと論じる研究結果[8]もある。

●●●

以上のように，現在においてもオピオイドによる呼吸抑制機序のすべてが解明できていないが，この「pre-BötCの神経抑制」が最も有力な機序の一つと考えられている。今後，呼吸リズム形成ならびにオピオイドによる呼吸抑制機序のさらなる解明が進めば，オピオイドによる重度な呼吸抑制ならびに無呼吸時の対応に

図 18-3　呼吸リズムの形成とその調節におけるオピオイドの作用点

$PaCO_2$：動脈血二酸化炭素分圧，PaO_2：動脈血酸素分圧，pre-BötC：pre-Bötzinger complex

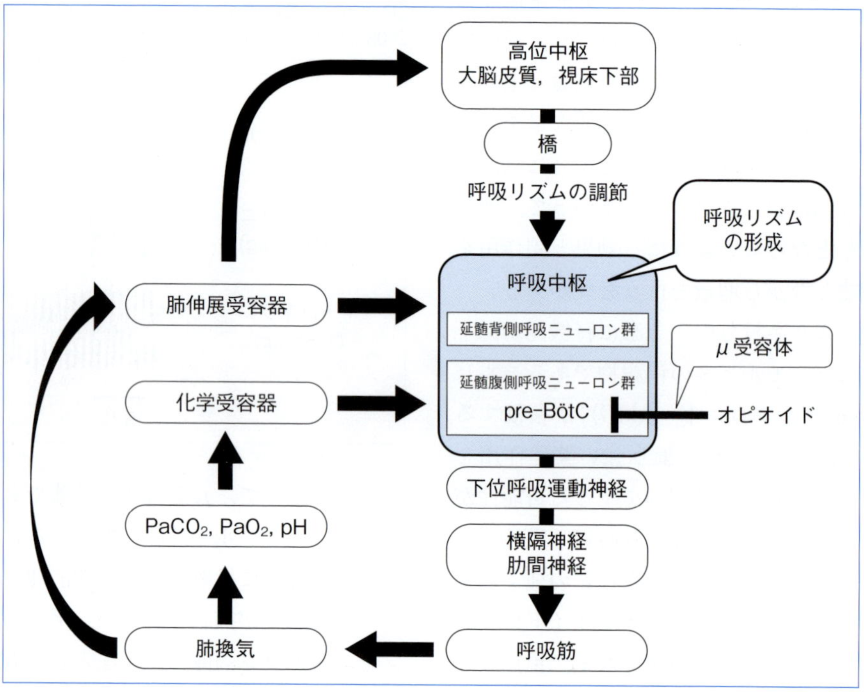

おいて新たなアプローチが可能になるだろう。

謝 辞

本項の校正に当たり，星薬科大学 薬剤師職能開発研究部門大学院生　佐藤 健氏の多大なる協力に感謝いたします。

文　献

1. Duffin J. Functional organization of respiratory neurones : a brief review of current questions and speculations. Exp Physiol 2004 ; 89 : 517-29.
2. Pace RW, Mackay DD, Feldman JL, et al. Inspiratory bursts in the preBötzinger complex depend on a calcium-activated non-specificcation current linked to glutamate receptors in neonatal mice. J Physiol 2007 ; 582 : 113-25.
3. Okada Y, Sasaki T, Oku Y, et al. Preinspiratory calcium rise in putative pre-Botzinger complex astrocytes. J Physiol 2012 ; 590 : 4933-44.
4. Pattinson KT. Opioids and the control of respiration. Br J Anaesth 2008 ; 100 : 747-58.
5. Stucke AG, Zuperku EJ, Sanchez A, et al. Opioid receptors on bulbospinal respiratory neurons are not activated during neuronal depression by clinically relevant opioid concentrations. J Neurophysiol 2008 ; 100 : 2878-88.
6. Greer JJ, Carter JE, al-Zubaidy Z. Opioid depression of respiration in neonatal rats. J Physiol 1995 ; 485 : 845-55.
7. Gray PA, Rekling JC, Bocchiaro CM, et al. Modulation of respiratory frequency by peptidergic input to rhythmogenic neurons in the preBötzinger complex. Science 1999 ; 286 : 1566-8.
8. Lalley PM, Pilowsky PM, Forster HV, et al. CrossTalk opposing view : The pre-Bötzinger complex is not essential for respiratory depression following systemic administration of opioid analgesics. J Physiol 2014 ; 529 : 1163-6.

019

麻酔器の呼吸バッグの役割は何か

落合 亮一

麻酔器の回路における特徴とは何か。

▶吸入麻酔薬の特徴をまず理解する

現在，市販されているさまざまな薬物の中で，その作用が肝代謝や腎排泄に依存しない薬物はきわめて珍しい。もちろん，薬理作用の発現や消失は数多くの要因によって変化する。すなわち，薬物の吸収過程，全身への分布，代謝，そして排泄などに代表されるさまざまな条件を考慮する必要があり，吸入麻酔薬も肺から血液へ，そして血液から組織への移行については，臓器ごとの特異性があるものの，肝代謝や腎排泄に作用時間が依存していないため，短時間で平衡状態に達することが可能である。実際，体内代謝率はセボフルランでは2〜3％と高いものの，デスフルランでは0.02％ときわめて低く，その意味では生体内で最も安定しているといえる。つまり，吸入麻酔薬を用いて麻酔管理を行う場合には，麻酔薬の肝代謝や腎排泄は無視し得るレベルであり，麻酔器の回路内濃度と効果部位濃度（中枢神経系）の濃度差が吸収に関与することとなる。

吸入麻酔薬はガスの形態で吸収されるので，その吸収スピードは「水」への溶解度と吸入ガスの分圧に依存する。現在，標準的に用いられている吸入麻酔薬は溶解度が非常に低いため，効果部位における麻酔ガス分圧が上昇するスピードが速いのが特徴であり，結果として全身麻酔の導入と覚醒がきわめて速いことになる。

ちなみに，吸入麻酔薬の「麻酔作用」は，脊髄反射の抑制レベルによって評価される。手術執刀に際して体動の有無を評価して得られる「最小肺胞濃度 minimum alveolar concentration（MAC）」とは，中枢神経系の抑制レベルを評価する指標ではあるものの，それは「体動の有無」といった脊髄反射を評価するものである。決して大脳皮質機能の抑制についての評価方法ではないことを理解する必要がある。

結論として，麻酔器で調整された吸入麻酔薬は，時間とともにターゲットである中枢神経系の分圧が上昇することで「麻酔作用」を発現する。そして，目標とした組織分圧が得られた場合（つまり，平衡状態）には，体内へと麻酔ガスが移動することはなくなる。つまり，平衡状態では麻酔回路内の吸入麻酔薬はまったく利用されることなく排気ガスとして処理されるのである。

▶麻酔器の構造を理解する

集中治療室などで用いられている人工呼吸器と麻酔器はどこが違うのだろうか。一般的に人工呼吸器は，陽圧を用いて酸素を肺に押し込む。通常は人工呼吸器の回路のほうが酸素分圧が高いので，肺胞から血液へと酸素が移動する（これを酸素化と呼ぶ）。酸素の移動は分圧の差によって決まる。同様に，血液中の二酸化炭素分圧が肺胞気の分圧よりも高いこと

図 19-1　人工呼吸器の基本構造

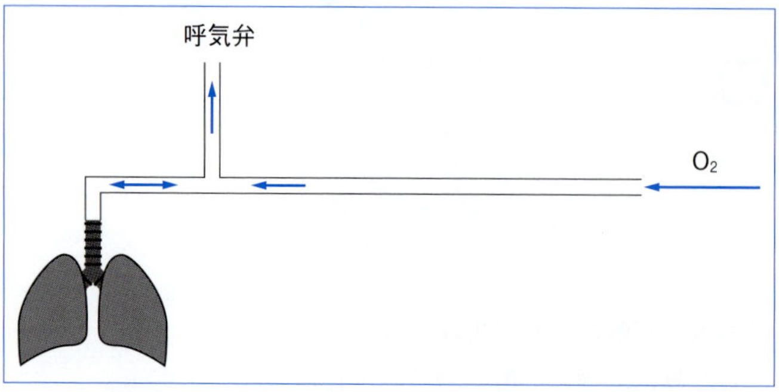

図 19-2　麻酔回路の基本構造

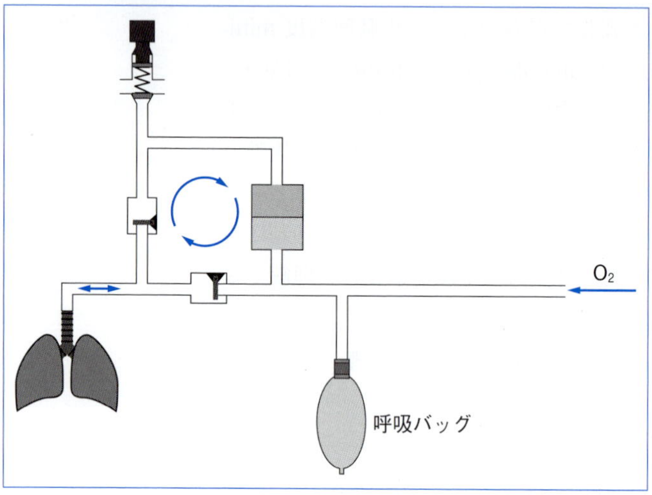

で，血液から肺胞へと二酸化炭素が移行する（これを換気と呼ぶ）。最も基本的なガスの移動は分圧の差によるものであることをまず理解することが必要である。

では，その人工呼吸器はどのような構造になっているのであろうか。最も簡単な人工呼吸器の回路は，**図 19-1** のような構造になる。酸素供給源から送られてきた陽圧の酸素は，呼吸器回路と気管チューブを通して肺へと接続されている。余剰ガスは図の上の回路へと排気される。このとき，排気回路を閉塞すると逃げ場を失った酸素は肺へと送り込まれる。排気回路を閉塞する弁を呼気弁と呼ぶが，吸気をコントロールするのが目的で用いられる。

では酸素流量はどの程度必要になるだろうか。もし 1 回換気量 500 mL を 1 秒間で吸うような自発呼吸の場合，その吸気流速は 30 L/min に達する。つまり，この回路に送り込まれるべき酸素流量は 30 L/min 以上必要であり，それ以下では呼吸器回路は陰圧になってしまう。

一般的な人工呼吸器はこうした構造であるが，この場合，吸気時間中も呼気時間中もコンスタントに流れ込む酸素は無駄に排気されることになる。酸素だけであれば安価なので，医療経済上，深刻な問題にはならないが，麻酔ガスの場合にはコスト面で大きな問題となる。では，どのような回路にすれば経済的効果をもつであろうか。最も簡単なのは体内に入らなかった麻酔ガスを再利用することであり，これを再呼吸回路と呼ぶ。

図 19-2 に示したのが，麻酔回路の基本構造である。図右側から，酸素が送り込まれてくる。流量計や気化器で設定されたガスをフレッシュガスと呼ぶ。フレッシュガスは，麻酔回路に送り込まれた後，一方弁を通り（吸気側一方弁），肺へと流入する。呼気ガスはもう一つの一方弁（呼気側一方弁）を通り再度，フレッシュガスと合流して麻酔回路内をぐるぐると回り続ける。呼気ガスを再呼吸することになるので，排出された二酸化炭素を再呼吸しないように回路内には二酸化炭素吸収装置（カニスタ）が設置され，中にはソーダライムを代表とする二酸化炭素吸収材が充填されている。

では，フレッシュガスは何 L/min の流量が必要であろうか。**図 19-1** と比べて再呼吸できるので，吸気流速ほどの流量は必要ない。この回路から体内へと移動するのは，酸素消費量に見合った酸素量だけである。一方，排出される二酸化炭素はカニスタで吸着され回路内から排

図 19-3　最もシンプルな麻酔回路

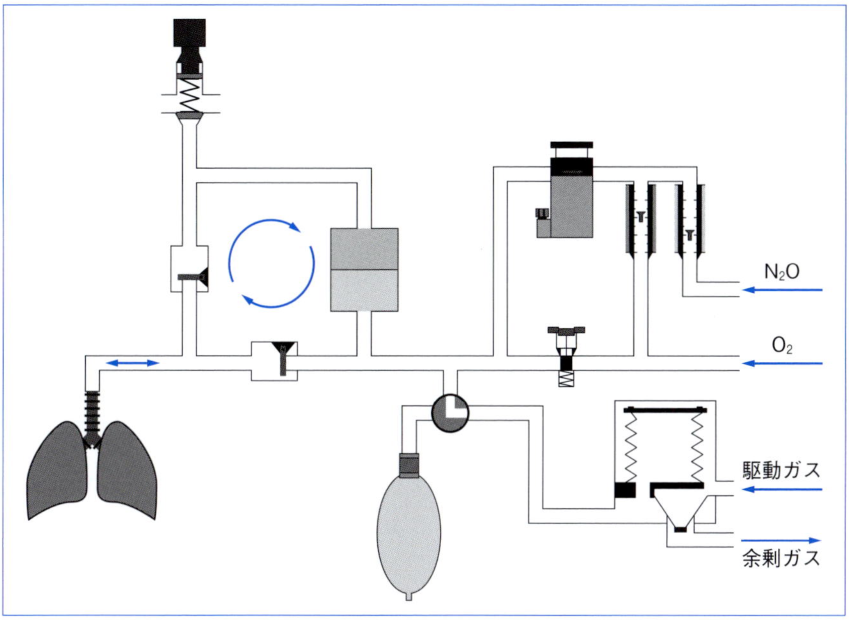

除される。

例えば，体重が 60 kg の成人患者の場合には，酸素消費量は 5 mL/kg/min 程度なので，麻酔器で酸素を 300 mL/min 流せば，この回路のポップオフ弁は閉じることができる。しかし，このように回路内外のガスの出入りは，1 分間という時間では安定しているが，吸気流速が 30 L/min のガスをどこかに蓄えないと自発呼吸も人工換気も難しいことになる。

▶呼吸バッグの位置のもつ意義とは？

図 19-2 で示されるように，呼吸バッグは麻酔回路に直列で接続されている。つまり，定流量で流れ続ける回路から，早い流速で吸気が始まると呼吸バッグに貯留していた麻酔ガスを吸い込み，一方，流速の早い呼気ガスは呼吸バッグに溜まることで麻酔回路の圧を一定に維持することができる。

再呼吸回路を用いることで，呼気中の麻酔ガスを再利用することが可能となり，徹底した流量減少（つまり，麻酔薬使用量減少）が可能となる一方で，吸気・呼気時の大きなガスの出入りを緩衝することが可能となる。

図 19-3 に，最もシンプルな麻酔回路を示す。**図 19-2** 右側から流入する酸素に替えて，麻酔ガスを流入させるとともに，呼吸バッグに替えて人工呼吸器を接続すれば，全身麻酔中の陽圧換気も可能となる。

▶呼吸バッグのガス組成は？

呼吸バッグには，フレッシュガスが流入するものの，麻酔回路をリサイクルした呼気ガスも合流する。フレッシュガスの流量が十分に大きい場合には（例えば，5 L/min 以上），呼気ガスはほとんどポップオフ弁から排気されるのでバッグ内のガス組成は，麻酔器で設定したフレッシュガス濃度と同値である。一方，フレッシュガス流量を下げると，呼気ガスの占める部分が増え，最終的には呼気終末の各ガス濃度に近づく。つまり，低流量麻酔を行う際には，吸気酸素濃度と吸気麻酔薬濃度に注意をした管理が必要となる。

● ● ●

麻酔器は，非常に効率の高い呼吸システムといえる。特に，呼気を再利用する構造は，海軍の潜水システムに応用され，泡となって敵に発見されやすい呼気ガスを吸着することで隠密裏に作戦を遂行することを可能とし，同時に携行する酸素の消費を低減可能である。ただし，再呼吸を利用するためには少なくとも 1 回換気量相当の蓄えが必要となり，それが呼吸バッグの働きであり，存在意義なのである。

最近の麻酔器は，回路点検やリークテストなどさまざまな自動化がはかられているため，いざ作動不良に陥った際に，麻酔器のどの部分に不具合が生じたのかを特定するのが難しくなっている。使用している麻酔器の構造や回路について日頃から十分に理解しておくことが，安全で安心な麻酔管理には必須のことと考える。

最後に，米国麻酔科学会と合同で麻酔事故への対応をミッションとしている Anesthesia Patient Safety Foundation（APSF）は，数多くの教材を無償で提供している。本項も，APSF の『麻酔器ワークブック』〈http://vam.anest.ufl.edu/members/workbook/workbooklangselect.html〉*1 から図を引用させていただいた。

*1　本サイトは残念ながら閉鎖されるようである。

カフ内圧はなぜ重要か

020

萩平 哲

▶カフは何のために存在するか？

成人の気管の内径は 14〜20 mm 程度（平均 17 mm）であり，通常使用される気管チューブは内径 7〜8 mm（28〜32 Fr）である。内径 7 mm のチューブの外径は 9.3 mm，内径 8 mm のチューブでは 10.7 mm（Fr サイズの 1/3 が外径の mm 数）であることを考えれば，気管チューブにカフがなければ空気漏れして陽圧換気は困難であることがわかる。また，カフで気管壁との間をシールすることで口腔内の唾液などの分泌物が気道内に入ってしまうことを防ぐ役割もある。

▶カフ内圧が高いと何が生じるか？

一般にカフ内圧が 25〜30 mmHg を超えてくると気管粘膜下の血流が阻害される。これによって嗄声や咽頭痛の頻度が上昇すると考えられている。したがって，カフ内圧は 25 mmHg 未満にすべきと考えられている。鈴木ら[1]は，カフ内圧 15 mmHg 以下（88 例）と，16 mmHg 以上 25 mmHg 以下（102 例）の 2 群において術後嗄声および咽頭痛の発生頻度を検討している。彼らの結果では，抜管後 24 時間ではカフ内圧を 15 mmHg 以下に保った群のほうが男女いずれも嗄声および咽頭痛の頻度が有意に低かった。このことは，安全域であってもカフ内圧は低いほうがよいことを示唆している。

また，カフが浅い位置にある場合には，粘膜下を走行する反回神経を圧迫し反回神経麻痺を生じさせる危険性もある。

カフ内圧と気管粘膜にかかる圧力

カフにはカフ自体の張力があるため，カフ内圧がそのまま気管粘膜にかかることはない。例えば，先にカフを膨らませた状態で，その周りにぴったりと紙を巻いて筒状にしたと考えよう。紙の筒とカフが接しているだけであれば，カフが紙を押す圧力はゼロである。ここからさらに筒の直径を小さくしてカフの一定部分が筒に接したとすると，最初の状態でのカフ壁の張力からカフが縮められて減った張力に相当する分だけの力が紙にかかることになる。もちろん，圧迫によってカフ内圧が上昇した分は，空気を抜くことで相殺しないとカフ内圧は同じにはならない。当然ながらカフが気管壁を押す圧力はカフの形状によって異なる。また，カフの材質（コンプライアンス）によっても異なるだろう。

Horisberger ら[2] は，気管モデルを用いて気管壁にかかる圧力を三つの方法で測定している。一つ目はモデル気管にチューブを入れているときと入れていないときのカフ内圧の差を用いる方法，二つ目はモデル気管壁に小さな孔を開け，そこに圧トランスデューサを接続して計測する方法，三つ目は頭蓋内圧計測用マイクロプローブを用いて計測する方法である。三つ目のマイクロプローブを用いた方法は患者に用いることも可能であるが，彼らの結果では潤滑剤をカフに使用しておかなければ適切に圧が計測できないようであった。ここで用いているのは Portex 社製の内径 7.5 mm 気管チューブであった。彼らの結果を**図 20-1** に示す。このチューブの場合には，カフ内圧と気管壁にかかる圧はかなり近い。カフのコンプライアンスが高く張力が低いことを示唆していると考えられる。

図 20-1　カフ内圧と気管壁にかかる圧

（Horisberger T, et al. Measurement of tracheal wall pressure：a comparision of three *in vitro* techniques. Anaesthesia 2008；63：418-22 より）

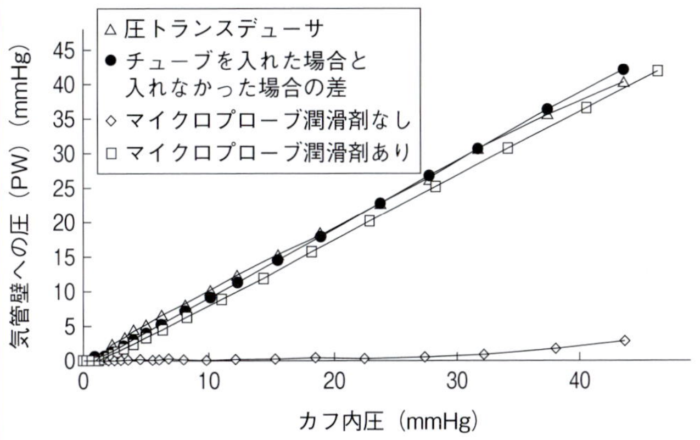

カフの種類とカフ内圧

現在，通常用いられる気管チューブのカフは高容量低圧カフ付きチューブであると思われる。材質は PVC（ポリビニルクロライド）もしくは PU（ポリウレタン）である。PU のほうが薄くても強度があり，コンプライアンスも高い。

さて，筆者が麻酔科医になった当時は低容量高圧カフ付きチューブが一般的であった。カフ壁は硬く現在の高容量低圧カフに比べると低コンプライアンスであった。現在でも一部の気管支ブロッカーなどには高圧カフが用いられているようである。また，二腔気管支チューブ（DLT）の気管支側カフなどではカフが小さいうえに，片肺換気では気道内圧も両肺換気時よりも高くなり，リークを防

図 20-2　カフに空気を入れた場合と生理食塩液を入れた場合のカフ内圧の変化

（松尾和雅ほか．至適気管チューブカフ内圧を得るのに必要な生理食塩液注入量の予測―喉頭微細レーザー手術を受けた成人患者ならびに模型気管における検討―．麻酔 2002；51：482-8 より）

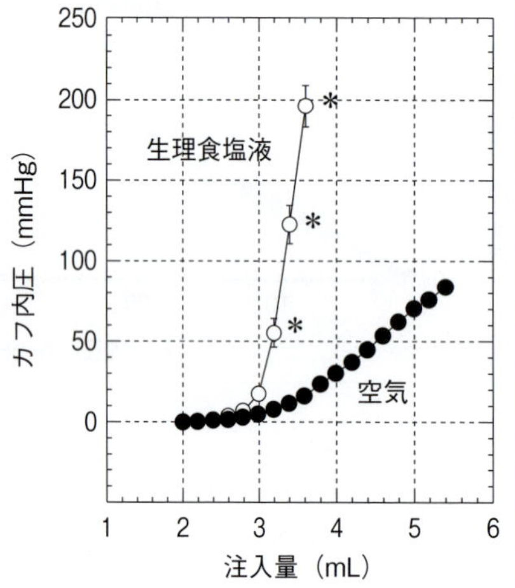

*$p<0.01$　空気群と比較して

ぐためにはカフ内圧を高くしなければならないことも多い。したがって，DLT を使用する場合にはカフ内圧を適切に管理することが重要となる。ただし，低容量高圧カフの場合にはカフ内圧と気管壁にかかる圧にはある程度の差があると考えられるため，**図 20-1** とは異なる状況になることは考えておかねばならない。

▶ カフに生理食塩液を入れる場合

気管チューブのカフには空気を入れるのが一般的であるが，レーザー手術用チューブなど特殊なチューブではカフに生理食塩液を入れるものも存在する。

松尾ら[3]は，レーザー手術用チューブのカフに生理食塩液を注入したときの容量とカフ内圧の関係について検討している。**図 20-2** に示すように，生理食塩液を注入した場合には，あるところから急にカフ内圧の上昇度が大きくなる。つまり少しの注入量の違いでカフ内圧が大きく異なることになる。気体は容易に圧縮されるが，液体は気体ほど容易には圧縮されないため，このような現象が生じると考えられる。したがって，空気を注入したときよりも厳密に注入量を調節しなければ危険であると考えられる。

● ● ●

カフ内圧が高いほど気管壁にかかる圧も高くなるため，可能なかぎりカフ内圧は低く保つべきである。適切な換気条件でリークが生じない最小限のカフ内圧にするとよい。特に生理食塩液をカフに入れる場合には，空気の場合よりも厳密なカフ内圧管理が必要である。

コメント1　チューブの変更と教科書

DLT では Covidien 社の Broncho-Cath® が最も普及している。左用 Broncho-Cath はこれまで 3 回デザインが改変されているが，このことを知っている麻酔科医は少ないようである。第 2 世代から第 3 世代への変更では，気管支カフの材料が PVC から PU に変更され，その強度が増しており，カフが破れにくくなっている。

余談であるが，DLT の最適位置はデザインの変更によって変化する。多くの教科書では，古い第 1 世代当時の記述をそのまま採用しており，現在の第 3 世代を使用する場合には適切とはいえない。麻酔科医は道具の変化には敏感であってほしい。

コメント2　単位について

本項では，カフ圧はすべて mmHg 単位で記述している。しかし，文献によっては cmH_2O 単位で書かれているものもあり，単位の換算に注意が必要である。現在ではすべて SI 単位で書くことが推奨されており，圧力は Pa（パスカル）で記述するべきである。

文　献

1. 鈴木直美，小尾口邦彦，溝部俊樹ほか．術後嗄声・咽頭痛症状へのカフ圧の影響―カフ圧安全域内における低圧群と高圧群の比較―．麻酔 1999；48：1091-5.
2. Horisberger T, Gerber S, Bernet V, et al. Measurement of tracheal wall pressure：a comparision of three *in vitro* techniques. Anaesthesia 2008；63：418-22.
3. 松尾和雅，赤田 隆，山浦 健ほか．至適気管チューブカフ内圧を得るのに必要な生理食塩液注入量の予測―喉頭微細レーザー手術を受けた成人患者ならびに模型気管における検討―．麻酔 2002；51：482-8.

021 酸素ボンベに酸素はどれだけ入っているか

水谷 光

▶酸素ボンベに酸素はどれだけ入っているか

専門医試験に頻出の話題だが，試験とは無関係に身につけておかなければならない。麻酔器に接続されているボンベ*1の容量は，ほとんどの場合 3.4 L である。大気圧（1 気圧）に開放したボンベに酸素を充塡すると，酸素の量はもちろん 3.4 L となる。もし 2 気圧の圧力で酸素を押し込むと，3.4×2＝6.8 L である。このように，酸素ボンベには酸素ガスが気体のままで圧縮されて高圧で充塡されている。つまり，ボンベの容量（L）×圧力（気圧）＝充塡された酸素の量（L）となる。その麻酔器の酸素ボンベには，移送用酸素ボンベのような圧力計をつけないので，圧力はわからない。しかし麻酔器の本体に，接続された酸素ボンベの圧力を示す圧力計が必ずある（**図 21-1**）。新品の酸素ボンベの圧は 14.7 MPa（約 147 気圧）なので，3.4×147＝約 500 L となる。

ところが，このボンベの容量はすぐ忘

*1 **ボンベは通称：** 正式には「高圧ガス容器」と呼ぶ。bombe はドイツ語で，英語では gas cylinder。

図 21-1　麻酔器の酸素ボンベの圧力計

麻酔器にシールが貼ってある。麻酔器の酸素ボンベの圧力計の単位でよく見かけるのは kPa×100 であり，50 kPa×100＝5000 kPa＝5 MPa。そして psi も麻酔器によく見かける単位であり，1 平方インチの面積につき 1 重量ポンドの力がかかる圧力。725 psi＝5 MPa。

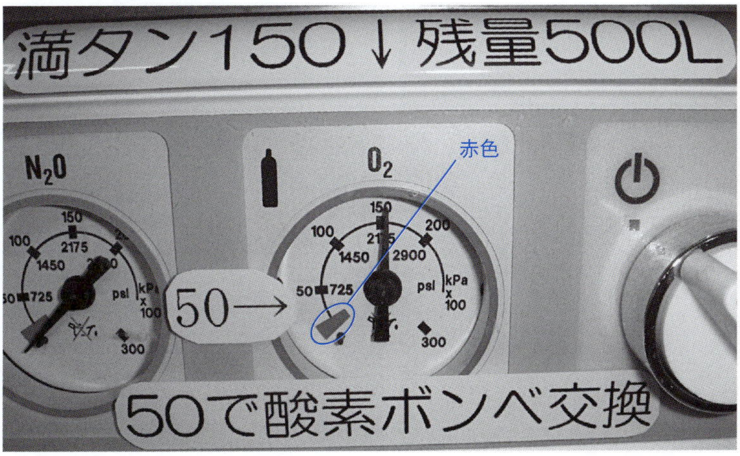

れるうえ，ボンベの肩に刻印された容量の数字を読むのも慣れないと難しいものである。圧力の単位の変換*2 も面倒で覚えられないので，いっそ麻酔器にシールを貼ればよいのかもしれない（**図 21-1**）。

新品の酸素ボンベなら，1 L/min の流量で約 500 分（8 時間 20 分）もつことになる（**コメント 1**）。しかし，酸素ボンベをまったく使わなくとも，いつまでも新品ではない。なぜなら，日々の残量の点検で開閉するたびに，少しずつ減るからである。

▶ボンベの残量点検は

点検は毎日行う。毎症例の必要はない。ボンベを開く時に，専用のレンチ（スパナ）が必要なボンベと，レンチ不要のボンベがある（**図 21-2**）。その専用レンチは麻酔器の後ろにワイヤでぶら下がっている。ボンベは，ゆっくり開かなければならない（**コメント 2**）。勢いよく開くと，パッキンの油やホコリに発火する危険がある。開く時には，最後まで栓を左に回したら，少し右に戻しておき，栓がどちらにも軽く回るようにしておく。硬く最後まで回したままだと，次に回すときに開いているのか閉まっているのかがわからずに無理やり開けてしまい，栓を壊してしまうことがある。ボンベを開けたら，

コメント 1　厳密に計算すると

酸素ボンベの最後に残された 3.4 L はボンベからは出てこないので，実際に患者に使えるのは

3.4×147−3.4=496.4 L

になる。しかし，圧力計の針や目盛りの誤差が大きいので，現実的にはここまで考えなくてよい。

コメント 2　ネジを回す方向

世の中のネジのほとんどは，時計回りで締まり，反時計回りで緩む。右利きだと，時計回りのほうが力が入りやすいからである。手術室のネジも大小すべてそうなっている。これを知らずにあっちこっちに回すと，ネジを傷める。ただし，扇風機の羽根の留め具や，大型車のタイヤのホイールなどでは，特有の理由のために逆になっているネジもある。

*2　圧の単位：
1 気圧
=760 mmHg
=1013 hPa
=101.3 kPa
=0.1013 MPa
（約 0.1 MPa）
1 kgf/cm^2
=98 kPa
=0.098 MPa
（約 0.1 MPa）
1000 psi
=6.89 MPa

図 21-2　酸素ボンベの開閉
左：専用レンチが必要，右：レンチ不要

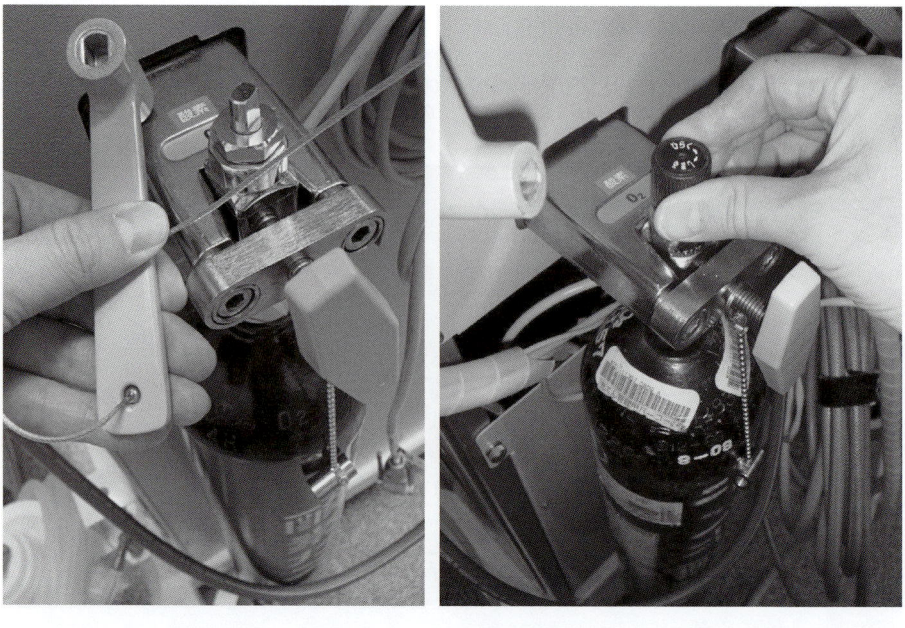

麻酔器の圧力計で圧を確認する。また，パッキンから漏れる音がしないかも確かめる（**コメント 3**）。点検の後は，必ず栓を閉めておく。

▶いつ交換すべきか

残量の減ったボンベは，新品に交換しなければならない。日本麻酔科学会の「麻酔器の始業点検」[1]には 5 MPa（約 50 気圧）で交換と記されている。つまり，残量は 3.4×50＝約 170 L である。これも覚えられないので，麻酔器にシールを貼るのも一つの手段である（**図 21-1**）。麻酔器によっては，残量がわずかであることを示す赤色が圧力計に塗られているが，日本麻酔科学会の基準とは異なることも多い（**図 21-1**）。すべての麻酔器のボンベに十分な酸素量を確保しなければならない理由は，少し考えればすぐにわかる。医療ガス配管設備からの酸素が途絶えるときは，院内すべて，もしくは手術部全体で途絶えているからである。

▶医療ガス配管設備が断たれたら

地震などにより，医療ガス配管設備からの酸素の供給が断たれることがある。地震がなくとも，何らかの理由で途絶えることもある（**コメント 4**）。麻酔中であれば，麻酔器に接続されたボンベに頼らなければならない。そのため，酸素ボンベの存在と残量の点検はとても重要である。

この酸素ボンベを使うには，麻酔器の後ろに回って，自分でボンベを開かなければならない。医療ガス配管設備からの供給が断たれれば自動的にボンベに切り替わるのではないことに注意が必要である。停電時に非常電源が自動的に供給されるようなシステムは，酸素にはない。

コメント 3　経験した出来事

麻酔器に搭載した UPS（無停電電源装置）の交換を，麻酔器メーカーではない電気工事担当者が作業した。酸素ボンベを外さないと麻酔器の裏蓋は開かないので，きっと酸素ボンベも外したのだろう。後日，ボンベ残量を確認しようと開いたら，シューシューと漏れる音。確かめると，ボンベと麻酔器の間に挟まっているはずのパッキン（O リング）がなかった。おそらく，パッキンを落としたことに気づかずにボンベを取り付けたのだろう。パッキンなしでは，ボンベは使えない。

コメント 4　医療ガス配管設備の保守点検

病院職員が行う施設もあれば，医療法施行規則の基準に適合した外部事業者に委託することもできる。われわれ麻酔科医は，医療ガスの圧が常に保たれていることを当然のように感じがちだが，保守点検の担当者に感謝しなければならない。しかし，器械は故障するし，配管は劣化もすれば損傷もする。人も間違える。つまり，医療ガス配管設備も途絶することはあり得る。

▶人工呼吸器の駆動源としての酸素または空気

麻酔器の人工呼吸器には，いつくかの駆動方式がある。その一つのベローズ方式では，駆動源として酸素または空気の高圧ガスが必要であり，ほとんどの施設では酸素が選ばれている。その酸素を駆動源とする麻酔器では，もし医療ガス配管設備からの酸素の供給が途絶えたなら，人工呼吸器は使わずに手でバッグを握るべきである。患者ではなく，人工呼吸器が酸素ボンベを消費してしまうからである。例えば，1 回換気量 500 mL，呼吸数 10 回/min の設定ならば，0.5×10＝約 5 L/min の酸素を消費することになる。

▶ボンベを開き，かつ医療ガス配管設備も接続されていたら，ガスはどちらから供給される

この場合は，医療ガス配管設備から優先

的に供給される機構が麻酔器に備わっている。なぜなら，ボンベは非常時のためにとっておきたいからである。だからと言って，普段からボンベを開けっ放しにしておくのは厳禁である。医療ガス配管設備の接続を忘れたり，供給圧が下がった場合，何のアラームもなく，ボンベを使い切ってしまうからである。残量の点検のために開いたボンベも，必ず閉めておく。

▶医療ガス配管設備の色とボンベの色はなぜ違うのか

酸素は，医療ガス配管設備は緑色だが，ボンベは黒色である。この医療ガス配管設備の識別色はISO（国際標準化機構）にもとづくJIS（日本工業規格）に従い，ボンベの塗色は工業用ガスと同様に高圧ガス保安法と同法施行令にもとづく容器保安規則に従っているからである。特に問題になるのは，二酸化炭素ボンベが緑色であるために，酸素と間違えて患者に吸入させてしまう危険である（**コメント5**）。どちらの配色も国の決まり事なので変更は容易ではない。

コメント5　緑色の二酸化炭素ボンベ

これを酸素ボンベと間違えて患者に吸入させてしまう危険を排除するには，工業用ではなく，ピン・インデックス・セイフティ・システムが採用された医療用の二酸化炭素ボンベを購入しなければならない。しかし，心臓外科手術で術野のブロアとして使われる二酸化炭素ボンベは，医療用であっても，減圧器と流量計を取り付けて使う。この流量計には，フェイスマスクやアンビューやJackson Rees回路を接続することができてしまう。われわれは緑色を見ると，つい酸素と勘違いしてしまうので，要注意である。2016年4月22日，このボンベ誤認を防ぐため，医療用二酸化炭素ボンベ（2.2 kg）には橙色の医薬品ラベルを，医療用酸素ボンベ（500 L）には白色の医薬品ラベルを貼り，視認性をより高めることとなった。

気腹にも頻繁に用いられる二酸化炭素を，医療ガス配管設備とすることができる。ボンベの交換や発注や保管が不要になるうえに，酸素と紛らわしい緑色のボンベを撤廃できる安全面での利点も大きい。

▶医療ガスと麻酔科医

毎日使う麻酔器について知ることの重要性は言うまでもない。しかし，麻酔器の上流であるガス供給源については「詳しく知らないし，気にしたこともない」読者もいよう。確かに，知らなくても何事もなく日常は過ぎる。しかし，意識することなく当たり前のようにお世話になっているガス供給源についても，プロの麻酔科医たるには，基本的な知識を備え，自施設の貯蔵や保守点検の状況，担当部署くらいは知っておくべきである[2)]。配管工事や保守点検の実務にまで携わることはできないが，麻酔科医は，院内きっての医療ガスのヘビーユーザーである。

▶麻酔科医の役割は酸素化を維持すること

酸素化のモニターとしてパルスオキシメータをまっ先に挙げるのは間違いではないが，動脈血酸素飽和度の低下は何らかの結末を示しており，時既にかなり遅い。麻酔準備の際も手術中も，患者の状態を診るとともに，呼吸回路に異常はないか，吸気に酸素が含まれているか，その上流の医療ガス配管設備やボンベの圧はどうかも気にかける癖をつけておけば，患者の指先に酸素が届かなくなる前に何か対処できるかもしれない。

文　献

1. 日本麻酔科学会．麻酔器の始業点検．2016.3改訂第6版．〈http://www.anesth.or.jp/guide/pdf/guideline_checkout201603_6.pdf〉（2016年4月22日閲覧）
2. 医療ガス安全教育委員会編．医療ガス―知識と管理，教育・実践のガイドライン―．東京：真興交易医書出版部，2011．

吸入ガスの加温・加湿はなぜ必要か

022

増田 孝広
中沢 弘一

▶呼吸における気道の役割

気道は，鼻腔（あるいは口腔），咽頭，喉頭（輪状軟骨レベル）までの上気道と，それ以下の気管，気管支，細気管支，呼吸細気管支，肺胞に至る下気道に分けられる。

気道は呼吸ガスの導管としての役割を果たすだけでなく，ほかにもさまざまな機能を有する。そのうち気道上皮細胞の線毛運動による気道の浄化作用は重要であり，この作用は気道自体がもつ加温・加湿作用に守られていると言っても過言ではない。吸入する室内気は，通常は体温と比べ温度も低く，湿度も低いため，そのままの状態で下気道に到達すると，気道粘膜の上皮細胞の線毛運動が障害される。これは主として粘膜表面を直接覆う粘液の水分喪失により，線毛の動きが妨げられるためである（**図 22-1**）[1]。

呼吸パターンによっても異なるが，**図 22-2** に示すように，咽頭レベルでは 32〜34℃，絶対湿度*1 30〜32 mg/L，相対湿度*1 で 90％近くになり，気管分岐部に達するときには，吸気は温度 37℃，絶対湿度 44 mg/L，相対湿度 100％まで加温・加湿された状態となる[2,3]。

＊1　**絶対湿度，飽和水蒸気圧と相対湿度**：絶対湿度とは，気体に含まれている水蒸気量を示したもので，気体に含み得る最大水蒸気量（飽和水蒸気量）は，気体の温度によって決まる。相対湿度とは，飽和水蒸気量に対し実際に含まれている水蒸気量の比をパーセントで表現したもの。

図 22-1　気管上皮における線毛運動と粘液（ゾル層とゲル層）が微粒子を排除する機序

線毛がゾル層の中でもとの位置に戻る（back stroke）（左）。forward stroke では線毛の先端が抵抗の大きいゲル層を捕らえ，微粒子を吸着したゲル層を喉頭の方向へ向かって移動させることができる（右）。粘膜表面が乾燥すればこのような機能は損なわれてしまう。

（中沢弘一．呼吸管理に必要な解剖と生理の知識．In：槇田浩史編．呼吸管理ハンドブック．東京：中外医学社，2002：155-80 より）

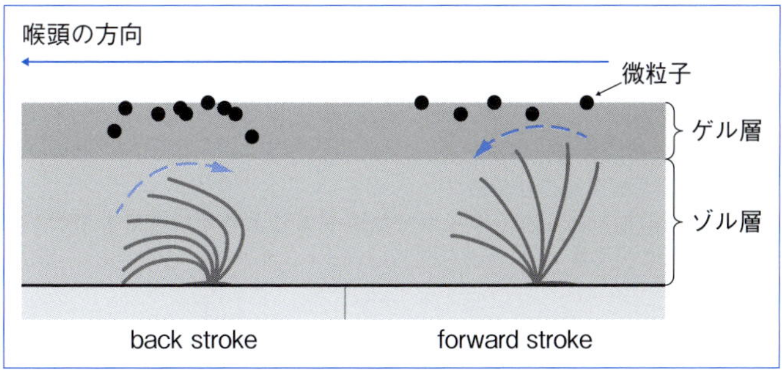

図 22-2　21℃で相対湿度 50％の室内気を呼吸するときの，吸気と呼気の温度と湿度の変化

（磨田 裕．加温加湿と気道管理 人工気道での加温加湿をめぐる諸問題．人工呼吸 2010；27：57-63 より）

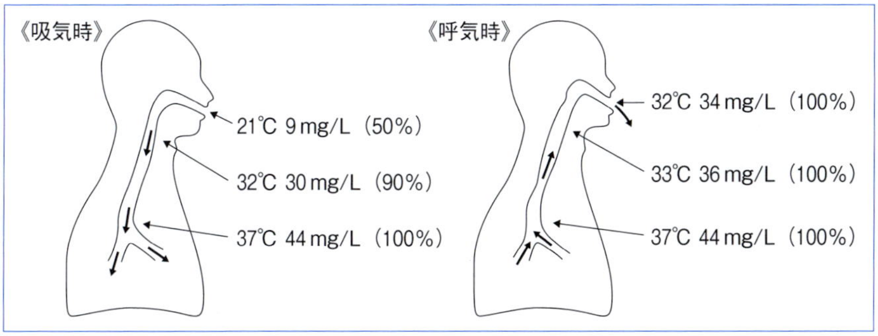

なぜ，吸入ガスの加温・加湿が必要か

全身麻酔あるいは人工呼吸を要する患者が気管挿管を受けると，上気道を介さず，気管チューブを通じて下気道に直接吸入ガスが送られることとなる。吸入ガスは酸素・亜酸化窒素・圧縮空気など中央配管やボンベ由来の医療ガスを用いるため，その相対湿度はほぼゼロである。加湿されていない吸入ガスをそのまま人工呼吸に用いると，前述した気管上皮細胞の線毛運動の障害などを生じ，気道浄化の機能は失われてしまう。こうして，痰の貯留などによる無気肺を形成しやすくなり，術後の肺炎を起こしやすい状況が生まれる。

このように，術後の無気肺や，それに続発する肺炎などの，全身麻酔に伴う術後肺合併症を軽減するには，上気道のもつ本来の役割を何らかの方法で補うことが不可欠となる。

*2 HME：heat and moisture exchanger

*3 HMEF：HME filter

加温・加湿の方法

吸入ガスの加温・加湿の方法には，現在，加温加湿器を用いる方法と人工鼻を用いる方法の2種類が主に用いられている。

加温加湿器は，今日では貯水槽に少量の水を溜め，これを加温することで水面からの蒸散を促し，吸入ガスを加温・加湿する方法が主として用いられる。また，呼吸回路の吸気側にヒートワイヤを内蔵し，加温・加湿状態をYピース手前まで保つようになっている（**図 22-3**）。

加温加湿器のメリットとしては，①吸気温度の設定が可能であること，②加湿は相対湿度100％が比較的容易に達成できること，③人工鼻よりも死腔を少なくできること（小児では有利），などが挙げられる。その一方で，貯水槽の水がなくなり乾燥した気体を送ってしまう危険性，加温加湿器を動作させるための電源の確保，温度計センサーを含む呼吸回路の複雑な構成などがデメリットとして挙げられる。今日でも，集中治療室などでの長期にわたる人工呼吸管理では，加温加湿器を用いた管理が主流となるが，手術室での麻酔管理に用いる際は，人工鼻を用いるのが一般的であろう。

図 22-3　加温加湿器の仕組み
Yピース手前までヒーターワイヤで加温することで相対湿度を100％近くに保つことができる。

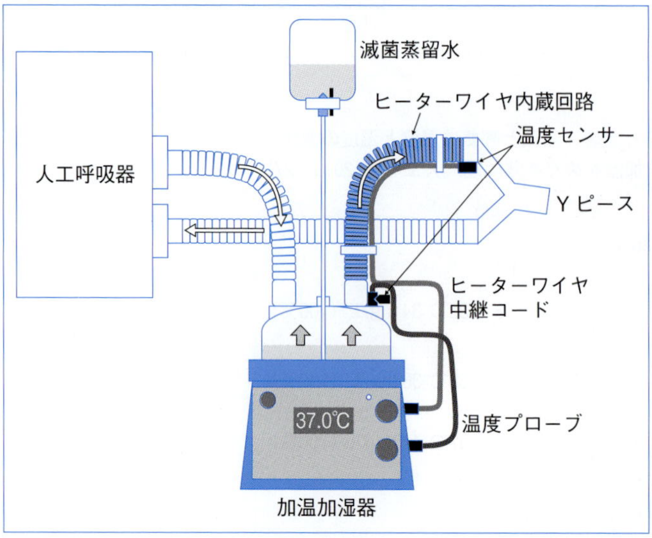

人工鼻の有用性は何か

人工鼻は，人工呼吸回路のYピースと気管チューブの間に接続し，呼気中の熱を吸収するとともに水蒸気を吸湿し，吸入ガスを加温・加湿するデバイスである。HME*2 あるいはHMEF*3 とも呼ばれるゆえんである。

加温加湿器を用いる場合と比べた利点として，①安価である，②人工呼吸回路が単純で管理しやすい，③加温加湿器で必要となる水や電源を考慮しないでよいため，ヒューマンエラーを防げる，④呼吸回路の結露を防げる，などが挙げられ，特に短期間の人工呼吸管理に好んで用い

られる。その一方で，人工鼻内腔が死腔となること，加湿能は絶対湿度で30 mg/L程度で加温加湿器と比べて若干加湿濃度が劣ること，加温能は患者自身の体温や新鮮ガス流量によって決まることなどである。ネブライザによる薬物投与中は人工鼻をはずすことを忘れてはならない。

人工鼻は小児において使いにくいとされてきたが，近年では人工鼻のサイズも多様化し，30 mL程度の1回換気量に対応するものもある。このため，体重5 kg程度以上であれば人工鼻を使用した回路で問題ないとする意見もあるが，小児における人工鼻の適応は，1回換気量などをよく検討したうえで行うべきだろう。

● ● ●

ここまで述べてきたように，全身麻酔中に肺を乾燥から守るために，吸入ガスの加温・加湿は必要不可欠である。短時間の人工呼吸である全身麻酔では，人工鼻が選択されることが多いが，小児ではその適応は慎重に検討するべきだろう。

コラム　フィルターに凝らされた工夫

人工鼻や呼吸フィルターにはさまざまな特徴があり，使い分けられている。人工鼻のフィルターのメカニズムには機械式と静電気式がある。機械式のHEPA（high efficiency particulate air）フィルターや静電気式フィルターは細菌およびウイルス除去効率が高い[3]。その材質は紙やガラス繊維などさまざまである。細いガラス繊維を用いたHEPAフィルターは，空気媒介性の病原体を通さないほか，疎水性を有し結露を含め液体を通さない。また，フィルターの形状をプリーツ型とすれば表面積が増し，熱や加湿交換の効率が高まる。静電気式フィルターでは特殊素材で微粒子を効率的に捕捉し，繊維が疎であり抵抗が少ない利点がある。

人工鼻は患者への感染を防止するだけでなく，人工呼吸器や麻酔器への汚染を防ぐ目的でも用いられている。理論的には気道感染防止に有用と考えられるが，加温加湿器と比較して人工呼吸関連肺炎を含む院内感染性肺炎の防止に必ずしも有効性は示されていない[4]。

文　献

1. 中沢弘一．呼吸管理に必要な解剖と生理の知識．In：槇田浩史編．呼吸管理ハンドブック．東京：中外医学社，2002：155-80.
2. 磨田 裕．加温加湿と気道管理 人工気道での加温加湿をめぐる諸問題．人工呼吸 2010；27：57-63.
3. Wilkes AR. Heat and moisture exchangers and breathing system filters：their use in anaesthesia and intensive care. Part 1 - history, principles and efficiency. Anaesthesia 2011；66：31-9.
4. Wilkes AR. Heat and moisture exchangers and breathing system filters：their use in anaesthesia and intensive care. Part 2 - practical use, including problems, and their use with paediatric patients. Anaesthesia 2011；66：40-51.

023 気道内圧が術中に上昇したときにはどう対処するか

小林 求
五藤 恵次

▶術中気道内圧の正常値は？

術中の換気に必要な気道内圧は，患者の病態，体型，体位，手術手技などの影響を受けるため一概に規定することはできないが，40 cmH_2O以上の場合や進行する気道内圧の上昇には迅速な対応が必要である。また，気管挿管後の気道内圧を確認しておき，その値から上昇する場合には原因検索を行う。

▶術中気道内圧上昇の原因

術中気道内圧上昇の原因には，さまざまなものがある（表23-1）[1]。しかし，下記のように大きく三つに分けて考えるとわかりやすい。

①麻酔器，人工呼吸器，呼吸回路などの装置の異常によるもの

②気管チューブ，声門上器具などの気道確保器具（などの開通性）に起因するもの

③気胸，気管支痙攣，喉頭痙攣，喀痰などの患者の病態によるもの

原因によって解決策が異なるうえに，呼吸に関するトラブルは短時間のうちに致死的になり得るので，迅速でシステマチックな原因検索と対処が必要である。

表23-1　術中気道内圧上昇の原因

①	麻酔装置の異常
	●高圧ガスの供給異常 ・圧制御装置の故障 ・酸素フラッシュ弁の故障 ●ガス循環の閉塞 ・呼吸回路の屈曲，異物による閉塞 ・吸気回路への PEEP 弁挿入 ●圧開放の異常 ・ポップオフバルブの閉鎖 ・呼気弁の異常
②	エアウェイの異常
	●屈曲，異物，分泌物過多によるエアウェイの閉塞 ●細い口径の気管チューブ ●カフの過膨張
③	患者・手術因子
	●片肺挿管 ●気胸 ●喉頭痙攣，声門閉鎖 ●気管支痙攣，喘息発作 ●気管内分泌物過多，無気肺 ●誤嚥 ●気道浮腫 ●肺水腫 ●異物，腫瘍による気管狭窄，閉塞 ●肺の過膨張（COPD 患者に対する小さいI：E比）

▶術中気道内圧上昇時の管理および原因診断（図23-1）

術中に気道内圧の上昇を認めたときにまずすべきことは，人工呼吸器による機械換気から用手換気に切り替え，呼吸状態を自らの手の感触で把握することである。このときに少しでも換気が可能であれば（カプノグラフが有用），100％酸素を用いて換気することにより，落ち着いて診断する時間を稼ぐことができる。

◎麻酔装置の異常

可能であれば，バッグバルブマスクなどの麻酔器とは別の器具，別の酸素供給元を用いて用手換気する。原因が麻酔器や呼吸回路にあるのであれば，これで換気は容易になるはずである。原因がエアウェイまたは患者自身にあるのであれば，換気は困難なままである。

◎エアウェイの異常

麻酔回路のチェックと同時に，気管チューブなどの人工気道が屈曲や閉塞していないことを確認する。気管支ファイバーが使用できればそれを用いて確認する。すぐに用意できない場合は，吸引カテーテルを気管チューブに挿入し，分泌物を吸引する。カテーテルが容易に通れば気管チューブは閉塞していない。カテーテルが通りにくければ，気管チューブのカフの空気を抜いて，もう一度通してみる。カフの過膨張によるヘルニアはエアウェイ閉塞の原因になり得る。カフの空気を抜いてもまだカテーテルが通過しない場合は，気管チューブを抜管し，マスク換気，再挿管する。

◎患者因子

両側の胸郭の動きを観察し，聴診する。

図 23-1　術中気道内圧上昇時の対応

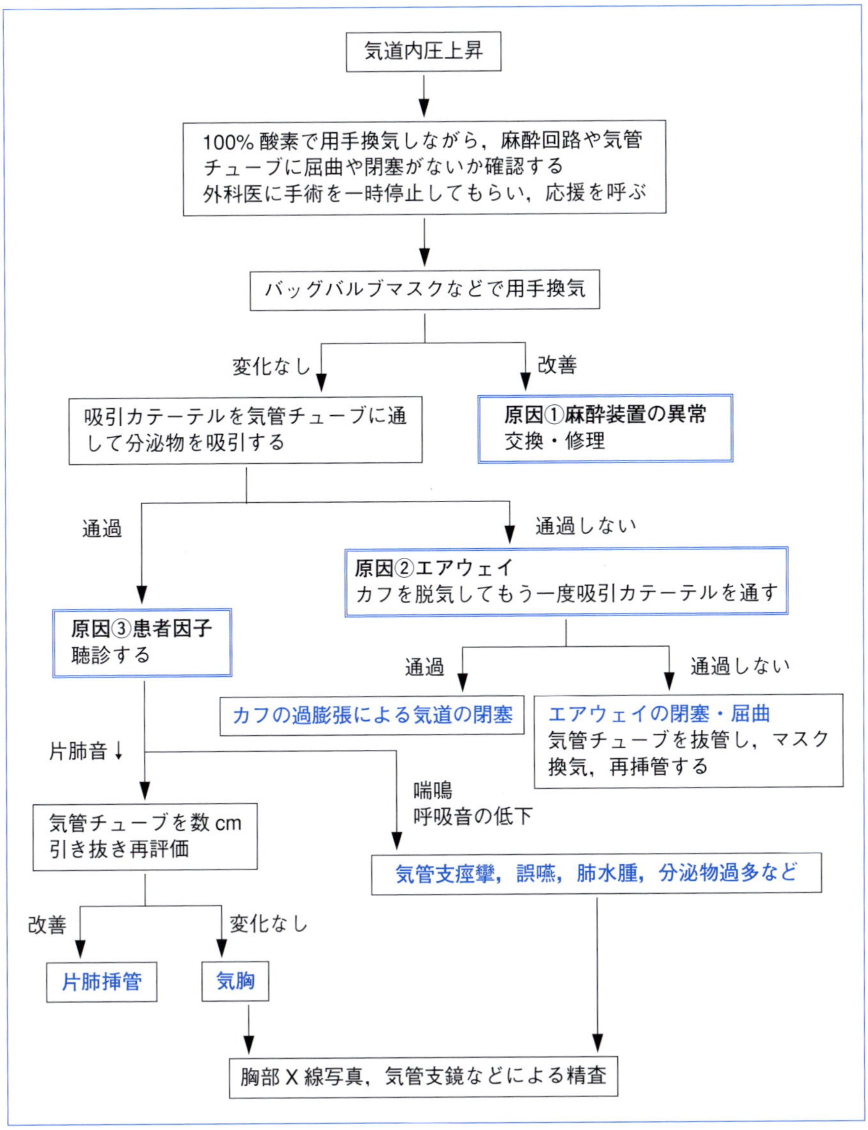

片側の呼吸音が減弱もしくは消失している場合は，片肺挿管か気胸を考える。片肺挿管が疑われる場合は，気管チューブを数 cm 引き抜き再評価する。気胸が疑われる場合の対応は後述する。

聴診で喘鳴が聴こえる場合には，気管支痙攣，喘息発作，誤嚥，肺水腫，気管内分泌物過多などを考える。気管支鏡，胸部 X 線写真が診断に役立つ場合がある。

▶緊急性の高い病態：気管支痙攣と気胸

患者に原因がある気道内圧上昇のうち，気管支痙攣と気胸は短時間のうちに致死的となり得るため，直ちに治療を始める。

聴診で呼気時に喘鳴が著明で，カプノグラフで緩やかにスロープが上昇している場合には，気管支痙攣を特に疑う。重篤な気管支痙攣の場合には，呼吸音がまったく聞こえず，カプノグラフで二酸化炭素の排出がほとんど認められない場合もある[2)]。ここでは気胸が疑われた場合の対策について述べる。

気胸の原因はさまざまであるが，中心静脈カテーテル留置後，肋間神経ブロック後，胸部外傷，自然気胸の既往，肺気腫，喘息，高気道内圧などのリスクのある患者では特に念頭においておく。

術中に発生した気胸の所見は，気道内圧上昇のほかに，片側の呼吸音低下・消失，打診での共鳴音，気管の偏位，皮下気腫などであるが，誤嚥や片肺挿管など，他の合併症との鑑別は困難なことも多い。胸部X線写真は診断に有用ではあるが，前後像では気胸が診断できないことも多い。重度の気胸や緊張性気胸は，低酸素，低血圧，頻脈を起こし死に至る場合もあるため，迅速に対応する。

気胸が疑われる場合，まず患者の酸素化，換気が保たれているかを確認する。次に100％酸素で換気する。亜酸化窒素は，血液溶解度が窒素よりも高いため，体内の閉鎖腔の容積を増加させる性質をもつ。一般に50％亜酸化窒素を使用していると，閉鎖腔の容積は約2倍になる。気胸がある場合には，そのサイズを増大させるため，使用している場合は直ちに中止する。

続いて血圧と心拍数を確認する。もし低血圧があり，他の原因が考えられない場合は緊張性気胸を疑い，直ちに治療を開始する。緊張性気胸が疑われたら，外科医に知らせて応援を呼ぶ。輸液と昇圧薬で低血圧を治療しながら，胸腔ドレーンを挿入し脱気する。すでにショックに陥っているような緊急事態では18ゲージくらいの太い静脈留置針で胸腔を穿刺してもよい。鎖骨中線上第2もしくは第3肋骨上縁より2〜3本穿刺する。

▶従圧式換気の場合

近年麻酔器が進歩し，術中の人工呼吸モードは従来の従量式だけでなく，従圧式やプレッシャーサポートも選択可能である。このような従圧式換気モードの場合，回路の閉塞など，従来であれば気道内圧の上昇をきたすトラブルがあっても，最高気道内圧は設定値のままで1回換気量が減少する。換気量の減少は，気道内圧の上昇に比べて気づきにくいので，低換気量アラームを設定しなければならない。

▶声門上器具を使用している場合

声門上器具使用時に，急に気道内圧が上昇し，換気が困難になる症例[3)]が多く報告されている。特にレミフェンタニル使用時に多くみられ，浅麻酔からの声門閉鎖が原因であることが多い。この場合には少量の筋弛緩薬投与や適切な麻酔深度の維持が有効である。

文　献

1. Pierson DJ. Barotrauma and bronchopleural fistula. In : Tobin MJ. Principles & Practice of Mechanical Ventilation. 2nd ed. New York : McGraw-Hill Professional, 2006 : 943-63.
2. Bhananker SM, Bishop MJ. Bronchospasm. In : Lobato EB, Gravenstein N, Kirby RR. Complications in Anesthesiology. Philadelphia : Lippincott Williams & Wilkins, 2008 : 143-55.
3. 河野達郎，生駒美穂．レミフェンタニルを用いた全身麻酔中に突然の声門閉鎖を来した3症例．麻酔 2008；57：1213-7.

化学受容体を介した換気調節のメカニズムはどのようなものか

024

櫻井 裕之

呼吸中枢は延髄にあり，呼吸筋の活動，すなわち換気をコントロールしているが，化学受容体からインプットされる情報により，その活動レベルが調節される。その概要を**図 24-1** に示した。

化学受容体は，末梢と中枢にあり，どちらも呼吸中枢へ出力される。末梢化学受容体の主たる対象は，動脈血の酸素分圧（PaO_2）の低下であるが，さらに，二酸化炭素分圧（$PaCO_2$）と pH の変化を感知する。中枢化学受容体は脳脊髄液の pH や PCO_2 の変化を感知する。化学受容体全体として捉えると，PO_2 の低下，PCO_2 の上昇，pH の低下に対して呼吸中枢を刺激して換気を促し，二酸化炭素（CO_2）を体外に排出し，十分な酸素（O_2）を取り込み，pH を正常に戻して，恒常性を維持するのがその役割となる。次項*1 で述べるが，健常人では換気調節は主に PCO_2 によってなされており，PCO_2 の正常値からのわずかな増加は換気の増大をもたらすが，PO_2 の低下はある閾値（60〜70 mmHg）以下にならないと換気の増大をきたさない（**図 24-2**）[1]。

▶末梢化学受容体[2]

末梢化学受容体は，頸動脈小体と大動脈小体にあり，そこに流入する血液，すなわち大動脈血の PaO_2 の低下により，神経活動が活発になる。さらに $PaCO_2$ の上昇や pH の低下があると，PaO_2 低下への感受性が増加し，同程度の PaO_2 の

*1 「025：換気はなぜ PO_2 ではなく PCO_2 で調節されるか」（80 ページ）参照。

図 24-1　化学受容体による呼吸の調節

呼吸中枢により換気が調節され，換気により動脈血の酸素分圧（PO_2）と二酸化炭素分圧（PCO_2）が決まる。PCO_2 と腎臓により調節される重炭酸イオン（HCO_3^-）濃度により水素イオン（H^+）濃度（すなわち pH）が決まる。末梢化学受容体は，動脈血中の PO_2，PCO_2，pH に反応して，呼吸中枢の活動を調節する。中枢化学受容体は血液脳関門で動脈血と隔てられており，脳脊髄液の pH と PCO_2 を感知して呼吸中枢の活動を調節する。動脈血中の H^+ や HCO_3^- がなかなか血液脳関門を通過できないのに対して，二酸化炭素（CO_2）は容易に通過し，脳脊髄液の pH を変化させる。

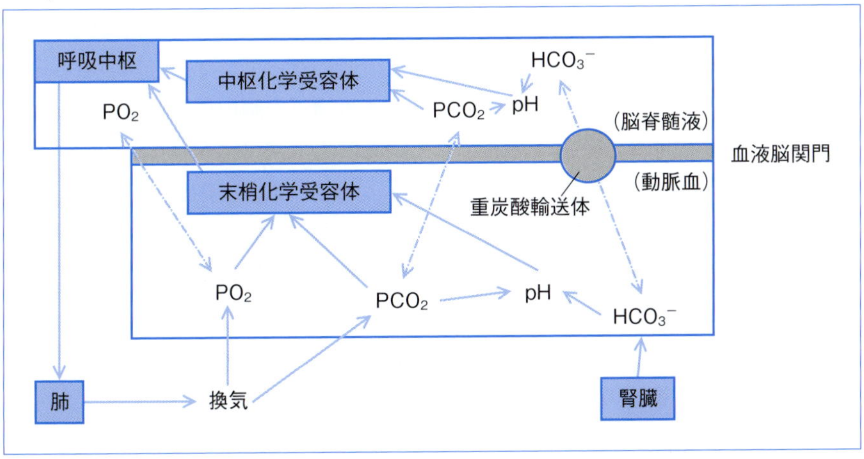

図 24-2　PO_2，PCO_2 の変化と換気量の変化
分時換気量と PO_2（A），分時換気量と PCO_2（B）との関係を表す。白丸は平地での安静時健常人レベルを示す。
（高橋英嗣．酸素と呼吸．In：有田秀穂編．呼吸の事典．東京：朝倉書店，2006：62 より作成）

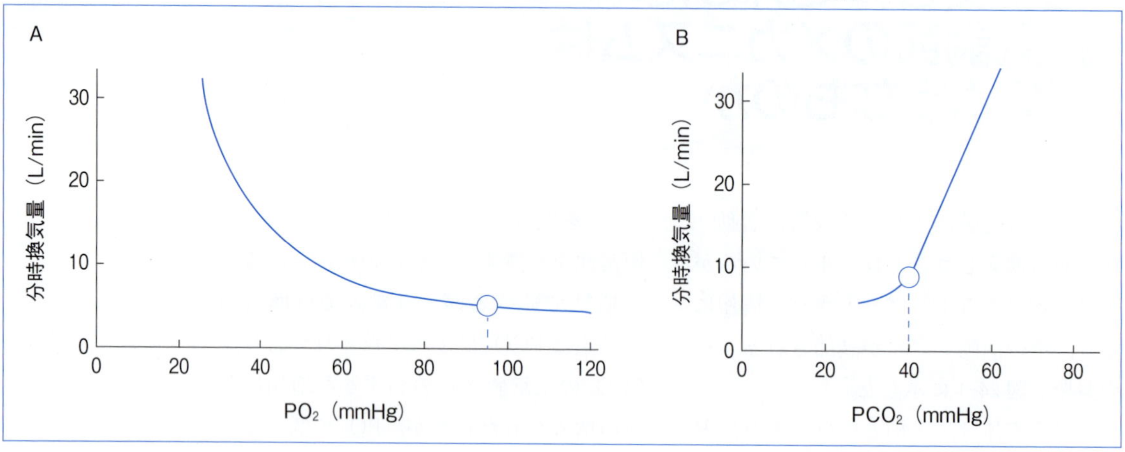

低下でも，神経活動が，より活発になる。

PaO_2 の低下を感知するのは，グロムス細胞（第 I 型細胞）である。PaO_2 が低下すると，グロムス細胞膜にある酸素感受性カリウムチャネルのコンダクタンスが低下して，細胞は脱分極し，それによって開口する電位依存性カルシウムチャネルを通して流入するカルシウムイオンにより，分泌小胞内のアセチルコリンやアデノシン三リン酸（ATP）といった神経伝達物質を放出して，呼吸中枢へ出力する求心性の神経細胞を興奮させる。最近，グロムス細胞での酸素センサーには，ミトコンドリア複合体 I の機能が重要であり，低酸素により同複合体で産生される活性酸素や還元型ニコチンアミドアデニンジヌクレオチド（NADH）が酸素感受性カリウムチャネルの阻害に働いている[3]という知見が発表された。

$PaCO_2$ が上昇すると，細胞内に CO_2 が多く入り細胞内液に溶解して，水素イオン（H^+）を遊離する（$CO_2+H_2O \rightleftarrows HCO_3^-+H^+$）ので，細胞内 pH が低下する。この H^+ もカリウムチャネルの開口を阻害するので，細胞の脱分極が引き起こされる。

細胞外 pH が低下（H^+ 濃度の上昇）すると，細胞内の H^+ が細胞外に移動しにくくなるので，$PaCO_2$ が高まったときと同様，細胞内の H^+ 濃度の上昇が起こり，細胞が脱分極する。

▶中枢化学受容体[2, 4]

中枢化学受容体は，脳幹（延髄）にあり，脳脊髄液の pH や PCO_2 を感知して，呼吸中枢の働きを調節する。**図 24-1** に示すように，動脈血と脳脊髄液の間には血液脳関門（BBB）があり，物質は自由に移動できない。BBB の実体は脳の毛細血管であるが，ほかの部位の毛細血管とは違い，間隙なく内皮細胞で覆われ，内皮細胞同士も密着結合で物質移動を妨げる構造になっており，毒性のある可能性のある物質を脳内に入れないようにしている。ところが，小分子で極性の低い O_2 分子や CO_2 分子は，細胞の脂質二重膜を容易に通過できるので，BBB が拡散の障壁にはならない。これに対して電荷を帯びた H^+，重炭酸イオン（HCO_3^-）などは，輸送体を介さなければ，BBB を通過しない。

急に換気量が減少して $PaCO_2$ が上昇

すると，動脈血中のCO_2はBBBを通過して，脳脊髄液のPCO_2も上昇する。CO_2は水に溶解するとHCO_3^-とH^+を生じるので，脳脊髄液のpHが低下する。この脳脊髄液PCO_2の上昇とpHの低下が，呼吸中枢の活動を促進させる。脳脊髄液のpH低下に対して，HCO_3^-が緩衝液として働いてpHの変化を最小限にとどめようとするが，重炭酸輸送体によるHCO_3^-の動脈血からの輸送速度はCO_2の上昇速度に比べ遅いので，PCO_2上昇による急性の呼吸促迫が，HCO_3^-の脳内への取り込みにより逓減していく過程として反映される。

▶代謝性アシドーシス，アルカローシスと呼吸調節

代謝性アシドーシスやアルカローシスは血中HCO_3^-濃度の低下と上昇が原因となって，血液が酸性またはアルカリ性に傾く過程のことである。前述したとおり，血中HCO_3^-濃度はゆっくりと脳脊髄液の同イオン濃度に反映されることになる。その結果，代謝性アシドーシスでは，脳脊髄液のpHは低下することになり，換気が促進され，CO_2の呼出が増える。代謝性アルカローシスでは，これと逆のことが起こり，換気は抑制されることになる（呼吸性代償）。ただし，換気の抑制によりPaO_2が低下するようになると末梢化学受容体から換気刺激が入るので，代謝性アルカローシスの呼吸性代償は代謝性アシドーシスのそれに比べて弱い。

▶過換気後呼吸抑制

CO_2が蓄積すると，脳細動脈が拡張し，脳血流量が増加し，それに伴って頭蓋内圧の上昇が起こる。このため，頭蓋内圧を上げたくない患者では過換気によりPCO_2を低く保つことが行われる。ここで，過換気をやめると中枢化学受容体周囲のpHがベースラインに戻るまで，呼吸抑制が起きる。Salvatoreら[5)]の報告では，2時間40分の全身麻酔で$PaCO_2$ 18 mmHgの過呼吸後，6分間の無呼吸を観察している。一方，麻酔とは関係のない状況で，健常人に意識的に過呼吸をしてもらった研究[6)]では，過呼吸後に$PaCO_2$の上昇とPaO_2の低下はみられたが，無呼吸は観察されておらず，換気血流比不均等をそのメカニズムとして考えている。いずれのメカニズムにせよ，過換気後に一過性のPaO_2の低下が認められており，ベースラインのPaO_2の低い患者では，過換気後の呼吸状態の注意深いモニタリングが必要であろう。

過換気症候群のアルカローシスに対して，紙袋内へはき出した呼気を再吸入させることで，吸気中のPCO_2を高めるという治療があったが，低酸素血症をきたす危険を考えると推奨できない。

文　献

1. 高橋英嗣．酸素と呼吸．In：有田秀穂編．呼吸の事典．東京：朝倉書店，2006：62.
2. Richerson GB, Boron WF. Control of ventilation. In：Boron WF, Boulpaep EL. Medical Physiology. Updated Edition. Philadelphia：Saunders/Elsevier, 2005：712-34.
3. Fernández-Agüera MC, Gao L, González-Rodríguez P, et al. Oxygen sensing by arterial chemoreceptors depends on mitochondrial complex I signaling. Cell Metab 2015：22：825-37.
4. Nattie E. Julius H. Comroe, Jr., distinguished lecture：central chemoreception：then … and now. J Appl Physiol (1985) 2011；110：1-8.
5. Salvatore AJ, Sullivan SF, Papper EM. Postoperative hypoventilation and hypoxemia in man after hyperventilation. N Engl J Med 1969；280：467-70.
6. Nolan SR, Saxena M, Burgess KR, et al. Post-hyperventilation hypoxaemia is due to alteration of ventilation and perfusion matching. Respirology 2004；9：204-10.

換気はなぜ PO_2 ではなく PCO_2 で調節されるか

025

櫻井 裕之

換気調節は，末梢と中枢の化学受容体により，酸素分圧（PO_2），二酸化炭素分圧（PCO_2），pH を感知して，呼吸中枢の活動を調節することにより起こる*1。このなかで，通常の換気調節に主要な役割を果たしているのはどれだろうか。

▶酸素（O_2）vs. 二酸化炭素（CO_2）

ヒトの吸入気 PO_2 や PCO_2 を変えて換気量を測定した研究[1]によると，換気量は，PCO_2 の変化には感度よく反応する〔肺胞二酸化炭素分圧（P_ACO_2）が 0.2% 増加すれば，換気量が増加〕が，PO_2 の変化には鈍感であった（吸入気 PO_2 が 13% 低下するまで換気量は増えなかった）。動脈血二酸化炭素分圧（$PaCO_2$）の上昇は，動脈血 pH の低下を引き起こすので（呼吸性アシドーシス），pH の影響を切り離して議論するのは難しいが，ヒトにおいては，動脈血酸素分圧（PaO_2）より $PaCO_2$ のほうが主要な調節因子である。ところが，水中呼吸生物では，$PaCO_2$ ではなく，PaO_2 が呼吸の主要な調節因子である。この違いを系統発生的に考察してみよう。

▶系統発生的な説明[2]

原始地球上の生物は水中に生息し，呼吸により水中に溶存している O_2 を取り入れていた。しかし，O_2 は水に溶けにくい。十分な O_2 を得るために，換気量を増やすことが生存に重要であったことは想像に難くない。進化が進み，陸上生活をして，大気中で O_2 を取り入れるようになる。水中と比べ，大気中の O_2 濃度は 30 倍あまりになり，O_2 を取り入れるのが格段に容易になる。これを反映して，陸上呼吸生物の換気量は，水中呼吸生物の数分の 1 となった。生物の生存における O_2 の重要性は変わらないものの，大気中で呼吸することにより，O_2 を取り入れる労力が減少したわけである。

しかし，組織の O_2 需要に十分な程度にまで換気を低下させると，CO_2 が十分に排泄されなくなる。前述したように，CO_2 の蓄積（pH の低下）は呼吸性アシドーシスをまねき，$PaCO_2$ が 100 mmHg を超えると，呼吸中枢は抑制される（CO_2 ナルコーシス）。そのため，陸上呼吸生物には呼吸性アシドーシスと CO_2 の過度の蓄積を防止するメカニズムが発達した，と考えることができる。

このような，陸上生活への適応のなかで pH の維持と CO_2 の過度の蓄積を防ぐという理由だけでなく，PaO_2 の低下という，生命危機的な状況に至る前に対応するために，より敏感な $PaCO_2$ を換気調節因子として積極的に採用したのかもしれない。本当のところは誰にもわからないが，結果的に $PaCO_2$ は，肺胞ガス式（**メモ 1**）を通して PaO_2 と，Henderson-Hasselbalch 式（**メモ 2**）を通して pH とつながっており，この値を制御することで，呼吸と酸塩基平衡という生体にとって重要な恒常性の維持に役立つ

*1 「024：化学受容体を介した換気調節のメカニズムはどのようなものか」（77 ページ）参照。

ことになった。よい分子をセンサーにしたと思う。

▶低酸素刺激の閾値

通常の換気が$PaCO_2$により調節されるとしても，生物にとって十分なO_2を取り入れることは重要であり，PaO_2が低下すると，末梢化学受容体からの信号で換気は刺激される。PaO_2と換気量の関係をグラフにすると双曲線様となる。PaO_2 60〜70 mmHg辺りが変曲点となり，それ以上だと換気量は一定となり，それ以下だと換気量が飛躍的に増大する[3)]。

この関係は，PaO_2と酸素飽和度の関係を表すヘモグロビン酸素解離曲線と似ている。ヘモグロビン酸素解離曲線でもPaO_2が60〜70 mmHg辺りに変曲点があり，それ以上だとヘモグロビンの酸素飽和度はほぼ一定だが，それ以下だとO_2とヘモグロビンの解離が起き，ヘモグロビンの酸素飽和度は低下する。それは血液の酸素運搬能の低下を意味し，身体にとって危機的な状況となる。そうならないように，換気を刺激してPaO_2を上げようとしているのであろう。

▶二酸化炭素が換気の刺激にならない場合

臨床で重要なのは，CO_2で換気が刺激されなくなると，PaO_2がかなり低下するまで呼吸のドライブが止まってしまう危険があることを認識することだろう。慢性閉塞性肺疾患（COPD）のような慢性の肺疾患でCO_2の呼出が減少すると，急性期は換気が刺激される。しかし，しばらくして，脳脊髄液中の重炭酸イオン濃度の増加によりpHが上昇してくると，$PaCO_2$による呼吸中枢の換気ドライブが低下する。この中枢化学受容体は，麻酔薬の投与でも容易に感度が低下することが示されている[4)]。このような病態では，末梢化学受容体でのPaO_2が換気の主要な調節因子となっている。そこに高濃度のO_2を投与すると，末梢化学受容体からの低酸素による換気刺激がなくなってしまうので，呼吸停止に至る危険がある。O_2投与に当たっては，換気補助の準備をしておくべきである。

なお，COPDへのO_2投与については，急性の換気量低下があるものの，15分くらいで室内気を呼吸していたときの換気量に戻り，それにもかかわらずCO_2の蓄積がみられることから，O_2投与による換気血流比不均等の増大をその機序としている論文[5)]もある。機序がどうであれ，高二酸化炭素症は意識障害につながるため，その是正のためには人工換気により肺からCO_2を排出させる必要があるのは同じである。

メモ1　肺胞ガス式

$$P_AO_2 = P_IO_2 - \frac{P_ACO_2}{R}$$

P_AO_2：肺胞酸素分圧（mmHg），P_IO_2：吸入酸素分圧（mmHg），P_ACO_2：肺胞二酸化炭素分圧（mmHg），R：呼吸商（0.8くらい）。

肺から出ていく血液（≒動脈血）の酸素分圧（PaO_2），二酸化炭素分圧（$PaCO_2$）は，健常人では肺胞のそれとほぼ等しいと考えてよい。

メモ2　Henderson-Hasselbalch式

$$pH = pK + \log \frac{HCO_3^-}{0.03 \times PaCO_2}$$

HCO_3^-：動脈血中の重炭酸イオン濃度，$PaCO_2$：動脈血二酸化炭素分圧，0.03：二酸化炭素の水（血漿）への溶解度。

重炭酸緩衝系の平衡を表した式で，この系の酸塩基解離定数（pK）は6.1である。

文　献

1. Haldane JS, Priestley JG. The regulation of the lung ventilation. J Physiol 1905：32；225-66.
2. Dejours P. Control of respiration. In：Dejours P. Principles of Comparative Respiratory Physiology. 2nd ed. Amsterdam：Elsevier Science, 1981：185-220.
3. Weil JV, Byrne-Quinn E, Sodal IE, et al. Hypoxic ventilator drive in normal man. J Clin Invest 1970：49：1061-72.
4. Pappenheimer JR, Fencl V, Heisey SR, et al. Role of cerebral fluids in control of respiration as studied in unanesthetized goats. Am J Physiol 1965；208：436-50.
5. Aubier M, Murciano D, Milic-Emili J, et al. Effects of the administration of O_2 on ventilation and blood gases in patients with chronic obstructive pulmonary disease during acute respiratory failure. Am Rev Respir Dis 1980；122：747-54.

026 肺内で換気血流比はどのように分布しているか

石川 晴士

▶換気血流比とは

まず，一つの肺胞とそれを灌流する肺毛細血管の血流の組合せをイメージしてみよう。理想的な状態では，単位時間当たりに肺胞を出入り（換気）するガスの量と，肺毛細血管の血流量は一致し，換気血流比は1となる（**図26-1A**）。このとき，換気によって吸気時の肺胞内のガス組成は毛細血管内に比べて酸素分圧が高く，二酸化炭素分圧が低くなるため，圧勾配に従って二酸化炭素が毛細血管内から肺胞内に移動し，逆に酸素が肺胞内から毛細血管内に移動する。このガスの移動によって，一時的に肺胞内の二酸化炭素分圧は高く，酸素分圧は低くなるが，次の瞬間には換気が行われるので，肺胞内のガス組成は再びもとのレベルに戻る。このようにして換気が維持されるかぎりは，肺胞内と毛細血管内のガス交換が続くことになる。

ところが，換気と血流の組合せは，このように理想的な状態にあるものばかりではない。例えば，気管支が血液や分泌物で閉塞すると，そこより末梢の肺胞では換気が行われなくなり，その結果，肺胞と毛細血管の間の圧勾配がなくなり（平衡状態）ガス交換が行われなくなる。これは血流が肺胞を素通りすることを意味しており，この状態を「シャント」と呼ぶ（**図26-1B**）。一方，換気は行われているにもかかわらず，何らかの理由で毛細血管の血流が途絶している状態を「死腔」と呼ぶ（**図26-1C**）。換気と血流の組合せのうち，シャントと死腔は最も極端な異常の例であり，それぞれ換気血流比はゼロと無限大の状態に相当する。

実際には，肺胞ごとに換気血流比はゼロから無限大の間でそれぞれ異なる。その，それぞれの肺胞が，どこにどれだけ分布しているかで，肺の局所の換気血流比が決まる。

▶換気血流比不均等

肺の局所における換気血流比には，肺に疾患がある患者はもちろんのこと，健常

図 26-1　肺胞における換気と肺毛細血管における血流の関係

⇨：酸素（O_2），➡：二酸化炭素（CO_2）

状態	A．理想	B．シャント	C．死腔
換気血流比	1	0	∞
	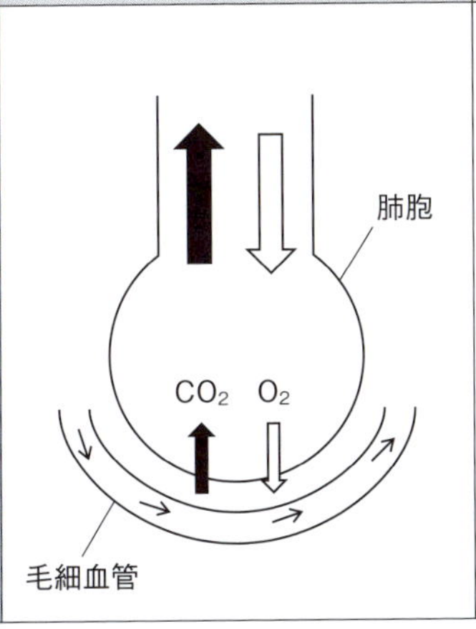	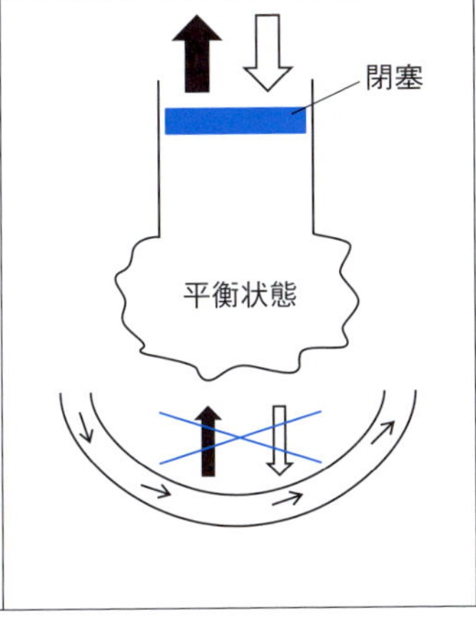	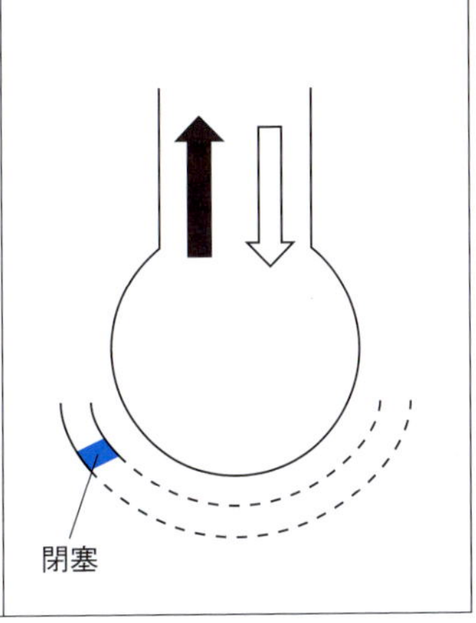

者でさえもばらつきがある。立位では重力の影響から，肺尖部よりも肺底部のほうが換気も血流も増える。ただし，肺の下方にいくにつれて血流は急激に増加するのに対して，換気の増加ははるかに緩やかなため，結果として換気血流比は肺の下方で低くなる。すなわち，肺全体の換気血流比は0.85だが，肺底部では0.63と低く，肺尖部では3.3と高い値をとる[1]（図 26-2）。このように健常者であっても肺局所における換気血流比のばらつきがあり，これを「換気血流比不均等」と呼ぶ。仰臥位でも重力の影響を同じように受け，肺の前胸部側で換気血流比は高く，背部側で低くなる。

▶全身麻酔の影響

肺における換気血流比の分布が，全身麻酔や陽圧換気によってどのように影響を受けるかについて，多種不活性ガス排泄法を用いて1980年代に盛んに調べられた[2,3]。研究方法や対象患者によって結果は多少異なるものの，まとめるとおおむね以下のようになる。

①覚醒時には換気血流比は狭い範囲に分布しており，シャント（換気血流比＜0.005）はほとんど存在しない。

②筋弛緩の有無にかかわらず，麻酔導入によって換気血流比の分布は広がり（不均等は増悪し），無気肺に一致してシャントが背側肺，特に横隔膜近傍に出現する。これは，麻酔によって横隔膜が弛緩するとともに横隔膜背側の動きが小さくなること，肺自体の重みが背側肺に加わることなどによる。

③陽圧換気および呼気終末陽圧（PEEP）

図 26-2　立位の肺における換気と血流の分布と換気血流比（$\dot{V}/\dot{Q}$）

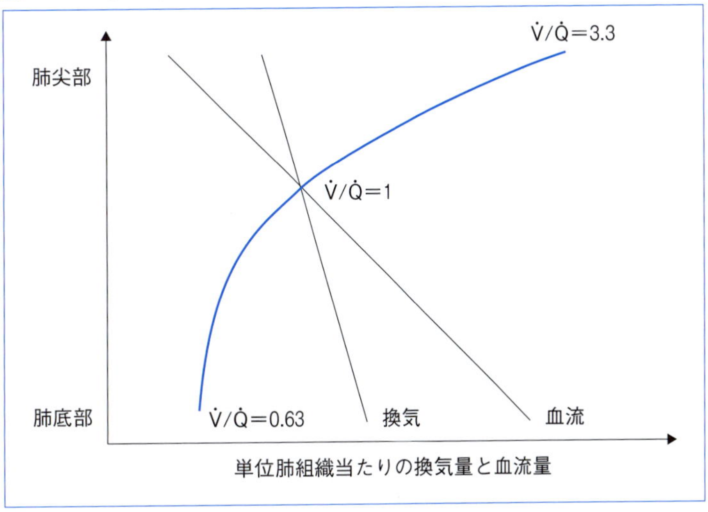

によって無気肺領域は消失または減少するが，シャントは必ずしも改善しない。PEEPによって肺の虚脱領域に，より多くの血流が再分布した可能性がある。

● ● ●

全身麻酔に伴って生じるシャント（無気肺）は，麻酔中の低酸素血症の主要な原因の一つである。これを改善するのに臨床で通常用いているレベル（5〜10 cmH_2O）のPEEPでは不十分で，一過性にピーク気道内圧40 cmH_2Oに相当する陽圧をかけること[4]，すなわちリクルートメント手技が必要と考えられている。

文献

1. West JB（桑平一郎訳）．ウエスト呼吸生理学入門：正常肺編．東京：メディカル・サイエンス・インターナショナル，2009.
2. Tokics L, Hedenstierna G, Strandberg Å, et al. Lung collapse and gas exchange during general anesthesia : effects of spontaneous breathing, muscle paralysis, and positive end-expiratory pressure. Anesthesiology 1987 ; 66 : 157-67.
3. Bindslev L, Hedenstierna G, Santesson J, et al. Ventilation-perfusion distribution during inhalation anaesthesia. Effects of spontaneous breathing, mechanical ventilation and positive end-expiratory pressure. Acta Anaesthesiol Scand 1981 ; 25 : 360-71.
4. Rothen HU, Sporre B, Wegenius G, et al. Re-expansion of atelectasis during general anaesthesia : a computed tomography study. Br J Anaesth 1993 ; 71 : 788-95.

027 肋間筋が麻痺しても呼吸が保たれるのはなぜか

佐藤 大三

肋間筋が麻痺しても，横隔膜が効果的に働くため，それのみでは呼吸に重大な影響を及ぼすことはない[1]。横隔膜は呼吸運動に最も重要な役割を担っており，呼吸への貢献度は，1回換気量の70〜80%に達するといわれている。

▶安静時の呼吸：安静時に呼吸に関与する筋肉

吸気時には，外肋間筋と横隔膜が同時に収縮し，胸郭を拡げて，胸腔内を陰圧にして肺を膨らませる。外肋間筋は肋骨を上外方に引き上げて上部胸郭を拡大し[2]，胸郭の横径，前後径とも拡大する。呼気時には，これらの筋肉が収縮をやめて，弛緩し，胸郭の大きさが戻り，肺は弾性により縮小する。

▶運動時や炎症など体に負荷がかかっているとき

運動時や炎症などでは，吸気時には，外肋間筋と横隔膜が最大限に収縮する。吸気補助筋（斜角筋と胸鎖乳突筋）は，安静換気時，活動はほとんどないが，運動時には大きく収縮する[1]。吸気補助筋には，肋骨挙筋，大胸筋，小胸筋もある。呼気時には，内肋間筋は，能動的な呼気に寄与し，胸郭容量を減少させる。また，内肋間筋は肋間腔を固定する作用ももつ。腹壁を形成する筋群（腹直筋，内外腹斜筋，腹横筋）は収縮する[1]。

肋間筋麻痺により，呼気障害が起こり，

呼気を吐き出しにくくなる。

◎咳，嘔吐，くしゃみがしにくい

内肋間筋，腹直筋，内外腹斜筋，腹横筋などが収縮することで，咳，嘔吐がしやすくなるので，内肋間筋麻痺では逆の効果が表れる。早く呼気を出そうとすると胸郭を使うことになり，内肋間筋，腹直筋，内外腹斜筋，腹横筋などの収縮が必要になる。

◎呼吸困難感が起きる

脊髄くも膜下麻酔で冷覚低下レベルが上部胸椎でも，息苦しさを訴える患者がいる。腹式呼吸にすると呼吸ができると患者に説明するが，どうしても納得してくれない患者もいる。意識的に呼吸を少なくすると，酸素化や二酸化炭素の排泄が十分でも息苦しさを感じる[3]。

胸郭系には筋紡錘，腱組織，関節内と，三つの機械的受容器が存在する。筋紡錘は肋間筋に多く存在し，γ系運動ニューロンの支配を受けている。この反射系は気道抵抗の増加や肺・胸郭コンプライアンス低下の病態に対応して換気量を調節する働きをしている。肋間筋麻痺による肺・胸郭の機械的受容器から抑制性フィードバックの減少が（脳幹部）呼吸中枢出力を増加させるため[3]と考えられる。

▶胸式呼吸と腹式呼吸

胸式呼吸は，胸郭につく筋肉が主体となって行われる。腹式呼吸は，横隔膜が主体となって行われる。人それぞれ，胸式主体か腹式主体かがあるようである。また，胸腹式も多い。ボイストレーニングでは腹式呼吸が推奨されている。

肋間筋麻痺により，胸式呼吸がしにくくなる。そこで吸気補助筋（斜角筋と胸鎖乳突筋）も収縮して吸気の補助をするので，肩で息をしているようになる。腹式呼吸をすすめることも大切である。呼吸が苦しい患者に直ぐ腹式呼吸をすすめても難しいので，腹部に手を置き，腹部を膨らませるように呼吸させて訓練する。

仰臥位では，腹部内臓により胸腔側に横隔膜がシフトするため，腹式呼吸よりも胸式呼吸の成分が増加すると思われるが，実際，脊髄くも膜下麻酔で鎮静している症例では腹式呼吸の成分が主体となっているようである[4]。

文　献

1. West JB（桑平一郎訳）．換気のメカニクス．In：ウエスト呼吸生理学入門：正常肺編．東京：メディカル・サイエンス・インターナショナル，2009：103-6．
2. 瀧 健治．呼吸管理に活かす呼吸生理−呼吸のメカニズムから人工呼吸器の装着・離脱まで．東京：羊土社，2008：30-2．
3. 越久仁敬．呼吸感覚と呼吸困難感．In：LiSA 増刊 呼吸のバイオロジー なぜ呼吸は止められるか．東京：メディカル・サイエンス・インターナショナル，2004：112-6．
4. 尾崎孝平．呼吸器ケアの基礎の基礎！ 誰でもできる自発呼吸のみかた Theme 10 腹式呼吸と胸式呼吸のお仕事の違い．呼吸器ケア 2006；4：1001-6．

1分間の酸素消費量や二酸化炭素産生量はどれくらいか

028

薊 隆文

▶酸素消費量と二酸化炭素生産量の概念

酸素は呼吸によって肺から血液に取り込まれ，心臓によって全身に運ばれる。そして，組織・細胞の好気性代謝で消費され，エネルギーを産生し，二酸化炭素となる。二酸化炭素は血流に乗って肺へ運ばれ，呼吸によって排出される。肺に取り込まれる酸素の量が「酸素摂取量」であり，細胞で消費される量が「酸素消費量」である。定常状態では，体にある酸素の量は変わらないので両者は等しい。一方，細胞で酸素消費の結果生み出された二酸化炭素が「二酸化炭素産生量」であり，肺から呼出される二酸化炭素が「二酸化炭素排出量」である。やはり両者は定常状態では等しい。さらに，**図28-1** で表されるように，肺胞から肺血流に取り込まれる酸素の量，肺血流から肺胞に放出される二酸化炭素の量もそれぞれと等しい。

しかし，これらの意味するところは少し異なっている。酸素摂取量は吸気中の酸素の量と呼気中の酸素の量の差として測定・計算されるもので，気相での変化を意味する。一方，酸素消費量は動脈血として組織・細胞に送った酸素の量と，消費された後に残って戻ってきた静脈血の酸素の量との差として測定・計算されるもので，液相での変化を意味するといってよいだろう。

▶正常値

図 28-1　肺・血液・組織のガス交換

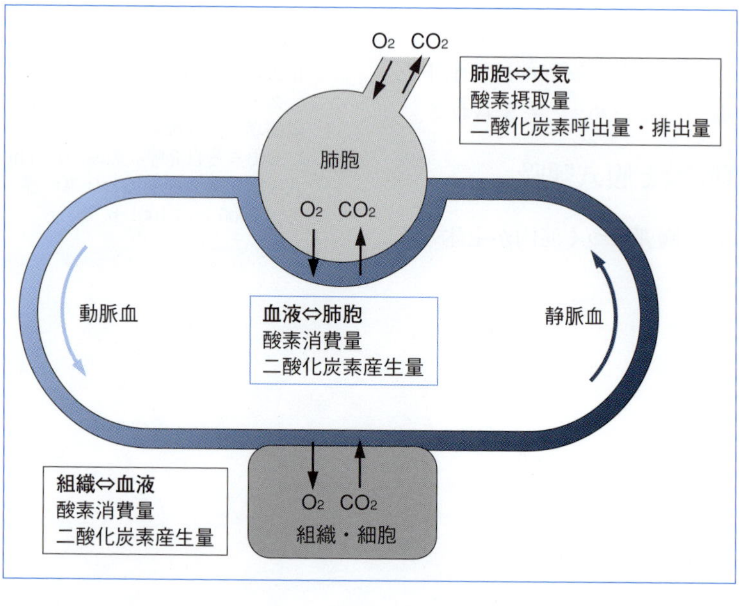

まず，身近なところで考えてみよう。1分間の酸素消費量（$\dot{V}O_2$）は，健常成人で4 mL/kg/minである。60 kgの成人ならば約250 mL/minとなり，1分間の二酸化炭素排出量（$\dot{V}CO_2$）は，その0.8倍，約200 mL/minと覚えるとよい。

この数値の根拠を簡単に説明しよう。われわれは，1分間に約5 Lの換気を行い，濃度21％の酸素を吸って15〜16％の酸素を吐いている。死腔換気を仮に1 L/minとすれば，大雑把に計算して$\dot{V}O_2$は，

$$\dot{V}O_2 = (5\ L/min - 1\ L/min) \times (21\% - 15\%) \fallingdotseq 250\ mL/min$$

となる。一方，$\dot{V}CO_2$は，

$$C + O_2 \rightarrow CO_2$$

のように，酸素と二酸化炭素が等価で燃焼すれば同じである。例えば，ブドウ糖が燃焼すると，

$$C_6H_{12}O_6 + 6O_2 \rightarrow 6CO_2 + 6H_2O$$

のように，酸素消費量と二酸化炭素産生量は等価であるが，脂肪では二酸化炭素産生量は少ない。実際は炭水化物，脂肪などが基質となるので，その結果として，呼吸商は平均して0.8となる。

$$\dot{V}CO_2/\dot{V}O_2 = 0.8$$

したがって，通常の二酸化炭素産生量は，

$$\dot{V}CO_2 = 0.8 \times \dot{V}O_2 = 0.8 \times 250 = 200\ mL/min$$

である。また，麻酔中の呼気終末二酸化炭素分圧（$P_{ET}CO_2$）が35 mmHgだとしたら，水蒸気圧を47 mmHgとすれば，その濃度は，

$$35\ mmHg/(760-47)\ mmHg = 5\%$$

となるので，$\dot{V}O_2$と同じように計算して，

$$(5\ L/min - 1\ L/min) \times 5\% = 200\ mL/min$$

となる。

▶測定

◎麻酔中の実際の計算例

麻酔中は代謝が低下するため，$\dot{V}O_2$，$\dot{V}CO_2$は正常値の0.6〜0.8倍，150〜200 mL/minになる[1〜3]。麻酔器，ガスモニターから換気量，酸素濃度，二酸化炭素濃度がわかるので，$\dot{V}O_2$，$\dot{V}CO_2$が推測できる。

$$\dot{V}O_2 = (\dot{V}_E - \dot{V}_D) \times (F_IO_2 - F_{ET}O_2)$$

$$\dot{V}CO_2 = (\dot{V}_E - \dot{V}_D) \times F_{ET}CO_2$$

から実際に計算した例を**図28-2**に示す。

この計算は，概念的には正しいが，正確ではない。というのは，$\dot{V}O_2$はSTPD*1（0℃，1気圧，乾燥ガス）で，肺胞換気量（$\dot{V}_A$）はBTPS*2（体温，通常は1気圧，水蒸気で飽和したガス）で表されるからである[4]（**メモ**）。

◎Fick法の原理と計算

細胞・組織で消費された酸素を，動脈血と静脈血の酸素濃度の差と心拍出量から計算する方法である。肺血流量が1分間に5 Lとする〔基本的には心拍出量（Q）と同じ〕。動脈血の酸素濃度〔動脈血酸素含量（CaO_2）〕が20 mL/dL，静脈血の酸素濃度〔混合静脈血酸素含量（$C\bar{v}O_2$）〕が15 mL/dLとすると，酸素

*1 STPD：standard temperature and pressure, dry

*2 BTPS：body temperature and pressure, saturated

CaO_2：動脈血酸素含量
$C\bar{v}O_2$：混合静脈血酸素含量
F_ACO_2：肺胞気二酸化炭素濃度
$F_{ET}O_2$：呼気終末酸素濃度
F_IO_2：吸入酸素濃度
P_ACO_2：肺胞気二酸化炭素分圧
$P_{ET}CO_2$：呼気終末二酸化炭素分圧
$\dot{V}_A$：肺胞換気量
$\dot{V}CO_2$：分時二酸化炭素排出量
$\dot{V}O_2$：分時酸素消費量

メモ　STPDとBTPS

BTPSの$\dot{V}_A$はSTPDにすると，温度と水蒸気圧を補正して（37℃の飽和水蒸気圧は47 mmHg），

$$\dot{V}_A(STPD) = \dot{V}_A(BTPS) \times [273/(273+37)] \times [(760-47)/760]$$

となる。そして，F_ACO_2は，

$$F_ACO_2 = P_ACO_2/713$$

したがって，$\dot{V}CO_2$は，

$$\dot{V}CO_2 = \dot{V}_A(STPD) \times F_ACO_2 = \dot{V}_A(BTPS) \times [273/(273+37)] \times [(760-47)/760] \times P_ACO_2/713 = \dot{V}_A(BTPS) \times 273/310 \times (P_ACO_2/760) \quad ①$$

となる。ちなみに，①を変形して，単位を合わせると

$$P_ACO_2 = 0.863 \times \dot{V}CO_2/\dot{V}_A$$

という，よく知られた肺胞換気式になる。

図 28-2　麻酔中の計算法

$F_IO_2=45\%$

$F_EO_2=40\%$

$\dot{V}_E=4.3$ L/min

RR＝10/min

$\dot{V}_D=1$ L/min とすると

$\dot{V}_A=4.3-1\times10=3.3$ L/min

$\dot{V}O_2=3.3\times(0.45-0.40)=165$ mL/min

$P_{ET}CO_2=35$ mmHg とすると

$F_{ET}CO_2=F_ACO_2=35/713$

$=0.049$

$\dot{V}CO_2=3.3\times0.049\fallingdotseq162$ mL/min

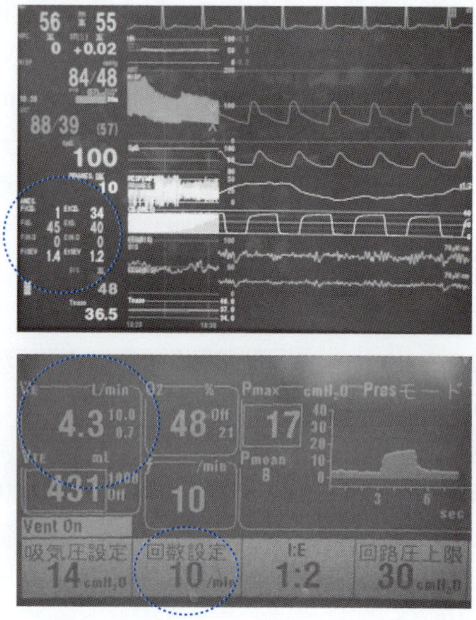

消費量は

$\dot{V}O_2=Q\times(CaO_2-C\bar{v}O_2)$

$=5$ L/min $\times$ (20 mL/dL $-$ 15 mL/dL)

$=5000$ mL/min $\times\,0.05$

$\fallingdotseq250$ mL/min

である。また，二酸化炭素産生量も，$C\bar{v}CO_2=52$ mL/dL，$CaCO_2=48$ mL/dL とすると，

$\dot{V}CO_2=Q\times(C\bar{v}CO_2-CaCO_2)$

$=5$ L/min $\times$ (52 mL/dL $-$ 48 mL/dL)

$=5000$ mL/min $\times\,0.04$

$=200$ mL/min

となる（二酸化炭素は，静脈血における含量が動脈血の含量よりも高いので a と $\bar{v}$ が逆になる）。

図 28-3 に気相と液相の計算をまとめておく。

▶臨床的な意味

定常状態では，酸素摂取量＝酸素消費量，二酸化炭素排泄量＝二酸化炭素産生量であるが，実際は，酸素摂取量＝酸素消費量でも二酸化炭素排泄量≠二酸化炭素産生量となることが多い。これは，酸素の体内貯蔵量は少ないので，代謝，換気，心拍出量が変化してもすぐに定常状態になるが，二酸化炭素の貯蔵量は多いので，定常状態になるには時間がかかるためである。したがって，理論的には麻酔中など代謝の変化を捉えるには $\dot{V}CO_2$ より $\dot{V}O_2$ の変動のほうが鋭敏であるといえよう。

麻酔中に換気量が一定のとき，体温の上昇など，代謝が亢進すれば，$\dot{V}O_2$，$\dot{V}CO_2$ は増大する。この結果は，$P_{ET}CO_2\propto\dot{V}CO_2/\dot{V}_A$ からわかるように，カプノメータで知ることができるが，パルスオキシメータでは難しい。麻酔中の吸入酸素濃度は 30％以上で維持されることが多いことを考えれば，$\dot{V}_A$ が 4 L/min のとき，仮に $\dot{V}O_2$ が 400 mL/min に増大したとしても，以下のように，

$\dot{V}O_2=\dot{V}_A\times(F_IO_2-F_{ET}O_2)$

を変形して

$$F_{ET}O_2=F_IO_2-\frac{\dot{V}O_2}{\dot{V}_A}=0.3-\frac{0.4}{4}=0.2$$

$CaCO_2$：動脈血二酸化炭素含量
$C\bar{v}CO_2$：混合静脈血二酸化炭素含量
F_EO_2：呼気酸素濃度
$F_{ET}CO_2$：呼気終末二酸化炭素濃度
RR：呼吸数
$\dot{V}_E$：分時換気量
$\dot{V}_D$：分時死腔換気量

図 28-3　Fick 法による計算

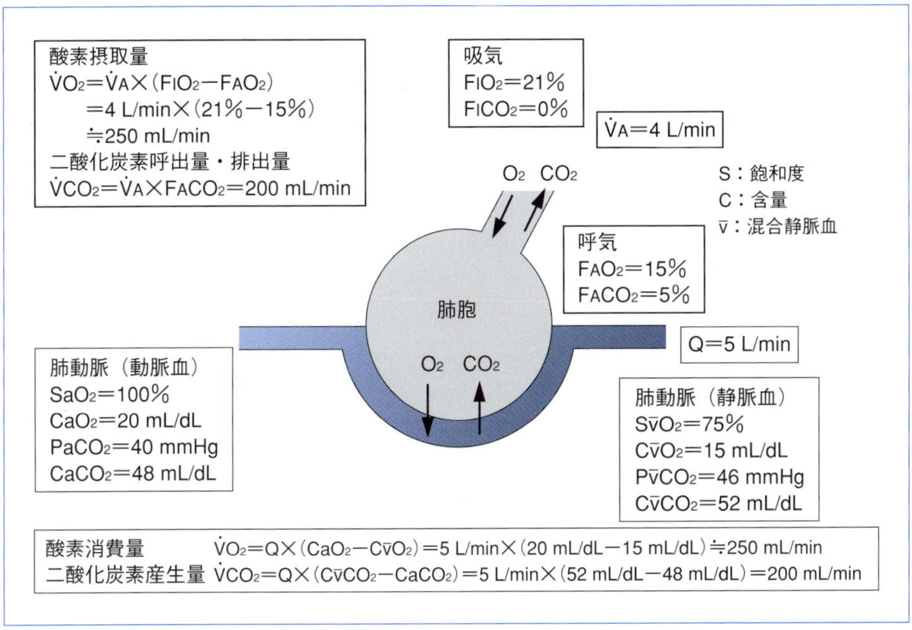

となり，肺が正常であれば PaO_2 は呼気の酸素分圧とほぼ等しいので 100 mmHg 以上となり SpO_2 の変化は期待できない。

一方，逆に，$\dot{V}CO_2$ が一定であるのに，$P_{ET}CO_2$ が変動することは認められるので注意が必要である。CO_2 についての Fick の式，

$$\dot{V}CO_2=Q\times(C\bar{v}CO_2-CaCO_2)$$

を変形して

$$CaCO_2=C\bar{v}CO_2-\frac{\dot{V}CO_2}{Q}$$

となり，心拍出量が増大すれば，$CaCO_2$ が増大することがわかる。臨床的な範囲においては，$CaCO_2$ と $PaCO_2$ はほぼ比例すること[5] が知られており，心拍出量の増大は $P_{ET}CO_2$ の増大として表れる。

▶$\dot{V}O_2max$

運動すれば，$\dot{V}O_2$ は増大する。しかし，それ以上運動できない，言い方を変えると，それ以上酸素を摂取できない最大値が存在する。これを最大酸素摂取量 $\dot{V}O_2max$ と呼び，運動強度の指標となっている。$\dot{V}O_2max$ とは，心臓と肺が O_2 を組織（主に筋）に摂取させる最大能力，運動時の個人のエネルギー摂取最大能力であり，全身的な持久力の指標でもある。$\dot{V}O_2max$ が高いとは肺も心臓も優れている，いわゆる「体力がある」ことを意味する。$\dot{V}O_2max$ は安静時 $\dot{V}O_2$ の 10 倍くらいになる。

成人男性で 40〜45 mL/kg/min，女性は 35〜40 mL/kg/min である。$\dot{V}O_2max$ は，クロスカントリーやマラソンなど持久力を必要とする運動で大きい*3。

● ● ●

$\dot{V}O_2$，$\dot{V}CO_2$ の測定の原理とその応用について説明した。通常，栄養学・運動生理学分野で測定されるものであるが，麻酔・集中治療領域でも代謝の変化をみるためには重要な指標となる。

文　献

1. 細田蓮子，水野禎子，下村 啓ほか．麻酔覚醒前後の酸素消費量と循環諸量の変動に対する硬膜外麻酔の効果．日臨麻会誌 1987；7：516-24.

*3　ちなみに，全盛期のマラソンの瀬古利彦選手は 82 mL/kg/min，柔道の山下泰裕選手は 63 mL/kg/min であった。

F_AO_2：肺胞気酸素濃度
F_ICO_2：吸入二酸化炭素濃度
$PaCO_2$：動脈血二酸化炭素分圧
$P\bar{v}CO_2$：混合静脈血二酸化炭素分圧
SaO_2：動脈血酸素飽和度
$S\bar{v}O_2$：混合静脈血酸素飽和度

2. Leonard IE, Weitkamp B, Jones K, et al. Measurement of systemic oxygen uptake during low-flow anaesthesia with a standard technique vs. a novel method. Anaesthesia 2002；57：654-8.
3. Viale JP, Annat GJ, Tissot SM, et al. Mass spectrometric measurements of oxygen uptake during epidural analgesia combined with general anesthesia. Anesth Analg 1990；70：589-93.
4. Severinghaus JW. Water vapor calibration errors in some capnometers：Respiratory conventions misunderstood by manufacturers? Anesthesiology 1989；70：996-8.
5. Bock AV, Field H, Adair GS. The oxygen and carbon dioxide dissociation curves of human blood. J Biol Chem 1924；59：353-78.

029 自発呼吸と人工呼吸の呼吸生理学的な違いは何か

日野 秀樹

呼吸の第一の目的は，酸素の供給と二酸化炭素の排出であり，肺を介した換気とガス交換によってなされる。普段われわれは，胸腔内に生じる陰圧により自発的に換気を行っている。しかし，周術期の患者は人工呼吸器で管理されている場合が多い。人工呼吸器は，近年さまざまなモードを備えたものがもてはやされているが，そのほとんどが陽圧換気をベースとしている。陰圧による自発呼吸と陽圧を用いて行う人工呼吸の違いについて，呼吸生理学の観点から解説する。

自発呼吸と人工呼吸における換気の違い

自発呼吸における吸気は能動的である。呼吸筋の収縮により胸腔内の容積を増大させ，もともと－5 cmH_2O 程度の胸腔内圧を－8 cmH_2O 程度まで低下させることで，肺を膨張させる。その結果，気道内圧が陰圧となり肺内への気流が生まれる。一方，呼気は受動的に生じる。弾性組織である肺と胸郭が吸気時に拡張することによって蓄えられたエネルギーが戻ろうとする力（リコイル）で，気道抵抗に打ち勝つ気道内圧を生み，肺内のガスを呼出する。実際，肺を胸腔内から取り出すと，肺活量の約55％まで虚脱し，もとの容量を保つには加圧を必要とする。

一方，人工呼吸では，気管チューブなどを介して，人工呼吸器でガスを送り込む。換気によるガス分布の均一性は肺全体を膨張させる自発呼吸のほうが優れている[1]。

また人工呼吸では，吸気相の気道内圧は人工呼吸器が加える圧であり，それは気道で生じる圧と肺・胸郭で生じる圧から成り立つ。気道で生じる圧はガスの流量と気道抵抗の積であり，肺・胸郭で生じる圧は肺・胸郭内のガス容量と肺・胸郭コンプライアンス（膨らみやすさ）の逆数の積である。つまり，気道内圧は，ガス流量，換気量が同じであれば，気道抵抗が大きいほど，肺・胸郭コンプライアンスが小さいほど高くなる。その肺・胸郭コンプライアンス（膨らみやすさ）は，換気を止めた状態の肺・胸郭内容量とその際の圧の関係をみたものであるが

図 29-1　自発呼吸と人工呼吸時の横隔膜の動き（同一患者，側面像）
自発呼吸の吸気時（A）は横隔膜が収縮しドーム状になり尾側に移動しているが，人工呼吸の吸気時（C）は弛緩した横隔膜がそのまま尾側に平行移動している。側面像の横隔膜の形状の違いに注目。
A：自発呼吸　吸気　　B：自発呼吸　呼気　　C：人工呼吸　吸気　　D：人工呼吸　呼気

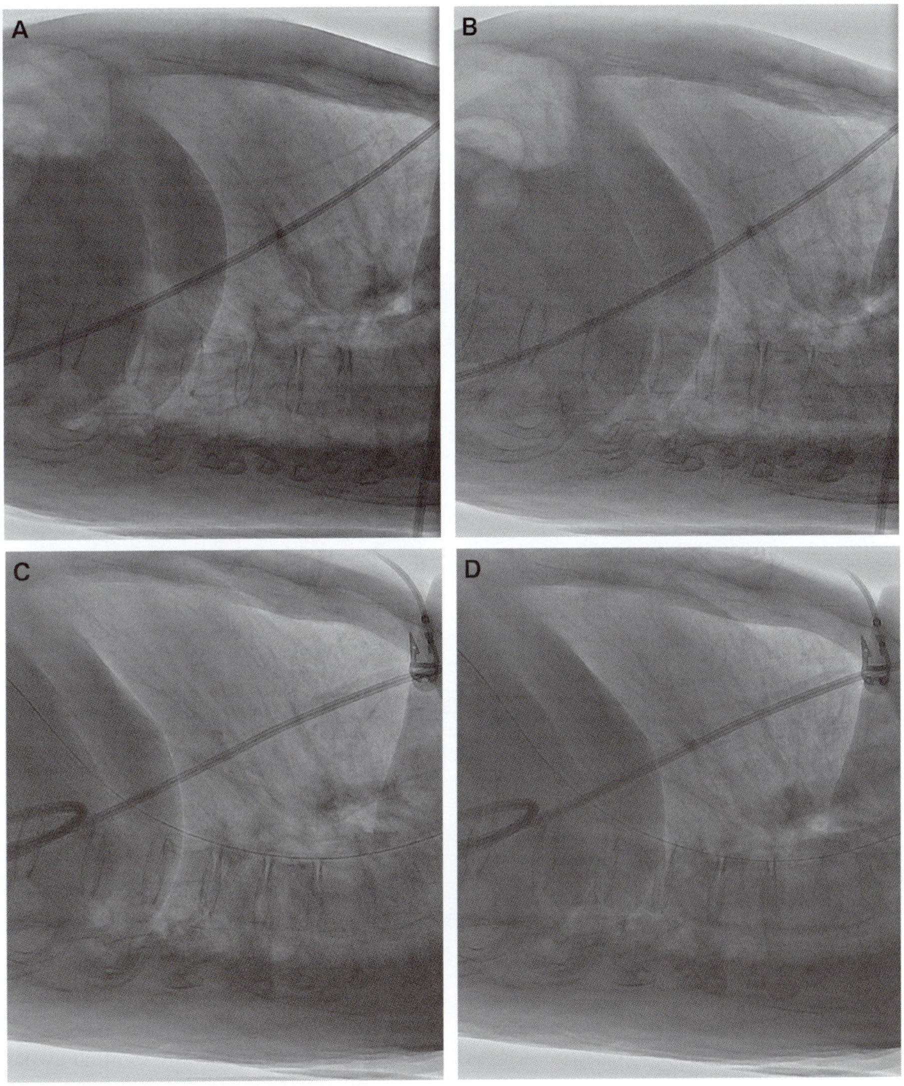

一定ではなく，低容量低圧領域と高容量高圧領域ではコンプライアンスは低い。低い陽圧換気ではコンプライアンスが悪い領域のある肺は膨らみにくく，ある程度高い気道内圧が必要となる。

▶横隔膜の動き

前述のように，通常の自発呼吸では，呼吸筋による胸郭容積の増加が吸気を生む。安静時には，その容積変化の大部分は横隔膜によってもたらされる。吸気開始とともに横隔膜が収縮し，ドーム状になり尾側に移動する。この際，仰臥位だと背側の筋性部がより大きく動き，呼気開始とともに弛緩し，頭側に移動する。一方，人工呼吸では，吸気時に横隔膜の収縮に伴う移動はなく，弛緩した状態のまま尾側にほぼ平行移動する。さらに仰臥位では，腹部臓器の影響で背側に，より腹圧がかかるため，背側横隔膜の動きは腹側

コラム　人工呼吸と吸入薬

術中に喘息などが起きた場合，麻酔科医はしばしば吸入薬をスペーサーから投与する。しかし，正しく使用したとしても，人工呼吸中はその効果は非人工呼吸患者と比較して低い。というのも，吸入薬の効果は下気道に到達した薬物の量に左右されることがわかっており，その到達量は薬物，添加物，スペーサーの種類の影響も受けるが，人工呼吸自体の影響もあるからである。その要因として挙げられているのは，吸気時間，1回換気量，回路内の湿度，ガスの種類・密度などである[2)]。さらに，1回換気量を同等にした場合，人工呼吸よりも自発呼吸のほうが，より多くの薬物が到達した[3)]という実験報告もある。ここにも，人工呼吸と自発呼吸の呼吸生理の違いが出ているのだろう。

に比べて小さくなる。結果的に背側横隔膜の可動域は小さく，背側肺の換気は自発呼吸と比べて低下する（**図 29-1**）。

▶自発呼吸と人工呼吸におけるガス交換の違い

人工呼吸の際に高い気道内圧をかけると，肺胞死腔と解剖学的死腔がともに増加する。自発呼吸時の上気道では，流速が増加すると気道抵抗は上昇し，気道内圧が減衰する。気管チューブの圧－流量関係も同様に非線形である。気管挿管状態での気道抵抗は，非挿管時よりも大きく，気管チューブの内径が小さくなるに従って急激に上昇し，その末梢の気道内圧の減衰が起こり，肺胞死腔が増加する。30 cm ほどもあるチューブを介して呼吸するのは苦しいのである。苦しくて呼吸が荒くなる（流速が増加する）と，なおさらである。

また，人工呼吸によって生じる高い気道内圧によって，ガス交換を行わない気道，すなわち解剖学的死腔が増加する。これに伴い，換気領域の気道内圧が上昇し，血流が換気領域から非換気領域へシフトする。さらに，人工呼吸中は仰臥位，もしくはそれに近い体位でいることが多いため，体位の影響も加わる。立位では，重力により換気量，血流量ともに肺底部で増加するが，仰臥位になると，血流は腹側から背側へシフトする。一方，換気量は前述した横隔膜の動きや重力に伴う背側への分泌物の貯留により，背側で減少する。これらの結果，換気血流比の不均等が増大し，肺におけるガス交換に障害が起きる。

文　献

1. Kreit JW, Eschenbacher WL. The physiology of spontaneous and mechanical ventilation. Clin Chest Med 1988 ; 9 : 11-21.
2. Ari A, Fink JB, Dhand R. Inhalation therapy in patients receiving mechanical ventilation : an update. J Aerosol Med Pulm Drug Deliv 2012 ; 25 : 319-32.
3. Dhand R. Inhalation therapy with metered-dose inhalers and dry powder inhalers in mechanically ventilated patients. Respir Care 2005 ; 50 : 1331-45.

030 高濃度酸素が有害なのはなぜか

紙谷 義孝

術中に低酸素血症に遭遇したら，まず吸入酸素濃度（F_IO_2）を上げて対応することが多いと思うが，上級医から「高濃度酸素は肺に悪いから，原因が検索され，状態が落ち着いたら F_{IO_2} を下げるように」と指導されることもあるだろう。なぜ，高濃度酸素は肺に悪いのだろうか。

▶高濃度の酸素による影響

細胞が生きていくためには，ミトコンドリアにおいて糖を基質として，エネルギー基質であるアデノシン三リン酸（ATP）が産生されることが必須である。効率のよい ATP 産生に酸素は必須であるので，血中酸素濃度は高ければ高いほどいいように思われるのだが，実際には高濃度酸素は以下の二つの機序により肺に障害を引き起こす。

◎肺の組織毒性

一つは組織毒性である。過剰に酸素を投与すると，体内では活性酸素が産生され，そのフリーラジカルが細胞傷害や組織傷害を引き起こす。活性酸素は，通常でも酸化還元反応により産生されているため，細胞内にはフリーラジカルから細胞を守る防御システムはある。しかし，高濃度酸素投与により，活性酸素が過剰に産生されて防御能を超えてしまうと，タンパク質，脂質，DNA にダメージを与え，細胞傷害や細胞死に至る。

酸素による組織傷害の病理学的変化は非特異的である。肺においては，細胞滲出期を経て，終末期には肺線維化と肺高血圧などの不可逆的変化が出現する点で，急性呼吸促迫症候群（ARDS）に類似する[1)]。この結果，生理学的な変化として機能的残気量減少や肺拡散能や肺コンプライアンスなどの低下がみられる（**表 30-1**）[1)]。ヒトへの高濃度酸素（60～100％）使用に関する限られた臨床報告[2)]では，間質の肥厚や肺胞，毛細血管上皮の減少といった影響が示されている。

表 30-1　健常者 100％酸素吸入時の臨床所見

吸入時間（hr）	臨床所見
0～12	肺機能正常 気管・気管支炎 胸骨下痛
12～24	肺活量減少
24～30	肺コンプライアンス低下 肺胞動脈血酸素分圧較差〔P_{A}-aO_2〕増加 運動時酸素分圧低下
30～72	肺拡散能低下

（Jenkinson SG. Oxygen toxicity. New Horiz 1993；1：504-11 および Kapanci Y, et al. Oxygen pneumonitis in man：Light- and electron-microscopic morphometric studies. Chest 1972；62：162-9 より作成）

◎肺の機能障害

二つ目は機能的な障害である。高濃度酸素投与は，吸収性無気肺，低酸素性肺血管攣縮（HPV）の抑制，肺内シャントの増加などを引き起こす。

吸収性無気肺とは，高濃度酸素を投与すると，肺胞内圧を維持する窒素が相対的に少なくなるため，酸素が血液に吸収されることで肺胞が虚脱してしまう病態である。特に 100％酸素の吸入によって顕在化する[3)]。

また，正常肺であっても，肺胞ごとのガス分布は均一ではない。肺胞内酸素分圧が低い領域（例えば，仰臥位では背側）では，HPV によって換気と血流の不均等を調節しているのだが，100％酸素を投与することで肺胞内酸素濃度が上昇すると，HPV が抑制され，換気血流比不均等が増大する可能性がある[4)]。

さらに，一般的に酸素化係数（PaO_2/F_{IO_2} 比）は F_{IO_2} 依存性に低下するが，この理由は肺内シャントの増加によると考えられている[5)]。

加えて，酸素吸入による機能的な障害として，換気応答の抑制が挙げられる。慢性閉塞性肺疾患などで，常に低換気状態の患者は，血中二酸化炭素濃度の上昇による換気応答が失われており，低酸素のみが換気をドライブする刺激となっている。そこに，高濃度酸素投与によって低酸素状態が解消されると，換気ドライブが失われ，換気が抑制され $PaCO_2$ が上昇する。二酸化炭素は高濃度では麻酔作用をもち，$PaCO_2$ が 70 mmHg 程度で意識消失が生じ[6]，100 mmHg 以上では刺激に対して反応性を失う[7]。これがいわゆる CO_2 ナルコーシスである。

▶臨床での対処の考え方

では，臨床で患者が低酸素血症に陥ったらどうすればよいのだろう。

低酸素血症は非常に緊急度の高い病態であるため，その治療は何よりも優先しなければならない。酸素投与による合併症があるとしても，安全域を確保できるだけの高濃度酸素を投与すべきである。

ただし，麻酔中に発生する低酸素の多くは，呼吸回路の異常や人工呼吸器の設定不良によるものが多く，酸素濃度を上昇させなくても，簡単な処置や設定の変更により低酸素が改善することも多い。具体的には，気道内分泌物の貯留，気管チューブの位置異常，カフ漏れを含めた回路からのリークなどであり，これらは聴診や吸引などにより診断・治療が行える。また，肥満患者などでは，横隔膜の挙上により機能的残気量の減少が起こるが，呼気終末陽圧（PEEP）を加えることで機能的残気量を増加させて，低酸素血症を改善できる。

周術期に遭遇しやすい低酸素に対し，盲目的に酸素のノブを回す以外の上記のような「技」を身につけることも必要である。そして，低酸素血症の原因を検索・治療した後には，漫然と高濃度酸素を投与し続けることなく，適切な酸素濃度に調節すべきである。

コラム　動物種による酸素毒性の影響の違い

動物種によって酸素毒性の程度には差がある。おそらくフリーラジカルに対する生体防御機構が動物種によって異なるためと考えられる。100％酸素吸入によって，マウスやラットは 3 日以内にほぼ死亡するが，サルは 1 週間以上の生存が可能である[8]。おそらくヒトは，さらに長期の耐性を有すると考えられる。

例えば，100％酸素で 24 時間人工呼吸を受けた心臓手術後症例の肺機能は，酸素分圧（PO_2）を 80～120 mmHg に保てる最低限の酸素濃度で人工呼吸を受けた症例と違いはなかった[9]。

また，頭部外傷で 31～72 時間人工呼吸を受けた症例では，大気で換気された症例と比較し，病理組織上の違いはなかった[10]。酸素毒性で重要なのは FiO_2 ではなく動脈血酸素分圧（PaO_2）であり，臨床では低酸素血症患者の肺の組織学的変化は，ほとんど起こらないと指摘する意見もある。

一方，前述のように，ヒトの場合，短時間であれば高濃度酸素による害が顕在化しないという前提に立てば，周術期高濃度酸素投与による利点もあるとされる。特に，術後悪心・嘔吐（PONV）や術後の創感染予防には，高濃度酸素投与が有利であるという報告[11] もある。

文　献

1. Jenkinson SG. Oxygen toxicity. New Horiz 1993；1：504-11.
2. Kapanci Y, Tosco R, Eggermann J, et al. Oxygen pneumonitis in man：Light- and electron-microscopic morphometric studies. Chest 1972；62：162-9.
3. Duggan M, Kavanagh BP. Pulmonary atelectasis：a pathogenic perioperative entity. Anesthesiology 2005；102：838-54.
4. Moudgil R, Michelakis ED, Archer SL. Hypoxic pulmonary vasoconstriction. J Appl Physiol 2005；98：390-403.
5. Sinha PK, Neema PK, Unnikrishnan KP, et al. Effect of lung ventilation with 50% oxygen in air or nitrous oxide versus 100 % oxygen onoxygenation index after cardiopulmonary bypass. J Cardiothorac Vasc Anesth 2006；20：136-42.
6. Refsum HE. Relationship between state of consciousness and arterial hypoxaemia and hypercapnia in patients with pulmonary insufficiency, breathing air. Clin Sci 1963；25：361-7.
7. Westlake EK, Simpson T, Kaye M. Carbon dioxide narcosis in emphysema. Q J Med 1955；24：155-73.
8. Jenkinson SG. Pulmonary oxygen toxici-

ty. Clin Chest Med 1982；3：109-19.
9. Singer MM, Wright F, Stanley LK, et al. Oxygen toxicity in man. A prospective study in patients after open-heart surgery. N Engl J Med 1970；283：1473-8.
10. Barber RE, Hamilton WK. Oxygen toxicity in man. A prospective study in patients with irreversible brain damage. N Engl J Med 1970；283：1478-84.
11. Hovaguimian F, Lysakowski C, Elia N, et al. Effect of intraoperative high inspired oxygen fraction on surgical site infection, postoperative nausea and vomiting, and pulmonary function：systematic review and meta-analysis of randomized controlled trials. Anesthesiology 2013；119：303-16.

031 気管支喘息患者にしてはいけないことは何か？

五十嵐 あゆ子
川名 信

▶小児発症喘息と成人発症喘息

喘息患者の20％を占めるといわれる小児発症喘息はアトピー型喘息が大多数を占め，アレルギー素因の患者（いわゆるアレルギーマーチ）に起こる軽症で一過性の発作である。成長とともに治癒する者が多い。一方，成人発症喘息は40代以降の発症が多く，非アトピー型で，より重症例が多いのが特徴である。したがって，麻酔の管理法は小児喘息と成人喘息ではいくつか異なる点がある。以下本項では，主に小児喘息患者の麻酔法について述べる。

▶喘息患者に「しなければならないこと」

喘息患者の麻酔管理において100％安全という黄金律はない。しかし，喘息患者の呼吸器合併症のリスクは非喘息患者に比べて低い[1]という報告もあり，特にコントロール良好な喘息患者では丁寧な麻酔管理を行えば危険度は決して高くない。したがって，「してはいけないこと」は，翻って言えば安全な麻酔管理のために「しなければならないこと」を怠ることにつきる。

▶術前の問診は最初の一歩

術前の問診では，喘息発作の頻度や程度，入院歴があるか，直近の発作や発作の誘因などを聴取する。発作時の治療薬や常用薬の内容も確認する。「お薬手帳」は投薬内容から過去の発作頻度や重症度を推察することができるので必ずチェックする。コントロール不良が疑われる場合は専門医にコンサルトし，可能であれば手術を延期する。日本小児アレルギー学会喘息治療・管理ガイドライン委員会[2]による質問票を**図31-1**に示す。喘息コントロール状態の把握の参考にしてほしい。

小児では非ステロイド性抗炎症薬（NSAIDs）誘発性の喘息は成人に比べると少ないが，解熱鎮痛薬を安全に使用した既往があれば術後の鎮痛薬を選ぶ際の目安になる。なおNSAIDs過敏性喘息の患者では，コハク酸エステルステロイド（ソル・コーテフ®など）の急速静注により喘息発作が誘発されるので禁忌

図 31-1　小児喘息重症度判定と喘息コントロールテスト
〔西牟田敏之ほか．JAPANESE PEDIATRIC ASTHMA CONTROL PROGRAM（JPAC）の有用性に関する検討．日小児アレルギー会誌 2008；22：135-45 より作成〕

Q1：　最近 1 カ月に咳嗽・喘鳴はどのくらいありましたか			
まったくない（3 点）	月 1 回以上，週 1 回未満（2 点）	週 1 回以上，毎日ではない（1 点）	毎日（0 点）
Q2：　最近 1 カ月に呼吸困難を伴う発作がどのくらいありましたか			
まったくない（3 点）	時にあるが持続しない（2 点）	たびたびあり，持続する（1 点）	ほぼ毎日持続（0 点）
Q3：　最近 1 カ月に夜間，喘息症状で目をさますことがありましたか			
まったくない（3 点）	時にあるが週 1 回未満（2 点）	週 1 回以上，毎日ではない（1 点）	毎日（0 点）
Q4：　運動やはしゃいだ時の咳嗽・喘鳴で困ることがありますか			
まったくない（3 点）	軽度あるが困らない（2 点）	たびたびあり困る（1 点）	いつもあり困る（0 点）
Q5：　最近 1 カ月に発作のため頓用薬をどのくらい使いましたか			
まったくない（3 点）	週 1 回以下（2 点）	週に数回，毎日ではない（1 点）	毎日（0 点）

Q1 から Q5 の得点を合計する。15 点：完全コントロール，14〜12 点：コントロール良好，11 点以下：コントロール不良。

である。その場合は，リン酸エステルステロイド（デカドロン®など）を用いる。

問診で直近の発作や気道感染症が判明したとしよう。気道の過敏性は感染後 6 週間のあいだ上昇するとされ，この間に気道合併症のリスクは 2〜5 倍に増加する[3]。特に RS ウイルスやインフルエンザウイルス感染後は気道過敏性が亢進している。非喘息患者でも 2〜3 週間，喘息患者の場合は 4〜6 週の手術延期が望ましい[4]。ただし，疾患の緊急性によっては手術延期が難しいこともある。喘息発作のリスクと手術を行うベネフィットを術者や患者・家族に説明する（**コメント 1**）。

コメント 1

共働き家庭の増加や託児施設の不足のために「手術を予定通り行わないと介護休暇がとれない」「託児施設が見つからない」と言う風邪ひき小児の保護者との攻防は術前外来で日常茶飯事である。また，喘息の小児患者は平均年間 6〜8 回の発作や上気道感染を起こすといわれ，手術時期の決定に悩むことも多い。その結果「この程度なら…」と麻酔を引き受け，要らざる冷や汗をかくこともある。100%の安全はない以上，最終的な判断は各施設や各医師の裁量である。ちなみに von Ungern-Sternberg らの研究[3]によれば，経験の浅い医師による麻酔も危険因子である。

▶術前から術中の管理

かかりつけ医から処方された内服薬や吸入薬があれば術当日まで継続する。抗アレルギー薬も同様である。ステロイド吸入薬は手術の 2〜3 時間以上前に吸入する。β_2 受容体刺激吸入薬は 1〜2 時間前に吸入し，さらに発作に備え手術室に持参してもらう。ストレスや興奮，過呼吸は発作を誘発する。不安が強く理解力のない幼児には前投薬が有用である。経口・経腸ミダゾラム 0.5 mg/kg は喘息誘発作用がなく安全に使用できる。

麻酔導入や維持は静脈麻酔薬でも吸入

麻酔薬でもよい。プロポフォールは気管支拡張作用がある。ただし卵黄のレシチンと大豆油を含有しているため，卵黄や大豆にアレルギーのある患者では使用を控える。フェンタニルやレミフェンタニルの使用は問題ないが，急速投与による胸筋硬直・換気困難には注意が必要である。

ヒスタミン遊離作用のある薬物（モルヒネやチオペンタールなど）や，気道刺激性があり気管抵抗を増加するデスフルランは喘息患者の麻酔には用いない。脱分極性筋弛緩薬（スキサメトニウム）と非脱分極性筋弛緩薬は，ヒスタミン遊離作用がなく安全に使用できる。しかし，非脱分極性筋弛緩薬の拮抗薬のネオスチグミンは，ムスカリン受容体に作用して気管分泌物増加や気管支攣縮を起こすおそれがある。喘息患者ではロクロニウムの使用とスガマデクスによる拮抗がより安全である。痛み刺激も喘息誘発のトリガーとなる。喘息患者では特に術中から術後まで十分な鎮痛を心がけよう。

▶寝た児を起こす？気道刺激

気道操作は迷走神経反射，さらにＣ神経線維刺激によるサブスタンスＰやニューロキニンの放出を引き起こすことで気管攣縮の引き金となる。喘息患者では気管反応性が亢進している。軽症～中等症の喘息患者であっても気管挿管後の気道抵抗は非喘息患者と比べると増加する。気道吸引を含め気道操作はすべて気道刺激になる，と心して行う。

区域麻酔（小児の場合はフェイスマスクによる全身麻酔併用）はコントロールのよい喘息患者では理想的な麻酔法である。しかし，術式や患者の状態によっては気管挿管が必要となる。その場合，静脈麻酔薬や麻薬によって十分な麻酔深度を確保し，気道の侵害刺激に対する反応を抑制したうえで喉頭展開や気管挿管を行う。声門上器具は気管挿管より気管攣縮が少ない[5]との報告があり，喘息患者の気道管理には有用である。ただし幼児にでは声門上器具による喉頭痙攣の発生は気管挿管より多い[3]。

喉頭痙攣は，95％は自然寛解するが，5％は何らかの処置を要し，時に重篤な結果をまねくことに留意してほしい（**コメント 2**）。

> **コメント 2**
>
> 声門上器具の抜去時は，舌根沈下や気道分泌物をきっかけに喉頭痙攣などトラブルを起こしやすい。また導入時も，特に小児では舌や扁桃腺肥大によってマスク換気に難渋したり，デバイスの留置に手間取る場合がある。複数回の気道操作は喘息発作や喉頭痙攣のリスクを増加させることに注意が必要である。

▶早め？ゆっくり？抜管のタイミング

先輩麻酔科医が「喘息患者は深麻酔で抜管する」と言うのを聞いたことがあるだろうか。気管操作は喘息発作や気管攣縮のトリガーとなるため，手術が終わったら麻酔薬によって気道の侵害刺激に対する反応性が抑制された状態で気管チューブを抜去する，ということである。ただし，気管チューブを抜去することで気道は無防備な状態になる。抜管前の十分な自発呼吸の回復は絶対条件だが，さらに誤嚥のリスク，頭頸部や口腔内手術，導入時にマスク換気や気道操作に困難があった症例では，早急な抜管はトラブルのもとになる。こういった症例は，覚醒を待ち抜管する。

小児では，麻酔下でしっかり気管や口腔内分泌物を吸引し，可能であればカフを脱気して，覚醒を静かに待ち，なるべ

コメント3

喘息治療薬に反応しない重積発作時に吸入麻酔薬のレスキュー療法が行われることがある。吸入麻酔薬には気管支拡張作用があり，治療薬が効果を発揮するまでや，感染症のコントロールがつくまでの時間を稼ぐという意味でレスキュー療法といわれる。ただし，保険適用はない。また，集中治療室には余剰ガス配管がないため安易に行うべきではないが，麻酔科医なら覚えておこう。

表 31-1　麻酔中の喘息発作の鑑別診断

- 気管支挿管
- 気管異物（脱落した歯など）
- 気管チューブ，呼吸回路の機械的閉塞や狭窄（チューブの折れ曲がり・分泌物による閉塞など）
- 気胸
- 肺水腫
- 誤嚥

く刺激をしないように抜管をする。仮に抜管前に喘息発作を疑った場合は，セボフルランやプロポフォールを投与し麻酔を深くする。特に気管支拡張作用のある吸入麻酔薬は喘息発作時の強い味方である（**コメント3**）。焦って抜管してはならない。

鑑別診断（**表 31-1**）を行い，喘息と判断した場合は挿管したまますみやかに治療を行う。第一選択はβ_2刺激薬の吸入である。ただしエアロゾール製剤を直接気管チューブや麻酔回路から投与した場合，気管支に到達する量はわずかなので麻酔回路専用のスペーサー〔例えば，エアロチャンバー® (Trudell Medical International 社製，アムコ)〕が必要である。効果を確認しながら投与を2〜3回繰り返す。スペーサーがない場合，プロカテロール（メプチン®）やアドレナリン®を生理食塩液で希釈しネブライザーで吸入させる。ステロイド投与も行う。ただし即効性はない。治療に反応し呼吸状態が改善した場合，ゆっくり覚醒させ抜管を試みる。抜管直後に症状が再燃することもある。症状が寛解しない場合はICU・HCUなどに患者を移送し専門医にコンサルトのうえ治療を行う。

● ● ●

小児でも成人でも喘息管理は“浅い麻酔下での気道の刺激を避ける”“術前状態をよくする（喘息の治療，感染症予防や家庭内禁煙の指導）”ことが成功のコツである。

文　献

1. Warner DO, Warner MA, Barnes RD, et al. Perioperative respiratory complications in patients with asthma. Anesthesiology 1996；85：460-7.
2. 西牟田敏之，渡邊博子，佐藤一樹ほか．JAPANESE PEDIATRIC ASTHMA CONTROL PROGRAM（JPAC）の有用性に関する検討．日小児アレルギー会誌 2008；22：135-45.
3. von Ungern-Sternberg BS, Boda K, Chambers NA, et al. Risk assessment for respiratory complications in paediatric anaesthesia：a prospective cohort study. Lancet 2010；376：773-83.
4. Maxwell LG, Goodwin SR, Mancuso TJ, et al. Systemic disorder. In：Davis PJ, Cladis FP, Motoyama EK. Smith's Anesthesia for Infants and Children. 8th ed. Philadelphia：Elsevier & Mosby, 2011：1098-182.
5. Kim ES, Bishop MJ. Endotracheal intubation, but not laryngeal mask airway insertion, produces reversible bronchoconstriction. Anesthesiology 1999；90：391-4.

スガマデクス投与後の再挿管はどうやって行うか

032

北島 治

無事に手術が終了し，患者を帰室させようかというときに，外科サイドから，ドレーンから出血が多いので止血したい…とあまり遭遇したくないが，そのような状況は時に経験する。この際，手術内容にもよるが，開腹手術など筋弛緩を要する手術では，スガマデクスを投与してしまった後であり，再挿管時あるいは麻酔維持期の筋弛緩薬はどうしようと考えさせられる。

▶再手術時に筋弛緩薬が必要な症例では，ロクロニウムで再挿管，維持する

スガマデクスによる筋弛緩状態からの回復後，術後出血などによる緊急再手術の際に，ロクロニウムを包接していない遊離のスガマデクスが，ロクロニウム再投与時の作用発現を遅延させるのではと，発売当初より懸念されていた。実際にボランティアを対象にしたCammuら[1)]の検討では，スガマデクス投与後，短時間内でのロクロニウムの再投与は，その作用発現を遅らせると報告されている。ロクロニウムによる筋弛緩がポストテタニックカウント（PTC）1〜2の際に，スガマデクス4 mg/kgを投与し，その後にロクロニウム1.2 mg/kgを再投与した結果，スガマデクス投与5分後では作用発現時間は約3分と延長するが，25分以後では1.7分と正常に近い発現時間が得られている。

つまり，スガマデクス投与後に迅速気管挿管を行いたい場合，25分経過後であればロクロニウム量は1.2 mg/kgでよいと考えられるが，25分以内であればより高用量が必要となる。その際のロクロニウムの投与量は，その前に投与したスガマデクスの投与量によっても異なるので，正確な数字は挙げられないが，例えば至適投与量としてスガマデクス200 mgを投与した直後であれば，筆者ならば2 mg/kg程度のロクロニウムを使用するだろう。

▶スガマデクス投与後の25分で本当に大丈夫？

スガマデクス投与から25分経過すれば，ロクロニウムは普通に効いてくれるのだろうか。スガマデクスの半減期は約2時間である。つまり，スガマデクス投与後2時間の段階では，まだかなりのスガマデクスが体内に残存していることになる。筋弛緩薬への感受性は個々の症例でかなり異なり，患者状態によってもロクロニウムやスガマデクスの排泄が異なってくる。実臨床からの報告[2〜5)]によると，スガマデクス投与後2〜3時間経過しても，ロクロニウム0.6〜1 mg/kgの投与量では完全遮断は得られていないようである。

スガマデクスとロクロニウムは1対1で包接，結合するため，理論的には体内で遊離のスガマデクス分子を上回るロクロニウム分子を投与すれば再筋弛緩は得られるはずである。分子量から計算すると，1：1と相応する投与量はスガマデ

コメント　自験例から

スガマデクス発売から3か月が経過した頃，後出血のために再手術になった婦人科症例を経験した。手術終了時にPTC 3であったため，スガマデクス4 mg/kgを投与し回復を得た。2時間後に再手術になったので，最初，筋弛緩モニター下にロクロニウム0.6 mg/kgを投与した。5分後で四連反応（TOF）比0.5，10分後でも0.25であった。ロクロニウム0.2 mg/kgを追加投与後にTOFカウント1になった。スガマデクス投与から2時間経過していたが，迅速気管挿管が必要な症例では，やはり大量のロクロニウム投与の準備が必要と思われた。

クス2 mg/kgに対してロクロニウム0.6 mg/kgだが，患者個々における正確な体内での分子数評価は不可能である。スガマデクス投与から数時間経過していても，患者安全を考慮すれば，再挿管時にはロクロニウムを1.2 mg/kg投与し，モニタリングで通常は30秒ほどで筋弛緩効果が表れ始めるが，それが観察できない場合には追加投与できる準備が必要である。再手術終了時にはその際の筋弛緩状態に適応したスガマデクス量で再度回復させることが必要であろう。

▶スキサメトニウムはどうか？

欧米ではスガマデクスと反応しないベンジルイソキノリン系を使用できるため，難しいことを考えなくとも再挿管時の筋弛緩は容易に得ることができる。しかし，わが国で使用可能な筋弛緩薬は，脱分極性筋弛緩薬であるスキサメトニウム，ステロイド型非脱分極性筋弛緩薬であるロクロニウム，ベクロニウムに限られる。したがって，迅速気管挿管が必要な場合にはスキサメトニウムまたはロクロニウムの投与となろう。

高カリウム血症を誘発する麻痺や熱傷など，あるいは悪性高熱症のリスクがなければ，スキサメトニウムで挿管し，その後モニタリング下にロクロニウム必要投与量を滴定する方法もよいだろう。しかし小児患者では，1994年に米国食品医薬品局（FDA）よりスキサメトニウムは使用禁忌の勧告が出されているため，ロクロニウムを優先するべきである。

▶抜管時，筋弛緩状態の評価をせずにスガマデクス200 mgを投与してしまった症例では？

筋弛緩モニターを有していない施設もあり，筋弛緩状態が不明なまま，手術終了とともにスガマデクス200 mgを単純に投与することのほうが多いと考えられる。本来，モニタリング下か，少なくとも自発呼吸の出現を確認して，スガマデクスは投与すべきであり，盲目的な投与後は，残存筋弛緩や再クラーレ化には十分に注意しなければならない。

盲目的なスガマデクス200 mg投与直後に再挿管する場合には，スキサメトニウムのほうが安全かもしれない。挿管後，筋弛緩モニターで評価しながら，ロクロニウム量を滴定するしかないであろう。

▶腎機能障害患者での注意点

スガマデクスはロクロニウム包接体も含めほとんどが腎排泄である。よって腎機能障害患者ではスガマデクスの排泄が遅れるため，投与より数時間経過していても高用量のロクロニウムの投与が必要になる可能性が高くなる。そのため筋弛緩モニターによる評価が必須になる。

文　献

1. Cammu G, de Kam PJ, De Graeve K, et al. Repeat dosing of rocuronium 1.2 mg kg^{-1} after reversal of neuromuscular block by sugammadex 4.0 mg kg^{-1} in anaesthetized healthy volunteers : a modelling-based pilot study. Br J Anaesth 2010 ; 105 : 487-92.
2. Iwasaki H, Sasakawa T, Takahoko K, et

al. A case series of re-establishment of neuromuscular block with rocuronium after sugammadex reversal. J Anesth 2016；30：534-7.
3. 北島 治，水澤教子，前田 岳ほか．スガマデクス投与後の再手術時にロクロニウム筋弛緩に抵抗性を示した1症例―加速度マイオグラムを用いた評価―．日臨麻会誌 2011；31：780-3.
4. Matsuki G, Takahata O, Iwasaki H. Repeat dosing of rocuronium after reversal of neuromuscular block by sugammadex. Can J Anesth 2011；58：769-70.
5. 高木俊一，樋口秀行，八木橋純子ほか．腎後性腎不全にてスガマデクスの作用が遷延した再手術症例．日臨麻会誌 2010；30：S167.

033 血圧が変化すると心拍数が変動するのはなぜか

藤井 怜
坪川 恒久

血圧が上昇すると心拍数が減少するのには，圧受容体が関与している。一方で，さまざまな薬物や病態，麻酔方法が，この圧受容体反射に影響している。ここでは，血圧上昇と心拍数減少のメカニズムと，圧受容体への影響について，解説する。

▶圧受容体の局在と神経支配

頸動脈洞および大動脈弓には，血圧を鋭敏に検知する圧受容体が存在する。頸動脈洞にある圧受容体の求心路は舌咽神経内にあり，大動脈弓にあるものは迷走神経内にある（**図 33-1**）。圧受容体が受けた刺激は，延髄にある孤束核に直接伝わる。脳幹内では，孤束核から遠心路として交感神経系，副交感神経へと刺激が伝わっていく。大動脈弓圧受容体と頸動脈洞圧受容体を比較すると，頸動脈洞圧受容体のほうが感度が高く，60～180 mmHg の範囲の血圧に反応する。安静時血圧に近いところにセットポイントがあり，正常血圧時に作動していると考えられる。

▶血圧上昇時の心拍数制御過程

血圧が上昇すると，孤束核 solitary nucleus（NTS）から伸びているグルタミン酸を神経伝達物質とする興奮性神経線維が，延髄の caudal ventrolateral medulla（CVLM）を活性化する（**図 33-2**）。CVLM からは，γ-アミノ酪酸（GABA）を神経伝達物質とする抑制性神経線維が，延髄の rostal ventrolateral medulla（RVLM）に伸びていて，RVLM の活動を抑制する。RVLM は交感神経系を制御している。したがって，RVLM が抑制されると交感神経系活動が減少し，その結果，心拍数が減少する。また，孤束核からは疑核 ambiguus nucleus や迷走神経への興奮性伝導もあり，副交感神経を活性化して心拍数を減少させる。

▶薬物と圧受容体反射

術中の高血圧治療によく用いられるカルシウム拮抗薬は，血管平滑筋の弛緩作用により血圧低下をもたらす。その結果，

図 33-1　圧受容体
大動脈弓の壁および総頸動脈が外頸動脈と内頸動脈に分岐する頸動脈洞には血圧を検知する圧受容体がある。大動脈弓にあるものは迷走神経を介して延髄の孤束核に刺激を伝導し，頸動脈洞にあるものは舌咽神経を介して孤束核に刺激を伝導する。

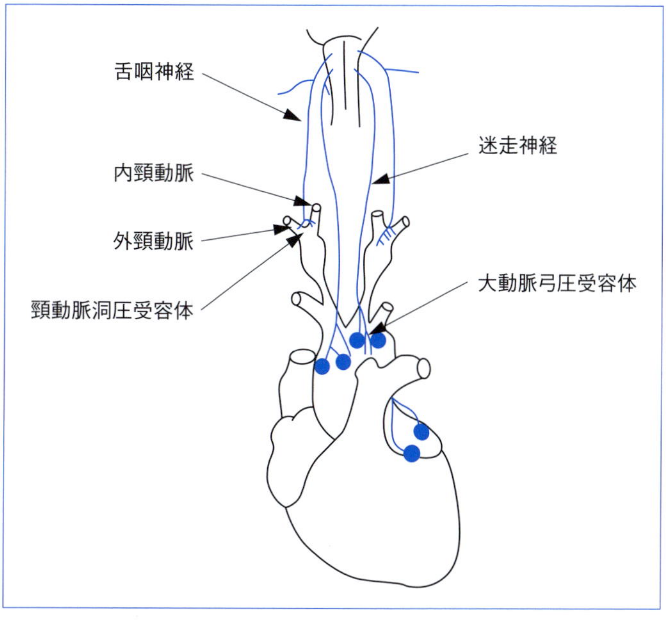

図 33-2　血圧上昇時の心拍数制御過程

RVLM：延髄腹外側野の頭側領域，CVLM：延髄腹外側野の尾側領域，中間外側核：交感神経系（循環系）の調節核

血圧が上昇すると，圧受容体からその刺激が孤束核に伝わり，興奮性神経線維がCVLMの活動を亢進させる。CVLMは抑制性神経線維をRVLMに伸ばし，交感神経系を抑制して心拍数が減少する。同時に孤束核は疑核や迷走神経に興奮性神経線維を伸ばし，副交感神経が心臓に心拍数を減らすように刺激する。

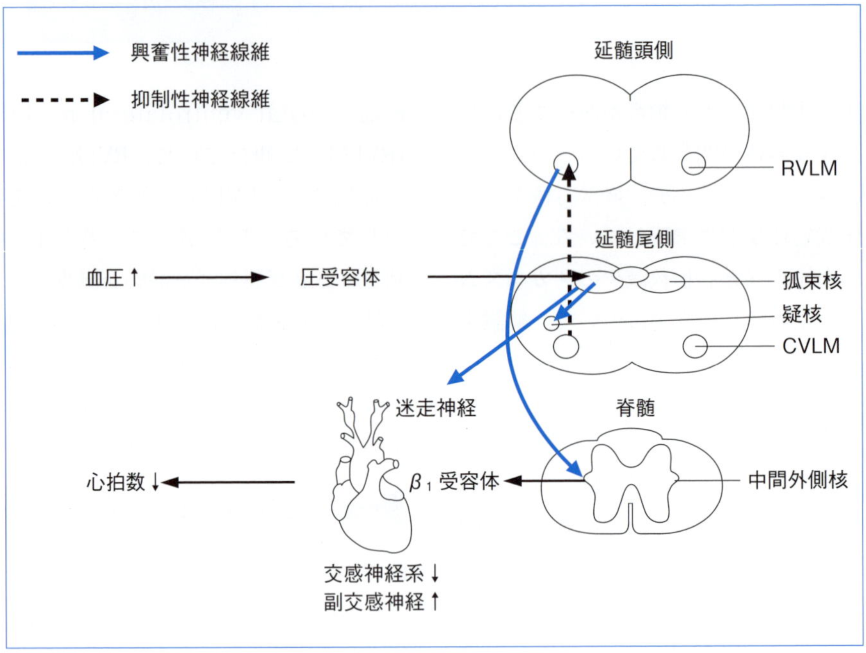

圧受容体が刺激され，心拍数増加，心収縮力増加をきたす。交感神経系活動の亢進は心血管イベントの危険因子であり，心拍数増加は一つの指標となる。Furberg ら[1]は，短時間作用型カルシウム拮抗薬のニフェジピンを高用量投与すると，冠動脈疾患で死亡するリスクが高くなることを示した。これは，圧受容体反射を介した交感神経系活動の亢進により，心拍数と心収縮力が増加し，心筋の酸素需要量が増加したことによる，と説明している。ただし，ジルチアゼムは洞房結節を抑制する作用をもつため，カルシウム拮抗薬でありながら血圧低下とともに心拍数は減少する。

α_1 受容体を介した昇圧作用をもつフェニレフリンを投与すると，圧受容体反射により，血圧上昇とともに心拍数が減少する。エフェドリンは β_1 受容体刺激作用をもち，血圧上昇とともに心拍数が増加する（**コメント 1**）。

コメント1　患者の状態により治療薬を使い分ける

硬膜外麻酔や深麻酔などで低血圧と徐脈が合併しているときは，昇圧作用と心拍数増加作用を期待してエフェドリンなどのβ受容体刺激薬を使用する。一方，慢性心房細動，血管内脱水などで低血圧と頻脈が合併しているときは，フェニレフリンなどのα刺激薬を使用すると圧受容体反射を利用して血圧の上昇と心拍数の減少を得ることができる。

▶圧受容体反射に影響する疾患

さまざまな疾患，病態が圧受容体反射に影響を及ぼすため，麻酔をするうえでも注意が必要となる。インスリンは圧受容体の感受性を増強するので，糖尿病患者，

すなわちインスリン抵抗性患者では，圧受容体反射が減弱している[2)]。また，高齢者では圧受容体反射が減弱しているため，起立性低血圧が起こりやすい。これは加齢の影響のほかに，服薬による影響もある[3)]と考えられている。心不全患者も同様に，圧受容体反射が減弱していることが報告されている（**コメント 2**）。

圧受容体反射が減弱している患者では，術中に出血や高度の脱水などで血圧が低下しても，圧受容体反射としての心拍数の増加が起こらない場合があり，これらの病態を見逃してしまう可能性があるため，注意を要する。

コメント 2　圧受容体反射に影響する麻酔法

硬膜外麻酔や脊髄くも膜下麻酔も交感神経系を遮断しているため，出血，脱水が起きても心拍数の増加が起こらないことが多い。つまり，心拍数が増えずに循環血液量減少性ショック hypovolemic shock に陥る場合があるので，麻酔管理を行ううえで注意が必要となる。

文　献

1. Furberg CD, Psaty BM, Meyer JV, et al. Nifedipine. Dose-related increase in mortality in patients with coronary heart disease. Circulation 1995；92：1326-31.
2. Ryan JP, Sheu LK, Verstynen TD, et al. Cerebral blood flow links insulin resistance and baroreflex sensitivity. PLoS One 2013；8：e83288.
3. 河野律子，荻ノ沢泰司，渡部太一ほか．起立性低血圧．昭和医会誌 2011；71：523-9.

034　自発呼吸と人工呼吸の循環生理学的な違いは何か

平田 直之
山蔭 道明

自発呼吸，人工呼吸いずれにおいても，吸気時，呼気時に 1 回拍出量および血圧が変動する。全身麻酔下で人工呼吸を行っている際に，動脈圧波形や経皮的末梢動脈血酸素飽和度（SpO_2）の波形を注視していると，この変化はすぐに確認できるであろう。呼吸による胸腔内圧や肺容量の変化が，前負荷，後負荷，心拍数，心筋収縮力に影響を与えることが，その背景にある。本項では，自発呼吸，人工呼吸それぞれにおける 1 回拍出量と血圧変動の機序について述べる。

呼吸による血行動態変動を考える場合，影響を及ぼす胸腔内圧，静脈還流，肺容量は，吸気時と呼気時で異なる動態を示すため，吸気時と呼気時に分けて考える必要がある。

▶自発吸気時は血圧低下

心機能が正常である場合，自発呼吸の吸気時に血圧は軽度低下する。さまざまな因子が吸気時の 1 回拍出量と血圧に影響を及ぼすが，そのなかでも左室後負荷の指標である左室壁内外圧較差が最も重要である（**図 34-1A**）[1)]。

左室壁内外圧較差 transmural pressure は左室壁内圧－胸腔内圧となる。そのため，左室壁内外圧較差は，吸気時には胸腔内圧低下のために上昇する（**図 34-1B**）。一方，右心系は，胸腔内圧が陰

図 34-1　左室壁内外圧較差

A：左室後負荷と胸腔内圧の関係，B：自発呼吸吸気時には左室後負荷が増大する

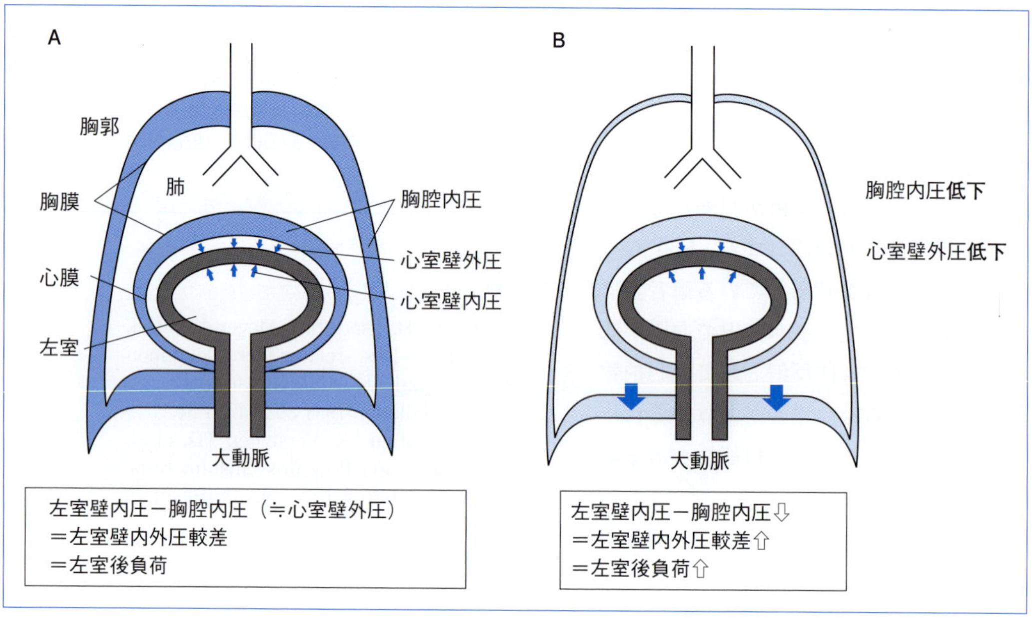

圧になると，静脈還流量が増加し，右室前負荷が上昇する（**図 34-2A**）。右心系から肺循環への還流増加により，1〜2 拍後には左心系への還流量も増加する。このように，自発呼吸の吸気時には，左室の後負荷と前負荷がともに上昇するが，後負荷の上昇が優位であるため，1 回拍出量は減少し血圧は低下する（**図 34-1B**）。

吸気時の肺や右心系の容量増大が左心系のコンプライアンスを低下させることも，血圧低下に関与している。安静時吸気時には，交感神経系活動が優位となり心拍数は増加する。結果として，自発吸気時の血圧の低下は通常 5 mmHg 程度と軽度である。

図 34-2　吸気時の静脈還流

A：自発呼吸吸気時，B：人工呼吸吸気時

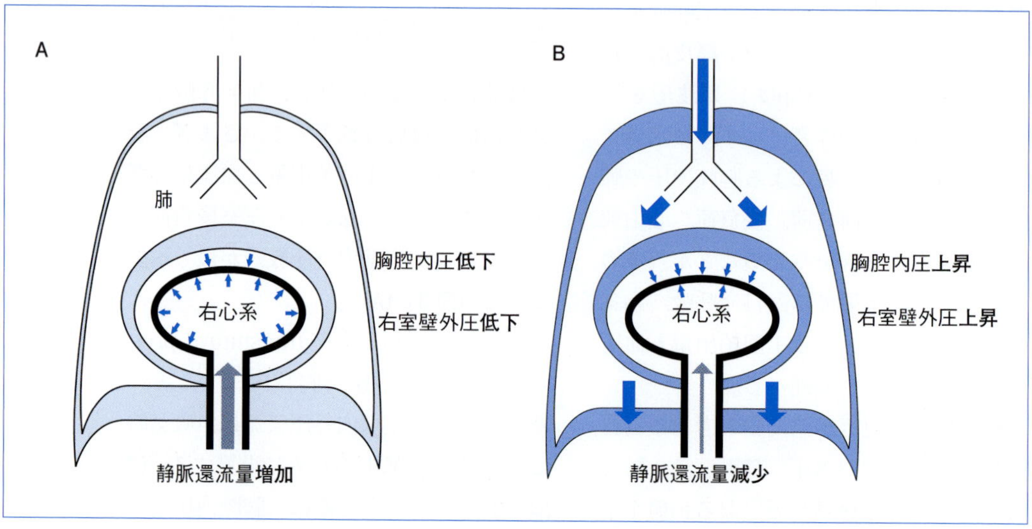

自発呼気時は心拍数減少

自発呼吸の呼気時には，胸腔内圧が吸気時よりも上昇するため，左室壁内外圧較差が低下，すなわち左室後負荷が軽減する。右心系への静脈還流量は減少するが，吸気時に肺血管へ貯留された血液が左心系へ還流する。さらに右心系や肺からの外圧が解除されるため，左心系コンプライアンスが改善し，1 回拍出量，血圧は軽度上昇する。安静時呼気時には，副交感神経が優位になるため，心拍数は減少する。

自発呼吸時の血行動態変動

自発呼吸での安静時の肺血管抵抗は，呼気時，吸気時ともに低く維持される。吸気時には肺胞外血液量が増加するが，肺胞内血液量の減少により相殺されるため，呼吸による肺血流変動が血行動態へ及ぼす影響は小さい。

以上をまとめると，自発呼吸の吸気時には 1 回拍出量減少および血圧の低下と心拍数の増加，呼気時には 1 回拍出量増加と心拍数の減少が認められる。1 回拍出量と心拍数の相互作用により，血圧変動の程度は 10 mmHg 未満であり，呼吸・循環系に合併症がない患者で臨床的に問題となることはない。一方，循環血液量の減少による前負荷の低下，心タンポナーデや緊張性気胸などで左室の拡張障害がある場合，上気道閉塞などによる吸気時胸腔内圧の低下（＝後負荷が増大）が著明な場合は，吸気時の血圧低下が増幅される。吸気時の血圧低下が 10 mmHg 以上となった場合に奇脈と呼ばれる[1)]。

人工呼吸時の 1 回拍出量と血圧

人工呼吸は，全身麻酔下の患者や集中治療患者において広く行われるが，自発呼吸とは異なる血行動態変動を示す。人工呼吸の吸気時にも，自発吸気時と同様に血圧低下がみられるが，その機序はまったく異なる[2)]。

人工呼吸の吸気時では，気道内圧と胸腔内圧の上昇という，非生理的な動態が血行動態変動の要因となる。胸腔内圧上昇は吸気時の静脈還流を減少させる（**図 34-2B**）。また，右室壁内外圧較差の低下により，右室後負荷が軽減するため，右室拡張終期容積は減少する。その結果，肺血流量は減少する。左室では，陽圧により肺静脈からの還流が一過性に増加し，一時的に 1 回拍出量の増加と血圧が上昇するが，肺血流量減少により徐々に前負荷が減少する。また人工呼吸による後負荷低下のため，左室拡張終末期容積が減少する。その結果，人工呼吸の吸気時には，徐々に 1 回拍出量は減少し血圧は低下する。

一方，人工呼吸の呼気時は静脈還流が改善するため，吸気時よりも 1 回拍出量は増加するが，吸気時の前負荷低下の影響により，血圧はほとんど変動しない。

人工呼吸時では，しばしば呼気終末陽圧（PEEP）が付与される。高い PEEP は静脈還流量減少を助長するため，血圧を低下させる。また，麻酔薬の多くは，低血圧に対して相対的に作用する圧受容体反射や交感神経系活動を抑制し，血行動態を抑制することも考慮しなくてはならない。

文　献

1. Hamzaoui O, Monnet X, Teboul JL. Pulsus paradoxus. Eur Respir J 2013；42：1696-705.
2. Michard F. Changes in arterial pressure during mechanical ventilation. Anesthesiology 2005；103：419-28.

座っていても下肢から血液が心臓に戻るのはなぜか

035

田中 聡

本項の疑問は，「座っていても下肢から血液が心臓に戻るのはなぜか」であるが，それに答えるには，坐位で下肢の静脈血流がうっ滞する機序についての理解が必要である。

▶坐位で，下肢からの静脈還流が悪化する機序

坐位では下肢からの血液が重力に抗して上昇する必要があるため，静脈還流が悪化すると説明される。しかし，この説明は十分ではない。足部と心臓の高低差が1 mのとき，静脈弁や筋収縮の存在を無視すれば，足部の静脈に74 mmHgの静水圧が加わる。足部の動脈にも心臓から駆出された圧力に加えて，74 mmHgの静水圧が加わる。すなわち，足部においても動脈と静脈の血圧差は存在しており，血液を駆動する力が大きく減少しているわけではない。仮に血管壁の剛性が非常に高ければ，重力は流体の流れを変化させない。

立位あるいは坐位のように，足部が心臓より低位にある場合に，静脈血流がうっ滞するのは，高い静水圧が加わり伸展性の高い静脈が拡張し，血液を貯留するためである（図 35-1）。心臓の位置よりも低位に四肢の静脈がある場合に，その静脈が怒張することは日々の臨床でも観察される。血流量が同一であれば，血管

図 35-1　仰臥位と坐位での動静脈内圧
仰臥位で，下肢の静脈内圧が15 mmHgである場合，静脈の拡張は少ない。坐位では，静脈弁や筋収縮などの影響を無視した場合，足部と心臓の高低差が1 mであれば，足部の静脈に74 mmHgの静水圧が加わり，合計89 mmHgの静脈内圧となる。心臓から駆出された圧が90 mmHgであるとすれば，足部の動脈にも同様に静水圧が加わり164 mmHgの動脈内圧となる。動脈系と静脈系の圧較差は変わりないが，高い静水圧により静脈は伸展し，血液を貯留する。

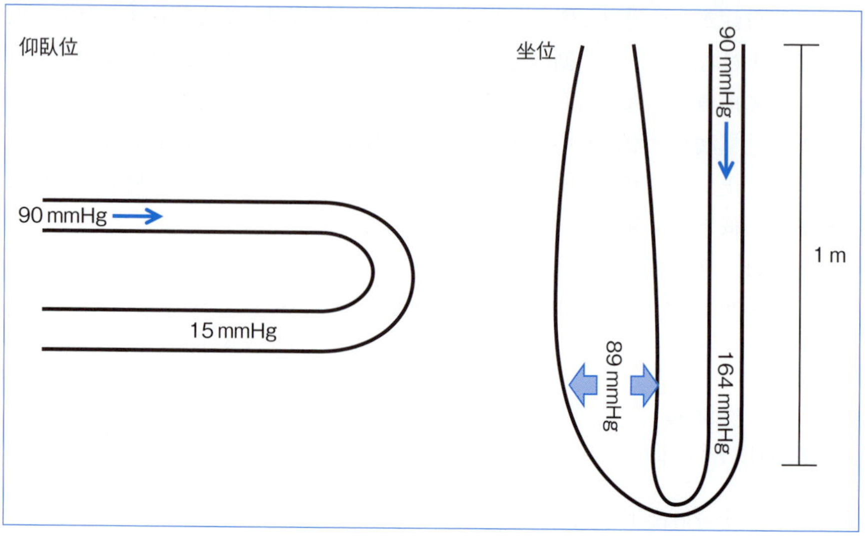

断面積の増加に伴い血流速度が低下する。

仰臥位，立位，坐位での大腿静脈における血流速度は，それぞれ 27 cm/sec，9 cm/sec，1 cm/sec[1] と報告されている。立位よりも坐位のほうが，心臓と足部の高低差は小さいが，血流速度は遅い。これは，椅子に座る姿勢では静脈に屈曲が生じたり，下肢の筋緊張が少ないためと考えられている。

▶坐位で，下肢からの静脈還流を促進する機序

下肢の静脈には内膜でできた弁がある。表在性静脈である大伏在静脈や小伏在静脈の血液は，最終的には大腿静脈に流入する。表在性静脈からの血液は，交通枝を介して深部静脈である前・後脛骨静脈，腓骨静脈，膝窩静脈に流入することもある。重力に抗して，下肢の静脈血の還流を促進する要因を以下に示す（図 35-2）。

①弁が存在するため，血液は一方向にしか流れない。静脈内圧が上昇すると，弁が開放され，血液が上行する。下肢で逆流が始まると，健常者の下肢静脈弁は 500 msec 以内に閉鎖する。一方，静脈瘤など慢性静脈疾患のある患者では，弁閉鎖までの時間が 1000 msec を超えるため，血液の逆流量が多くなる[2]。

②筋の収縮により隣接した深部静脈が圧迫され，深部静脈の血液が押し上げられる。弁が存在する部位では逆流は妨げられる。筋が弛緩すると深部静脈の内圧が低下し，遠位からの血液が流入し，また，交通枝を介して表在性静脈からも血液が流入する[3]。

③下肢静脈に静水圧がかかっている際には，呼吸運動に伴う腹圧低下時に，下肢静脈に血流が生じる[4]。腹圧低下により腹腔内の静脈内圧が低下するため，下肢静脈血が還流しやすくなる。

図 35-2　下肢の静脈還流を促進する機序

下肢の静脈には弁があり，静脈血は心臓方向にだけ流れる。筋収縮により，静脈が圧迫され圧が高まることにより，弁が開放され血液が還流する（→）。そのほか，呼吸に伴う腹圧の低下，深部静脈に伴走する動脈の拍動，圧が高まることによる押し上げ効果もある。深部静脈の血液が上行し内圧が低下すると，より末梢の弁が開放され，さらに遠位の深部静脈と表在性静脈から血液が流入する（⇢）。

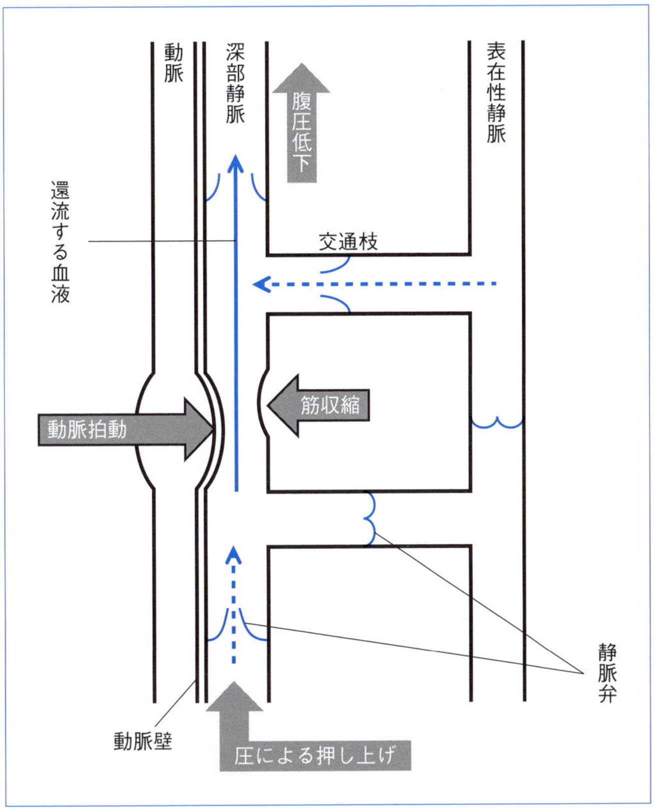

④深部静脈は動脈と伴走することが多いため，動脈の拍動が伝播することにより静脈血が移動する。

⑤動脈から血液は絶え間なく下肢に送られるため，静脈内圧の上昇による押し上げも弁を開放させ，静脈血の還流を促進する。

坐位では，下肢静脈は拡張し，安静時の下肢静脈血流速度は低下しているものの，上記の複数の機序により血流が維持される。

▶全身麻酔中の下肢静脈血流のうっ滞防止方法

全身麻酔下では筋ポンプ作用が消失しており，下肢静脈血流がうっ滞するため，血栓が生じやすい。毛細血管内圧の上昇により，循環系から組織間に液体が漏出するため，浮腫も生じる。それらを防止するため，患者や手術のリスクに応じて，弾性ストッキングや間欠的空気圧迫装置（IPC）を，下腿または足部に装着する。仰臥位と比較して坐位では，さらに下肢静脈は拡張し，安静時血流速度は低下する。弾性ストッキングを用いて静水圧による下肢静脈の拡張を防ぎ，IPCで圧迫し，筋ポンプ作用の代替をすることにより，静脈還流を促進する。

▶深部静脈血栓症とエコノミークラス症候群

深部静脈血栓症（DVT）は，深部静脈に血栓が生じる病態である。航空機の狭い座席に長時間同じ姿勢で座っている際にはDVTが生じやすく，いわゆるエコノミークラス症候群の原因となる。深部静脈で生じた血栓が遊離し，血流によって肺に到達し肺動脈を閉塞すると重篤で致死的な症状を呈する。それゆえ，DVTを防止することが重要となる。血栓の形成には，大きく三つの要因が関与する。すなわち，①血管壁の変化，②血流の変化，③血液性状の変化である（Virchow's Triad）。乾燥・低圧の機内では水分が発散しやすい。血流のうっ滞に加えて，脱水により血液が濃縮され，血栓が形成されやすい状態といえる。エコノミークラス症候群を防止するためには，脱水に注意し，下肢運動を行うことにより下肢静脈血流を促進する必要がある。

文　献

1. Ashby EC, Ashford NS, Campbell MJ. Posture, blood velocity in common femoral vein, and prophylaxis of venous thromboembolism. Lancet 1995；345：419-21.
2. Labropoulos N, Tiongson J, Pryor L, et al. Definition of venous reflux in lower-extremity veins. J Vasc Surg 2003；38：793-8.
3. Recek C. Venous pressure gradients in the lower extremity and the hemodynamic consequences. Vasa 2010；39：292-7.
4. Moneta GL, Bedford G, Beach K, et al. Duplex ultrasound assessment of venous diameters, peak velocities, and flow patterns. J Vasc Surg 1988；8：286-91.

036 心房収縮が喪失すると心不全が起こるのはなぜか

峰村 仁志
田中 聡

日常診療で遭遇する心房細動は，機能的な心房収縮を喪失した状態であり，効率的に血液を心室に送ることができない。また，人工心肺離脱時に心室ペーシングを行っている場合や，3度房室ブロックも，心房と心室の収縮が連動していないため，実質的に心房機能を喪失している状態である。本項では，まず，循環生理

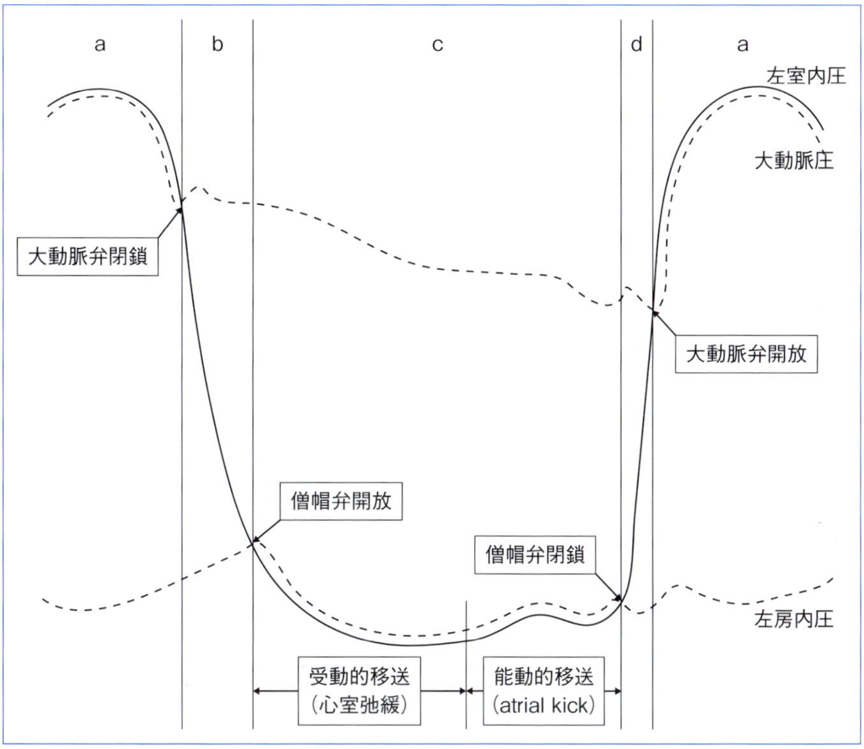

図 36-1　左房・左室・大動脈の圧曲線

大動脈弁閉鎖後より等容性拡張期が始まり，急速に左室内圧は低下する。左室内圧が左房内圧を下回ると僧帽弁が開放され，左房から左室へ急速に血液が流入する（受動的移送）。その後，洞房結節から発生した収縮刺激により左房が収縮し，いまだ弛緩状態にある左室へ血液を送り込む（能動的輸送）。心機能の予備能が十分な場合，atrial kick の喪失により心拍出量は 20％減少する。心室拡張能が低下した病態では，受動的移送が制限されており atrial kick の寄与が大きいため，atrial kick の喪失により心拍出量は大きく減少する。
a：駆出期，b：等容性拡張期，c：充満期，d：等容性収縮期

の概要を確認してから，心房収縮喪失前後での血行動態変化について解説する。

▶心室への血液移送における心房収縮の役割

図 36-1 に心室拡張期を中心とした左房・左室・大動脈の圧曲線を示す。

正常洞調律において，心房は収縮期に体循環および肺循環から還流してきた血液を溜め，拡張期に効率よく心室に移送する。心房から心室への血液移送は，受動的なものと能動的なものに分けられる。受動的な移送とは，拡張早期に起こるものである。心室が弛緩による拡張を開始すると心室圧は急激に低下し，心室圧が心房圧を下回るために，圧較差に従って心室へ血液が流入する。

受動的な移送に引き続いて，心房の収縮による能動的な血液移送が起こる。拡張末期に洞房結節から発生した収縮刺激は，最初に心房を収縮させるが，そのときの心室は刺激が伝導していないため弛緩した状態である。そのため心房圧が心室圧を上回り，心房から心室に血液が流入する。このような心房収縮による能動的な血液移送は atrial kick と呼ばれ，正常な心機能を有する場合には，心室へ流入する血液量の 20〜25％を担っている。

▶心不全の病態

心不全とは，「身体の代謝に必要なだけ

図 36-2　Frank-Starling 曲線
前負荷と 1 回拍出量の関連を示す。心房収縮が喪失すると，atrial kick による心房から心室への血液の能動的移送が低下するため，前負荷は低下する（A 点→ B 点）。この状態が持続すると心機能は二次性に低下し，曲線が下方に移動するため，1 回拍出量はさらに低下する（B 点→ C 点）。

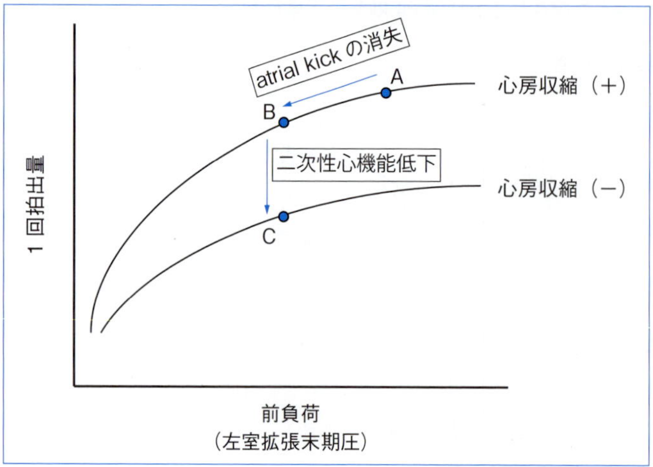

の十分な血液を心臓が駆出できない状態」と定義される。心拍出量 cardiac output（CO）は 1 回拍出量 stroke volume（SV）と心拍数 heart rate（HR）の積であり，

CO＝SV×HR

で表される。心機能が悪化すると 1 回拍出量が減少し，HR の上昇により代償される。代償範囲を超えると，CO は減少して心不全となる。1 回拍出量を規定する主要な因子は，心室の前負荷，後負荷，心筋収縮能である。これらの相互関係は，Frank-Starling の法則により説明される[1)]。

前負荷は拡張末期に心室がどれだけ伸展されているかの程度を表し，その伸展に応じて 1 回拍出量は増加する。伸展が不十分であれば 1 回拍出量は減少する。後負荷は体循環側ないしは肺循環側の抵抗であり，高血圧・肺高血圧や大動脈弁・肺動脈弁狭窄のある症例で上昇する。後負荷が増大すると 1 回拍出量は減少する。心筋収縮能は前負荷や後負荷とは独立した心臓固有の収縮特性を示し，心機能の低下した患者では，Frank-Starling 曲線は下方にシフトする（**図 36-2**）。

心房収縮喪失の一次的な影響は病態により異なる

心機能の予備能が十分な場合は atrial kick の消失のみでは直ちに心不全症状は現れないが，予備能が低下している場合には心不全発症の契機となる。

高血圧・肥大型心筋症などの肥大心には，心室コンプライアンス低下・拡張能障害がある。受動的移送が障害されており，左房から左室への血液移送における atrial kick の寄与は 40～50％と正常心の倍程度となっている[2)]。このため，心房細動により atrial kick が喪失すると左室拡張末期容積が減少して 1 回拍出量が減少し，心不全にいたる可能性がある。大動脈弁狭窄症の場合も同様に，左室の圧負荷による拡張能障害があり，atrial kick の寄与は 39％と大きく，喪失により 1 回拍出量の減少をまねく[3,4)]。一方，僧帽弁狭窄症では atrial kick の寄与は 24％と正常心と同程度であり，atrial kick 喪失による SV の低下は前述の病態より小さい[3)]。

心房収縮喪失による二次的な血行動態変化

心室と連動した機能的な心房収縮の喪失は，直接的な前負荷と 1 回拍出量の減少以外にも，いくつかの機序を介して二次的な心機能低下を起こし，心不全の悪化につながる（**図 36-3**）。

1 回拍出量の減少に伴い体血圧が低下すると，冠動脈血流量が減少し，心筋への酸素供給量が減少する。腎血流量も減少してうっ血傾向となり，重篤な場合には，肺うっ血を呈して酸素飽和度が低下し，さらに心筋への酸素供給量は低下す

図 36-3　心房収縮喪失による二次的な血行動態変化

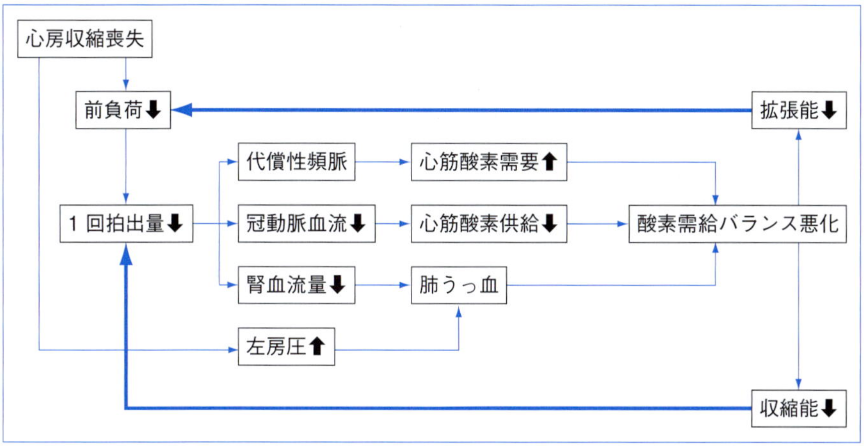

る。全身のうっ血が強まると心臓は拡大傾向となり，弁輪径の拡大による僧帽弁や三尖弁の閉鎖不全が発生する可能性もある。また，心房収縮の喪失により，左房内で血液のうっ滞が起こり，直接的に左房圧上昇につながるため，肺うっ血を増悪させる要因となる。1 回拍出量が減少すると HR は代償的に上昇する場合が多く，心筋酸素需要が上昇し酸素需給バランスはさらに悪化する。

▶早急な対応を

以上のように，心房収縮の喪失は一次的には前負荷の低下を引き起こし，二次的には心筋酸素需給バランスを悪化させる。一般的に，心筋酸素需給バランスが悪化した場合には，以下の順番で異常が生じる[5]とされている。

①心筋代謝障害
②拡張能障害
③収縮能障害
④心電図変化
⑤胸痛

したがって，心房収縮が喪失した場合には，心電図変化や胸痛発作がなくても，潜在的に心機能が低下している可能性がある。拡張能障害は比較的早期に出現し，atrial kick の喪失により血行動態が急激に悪化するため，早急な対応が必要である。

さらに，心房収縮が喪失する原因には，器質的疾患のみならず，心室ペーシングのような医原性も含まれる。そのような症例では，心機能の予備力が低下していることが多く，機能的な心房収縮の喪失により，心機能・血行動態は急激に悪化する。電気的除細動やペーシング部位の再設定など，症例に応じた対応を迅速に行い，心機能・血行動態のさらなる悪化を防止する必要がある。

文　献

1. Lilly LS 著. 川名正敏，川名陽子訳. 心不全. In：ハーバード大学テキスト：心臓病の病態生理. 第 3 版. 東京：メディカル・サイエンス・インターナショナル，2012：233-62.
2. Fukuta H, Little WC. The cardiac cycle and physiologic basis of left ventricular contraction, ejection, relaxation, and filling. Heart Fail Clin 2008；4：1-11.
3. Stott DK, Marpole DG, Bristow JD, et al. The role of left atrial transport in aortic and mitral stenosis. Circulation 1970；41：1031-41.
4. Heidenreich FP, Shaver JA, Thompson ME, et al. Left atrial booster function in valvular heart disease. J Clin Invest 1970；49：1605-18.

5. Detry JM. The pathophysiology of myocardial ischaemia. Eur Heart J 1996；17 Suppl G：48-52.

冠動脈血流が左室拡張期に多く流れるのはなぜか

037

藤井 怜
坪川 恒久

▶冠動脈の解剖

冠動脈には左冠動脈 left coronary artery（LCA）と右冠動脈 right coronary artery（RCA）の2本がある。LCA はさらに左前下行枝 left anterior descending（LAD）と左回旋枝 left circumflex（LCX）に分かれる（**図 37-1**）。LAD は大動脈左冠尖から発生して，肺動脈の背後を通り，心室間溝を走行して心尖部に到達する。LCX は冠状溝を通って心臓の後面に達する。RCA は大動脈右冠尖から発生して房室間溝を走行し，心臓後面に達する。

図 37-1　冠動脈の解剖

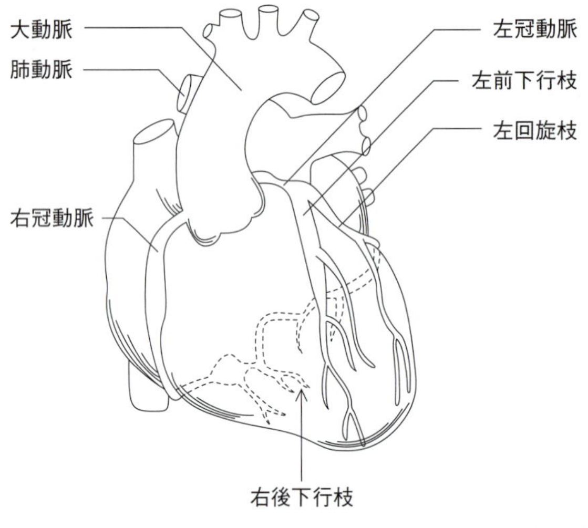

表 37-1　冠動脈血流に影響を与える因子

血管収縮性	α 受容体刺激 トロンボキサン A_2 エンドセリン ニューロペプチド Y 動脈血酸素分圧低下 動脈血二酸化炭素分圧上昇 乳酸
血管拡張性	アデノシン 一酸化窒素 β_2 受容体刺激 ATP 感受性カリウムチャネル プロスタサイクリン

▶冠動脈血流

頻脈は心筋虚血の重大な要因といわれるのはなぜだろう。冠動脈には 50〜100 mL/min/心筋 100 g の血液が流れる。一方で，心筋の酸素摂取率は 65〜75％と高く，冠静脈洞血酸素含有量はわずか 5〜7 vol％であり，心筋が大量の酸素を消費する臓器であることがわかる。頻脈により心筋の酸素消費量がさらに増大し，虚血が増悪するため，頻脈は避けなければならない。また，冠血管系の拡張予備能はおよそ 300％といわれており，その 75％が狭窄するまで虚血症状は出現しない。

冠動脈も脳血管や腎血管と同様に自己調節能をもつため，高血圧のない人では，平均血圧が 50〜150 mmHg の範囲で一定に保たれる。冠動脈血流に影響を与える因子は，大きく分けると①冠灌流圧，

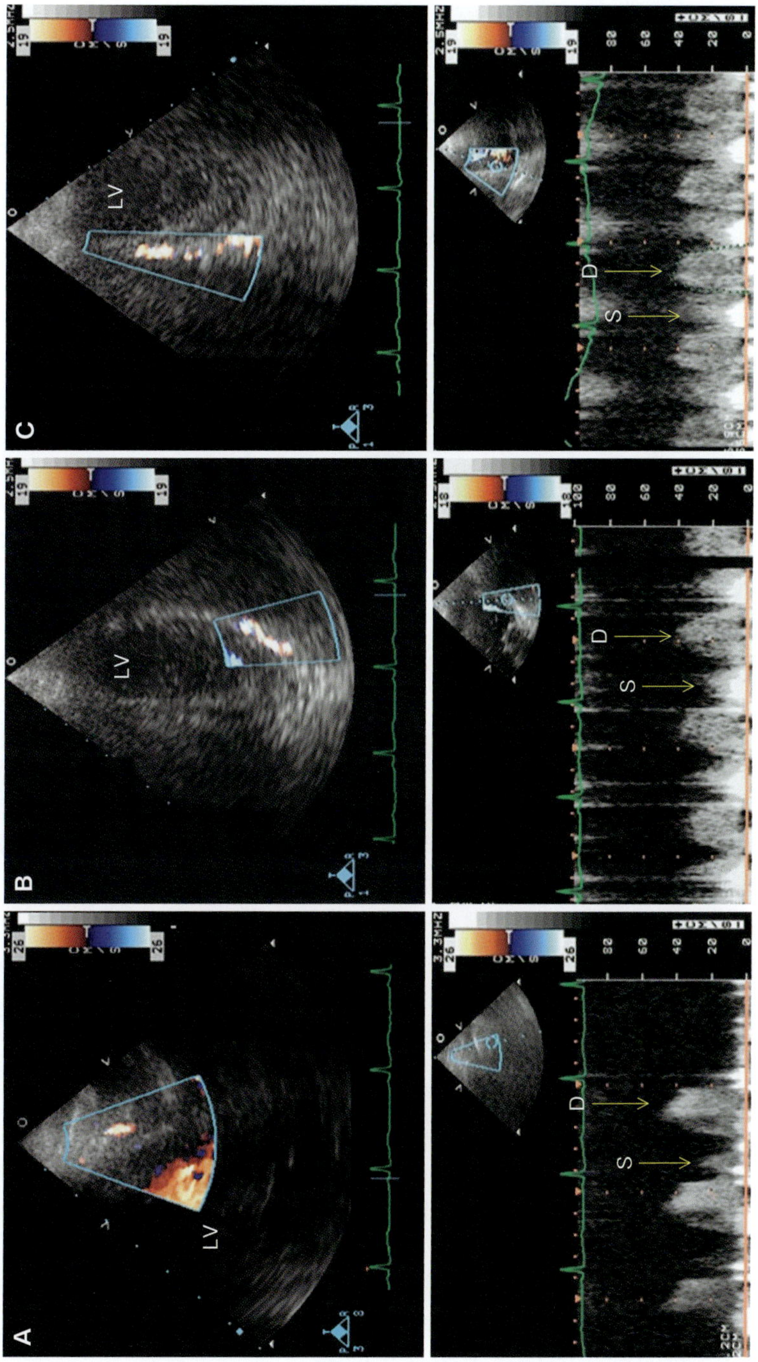

図 37-2　冠動脈のカラー Doppler
A：左前下行枝，B：左回旋枝，C：右後下行枝
左冠動脈は，左前下行枝も左回旋枝もともに拡張期に主に血流がある。対して右冠動脈は収縮期も拡張期もほぼ同様の血流がある。
LV：左室，S：収縮期血流，D：拡張期血流
(Kakuta K, et al. Detection of coronary artery disease using coronary flow velocity reserve by transthoracic Doppler echocardiography versus multidetector computed tomography coronary angiography : influence of calcium score. J Am Soc Echocardiogr 2014 ; 27 : 775-85 より)

②ずり応力 shear stress，③冠動脈末梢血管抵抗，の三つである。

①の冠灌流圧は，大動脈拡張期圧-左室拡張終末期圧であり，冠動脈血流が主に拡張期に流れることによる（後述）。

②のずり応力は，血流および粘性が血管壁に与える物理的，機械的力であり，主に一酸化窒素を介して血管内皮細胞の機能に影響を与える。

③の冠動脈末梢血管抵抗には，冠動脈収縮性因子と冠動脈拡張性因子の二つがある（**表 37-1**）。

図 37-3　冠動脈の血流

A：左冠動脈前下行枝　血液は主に拡張期に流れており，収縮期の血流は非常に少ない。
B：左冠動脈回旋枝　血液は主に拡張期に流れており，収縮期の血流は少ない。
C：右冠動脈　左冠動脈とは異なり血液は拡張期，収縮期ともに流れている。
D：左冠動脈（アデノシン負荷前）　負荷前の拡張期血流最大速度を *a*（cm/sec）とする。
E：左冠動脈（アデノシン負荷後）　負荷後，最大充血時の拡張期血流最大速度を *b*（cm/sec）として，*b*/*a* を coronary flow reserve（CFR）として求めることができる。
（Youn HJ, et al. Demonstration of coronary artery flow using transthoracic Doppler echocardiography. J Am Soc Echocardiogr 2004；17：178-85 より）

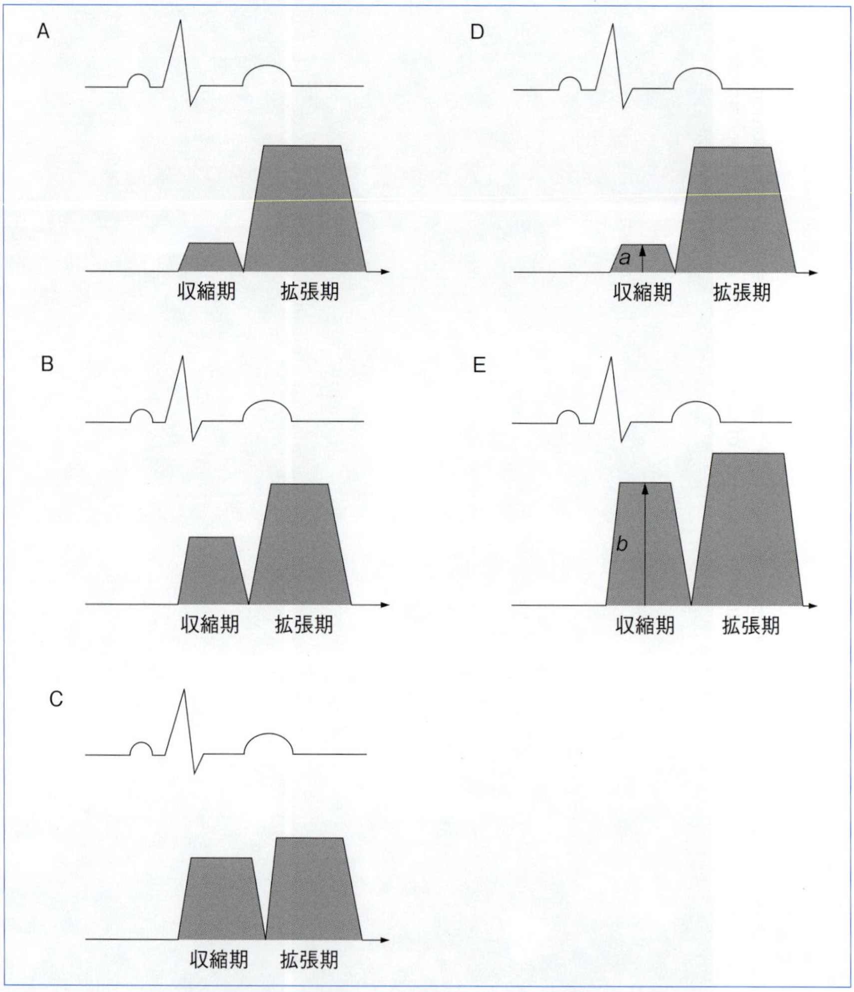

冠動脈血流が左室拡張期に多く流れる理由

冠動脈血流に関しては，それぞれの冠動脈に分けて考える必要がある（**図 37-2, 3**）。

まず，左前下行枝について。左室内圧が 120/10 mmHg で大動脈の血圧が 120/80 mmHg であると仮定する。単純に考えると，収縮期には左室心筋には約 120 mmHg の圧力がかかり，左前下行枝の駆出圧は 120 mmHg となるが，心筋の収縮により左前下行枝は圧迫され，冠動脈血流は少なくなる（冠灌流圧は 0 mmHg）。拡張期には左室心筋には約 10 mmHg の圧力がかかるが，左前下行枝の駆出圧は 80 mmHg となり，結果として左前下行枝は拡張期に多くの血液が流れることになる（冠灌流圧は 70 mmHg）（図 37-3A）。冠動脈血流を心臓超音波カラー Doppler 法を用いて調べると，左前下行枝近位の収縮期血流（S）と拡張期血流（D）の比は約 1/2 となる（図 37-2A）。遠位になるほど分枝の影響でこの比は 1 に近づくが，拡張期優位であることに変わりはない。

右冠動脈は，右室内圧を 25/5 mmHg であると仮定すると，収縮期には右室心筋には 25 mmHg の圧力がかかる。右冠動脈の駆出圧は 120 mmHg なので，右冠動脈の灌流圧は収縮期に 95 mmHg，拡張期に 115 mmHg となり，収縮期も拡張期もほぼ同等の血流があることになる（図 37-3C）。ただし，右後下行枝は左室側に存在するので，例外的に拡張期優位である（図 37-2C）。

左回旋枝は房室間溝を走行するため，近位では左室の，遠位では右室の影響を受け，冠動脈血流のパターンも，近位は左前下行枝のように拡張期優位，遠位は右冠動脈型で均等に血流がある（図 37-2B，図 37-3B）。

そのほかに，収縮期には大動脈弁は開放するため，開放した弁が物理的に冠動脈洞への血流を妨げることも，拡張期に冠動脈血流が多い要因の一つとなる。

▶冠動脈狭窄がある場合

最近では，高性能の経胸壁心エコー法を用いて coronary flow reserve（CFR）*1 を短時間で測定することができる（コメント）。アデノシン，アデノシン三リン酸（ATP），ジピリダモールなどの負荷試験を行い，最大反応充血を得て，安静時と比較する（図 37-3D, E）。健常者では 3.0〜4.0 であるが，有意狭窄があると 2.0 未満になる。

また，冠動脈狭窄が存在すると，狭窄部位で圧の変化が起こる。カテーテルを冠動脈内に通して，狭窄の近位部の圧（P*a*）と遠位部の圧（P*b*）の比から，心

*1　CFR：心筋酸素需要に対して冠動脈血流量を増大させ得る能力。

コメント　経食道心エコー法で CFR を求める

経食道心エコー法でも，CFR を求めることができる。まず，プリセットで coronary を選択，もしくはカラー Doppler のスケールを 10〜20 cm/sec まで落とし，冠動脈走行部位にズームを当て，拡大する。その際，2D のゲインをできるかぎり下げておくとカラーがよく乗り，より鮮明に描出できる。Doppler 撮影時には人工呼吸器を止めておくとよい。

表 37-2　冠動脈病変がある患者に使用されることが多い薬物の種類と作用機序

種類	作用機序	代表的な薬物
カルシウム拮抗薬	・冠動脈周囲の平滑筋収縮を抑制することで冠動脈攣縮性狭心症の発生を予防	ジルチアゼム ニカルジピン
硝酸薬*	・冠動脈を拡張することで心筋虚血を軽減 ・静脈拡張による前負荷軽減により狭心症軽減	ニトログリセリン イソソルビド
β遮断薬	・心拍数減少，心収縮力低下により心筋酸素需要量の低下	ランジオロール エスモロール
抗血小板薬	・血管内皮保護作用 ・冠動脈狭窄の進行を予防	アスピリン
HMG-CoA 還元酵素阻害薬	・血管内皮保護作用	アトルバスタチン ロスバスタチン

*　狭心症発作を起こした患者に硝酸薬を舌下投与すると症状が改善するが，これは冠動脈拡張作用よりも，主に静脈拡張による前負荷軽減によるものといわれている。

筋血流予備量比 fractional flow reserve (FFR) を算出できる。Pb/Pa<0.75 で有意狭窄があるといえる。

未治療の冠動脈狭窄がある患者の麻酔管理では，術中に適切な冠動脈血流を保つ必要がある。そのため，手術内容，患者の病態，血管内容量などを把握して，薬物は組合せを考えて使用する（**表 37-2**）。

文　献

1. Kakuta K, Dohi K, Yamada T, et al. Detection of coronary artery disease using coronary flow velocity reserve by transthoracic Doppler echocardiography versus multidetector computed tomography coronary angiography : influence of calcium score. J Am Soc Echocardiogr 2014 ; 27 : 775-85.
2. Youn HJ, Foster E. Demonstration of coronary artery flow using transthoracic Doppler echocardiography. J Am Soc Echocardiogr 2004 ; 17 : 178-85.

038 徐脈の危険性とは何か

石黒 芳紀

徐脈と血圧・心拍出量の関係について

一般に徐脈は，心拍数にして 60 bpm 以下を指すことが多いが，安静時（正常の状態）の心拍数が個人によって異なることを考えると，安静時の心拍数から生理的な変動範囲である 20％程度以上低下したものを徐脈というほうが合理的かもしれない。

仮に徐脈により 1 回拍出量が変わらなければ，心拍数が減少した分だけ，心拍出量（1 回拍出量×心拍数）は減少し，それにより，平均血圧も低下することになる。1 回拍出量が変わらなければ，収縮期，拡張期血圧はそれほど低下しないかもしれないが，心拍出量が減少するので，末梢血管抵抗が変わらなければ，時間平均の血圧は低下する。徐脈の危険性は，心拍出量減少と血圧低下により，全身の臓器灌流が維持されなくなることである。

実際には，脈拍数が減少すると，拡張期時間が長くなり，心室の拡張末期容量が増加することで，Frank-Starling の法則により 1 回拍出量は増加するため（**図 38-1**），徐脈になってもある程度までは心拍出量は減少せず，血圧（平均血圧）も低下しない。しかし，拡張期の充満が

図 38-1　心室の拡張末期容量と 1 回拍出量の関係（心機能曲線）
収縮能が正常の場合と，低下している場合では，同じように容量が増加しても，1 回拍出量の増え方が異なる。

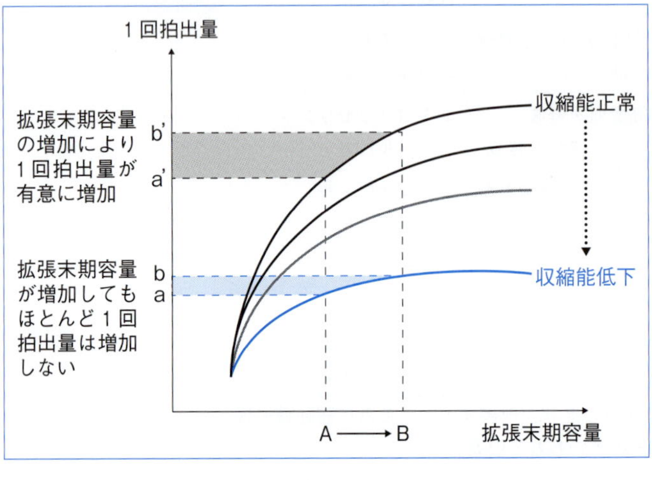

最大限に達すると，それ以上は1回拍出量が増加しないので，さらに心拍数が減少するとその分だけ心拍出量は減少することになる。その境界に関しては，個々の心機能（収縮能，コンプライアンス）によって異なるので一概には言えないが，一般に健康な若年者では比較的コンプライアンスが高く，心機能もよいため，安静時は心機能曲線の勾配が急なところで心臓が機能しており，代償が効く範囲が広いが，未熟な心臓（新生児）や，高齢者，心機能が低下した患者などではこうした代償が働きにくく，徐脈の進行とともに心拍出量が減少，血圧が低下しやすい。

▶新生児における特徴

胎児期は，心筋細胞内のサルコメアの数，並行して走る心筋線維が少なく，また筋小胞体は発達しているが，T管系が未発達のため，カルシウムの再取り込みが障害されている。在胎月齢を経てこれらは次第に発達するが，満期の新生児においても，成人の心筋と比較するとまだ未成熟であり，同等な心筋長における発生張力，最大張力も少なく，また心筋のコンプライアンスは成人に比べて低い。新生児の心臓は，安静時にすでに心機能曲線が平坦に近い（最大効率に近い）ところで機能しているので，徐脈になって拡張時間が延長しても，それ以上1回拍出量が増える余地がないため，心拍数が減少した分だけ心拍出量は減少し，平均血圧は低下することになる。新生児が徐脈に耐えられない理由である。

▶いつから治療が必要か？

一般に，全身麻酔下など，代謝活動の低下した状態であれば，脳をはじめとして全身の酸素需要量が減少しているために，需要量減少に応じて，覚醒時の安静時よりは少ない心拍出量でも酸素の需給バランスは満たされている。このように，麻酔下などの代謝が低下した状態では，多少の徐脈で心拍出量が減少しても許容されるだろう。しかし，徐脈によって，心拍出量の減少，血圧の低下をまねき，許容範囲を超えて全身の重要臓器の酸素需給バランスが満たされなくなるようであれば，治療が必要になる。

なにを根拠に介入を行うかであるが，心電図により徐脈の状態を正確に把握したうえで，可能であれば心拍出量ならびに静脈血酸素飽和度などの代謝モニターも利用して酸素需給バランスにもとづいて対処するのが理想的である。

血圧に関しては，徐脈になっても，モニター上の血圧表示（収縮期，拡張期）には，時間平均の血圧が正確に反映されてこないため，実際の時間平均の血圧低下が認識できないことが多い。よって，血圧モニター上，収縮期，拡張期の圧が低下していれば介入が必要になるが，そうでない場合でも，心電図上，あるいは，動脈圧波形の脈拍数で，一般に生理的な変動の範囲（安静時のおよそ20%程度）を超える徐脈になれば，介入を考慮する。

心機能の低下した患者で，安静時の血圧，心拍出量が，その人の代謝需要をギリギリで満たしているような，余裕のない血行動態を維持しているのであれば，20%以内の低下すら許容できないこともあるだろう。そこは，個人の状態をよく把握して，早めに介入する必要がある。運動選手などで鍛えられた心臓の場合は，安静時の心拍数が40 bpm台，あるいは35 bpm程度のこともあるが，1回拍出量の増加で代償されて心拍出量は維持されているため，徐脈であっても介入の必要はない。しかし，安静時の心拍数が少ない場合には，1回拍出量が時間当たりの心拍出量に占める割合が増加していることと，そこからさらなる脈拍数の減少により1回拍出量が増加する余地も限られているため，さらなる徐脈には注意が必要である。同様に，病的な心臓がβ遮断薬などで安静時の心拍数を少なく抑えられている場合にも，そもそも安静時の心拍出量自体が減少していることが多いため，わずかに脈拍が低下しても早めの介入が必要になることが多い。

また，拡張末期の心室充満における心房収縮の寄与が，コンプライアンスの低い心臓では特に重要であるため，洞性徐脈とそれ以外の徐脈を区別しておくことは重要である。洞性調律から洞性以外の徐脈になった場合では，1回拍出量は相当量減少し，心拍出量もそれに応じて低下することになるために，早めの治療介入が必要になる。

▶徐脈の原因に注意

通常の麻酔臨床では，突然に徐脈が生じた場合には，迷走神経刺激が原因であることが多いが，そのほかにも，薬物（特にオピオイド，β遮断薬，カルシウム拮抗薬など），虚血，電解質異常，ペースメーカ誤作動，洞機能不全症候群，心臓の刺激伝導系障害や徐脈性不整脈などが原因で徐脈が生じることがある。いずれの場合でも，原則は，血圧，心拍出量が維持され，代謝需要が満たされているかどうかを考えることである。それが維持されてない場合には，迅速に介入が必要になるが，その原因によって対処も異なる。

迷走神経刺激であれば，一過性に高度な徐脈が生じることがあるが，通常はその刺激がなくなれば，すぐにもとに戻るため，積極的な介入は必要ないことが多い。しかし，高度な迷走神経刺激の場合には，一過性とはいえ，心静止，あるいは高度の洞性徐脈が発生することもあり，さらには房室ブロック，その他の伝導障害が併発，あるいは心筋（特に心房筋）収縮力が抑制され血管拡張も生じるので，血行動態は通常の徐脈以上に大きく影響受けることがある。素早く刺激を解除するのと同時に，胸骨圧迫，迷走神経遮断薬や昇圧薬の投与など適切な処置の追加が必要な場合もある。

迷走神経の強い刺激により，冠動脈の攣縮が生じることもある。こうなると心筋虚血の影響が加わり，影響は一過性ではなくなることもあるので，ST部分などの心電図変化にも注目し，その他の心室充満圧の指標，あるいは経食道心エコー法で壁運動異常も観察する必要がある。

心筋虚血に伴う徐脈では，洞機能不全をはじめとして，刺激伝導系も障害されることがあり，なかなか薬物治療に反応しないこともある。また，心機能の低下が顕著になれば，徐脈の影響以上に血行動態が障害される。その際には，徐脈の改善のみならず，心筋虚血の改善を含めた血行動態の強力なサポートが必要になる。

文　献

1. Levick JR. An Introduction to Cardiovascular Physiology. 5th ed. London：Hodder Arnold, 2010.
2. Rudolf A. Congenital Disease of the Heart：Clinical-Physiological Considerations. 3rd ed. Oxford：Wiley & Blackwell, 2009.

ドパミンによる尿量増加のメカニズムはどのようなものか

039

吉澤 佐也
祖父江 和哉

腎臓は糸球体と尿細管という二つの部分から構成されている。糸球体で血液が濾過され，その濾過された原尿から，尿細管で水や電解質などが再吸収され尿が作られる。

尿量を増加させる目的で使用する薬物といえば，利尿薬が一般的であるが，利尿薬は糸球体ではなく尿細管に働く。利尿薬を増量しても効果がない症例では，ドパミンを投与することで利尿が得られる場合も多く経験する。では，なぜドパミンで尿量が増加するのだろうか。

ドパミンとは

ドパミンは内因性カテコールアミンの一種であり，神経伝達物質として働くほかに，ノルアドレナリンの前駆物質でもある。投与されたドパミンは，用量に応じてドパミン1受容体（DA_1受容体），アドレナリンβ_1受容体（β_1受容体），アドレナリンα受容体（α受容体）を刺激し，多様な生理作用を発揮する（**表 39-1**）。

ドパミンの薬理作用

ドパミンがどの受容体に有意に作用するかは投与量に依存しており，それぞれで薬理作用が異なる（**表 39-2**）。

低用量のドパミン（3 μg/kg/min 以下）はDA_1受容体に作用し，中等量（3〜10 μg/kg/min）はβ_1受容体に作用し，高用量（>10 μg/kg/min）はα受容体に作用する。なお，β_2受容体を介する作用はほとんどない。

ドパミン受容体

ドパミン受容体の大部分は，中枢神経系に分布する。中枢ドパミン神経は，Parkinson 病や統合失調症に関連が深い。

表 39-1　ドパミンが作用する受容体の局在と生理作用

サブタイプ		局在	生理作用
アドレナリン受容体	α	血管平滑筋	血管収縮
	β_1	心室筋 洞房結節	収縮力増大 心拍数増加
	β_2	血管平滑筋	血管拡張
ドパミン受容体	DA_1	腎動脈	血管拡張

表 39-2　ドパミンの薬理作用

	心拍数	心収縮力	血管収縮	血管拡張	腎血流（DA_1）	血圧	心拍出量
低用量（DA_1）	−	−	−	−	＋	→	→
中等量 （$\beta_1>\alpha>\beta_2$）	＋	＋＋	＋	＋	−	↑	↑
高用量 （$\alpha>\beta_1>\beta_2$）	＋＋	＋＋	＋＋＋	−	−	↑↑	↑

DA_1：ドパミン1受容体，α：アドレナリンα受容体，β_1：アドレナリンβ_1受容体，β_2：アドレナリンβ_2受容体

中枢神経系のほかに，腎臓や腸間膜動脈に分布している。そのなかで DA_1 受容体は，腎血管（葉間動脈～輸入・輸出細動脈），近位尿細管に発現している。

ドパミンで尿量が増加するメカニズム

◎低用量：DA_1 受容体

低用量のドパミンは，DA_1 受容体に作用して，以下の二つの理由により，尿量を増加させる。

①腎動脈拡張作用により，糸球体濾過量（GFR）を増加させる

②腎尿細管（特に近位尿細管）への直接作用により，ナトリウムの再吸収を抑制する

低用量のドパミンは，血圧や心拍数に影響なく利尿効果を有するため，“renal dose”としてとして汎用されていた。

しかし，さまざまな病態における腎保護効果を認めるエビデンスはなく，一時的な利尿効果は認められるが，長期的な腎機能の改善は期待できないと結論づけられている。

◎中等量：β_1 受容体

中等量のドパミンは，β_1 受容体を刺激する。それにより，心筋収縮力および心拍数は増加し，心拍出量は増大し，腎血流量が増加することによりGFRが上昇し，利尿効果がみられる。

◎高用量：α 受容体

中等量～高用量のドパミンは，α 受容体を刺激する。すなわち，血管収縮作用により，血圧が上昇し，腎灌流圧も上昇することで，利尿効果がみられる。

一方で，GFRは輸出・輸入細動脈の

メモ　正常血圧性虚血性急性腎障害[5]（図A）

腎灌流には自己調節機構があり，腎動脈圧がある程度変動（80～180 mmHg）しても，糸球体濾過量（GFR）は保たれる。動脈硬化疾患や既存の慢性腎臓病（CKD）を合併する症例では，腎細動脈の自己調節能が障害されているため，血圧が正常範囲に保たれていても，腎血流の低下と同時にGFRが低下してしまい，腎機能が悪化する状態〔＝正常血圧性虚血性急性腎障害（AKI）〕がある。この場合は，通常よりも高い目標血圧による管理が必要となる。

図A　正常血圧性虚血性急性腎障害（AKI）

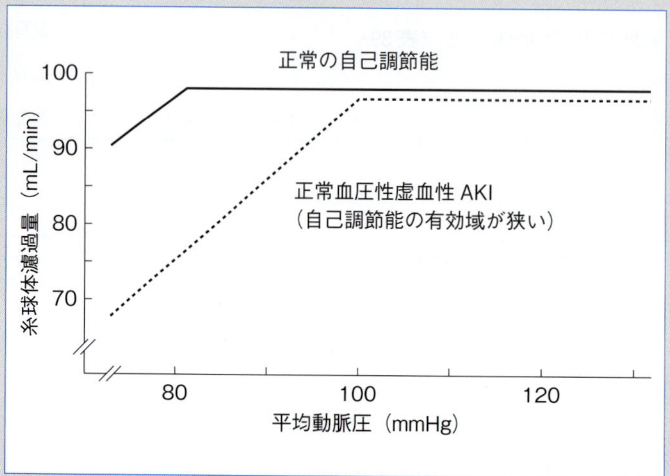

収縮や弛緩により調節されているが，α 受容体刺激が強くなりすぎると血管収縮が過大となり糸球体内圧が逆に低下してしまい，尿量増加が認められなくなる場合や，心臓の後負荷が増大して，心不全を呈することもある。

ドパミンに腎保護作用がないわけ

2000 年に発表された多施設無作為化比較試験[1)]において，全身性炎症反応症候群（SIRS）に合併した急性腎障害（AKI）に対する低用量ドパミン投与は，血清クレアチニン値および尿量，血液浄化療法の施行，ICU 滞在期間，死亡率，すべてにおいてプラセボと比較して有意差は認められないと報告された。これ以降も，腎保護目的でのドパミン使用は否定されている[2,3)]。敗血症患者において低用量ドパミンが腎保護作用をもたない理由としては，腎血管の自己調節能や血管拡張は最大限となっており，低用量ドパミンの血管拡張作用が発揮されないため[4)]とされている。

●　●　●

ドパミンで尿量が増加するメカニズムをまとめる。

①DA_1 受容体の作用により，腎血管の拡張が生じ，GFR を増加させる
②DA_1 受容体の作用により，尿細管におけるナトリウムの再吸収を抑制する
③β_1 受容体への作用により心拍出量が増加し，腎血流量が増加する
④α 受容体への作用により腎臓の灌流圧の上昇が起こる

主に①〜③が作用する。前述したように，腎保護作用や長期予後に対する効果は確立していないが，尿量減少時には病態を考慮して投与するという選択肢もある。

文　献

1. Bellomo R, Chapman M, Finfer S, et al. Low-dose dopamine in patients with early renal dysfunction：a placebo-controlled randomised trial. Australian and New Zealand Intensive Care Society (ANZICS) Clinical Trials Group. Lancet 2000；356：2139-43.
2. Kellum JA, M Decker J. Use of dopamine in acute renal failure：a meta-analysis. Crit Care Med 2001；29：1526-31.
3. Marik PE. Low-dose dopamine：a systematic review. Intensive Care Med 2002；28：877-83.
4. Lherm T, Troché G, Rossignol M, et al. Renal effects of low-dose dopamine in patients with sepsis syndrome or septic shock treated with catecholamines. Intensive Care Med 1996；22：213-9.
5. Abuelo JG. Normotensive eschemic acute renal failure. N Engl J Med 2007；357：797-805.

040 尿が出ていれば腎不全にならないか

伊藤 秀和
祖父江 和哉

近年，腎機能低下を早期に検知し治療を開始するため，急性腎障害（AKI）という概念が定着しつつある。AKI の定義は 2004 年に提唱された RIFLE 分類[1)]と，

表 40-1　RIFLE 分類と AKIN 分類による AKI 基準の比較

RIFLE		尿量（両者に共通）	AKIN	
分類	血清 Cr 値または GFR		病期	血清 Cr 値
R	血清 Cr 値が 1.5 倍以上に増加，または GFR 低下＞25%	0.5 mL/kg/hr 未満 6 時間以上	1	基礎値の 1.5～1.9 倍，または≧0.3 mg/dL の増加
I	血清 Cr 値が 2 倍以上に増加，または GFR 低下＞50%	0.5 mL/kg/hr 未満 12 時間以上	2	基礎値の 2.0～2.9 倍
F	血清 Cr 値が 3 倍以上に増加，または GFR 低下＞75%，または血清 Cr 値≧4 mg/dL で血清 Cr 値上昇≧0.5 mg/dL	0.3 mL/kg/hr 未満 24 時間以上，または無尿が 12 時間以上	3	基礎値の 3 倍以上，または≧0.5 mg/dL を伴う血清 Cr 値≧4 mg/dL
L	腎代替療法が必要な急性腎不全が 4 週間以上持続			
E	透析が必要な末期腎不全が 3 か月以上持続			

Cr：クレアチニン，GFR：糸球体濾過量
（Bellomo R, et al. Acute renal failure - definition, outcome measures, animal models, fluid therapy and information technology needs：the Second International Consensus Conference of the Acute Dialysis Quality Initiative（ADQI）Group. Crit Care 2004；8：R204-12 および Mehta RL, et al. Acute Kidney Injury Network：report of an initiative to improve outcomes in acute kidney injury. Crit Care 2007；11：R31 より作成）

RIFLE 分類をもとに 2005 年に提唱された AKI network（AKIN）分類[2] があるが，どちらも血清クレアチニン（Cr）値の上昇および尿量の減少が診断基準に含まれる（**表 40-1**）。AKIN 分類で AKI は「48 時間以内に血清 Cr 値が 0.3 mg/dL 以上上昇した場合，または血清 Cr 値がそれ以前 7 日以内にわかっていたか予想される基礎値より 1.5 倍の増加があった場合，または尿量が 6 時間にわたって 0.5 mL/kg/hr 未満に減少した場合」と定義されている。つまり，尿量が減少しなくても，血清 Cr 値が上昇する「非乏尿性腎不全」も AKI に含まれる。なぜこのようなことが起こるのだろうか。

▶腎臓の働き

腎血流量（RBF）は比較的多く，約 1.2 L/min であり心拍出量の 20～25％に相当する。RBF から血球成分を除いた腎血漿流量（RPF）が約 0.6 L/min であり，糸球体では RPF の約 20～25％が Bowman 嚢に濾過されるため，糸球体濾過量（GFR）は約 120 mL/min となる。そのままであれば約 173 L/日の尿が排出されることになる。しかし，糸球体で濾過された原尿が，Bowman 嚢→近位尿細管→Henle のループ→遠位尿細管→集合管と流れていく過程で約 99％が再吸収されるため，水の排泄量（尿量）は約 1～2 L/日になる[3]。

分子量が小さい物質は，糸球体の基底膜を自由に通過し，水と一緒に Bowman 嚢に濾過される。このとき，原尿と血漿における各物質の濃度は同じである。原尿が近位尿細管→ Henle のループ→遠位尿細管→集合管と流れていく過程で，人体に必要な物質や水は再吸収され，不要な物質は，再吸収されないばかりか，分泌される。その結果，尿として体外に排泄される。ある物質の原尿中の量*1 に対する尿中の量の比率を排泄率 fractional excretion（FE）といい，健常人の水，ナトリウム，ブドウ糖，Cr の排泄率はそれぞれ，0.5～7％，0.5～5％，0％，100％である。

*1　濃度ではないことに注意。

図 40-1　腎臓の働き
心臓から駆出される各成分の量を 500 と仮定し，それぞれの濾過・再吸収・分泌の流れを示す。（　）内は急性尿細管間質性腎炎（ATIN）の場合を示す。各成分の数値や再吸収・分泌量は仮定であり，実際の数値とは異なる。詳しくは他書を参照。

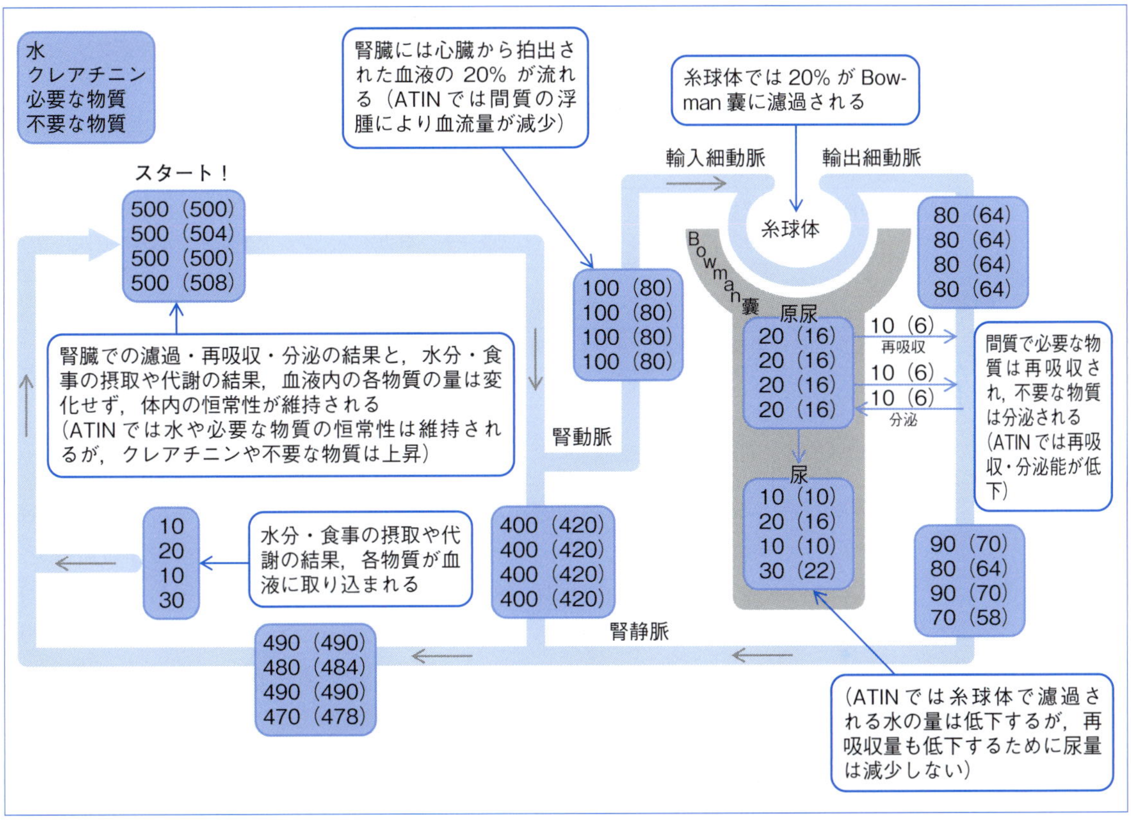

▶尿が出ていれば腎不全にならない？

腎不全であるにもかかわらず，尿量が減少しない病態は，腎臓の間質に問題がある場合に生じる。集中治療医や麻酔科医が遭遇する間質の病気として，急性尿細管間質性腎炎（ATIN）がある（**図 40-1**）。一般的に全身の血液量の約 20％が腎臓に流れるが，ATIN では尿細管間質に浮腫が起こるため，体循環から供給される腎血流量が減少する[4]。糸球体では腎血漿流量の約 20％が Bowman 嚢に濾過され原尿となるが，尿細管や集合管に浮腫や細胞浸潤が起こる ATIN では，原尿が受ける再吸収能と分泌能が低下する。それにより，水や必要な物質の再吸収が低下し，糸球体での濾過量が少ないにもかかわらず，尿中への排泄量が維持される。逆に，不要な物質は腎血漿流量の減少による濾過量の減少と分泌能の低下により，十分排泄されないままに体循環に戻り，水分・食事の摂取量が変化しないとすれば，体内の不要な物質の割合は増加する。尿細管で再吸収も分泌もされない Cr も濾過量が減少した分だけ体内に蓄積する。結果として，「尿量が維持されているのにもかかわらず Cr 値が上昇し，AKI 診断基準に当てはまる」という状態になる。ATIN のような，乏尿をきたさない疾患の早期診断には，尿量だけでなく血清 Cr 値にも注意する必要があり，その意味でも，RIFLE 分類や AKIN 分類の果たす役割は大きい。

表 40-2　ATIN の原因薬物

分類	薬物
抗菌薬	セファロスポリン*，シプロフロキサシン，エタンブトール，イソニアジド，マクロライド，ペニシリン*，リファンピシン*，サルファ剤*，テトラサイクリン，バンコマイシン
NSAIDs*	ほぼすべて
利尿薬*	フロセミド，サイアザイド，トリアムテレン
その他	アシクロビル，アロプリノール*，アムロジピン，アザチオプリン，カプトプリル，カルバマゼピン，クロフィブラート，コカイン，クレアチン，ジルチアゼム，ファモチジン，インジナビル，メサラジン，オメプラゾール，フェントラミン，フェニトイン，プランルカスト，プロピルチオウラシル，キニーネ，ラニチジン

＊　臨床的に使用頻度が高い，あるいは重要な薬物

▶ATIN の管理

ATIN の症状・検査所見は，急性腎不全(100％)，ネフローゼをきたさないレベルのタンパク尿（93％），白血球尿（82％），顕微鏡的血尿（67％）がある。薬物性の場合は，古典的三徴といわれる，発熱（36％），皮疹（22％），関節痛（45％）が出現することもあるが，無症状のまま，検査により腎機能低下が偶然発見され，ATIN と診断される症例も多い[5]ため注意が必要である。そのほか，好酸球増加（35％）に加え，尿細管の再吸収能低下を反映し，尿中 NAG（*N*-acetyl-β-D-glucosaminidase），β_2-ミクログロブリン，α_1-ミクログロブリン，ナトリウム排泄率（FENa）の上昇などが参考になるが，最終的には腎生検で診断する[6]。

ATIN の治療は，薬物性であれば原因薬物を中止し，腎生検の所見を参考にステロイド投与などが行われる。腎不全が進行する場合は，人工透析が必要になる場合もあるが，ほとんどの症例の予後は良好である。

▶そのほかに注意する疾患は？

ATIN 以外に腎機能低下があるにもかかわらず尿量が減少しない病態として，慢性尿細管間質性腎炎（CTIN）がある。これは，先天的な尿路異常（逆流性腎症，腎異形成，尿路閉塞）や慢性腎盂腎炎，薬物性（鎮痛薬，重金属，ハーブなど），遺伝性（ネフロン癆，ミトコンドリア異常症など）などが原因で起こる。糸球体濾過量減少と尿細管での再吸収能低下が併存する場合には，ATIN と同様の病態が起こり得る。

● ● ●

ATIN の原因の 75％以上を占めるのが薬物性であり，特に多いのが抗菌薬，非ステロイド性抗炎症薬（NSAIDs），利尿薬である（**表 40-2**）[7]。腎保護を目的に，さまざまな薬物療法が議論されているが，腎保護の観点から最も重要なのは「余計な薬物を投与しない」ことである。

文　献

1. Bellomo R, Ronco C, Kellum JA, et al. Acute renal failure - definition, outcome measures, animal models, fluid therapy and information technology needs : the Second International Consensus Conference of the Acute Dialysis Quality Initiative（ADQI）Group. Crit Care 2004 ; 8 : R204-12.
2. Mehta RL, Kellum JA, Shah SV, et al. Acute Kidney Injury Network : report of an initiative to improve outcomes in

acute kidney injury. Crit Care 2007；11：R31.
3. 窪田隆裕．腎，塩分と水分バランス．In：Despopoulos A, Silbernagl S 著．佐久間康夫監訳．カラー図解：よくわかる生理学の基礎．東京：メディカル・サイエンス・インターナショナル，2005：148-85.
4. 山口 裕，小林賛光．尿細管間質性腎炎．In：日本腎臓学会・腎病理診断標準化委員会，日本腎病理協会編．腎生検病理アトラス．東京：東京医学社，2010：225-32.
5. Praga M, González E. Acute interstitial nephritis. Kidney Int 2010；77：956-61.
6. 堅村信介．尿細管間質性腎炎の診断と治療．In：深川雅史，吉田裕明，安田隆編．レジデントのための腎臓病診療マニュアル第2版．東京：医学書院，2012：357-62.
7. Kodner CM, Kudrimoti A. Diagnosis and management of acute interstitial nephritis. Am Fam Physician 2003；67：2527-34.

041

尿量の減少は腎機能低下を意味するか

吉澤 佐也
祖父江 和哉

腎臓の最大の役割は，体液量や血圧の恒常性を保つことである。この恒常性維持機構には，内因性調節機構（腎臓での自己調節）と外因性調節機構（神経やホルモンによる調節）があり，どちらも尿量を調節することなどによって恒常性を維持している。この機構について理解し，尿量減少について考える。

▶腎臓の構造

腎臓は，老廃物の排泄および水・電解質バランスの維持，血圧・体液量の調節を行う臓器である。ネフロンは腎臓の最小機能単位であり，糸球体と尿細管という二つの部分から構成されている。尿細管は近位尿細管，Henle のループ，遠位尿細管，集合管で構成される。同一ネフロンの遠位尿細管と糸球体の接触部分には，傍糸球体装置（**図 41-1**）があり，恒常性の維持に重要な役割を果たしている。

◎傍糸球体装置

糸球体から出た尿細管は，近位尿細管，Henle のループを経て遠位尿細管となり，再びもとの糸球体の血管極（輸出入細動脈）と接し，緻密斑 macula densa（MD）と呼ばれる細胞群を作る。この MD 細胞と輸入細動脈と輸出細動脈の三つに囲まれたデルタ地帯は，糸球体外メサンギウム細胞によって埋められており，傍糸球体装置 juxtaglomerular apparatus（JGA）と呼ぶ。さらに JGA には，輸入細動脈の平滑筋細胞の一部で，レニン顆粒を含む傍糸球体 juxtaglomerular（JG）細胞も含まれる。すなわち，JGA は輸入細動脈，輸出細動脈，MD 細胞，糸球体外メサンギウム細胞，JG 細胞から構成されている。

▶腎臓で尿量を規定する因子

尿量を規定する腎臓の因子は，糸球体濾過量（GFR）と尿細管での再吸収である。GFR は，濾過圧（糸球体内圧）と濾過係数（限外濾過能）により規定される。糸球体内圧の低下，限外濾過能の低下により，GFR が低下すると尿量は減

図 41-1　傍糸球体装置（JGA）
JGA は，①輸入細動脈，②輸出細動脈，③ MD 細胞，④糸球体外メサンギウム細胞，⑤ JG 細胞，で構成されている。

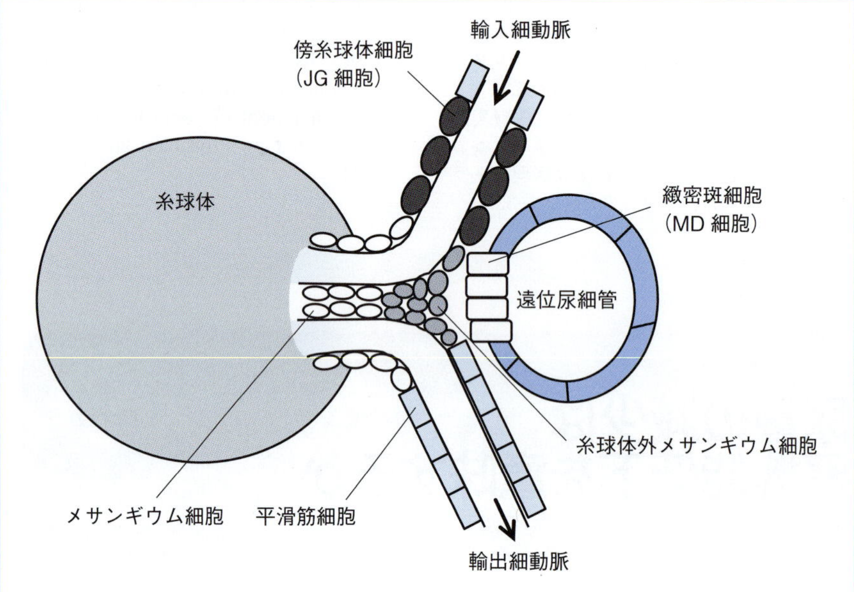

少する。糸球体内圧は輸入細動脈，輸出細動脈の収縮または拡張によって制御調節される。限外濾過能は，糸球体のメサンギウム細胞が収縮や拡張することにより，濾過面積で調節される。一方，尿細管での再吸収亢進や，尿細管壊死などによる尿細管閉塞でも尿量は減少する。

このように，多くの因子によって尿量は規定されるので，尿量減少が腎機能低下を意味することもあれば，そうでないこともある。

尿量減少と腎機能低下との関係

尿量が減少する病態は，①脱水などによる腎前性，②腎障害による腎性，③尿管・膀胱・尿道の閉塞による腎後性，の三つに大きく分かれる。

腎後性の場合，初期では腎機能低下を認めないが，閉塞が長期になると，腎機能が低下する原因となる。腎性による尿量減少は，腎実質の障害に起因するため，腎機能低下を意味する。腎前性による尿量減少は，有効循環血液量減少，心拍出量減少，腎血行動態の変化によるもので，初期では腎後性と同様，腎機能低下は認めない。

腎前性の尿量減少で重要なのが恒常性維持機構である。この機構が機能している間は，尿量が減少していても GFR は保たれるが，調節機構を超えるようになると，GFR は低下する。この恒常性維持機構について，有効循環血液量減少の病態で考えていこう。

恒常性の内因性調節機構

脳，心臓，腎臓には臓器血流量を一定に保持するための自己調節能があり，全身の血圧が変動しても，腎血流（糸球体血流量）は一定に保たれている。腎臓以外の臓器で自己調節の基礎となるメカニズムは，主に筋原性反応によるものだが，腎臓では筋原性反応に加え，尿細管糸球体フィードバック tubuloglomerular

図 41-2　尿細管糸球体フィードバック機構

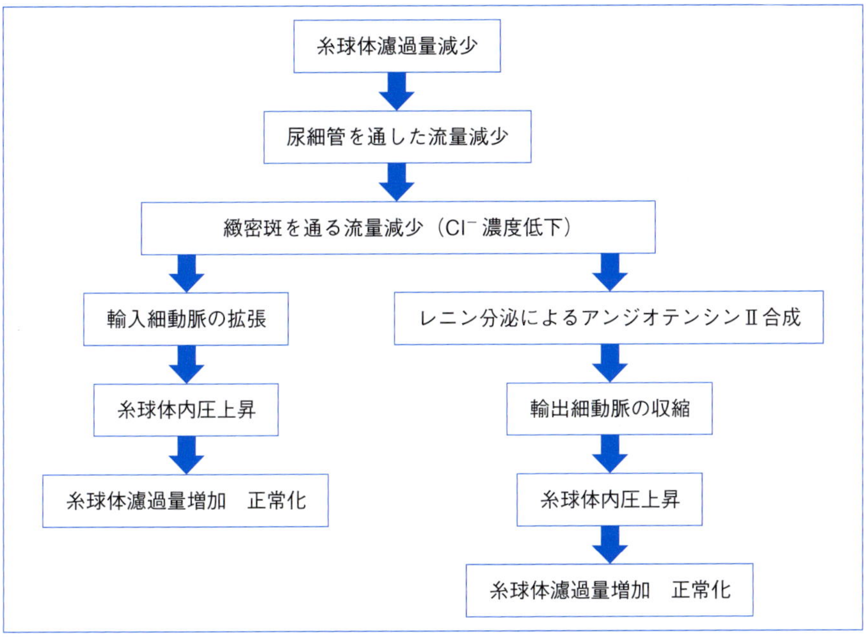

feedback（TGF）と呼ばれる特殊なメカニズムが関与している。

◎筋原性反応

腎臓では，輸入細動脈の血管平滑筋が収縮・拡張することにより，平均血圧が 80〜180 mmHg の範囲内で変動しても腎血流量と GFR がほぼ一定に保たれている。この仕組みを，筋原性反応と呼ぶ。

◎尿細管糸球体フィードバック（図 41-2）

循環血液量が減少して糸球体内圧が低下した場合に，輸入細動脈拡張や輸出細動脈収縮により GFR を維持する機構が TGF である。このメカニズムの中心が，先に述べた傍糸球体装置（JGA）である。

JGA では，TGF により，MD 細胞近傍での塩化ナトリウム（NaCl）濃度を一定に保つように GFR を調節する。MD 細胞は，遠位尿細管内を流れる濾液の NaCl〔特に塩素イオン（Cl^-)〕の濃度により輸入細動脈の収縮性の調節をしている。つまり，循環血液量減少に伴い Cl^- 濃度が低下すると輸入細動脈が拡張し，GFR を維持するように働く。

また，Cl^- 濃度の変化により，輸入細動脈にある JG 細胞から放出されるレニンの分泌量が変化する。つまり，循環血液量減少に伴い Cl^- 濃度が低下するとレニンが分泌され，アンジオテンシンⅡによって輸出細動脈が収縮し，糸球体内圧上昇により GFR を維持するように働く。これ以外のレニン分泌刺激や作用は後述する。

▶恒常性の外因性調節機構

上記の内因性調節は局所のみの調節機構だが，体液量や血圧の恒常性維持には，液性因子や神経因子といった外因性調節機構も働く。循環血液量減少に伴い，交感神経系，レニン-アンジオテンシン-アルドステロン系，抗利尿ホルモンなどを総動員して，近位・遠位尿細管での再吸収を増やし，循環血液量を保つ。

◎レニン-アンジオテンシン-アルドステロン系

レニン分泌の刺激は複数ある。代表的なものとして，①腎臓の圧受容器経路（輸入細動脈にある JG 細胞の圧受容器で感知），②緻密斑経路（尿中 Cl^- 濃度の低下），③交感神経系の興奮，があり，レニンの分泌量は，常にこれらの因子の総和によって決まる。

レニン分泌により，アンジオテンシノーゲンがアンジオテンシンⅠとなり，さらに肺にある変換酵素でアンジオテンシンⅡ（ATⅡ）となる。ATⅡの作用は，①副腎からのアルドステロン分泌，②細動脈の収縮，③近位尿細管や Henle のループの上行脚での NaCl の再吸収亢進，などがあり，有効循環血液量増加や血圧上昇に働く。

アルドステロンは，遠位尿細管でナトリウムイオン（Na^+）の再吸収を増加させ，Na^+ の貯留と細胞外液量の増加をもたらす。

ATⅡは，輸入細動脈，輸出細動脈どちらにも作用するが，収縮作用は異なる機序を介しており，ATⅡ亢進の程度により作用部位が異なる。ATⅡの亢進が軽度～中等度の場合は，輸出細動脈の収縮を介して糸球体内圧を維持して GFR を保つ方向に働く。ATⅡの亢進が高度の場合は，輸出入細動脈の収縮を引き起こし，GFR を減少させる方向に働く。

◎バソプレシン

バソプレシンの主要な生理作用は腎臓による水分保持であるため，しばしば抗利尿ホルモン（ADH）と呼ばれる。下垂体後葉に貯えられており，分泌刺激により血中に分泌される。血漿浸透圧の上昇（浸透圧受容器：視床下部に存在する血漿浸透圧に感受性のあるニューロン）と細胞外液量の減少や血圧低下が分泌刺激となる。

主な作用は，集合管上皮細胞の内腔側での水チャネルの発現である。集合管の周りの腎髄質は，Henle のループの働きによって高浸透圧に維持されているため，水チャネルが発現すると集合管内の水分は腎髄質に移動し直血管に回収されるので，尿は濃縮され，尿量は減少する。

◎交感神経系

交感神経系では，β 受容体を介してレニン分泌を亢進し，近位尿細管では α 受容体を介して Na^+ の再吸収を増加させる。腎動脈や細い腎内血管は，α 受容体を介して収縮し，腎血流と GFR の両方を減少させる。腎交感神経系を段階的に刺激すると，最初にレニン分泌と Na^+ の再吸収増加がみられ，その後に腎血流と GFR の減少が起こる。

● ● ●

腎臓で尿量を規定する因子は，糸球体濾過と尿細管再吸収の二つである。腎臓の内因性調節機構と外因性調節機構がこれら二つの因子の調節を行い，尿量を調節することなどにより循環を維持している。

循環血液量減少に対して，代償範囲内では，この調節機構により尿量は減少するが GFR は保たれる。しかし，この調節機構が破綻して代償できなくなってしまうと，GFR が減少してやがて腎機能低下を呈する。

042 腎動脈下の大動脈遮断でも腎機能低下が起こるのはなぜか

高木 俊一

大血管手術のなかで最も多い手術が，腹部大動脈置換術である。大血管手術の入門編とも言えるこの手術の麻酔管理は，ダイナミックなだけではなく奥が深い。大動脈近位の遮断部位によって，術式は腎動脈上と腎動脈下に分けられる。腎動脈より上の大動脈を遮断すると腎血流がなくなるので，腎機能障害が起こることは想像に難くない。しかし，腎動脈下で大動脈を遮断した場合はどうであろう。

▶腎臓の血行動態と血流分布

腎臓は左右それぞれ約 150 g，両側合わせて体重の 0.3％と，体重比でみると非常に小さい。しかし，腎臓には心拍出量の 25％という非常に多くの血流が流れる。この血流は腎動脈を経由して，動脈から複数の葉間動脈に分岐し，皮質部と髄質外層の境界を走行する弓状動脈を経て，小葉間動脈，輸入細動脈を通り糸球体毛細血管に至る。次に，輸出細動脈を通って糸球体毛細血管を離れ，尿細管周囲毛細血管に至る。

腎血流は皮質に 90％分布するが，髄質にはわずか 10％しか流れない（図 42-1）。加えて，髄質の容積は皮質より多いため，髄質への血流は相対的に非常に少ない。

▶腎臓の酸素消費量

腎臓は脳に比較して 100 g 当たりの酸素消費量は 2 倍である。脳のほうが酸素を多く消費するイメージがあるが，まったくの間違いである。血流量も脳血流の 7

図 42-1　腎臓の血管と血流分布
（相馬友和．AKI の予防，治療，管理：フロセミドとアルブミン．Intensivist 2009：1；517-22 より）

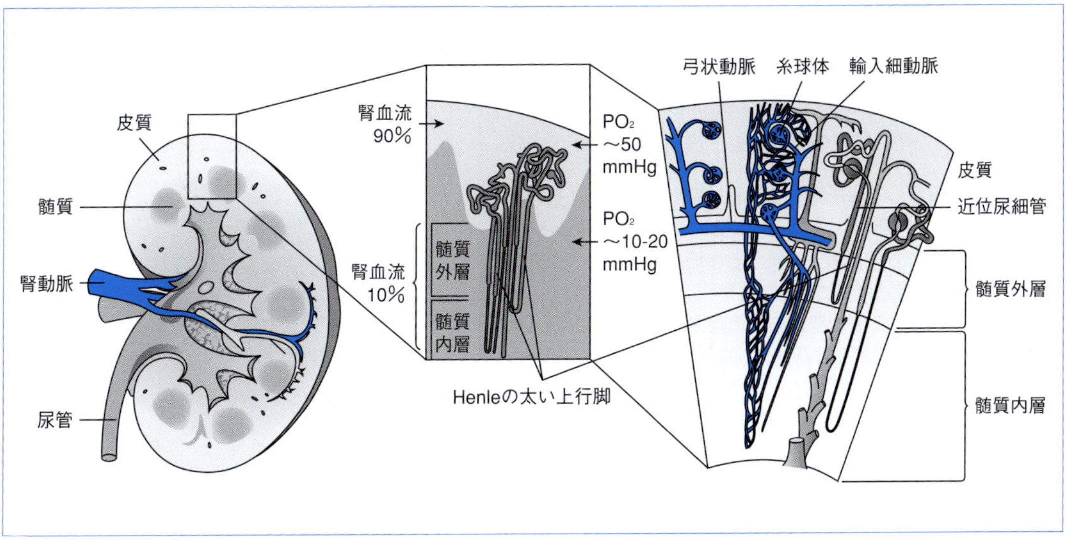

倍も多い。しかし，腎血流が多いのは尿生成のためであり，腎臓への酸素供給は非常にわずかである。このことが注目すべきポイントである。

腎臓の酸素供給は，尿細管周囲の毛細血管から行われているが，尿細管に向かう動脈と伴走する静脈との間にシャントがあり，動脈から毛細血管への酸素が到達しない「動静脈酸素シャント」がある[1)]。このため，腎臓への酸素の供給路は非常に弱くなっている。腎血流量が多いのは糸球体による濾過のためであり，1日150 Lの原尿から水やナトリウムを99%再吸収する。髄質外層の近位尿細管に続くHenleループの上行脚の太いループではナトリウムの再吸収のため，Na-K ATPase活性が高く，エネルギーや酸素消費が多いために髄質の血流減少は腎障害に直結する。

▶大動脈遮断部位（腎動脈上，腎動脈下）と腎機能低下

大動脈手術における腎機能低下の主な原因は，虚血再灌流に起因する腎血流低下である。そして，急性尿細管壊死が腎機能低下の病態として最も大きな原因となる。

コラム Strain Vessel 仮説

慢性腎不全の病因として糸球体内皮・上皮細胞障害説とともに最近注目されている「Strain Vessel仮説」がある。細小動脈（strain vessel）は，比較的太い動脈から血流を受けるとき大きな圧較差を形成するため血管損傷が起こりやすい，との仮説である。高い圧負荷を受けている脳の穿通枝，網膜中心動脈，冠動脈，そして弓状動脈に近い傍髄質糸球体輸入細動脈などがこれにあたる。

文献

A. Ito S, Nagasawa T, Abe M, et al. Strain vessel hypothesis : a viewpoint for linkage of albuminuria and cerebro-cardiovascular risk. Hypertens Res 2009 ; 32 : 115-21.

腎動脈上大動脈遮断を受けた39例と，腎動脈下大動脈遮断を受けた166例の腎機能を比較した研究[2)]がある。一時的な腎機能低下は，腎動脈上で28%，腎動脈下で10%であったが，血液透析導入率はそれぞれ3%，2%と同程度であることから，重症の腎機能低下は遮断部位にかかわらず起こるといえる。

大動脈遮断部位が腎動脈下の場合，動脈圧が変化しなくとも心拍出量，糸球体濾過量（GFR），有効腎血漿流量は減少し，体血管抵抗は上昇する[3)]。そのため遮断により，腎血流量は38%減少，腎血管抵抗は75%上昇する。大動脈遮断解除後，腎血流量はさらに減少し，腎血管抵抗は高値を維持する。腎血流の不均衡分布が起こり，腎皮質に多く流れ，この状態は少なくとも1時間は持続する。腎動脈下大動脈再建術の術後6か月において，GFRは67%の症例で低下し，平均で9 mL/min減少した。有効腎血漿流量は49%の症例で低下したが，減少の程度は74 mL/minである[4)]。

マンニトールは，腎動脈下大動脈遮断中の腎血流量減少の程度を抑えることができるようであるが，血行動態を維持していてもGFRの一時的な減少は起こる[5)]。また，動物実験ではマンニトール，ドパミンを単独または併用した場合においても，遮断解除後の腎血流量，GFRの減少は，150分経っても回復しない[6)]。

▶腎保護

大動脈遮断による変化には，レニン-アンジオテンシン系，炎症，血管内皮細胞，化学伝達物質，ホルモンそして交感神経系などが関与する。

レニン-アンジオテンシン系では，腎血流が減少するとレニンが分泌され，アンジオテンシンが活性化される。アンジ

オテンシンⅡは，直接的に近位尿細管，またアルドステロン産生により，間接的に腎血管抵抗を増加させるとともに，ナトリウム再吸収を増やす。これらの反応を抑制するために，アンジオテンシン変換酵素（ACE）阻害薬の研究が行われているが，ヒトにおいて決定的なデータは得られていない[3]。腎動脈下大動脈遮断中の腎皮質の虚血は，β遮断薬によるレニン-アンジオテンシン系の抑制により，レニン分泌を減少させることで予防が可能である[7]。

カルシウム拮抗薬であるニカルジピンも，大動脈遮断によるGFRや腎血流量減少を抑制する効果が期待できる[3]。同様に，ニフェジピンはエンドセリンの増加による腎血管収縮を抑制する[8]。

スタチン（HMG-CoA還元酵素阻害薬）は，血管内皮と炎症に関与して，腎保護作用を示すとされる。腎動脈上大動脈遮断術後30日のクレアチニン濃度の上昇を抑える[9]。

メチルプレドニゾロンは，炎症を抑えることにより腎機能保護が期待されるが，効果はなさそうである[10]。

虚血による下肢からのミオグロビンは，一酸化窒素の産生を抑制することにより腎血管収縮をきたし，腎血流量を減少させる[7]。

▶麻酔管理の役割

麻酔管理は，大動脈遮断中の腎機能低下をきたす病因に対して重要な役割を果たせる。十分な補液は，腎動脈下大動脈遮断術後の腎機能低下を予防する[11]。これは，輸液による血管拡張が血管収縮物質産生を抑制したことによる可能性が考えられる。血行動態の最適化は，大動脈遮断による虚血再灌流から腎臓を保護するのに最も重要であろう。薬物に関しては，前述した内容を参考にしてほしい。

●　●　●

腎動脈下の大動脈遮断では，動脈圧が維持されていても腎機能低下は起こる。これを予防するために種々の薬物が検討されているが，スタンダードはまだない。腎血流量を維持するように心がけ，思案するところから麻酔管理は始まる。

文　献

1. Leong CL, Anderson WP, O'Connor PM, et al. Evidence that renal arterial-venous oxygen shunting contributes to dynamic regulation of renal oxygenation. Am J Physiol Renal Physiol 2007；292：F1726-33.
2. Gelman S. The pathophysiology of aortic cross-clamping and unclamping. Anesthesiology 1995；82：1026-60.
3. Antonucci F, Bertolissi M, Calo L. Plasma endothelin and renal function during infrarenal aortic crossclamping and nifedipine infusion. Lancet 1990；336：1449.
4. Pollock H, Johnson G Jr. Effect of acute occlusion of the infrarenal aorta on renal function. Surg Gynecol Obstet 1973；137：805-9.
5. Breckwoldt WL, Mackey WC, Belkin M, et al. The effect of suprarenal cross-clamping on abdominal aortic aneurysm repair. Arch Surg 1992；127：520-4.
6. McCombs PR, Roberts B. Acute renal failure following resection of abdominal aortic aneurysm. Surg Gynecol Obstet 1979；148：175-8.
7. Stein M, James PM Jr, Kelly J, et al. Renal protection during aortic cross-clamping. Am Surg 1972；38：681-9.
8. Noirhomme P, Buche M, Louagie Y, et al. Ischemic complications of abdominal aortic surgery. J Cardiovasc Surg (Torino) 1991；32：451-5.
9. Schouten O, Kok NF, Boersma E, et al. Effects of statins on renal function after aortic cross clamping during major vascular surgery. Am J Cardiol 2006；97：1383-5.
10. Turner S, Derham C, Orsi NM, et al. Randomized clinical trial of the effects of methylprednisolone on renal function after major vascular surgery. Br J Surg 2008；95：50-6.
11. Bush HL Jr, Huse JB, Johnson WC, et al.

Prevention of renal insufficiency after abdominal aortic aneurysm resection by optimalvolume loading. Arch Surg 1981；116：1517-24.

腎臓のもつ体液・電解質調節以外の機能は何か

043

櫻井 裕之

▶腎臓は内分泌器官

血液透析の普及で腎不全は不治の病ではなくなったが，血液透析は，体液・電解質調節の治療法であり，それで解決できない問題が，透析療法に伴う合併症として表れる。それこそが，腎臓のもつ体液・電解質調節以外の機能の欠落症状である。食事療法などによる自己管理ができている血液透析患者の処方を見ると，腎性骨異栄養症対策として活性型ビタミンDやリン酸結合薬と腎性貧血に対するエリスロポエチン関連薬が，ほぼ全員に投与されていることに気づくだろう。そう，腎臓は内分泌器官でもあるのだ。体液調節に関係するホルモンであるレニンは腎臓から分泌されるが，それ以外にも，造血を刺激するエリスロポエチン，カルシウムやリン酸の腸管からの吸収を促進し，副甲状腺ホルモンの分泌を抑える活性型ビタミンDは腎臓から分泌されるのである。

▶エリスロポエチンの産生

肝臓でも少し産生されるが，エリスロポエチンの主な産生臓器は腎臓である。健常人では，腎皮質深部-髄質外側にある間質の線維芽細胞がエリスロポエチン産生細胞である[1)]。エリスロポエチンの需要が高まると，エリスロポエチン産生細胞の数が増え，皮質浅部にまで広がってみられるようになる。エリスロポエチン増加により赤血球数が増えるので，ヘモグロビン値が主な産生促進因子と考えがちであるが，エリスロポエチン産生を刺激するのは，産生細胞近傍の酸素分圧である。

組織の酸素分圧を決めるのは，①ヘモグロビン値（酸素分子はほとんどがヘモグロビンに結合した形で組織に届けられ，血漿中に溶存しているものはほんの少しである），②動脈血酸素分圧（肺を出るときにどれだけの酸素があるのかの指標），③ヘモグロビンと酸素分子の親和性〔pH，二酸化炭素分圧，2,3-ジホスホグリセリン酸（2,3-DPG）により変わる[*1]〕，④組織への血流量，である。ヘモグロビン値の低下は，腎臓への酸素供給量を減らし，それによりエリスロポエチン産生細胞近傍の酸素分圧を低下させ，エリスロポエチン産生細胞を増加させ，エリスロポエチンを産生することにより，赤血球の造血を促す。エリスロポエチン産生はmRNAレベルで調節されており，そのmRNA転写の調節をするのが低酸素誘導因子hypoxia-inducible factor（HIF）ファミリーに属する転写因子である。酸素分子が十分に存在すると，補

＊1 Bohr効果という。「063：ヘモグロビンの機能性とは何か」（198ページ）も参照。

因子として Fe^{2+} をもつプロリルヒドロキシラーゼにより，HIF 分子の特定のプロリンが水酸化され，そこにユビキチンリガーゼを構成する von Hippel-Lindau タンパクが結合することによりユビキチン化され，HIF はプロテアソームで分解される。低酸素状態では，HIF は細胞質で分解を受けることなく核内に移行し，エリスロポエチン遺伝子の転写調節領域に結合して，その mRNA 転写を増加させる（**図 43-1**）。エリスロポエチンでは，HIF ファミリーの中でも HIF-2α が主要転写調節因子であることが示されている[2)]。

図 43-1　酸素による HIFαの制御
EPO：エリスロポエチン，P：プロリン，PVHL：von Hippel-Lindau タンパク，Ub：ユビキチン

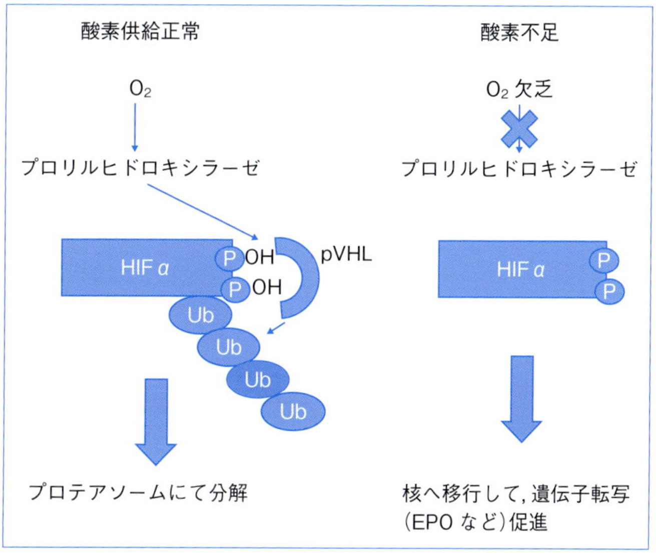

では，造血のセンサーが腎臓にあるのはなぜだろうか。正確なところはわからないが，筆者は以下のように憶測する。尿濃縮機構と同様，カウンターカレントメカニズムにより，皮質から髄質方向に酸素分圧勾配が形成され，腎髄質深部は生体内で最も酸素分圧が低い部位である。しかし，腎髄質深部の尿細管（細い Henle のループ）は酸素消費量が低いので，低い酸素分圧でもやっていける。腎臓で虚血に弱いのは，酸素分圧も低くなると同時に溶質再吸収によるエネルギー消費量（＝酸素消費量）の多い皮質深部-髄質外側の尿細管といわれており，この近傍にエリスロポエチン産生細胞が存在する。これは，全身の酸素化を保証するセンサーとエフェクターが，酸素のデリバリーと局所の代謝を総合して一番低酸素状態の部位におかれていることになるわけで，生体はうまくできていると感心する。

▶活性型ビタミン D の産生

皮膚で，コレステロール誘導体に紫外線が作用するとビタミン D に変化する。自らの体内で合成できるわけだから，これは厳密にはビタミンとはいえない。むしろビタミン D は，カルシウム代謝にかかわる重要なホルモンと認識したほうがよい。

食事から摂取したにせよ，皮膚で合成されたにせよ，ビタミン D（コレカルシフェロール）は，そのままでは活性がない。ビタミン D（コレカルシフェロール）は，脂溶性の物質でよくあるように，肝臓に運ばれて，25 位に水酸基が付加され，25-ヒドロキシビタミン D〔25-(OH) D〕となる。この 25-(OH) D は生理活性が弱く，腎臓に運ばれて，近位尿細管細胞で活性型である 1,25-ジヒドロキシビタミン D〔1,25-$(OH)_2D$，カルシトリオール〕か，不活性型である 24,25-ジヒドロキシビタミン D〔24,25-$(OH)_2D$〕に代謝される（**図 43-2**）。

腎臓での 1 位の水酸化反応を触媒する酵素の活性は，副甲状腺ホルモン parathyroid hormone（PTH）と骨から分泌される線維芽細胞成長因子 fibroblast growth factor（FGF)-23 により調節さ

図 43-2　ビタミンDの活性化

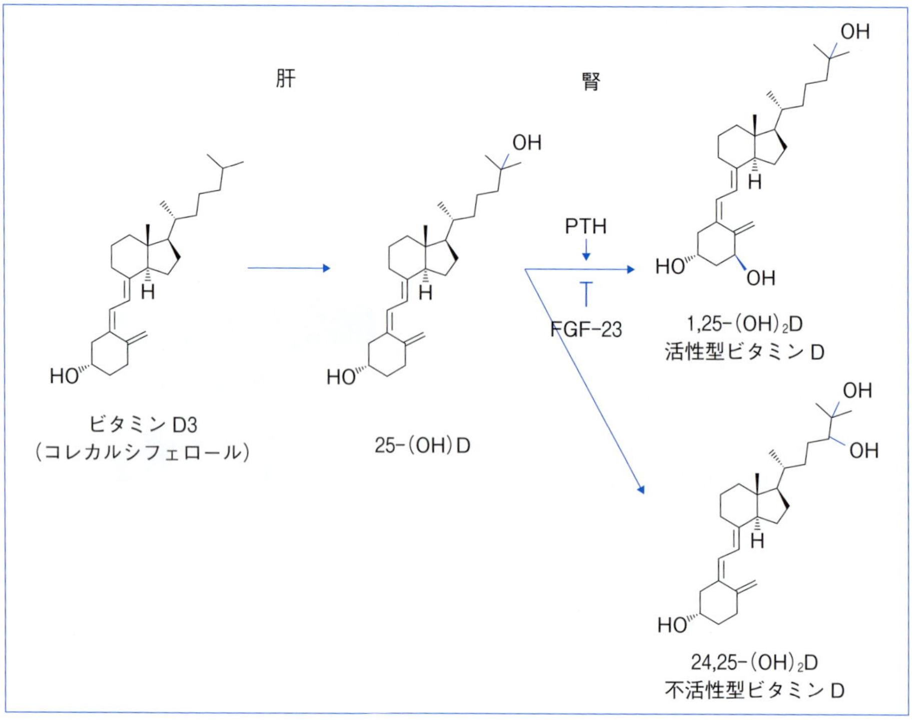

れ，PTH は酵素を誘導し，FGF-23 は阻害する[3]。PTH は血清カルシウムイオン（Ca^{2+}）値を上昇させる働きがあり，骨からのカルシウム動員は PTH の破骨細胞への直接作用により行われるが，腸管からの吸収の増加は，活性型ビタミンD〔1,25-$(OH)_2$D〕を介した間接的なものである。活性型ビタミンDは腸管からのリン酸吸収も促進するが，PTH と FGF-23 は近位尿細管のリン酸再吸収トランスポーターの発現を抑制することにより，リン酸の排泄を促進する。このように，腎臓の近位尿細管細胞は，PTH と FGF-23 の標的になると同時に，活性型ビタミンDの産生細胞としてリン酸代謝の中心的存在となっている。

文　献

1. Pan X, Suzuki N, Hirano I, et al. Isolation and characterization of renal erythropoietin-producing cells from genetically produced anemia mice. PLoS One 2011；6：e25839.
2. Haase VH. Hypoxic regulation of erythropoiesis and iron metabolism. Am J Physiol Renal Physiol 2010；299：F1-13.
3. Jüppner H. Phosphate and FGF-23. Kidney Int Suppl 2011；(121)：S24-7.

麻酔薬により脳代謝と脳血流量のカップリングは変化するか

044

宮崎 智之

外界からの刺激により誘発される局所的な神経細胞の活性化は，急速かつダイナミックな脳代謝の亢進を伴う。そのエネルギー需要に呼応して，局所的な脳血流量の増加が秒単位で生じる。活動や基本的機能の維持のため，神経細胞は多くのエネルギーを消費するが，局所的なエネルギーの貯蔵はきわめて少ない。つまり，局所への脳血流量が減少すると，即座にエネルギー供給が絶たれてしまい，そうしたイベントに対して神経細胞は非常に脆弱である。したがって，局所循環においては，脳血流量を維持するための複雑な機構が発達している。

通常量の麻酔薬の使用では，神経細胞の恒常的活動を妨げるほどの脳血流量の低下は認められない。しかしながら，脳神経疾患を有する患者や脳外科手術の麻酔においては，より厳密な麻酔計画が要求されることがある。そこで，本項では，脳代謝と脳血流量の正常なカップリング，およびそれに対する麻酔薬の作用について論じる。

▶正常な脳代謝と脳血流量のカップリング

神経細胞の活動に伴い，エネルギー基質であるブドウ糖代謝が生じる。脳血流量が相対的に減少すれば，エネルギー不足に陥った神経細胞は安定した膜電位を保てなくなり，その結果，興奮毒性やアポトーシスを引き起こし，不可逆的変化となれば，細胞死に至る。そうならないように，エネルギー代謝の亢進に対して，秒単位で局所的に脳血流量が増加する[1,2]。脳代謝の亢進に伴って起こる局所的な脳血流量の増加のメカニズムについては諸説ある。活性化した神経細胞や近傍のグリア細胞から放出される一酸化窒素や血管作動性ペプチドの量的調節を介し，周囲の毛細血管を拡張させる[3]との報告がある。また，ドパミン作動性神経が直接血管壁に分布し，活動に応じた血管収縮-拡張の調節を行っている[4]，との報告もある。いずれにせよ，複数の機構が補い合って，脳代謝の変化に対して，急速ないし持続的な脳血流のリクルートを行っている。

脳血流量の減少が神経細胞へのエネルギー供給不足をきたすと前述したが，受け手側の神経細胞ではどういった内訳でエネルギー，つまりアデノシン三リン酸（ATP）を必要としているかを考えてみる。神経細胞（あくまで興奮性錐体細胞のみを考える）がつかさどる情報伝達はATP依存的活動である。シナプス前細胞より放出されたグルタミン酸がシナプス後細胞上の興奮性受容体に結合し，シナプス後細胞が脱分極する。脱分極したシナプス後細胞では，次の神経細胞に対しグルタミン酸を効率よく放出すべく，ATP依存的な軸索輸送が促進される。一方で，情報伝達が生じない状況下では，神経細胞は多くのエネルギー供給を必要とはせず，脳血流量は減少するが，当然ゼロにはならない。

そうした一連の研究からわかってきたことは，エネルギー消費の内訳として，神経活動に依存して生じる代謝と神経細胞の恒常性を維持するために必要な代謝が存在するということである。つまり，仮に神経細胞が何ら情報伝達をしていない状況であっても，最低限の代謝を運用するためのエネルギーが必要だということである。神経細胞は興奮することで情報伝達を行うが，その必要がない状況下では逆に興奮しない，正しくは膜電位を上昇させないように自らを調整している。適切な膜電位（−60 mV付近）を維持するのは細胞膜に発現する種々のイオンチャネルであり，その多くはATP依存的に機能している。したがって，脳虚血などで神経細胞へのエネルギー供給が遮断されると，そうした膜電位を維持するイオンチャネルの機能が阻害され，その結果，細胞膜電位が上昇する。その後，電位依存的カルシウムチャネルの活性化に伴うカルシウムの流入増加，グルタミン酸放出の増加，ならびに興奮性受容体の活性化などが連鎖的に反応し，初期段階の興奮毒性が生じる。また，中長期的経過では，流入カルシウムの増加がアポトーシスを引き起こし，最終的には神経細胞死を誘導することとなる[5]。

脳血流量を調節する因子としては，化学的因子〔脳代謝，体温，動脈血酸素分圧（PaO_2）および動脈血二酸化炭素分圧（$PaCO_2$），そして麻酔薬〕，筋原性，神経原性調節（いわゆる自己調節 autoregulation*1）に大別される。

カップリングに対する麻酔作用

fMRI や PET などのモダリティの発達により，ヒトでの非侵襲的な測定が可能となった一方で，過去の報告との相違もみられるようになった。

前述のとおり，通常量の麻酔薬の使用では，神経細胞の恒常的活動を妨げるほどの脳血流量の減少は認められないとされてきた。しかしながら，深すぎる麻酔深度が高齢者の術後の認知機能障害のリスクとなり得る[6]という報告や，動物実験では幼若，成体動物に麻酔をすることで，麻酔後に種々の記憶・学習障害を生じる[7]という報告が頻出している以上，必ずしもその前提が正しいとは言い切れない。

臨床的には，脳血流量（正しくは脳血液量である）は頭蓋内圧を規定する因子であるため，頭蓋内圧が上昇した症例の麻酔では，脳血流量をいかに適切に管理するかが重要となる。ただ，実際の脳血流量は，前述したとおり非常にダイナミックに変化する一方で，脳血液量はさほど変化をしないとされる。つまり，さまざまな麻酔薬による脳血流量の変化が，必ずしも一対一の関係で脳血液量に反映されるわけではないことに留意したい。

では，静脈麻酔薬と吸入麻酔薬に分けて，それぞれが脳代謝率および脳血流量に与える影響をみていこう。

静脈麻酔薬

◎バルビツレート，プロポフォール

両者ともに用量依存的に脳代謝率と脳血流量を減少させ，一般的な使用量では，脳代謝率，脳血流量ともに50％以上抑制する[8]。しかし，脳血流量はあくまで動脈血成分を評価しているにすぎず，脳血液の大半は静脈血にプールされているため，厳密には，プロポフォールによる脳血流量の減少は，直接脳血液量の減少にはつながらない[9]。また，$PaCO_2$ に依存した血管拡張機能や，血管平滑筋による自己調節能に対する影響は，臨床的に無視できる程度である。

◎ケタミン

ほかの麻酔薬が抑制性の受容体を活性化するのと異なり，興奮性の受容体であるNMDA受容体を抑制することで作用を発現する。この結果，脳代謝を亢進させ，二次的に脳血流量を増加させる。脳血流の増大効果は，実際には，ケタミン単独で鎮静を得られる程度の量を使用した際にのみ顕著である[10]。また，脳血流量の増加に伴って頭蓋内圧も上昇するが，この作用はほかの麻酔薬との併用で相殺される。ケタミンは，近年では鎮痛補助薬

*1 血管平滑筋に加わる脳灌流圧に応じて，血管平滑筋の緊張度を自律的に変化させる反応。

としての使用がほとんどであるため，上記結果を踏まえると，ほかの麻酔薬を併用した状況下では，脳代謝率，脳血流量ともに，上昇効果はきわめて限定的といえる。

◎デクスメデトミジン

脳代謝はほとんど変化させないのに対して，脳血流量は顕著に減少させる。いくつかの動物実験の結果を鑑みると，この脳代謝－脳血流の解離は，デクスメデトミジンが脳血管収縮作用を有することを示唆している。

▶吸入麻酔薬

現在，臨床で主に使用されているセボフルラン，デスフルラン，およびイソフルランは，ほぼ同等に，濃度依存的に脳代謝を低下させる。しかし脳血流量については，やや議論が分かれる[11, 12]（**コラム**）。臨床では，硬膜外麻酔やレミフェンタニルなどによる十分な鎮痛がはかられている状況下で，1 MAC 以上の吸入麻酔薬を使用することはあまりない。そのような現場に即した情報を検討すると，おおむね脳血流量は減少すると考えてよいと思われる。また，静脈麻酔薬と異なり，濃度依存的に自己調節能が障害されるが，通常の臨床使用量で吸入麻酔薬を使用した際には，臨床的に無視できる程度の影響にすぎない。また，$PaCO_2$ に依存した血管拡張機能に対する影響は，臨床的に無視できる程度である。

小児に関しては，2 歳以下で ASA-PS 分類がクラス 1〜2 の非心臓手術症例で脳血流量に対するセボフルランの影響を調べた報告[13]によると（6％で導入，3％で維持），6 か月未満では脳血流量の減少がみられたが，それ以上ではみられなかった。また，平均動脈圧（MAP）の低下率との相関を検討すると，6 か月以上では MAP がベースラインより 40％以上低下した際に初めて脳血流量の減少を認めたが，6 か月未満では，20％以上減少するだけでも脳血流量は減少した。この結果は，6 か月未満では自己調節能が未熟であり，吸入麻酔薬の影響を受けやすいことを示唆している。

コラム　脳血流量測定を行った論文を読み解くにあたって

古典的には 1 MAC 以下の吸入麻酔薬を投与すると，脳代謝の低下に伴い脳血流量は低下するが，1.5 MAC を超えると，逆に吸入麻酔薬の血管拡張作用が前面に出て，脳血流量は増加する[11]とされてきた。しかしながら，Kaisti ら[12]は，2 MAC のセボフルラン投与でも，脳血流量は増加しないどころか，濃度依存的に減少すると報告している。

この結果の解離について検討すると，まず両者では測定方法が異なる。前者では投与したアルゴンガスを回収し，ガスクロマトグラフィにて，主に大脳皮質の血流量を測定しているのに対し，後者では PET を使用し，各脳領域別の詳細なデータを提示している。

2 点目は，前者では持続的なノルアドレナリン投与により平均動脈圧（MAP）を一定化しているが，後者ではセボフルランの濃度依存的に MAP が低下した状況下で測定を行っている（前者が心臓疾患のある患者を対象としているのに対し，後者では健常者を対象としていることが影響しているためと考えられる）。

2 MAC の吸入麻酔下では自己調節能がある程度障害されるため，前者のように昇圧薬により MAP を是正した際には，通常より脳血流量が増加することが予想される。つまり，2 MAC という，ある意味，特殊な麻酔条件下では，血圧の是正による効果が強く脳血流量に反映されるため，純粋に吸入麻酔薬の脳血流量への影響を抽出できていないと考えられる。

文　献

1. Frostig RD, Lieke EE, Ts'o DY, et al. Cortical functional architecture and local coupling between neuronal activity and themicrocirculation revealed by *in vivo* high-resolution optical imaging of intrinsic signals. Proc Natl Acad Sci USA 1990；87：6082-6.
2. Bonhomme V, Boveroux P, Hans P, et al. Influence of anesthesia on cerebral blood flow, cerebral metabolic rate, and brain functional connectivity. Curr Opin An-

aesthesiol 2011；24：474-9.
3. Chaigneau E, Tiret P, Lecoq J, et al. The relationship between blood flow and neuronal activity in the rodent olfactory bulb. J Neurosci 2007；27：6452-60.
4. Krimer LS, Muly EC 3rd, Williams GV, et al. Dopaminergic regulation of cerebral cortical microcirculation. Nat Neurosci 1998；1：286-9.
5. Dirnagl U, Iadecola C, Moskowitz MA. Pathophysiology of ischemic stroke：An integrated view. Trends Neurosci 1999；22：391-7.
6. Uchimoto K, Miyazaki T, Kamiya Y, et al. Isoflurane impairs learning and hippocampal long-term potentiation via the saturation of synaptic plasticity. Anesthesiology 2014；121：302-10.
7. Jevtobic-Todorovic V, Hartman RE, Izumi Y, et al. Early exposure to common anesthetic agents causes widespread neurodegeneration in the developing rat brain and persistent learning deficits. J Neurosci 2003；23：876-82.
8. Kaisti KK, Långsjö JW, Aalto S, et al. Effects of sevoflurane, propofol, and adjunct nitrous oxide on regional cerebral blood flow,oxygen consumption, and blood volume in humans. Anesthesiology 2003；99：603-13.
9. Todd MM, Weeks J. Comparative effects of propofol, pentobarbital, and isoflurane on cerebral blood flow and blood volume. J Neurosurg Anesthesiol 1996；8：296-303.
10. Långsjö JW, Kaisti KK, Aalto S, et al. Effects of subanesthetic doses of ketamine on regional cerebral blood flow, oxygen consumption, and blood volume in humans. Anesthesiology 2003；99：614-23.
11. Mielck F, Stephan H, Weyland A, et al. Effects of one minimum alveolar anesthetic concentration sevoflurane on cerebral metabolism, blood flow, and CO_2 reactivity in cardiac patients. Anesth Analg 1999；89：364-9.
12. Kaisti KK, Metsähonkala L, Teräs M, et al. Effects of surgical levels of propofol and sevoflurane anesthesia on cerebral blood flow inhealthy subjects studied with positron emission tomography. Anesthesiology 2002；96：1358-70.
13. Rhondali O, Mahr A, Simonin-Lansiaux S, et al. Impact of sevoflurane anesthesia on cerebral blood flow in children younger than 2 years. Paediatr Anaesth 2013；23：946-51.

マンニトールが頭蓋内圧を低下させる機序は何か

045

渡部 達範

マンニトールが頭蓋内圧を低下させる機序には，脳の解剖学的特徴とマンニトールが血漿浸透圧上昇作用をもつ利尿薬であることが大きく関係している。

▶脳の解剖学的特徴

脳実質は，その大部分が神経細胞や神経膠細胞によって構成されており，間質がほとんど存在しない。また，脳には，神経細胞の外部環境である細胞外液の恒常性をほかの臓器に比べ厳しく保つために，血液脳関門（BBB）が存在する。BBBは，密着結合している毛細血管内皮細胞と基底膜および神経膠細胞のうちの星状神経膠細胞の足突起，神経膠細胞により形成されており，血液から脳への物質の移動を厳しく制限している。

▶マンニトールの特徴

腎臓の糸球体より濾過されたマンニトールは，尿細管内の浸透圧を上昇させ，水分を引き込むことで利尿作用（浸透圧利尿）を示す。また，血中に投与することで血漿浸透圧を上昇させることができる。

▶マンニトールが頭蓋内圧低下作用を示す機序

頭蓋内圧を低下させるためには，脳から水分を引き込み，体外に排泄させることが必要である。

脳実質の構成要素のほとんどが細胞であるため，脳浮腫を改善させるためには，脳実質の細胞内から血管内に水をどれだけ引き込むことができるかが重要となる。一般に，体内にある水分の移動には，「浸透圧」勾配が必要となる。浸透圧には「血漿浸透圧」と「膠質浸透圧」があり，前者は細胞外（血管内）と細胞内，後者は血管内と間質の間の水分移動に関係している。したがって脳実質の細胞内から血管内へ水を引き込むためには，「血漿浸透圧」の上昇が必要（**コラム 1**）である。マンニトールは前述したように，血中に投与することで血漿浸透圧を上昇させる浸透圧利尿薬であるから，この条件を満たしている。

浸透圧勾配を維持するためにはBBBの存在が重要である。BBBが存在しない脳以外の組織では，浸透圧物質を多く含む高張液を投与しても，浸透圧物質は数分で組織中に拡散してしまうため，浸透圧勾配は保たれず，浮腫は改善するどころかむしろ悪化し得る。しかし，BBBが存在する脳では，浸透圧物質が脳内に入り込めず拡散しないため，脳組織と血漿の間に浸透圧勾配を保つことができる。

マンニトールを投与することで血漿浸透圧が高くなり，BBBによってこの勾配が維持されるため，水分は脳実質の細胞から血管内に引き込まれる。引き込んだ水分は，元来の利尿作用により体外へ排泄されるため，脳実質の体積は縮小し，頭蓋内圧は低下する＊1。

コラム 1　血漿浸透圧の規定因子

血漿浸透圧は主にナトリウムイオン（Na^+），血中尿素窒素（BUN），血糖で規定され，

血漿浸透圧＝2×血清 Na^+（mEq/L）
＋血漿ブドウ糖（mg/dL）/18
＋BUN（mg/dL）/2.8

で計算できる。これらの濃度変化は，脳の水分移動に影響する。低張液の輸液は血清 Na^+ 濃度を低下させ，脳を腫脹させる。BUNの低下は，特に透析時に問題となり，不均衡症候群を引き起こす。また，高血糖状態にある程度の期間曝されている患者は，急激に血糖を補正すると脳浮腫を生じることも知られている。逆に，高張食塩液の使用により，脳浮腫を改善させることも可能である。高張食塩液は浸透圧効果のほか，血行動態，血管調節，免疫学的，神経科学的な効果も持続的に発揮する[1]。

コラム 2　マンニトールとグリセオール

グリセロールもマンニトール同様，浸透圧利尿薬である。いずれも頭蓋内圧低下作用をもつが，いくつか異なる点がある。まず反跳現象について。マンニトールは体内で代謝されず組織内に蓄積しやすいため反跳現象を引き起こしやすい，一方のグリセオールは組織内で代謝されるため反跳現象を引き起こしにくい，と考えられている。また利尿作用はマンニトールのほうがグリセオールに比べ強いため，マンニトールを使用する際には脱水などの副作用にも配慮が必要である。頭蓋内圧低下作用の発現はマンニトールのほうがグリセロールに比べて早いため，急速に頭蓋内圧を低下させる必要がある際にはマンニトールが使用される[3]。

▶外傷性脳損傷

一方で，脳挫傷などによりBBBが破綻していると，マンニトールを投与することで脳以外の組織同様に浮腫を悪化させることがある。脳内にマンニトールが移動し，水を引き込んでしまうからである。頭蓋内圧低下作用を期待して投与したマンニトールが，頭蓋内圧亢進を引き起こす場合がある（反跳現象）ことには注意が必要である（**コラム 2**）。

重症脳外傷において，マンニトールなどを用いた浸透圧治療は，体位による治

＊1　**マンニトールの浸透圧利尿以外の頭蓋内圧低下作用：**マンニトールの投与により血液粘稠度が低下し，一時的に脳血流を増加させ，酸素運搬能を改善する結果，アデノシン濃度が下がり脳血管を収縮させる[1]。また，髄液の産生抑制作用もある[2]。

図 45-1　外傷性脳損傷における治療戦略

脳灌流圧を 70 mmHg 以上に保つため，段階的に侵襲的な治療法へと進めていく。減圧開頭術については議論があり，減圧開腹術は研究段階である。

（Dutton RP, et al. Anesthesia for trauma. In：Miller RD. Miller's Anesthesia. 6th ed. Philadelphia：Elsevier/Churchill Livingstone, 2004：2451-96, Dutton RP, et al. 外傷の麻酔. In：武田純三監修. ミラー麻酔科学. 東京：メディカル・サイエンス・インターナショナル, 2007：1901-33 より）

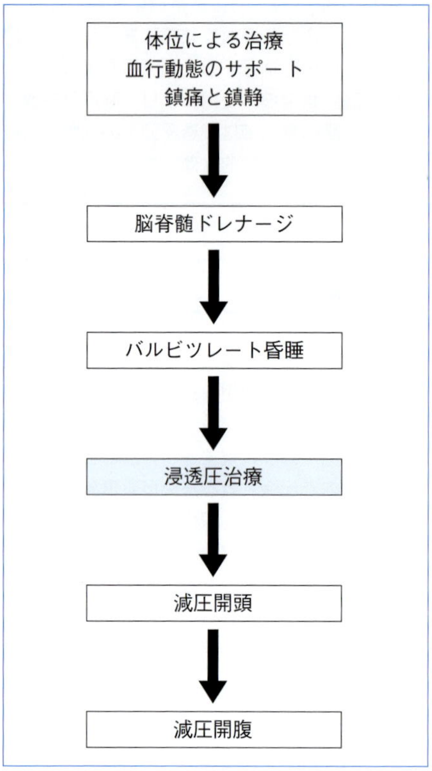

療・血行動態のサポート・鎮痛と鎮静，脳脊髄ドレナージに次いで行う治療に位置付けられている（図 45-1）[1]。

▶マンニトール使用上の注意

◎排泄量減少に伴う過剰蓄積

マンニトールは，90％が未変化体のまま糸球体で自由に濾過され尿中に排泄される。そのため，腎機能障害例など排泄量が減少している患者では，過剰に蓄積しやすい。過剰な蓄積は血漿浸透圧の上昇をまねき，細胞外液量の増加によるうっ血性心不全・肺水腫の発症や，細胞内脱水の進行による精神不穏や意識障害を引き起こす。

◎マンニトールによる腎機能障害

マンニトール自体が急性腎不全を発症することが知られている。これは浸透圧性腎障害 osmotic nephrosis と呼ばれているが，その発症機序は十分には解明されていない。機序としてはマンニトールの投与によって，尿細管上皮細胞障害と糸球体輸入細動脈が収縮することや，近位尿細管上皮細胞の空泡変性・腫脹によって尿細管腔が狭小化することなどにより糸球体濾過能の減少が引き起こされることなどが考えられている。そのほか，他の利尿薬と同様に循環血漿量減少による腎機能障害を引き起こすことがある。

文　献

1. Dutton RP, McCum M. 外傷の麻酔. In：武田純三監修. ミラー麻酔科学. 東京：メディカル・サイエンス・インターナショナル, 2007：1901-33.
2. Diringer MN, Zazulia AR. Osmotic therapy：fact and fiction. Neurocrit Care 2004；1：219-33.
3. 中口 博. 浸透圧利尿薬 マンニトールとグリセロールはどう違う？ 救急医 2008；32：849-53.

頭蓋内圧亢進患者において $PaCO_2$ はどの程度に保つか

046

内田 雅人
松本 美志也

▶ $PaCO_2$ と脳血流量と脳血液量

動脈血二酸化炭素分圧（$PaCO_2$）の変化により，脳血流量（CBF）と脳血液量（CBV）が変化するが，頭蓋内圧（ICP）に影響するのは CBV である。

$PaCO_2$ の変化に伴う CBF の変化は，主として脳動脈の収縮により起こり，毛細血管や静脈の収縮はほとんど起こらない[1)]。脳の血液はその約 30％が動脈に存在する。それ故，$PaCO_2$ の変化に伴う CBV の変化は，CBF の変化の 30〜40％である。$PaCO_2$ が 20〜80 mmHg の間は，$PaCO_2$ と CBF の変化はほぼ直線関係にあり，$PaCO_2$ の 1 mmHg の増減に対し，CBF は 1〜2 mL/100g/min（2〜4％）増減する（**図 46-1**）。

脳動脈は，$PaCO_2$ が約 20 mmHg と約 80 mmHg でそれぞれ最大限に収縮あるいは拡張しているため，20 mmHg 未満または 80 mmHg 以上では CBF に変化はない。CBV の正常値は，成人で脳重量 100 g 当たり約 5 mL であり，$PaCO_2$ の 1 mmHg の増減に対し，CBV は約 0.05 mL/100 g（1％）増減する。例えば，1400 g の成人の脳で $PaCO_2$ が 25 mmHg から 55 mmHg に増加すると，CBV は約 20 mL 増加することになる。

▶ 頭蓋内圧亢進と $PaCO_2$

ICP は，頭蓋骨の中の脳実質（85％），脳脊髄液（10％），血液（5％）により規定される。しかし，その関係（ΔP/ΔV）は直線関係ではない（**図 46-2**）。例えば，ゆっくり大きさを増す脳腫瘍の場合，初期の段階では脳脊髄液が頭蓋外に移動することで ICP を一定に保つことができるが，この代償機構がほぼ限界に達すると，わずかな頭蓋内容積の増加により ICP は大きく上昇する。ICP が上昇すると，脳灌流圧（平均動脈圧－ICP）が低下し，脳虚血を起こす可能性がある。さらに ICP の上昇が進むと，脳ヘルニアが起こる可能性もある。

頭蓋内圧亢進状態を改善する方法の一つが，過換気（$PaCO_2$ 低下）である。過換気は，脳ヘルニアの予防に関して，

図 46-1　$PaCO_2$ と脳血流量（CBF）の関係

$PaCO_2$ が 20〜80 mmHg の間では，$PaCO_2$ が 1 mmHg 増減すると CBF が 2〜4％（1〜2 mL/100 g/min）変化する。脳動脈は，$PaCO_2$ が約 20 mmHg と約 80 mmHg でそれぞれ最大限に収縮あるいは拡張しているため，20 mmHg 未満または 80 mmHg 以上では CBF に変化はない。
（内田雅人ほか．術中の換気条件をどうすべきか？ LiSA 2009；16：500-5 より）

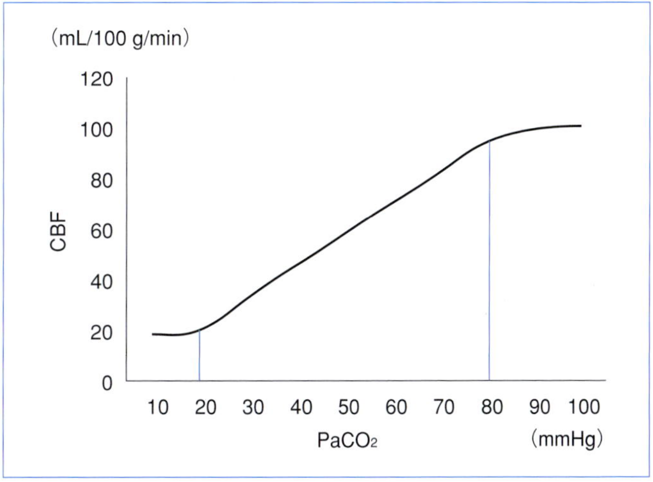

短時間であれば，ある程度の効果が期待できる。しかし，過換気が脳灌流圧を改善して脳の酸素需給バランスを改善するか否かに関しては，CBF と CBV の関係を考えながら個々の症例ごとに慎重に判断する必要がある。

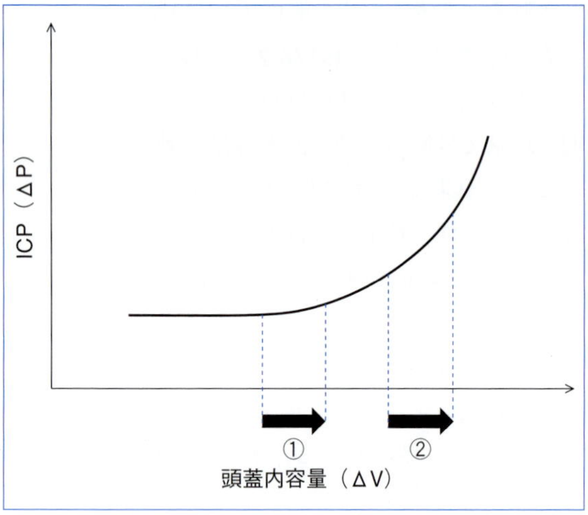

図 46-2　頭蓋内容量と頭蓋内圧（ICP）の関係
同じ容量が増加しても，①と②では②のほうが ICP の上昇が大きい。

▶過換気による脳血流量の低下とその持続時間

$PaCO_2$ の変化に伴う CBF の変化は，脳の細胞外液中の水素イオン（H^+）濃度の変化による[2)]。H^+ は血液脳関門を自由に通過できないが，CO_2 は自由に通過できる。過換気になると，脳の細胞外液中の H^+ 濃度が低下し，脳血管が収縮し，同時に HCO_3^- 濃度も低下する。しかし，長時間過換気を継続すると，HCO_3^- が細胞内に取り込まれ，代わりに細胞内から塩素イオン（Cl^-）が細胞外へ移動する（図 46-3）。この代償機転により，脳脊髄液の重炭酸緩衝系が右にシフトし，脳の細胞外液中の pH が正常

図 46-3　過換気時の CSF の pH 変化と血管径の関係
CO_2 は血液脳関門を容易に通過するため，PCO_2 の低下（①）に伴い，細胞外液の pH が上昇する（②）ことで脳動脈は収縮する（③）。長時間過換気を継続すると，脳組織細胞外液からの重炭酸イオンの減少が起こり（④），pH が正常化され（⑤），血管径はもとに戻る（⑥）。
（内田雅人ほか．術中の換気条件をどうすべきか？ LiSA 2009；16：500–5 より作成）

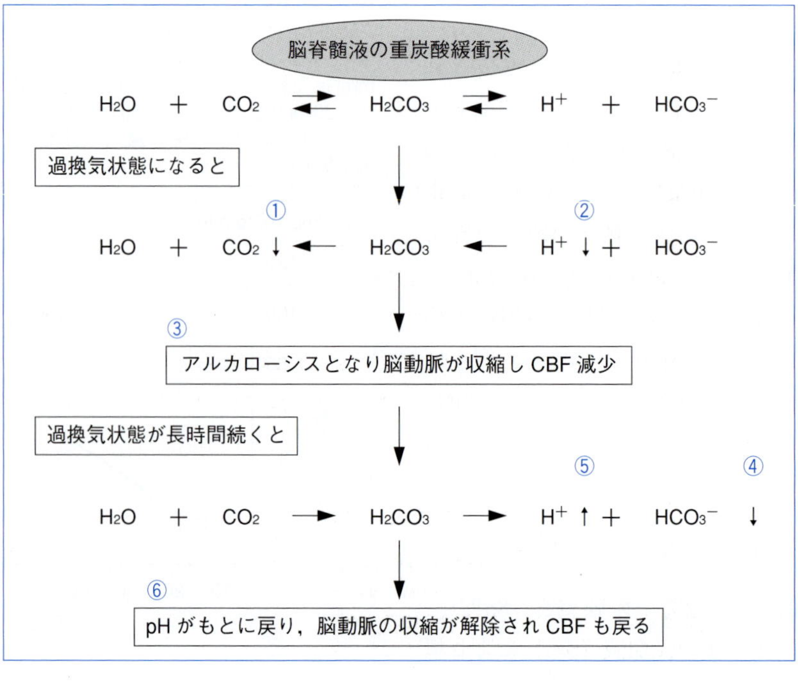

化してくる。

ヒトでの報告では，約4時間で過換気によるCBF減少の効果は消失する。したがって，ICPを低下させる目的で長時間過換気にしても効果がない。逆に，長時間の過換気状態を急に正常換気状態に戻すと，脳の細胞外液中のHCO_3^-濃度は低下している可能性があるので，脳脊髄液の重炭酸緩衝系が十分働かずに，CBF増加によるCBVの増加から，ICPの亢進が起こる可能性がある。

各種病態における過換気

脳腫瘍手術の麻酔で過換気（$PaCO_2$＞25 mmHg）は，今でもrelaxed brainを得るための重要な手段である。ただ，プロポフォール麻酔中の過換気は，内頸静脈酸素飽和度（SjO_2）が50％以下になりやすく，脳の酸素需給バランスが悪化する可能性が指摘されている。しかし，麻酔中のSjO_2の安全限界は確定しておらず，プロポフォール麻酔中の過換気が危険と判断する根拠は，まだ不十分と思われる。

頭部外傷患者では，外傷後数時間はCBFが減少している可能性があり，積極的（予防的）な過換気（$PaCO_2$≦25 mmHg）は推奨されていない。ICPを下げる一時的な手段として過換気を行う場合でも，SjO_2をモニタリングしながら行うべきである。頭部外傷の病態は損傷部位により大きく異なる可能性があり，脳全体の酸素需給バランスの指標であるSjO_2には，その精度に限界があることを理解しておく必要がある。

くも膜下出血の患者でも，発症初期からCBFの減少が示唆されている。したがって，過換気によりさらにCBFが減少する可能性があるため，ICP上昇の程度を考慮しつつ慎重に過換気の適応を決める必要がある。

● ● ●

ICP上昇に対する過換気は，脳腫瘍患者では手術中のrelaxed brainを得るための手段としては有効であるが，頭部外傷やくも膜下出血患者では，脳ヘルニアを回避するための短時間適用に限定すべきである。いずれの場合でも，$PaCO_2$は25 mmHgまでにとどめることが望ましい。頭部外傷やくも膜下出血患者では，プロポフォール，浸透圧利尿薬，低体温などでICPコントロールを行うべきであろう。

文　献

1. Curley G, Kavanagh BP, Laffey JG. Hypocapnia and the injured brain : more harm than benefit. Crit Care Med 2010 ; 38 : 1348–59.
2. 内田雅人，松本美志也．術中の換気条件をどうすべきか？ LiSA 2009 ; 16 : 500–5.

臓器血流の自己調節メカニズムはどのようなものか

047

五代 幸平

本項では，自己調節能が強いとされる心臓と腎臓のメカニズムを中心に述べる。

自己調節能とは

血圧が急激に上昇した場合は，臓器血流も血圧に比例して増加するはずである。しかし実際には，血圧が上昇しても数秒のうちに臓器血流は正常範囲内にコントロールされる。生体は，急激な血圧低下に対しては血管を拡張させて臓器血流を維持し，急激な血圧上昇に対しては血管を収縮させて，臓器を圧損傷から保護している。このように，血圧の変動に対し，臓器血流を一定に保つ機構が人体には備わっている。この機構を，自己調節能 autoregulation という[1)]。**図 47-1** に示すような自己調節能を有する臓器では，平均動脈圧が 70 mmHg から 175 mmHg へと，2.5 倍に変動しても，血流量の変化はわずか 1.2〜1.3 倍に増加するだけである。

代謝性メカニズムと筋原性メカニズム

自己調節の正確なメカニズムについては，いまだ明らかとなっていない。しかし，有力なものとして，代謝性と筋原性の二つのメカニズムが知られている[1)]。

代謝性メカニズムは代謝産物の組織内濃度に応じて血管収縮と拡張が起こり，組織血流が一定に保たれるというものである。例えば血圧が低下した場合，組織では酸素や栄養素の欠乏が起こる。その欠乏の程度が大きいほど，組織内での代謝産物が多く産生され，代謝産物の濃度が高くなる。代謝産物は血管拡張作用を有するので，組織内にて血管の拡張をもたらす。この血管拡張によって，減少していた血流は正常へと回復する。反対に血圧が上昇した場合は，血流が増加して代謝産物が洗い流されて代謝産物の濃度が低くなり，血管拡張作用が弱まる。すなわち，血管収縮により血流が正常まで減少する。

これに対し筋原性メカニズムとは，急激な伸展刺激に対して収縮するという，血管平滑筋の性質にもとづいたものである。つまり血圧上昇によって血管が伸展すると，反応性に血管収縮が起こる。逆に，血圧が低下すると血管伸展の程度が減少し，血管平滑筋は弛緩する。そのため組織血流は一定に保たれる。筋原性メカニズムは，特に急激な血圧上昇に対する臓器保護機構として重要である。

どちらのメカニズムでも，単独ではさまざまな臓器の自己調節を説明できないことから，実際は両者が関与していると考えられている。臓器によって両者の関与の度合いが異なっているため，自己調節能の強弱が生まれるのであろう。

図 47-1　自己調節能

ある範囲内であれば動脈圧が変動しても，血流量はほぼ一定に保たれる。
（Hall JE. Local and humoral control of tissue blood flow. In：Hall JE. Guyton and Hall Textbook of Medical Physiology. 12th ed. Philadelphia：Saunders/Elsevier, 2011：191-200 より）

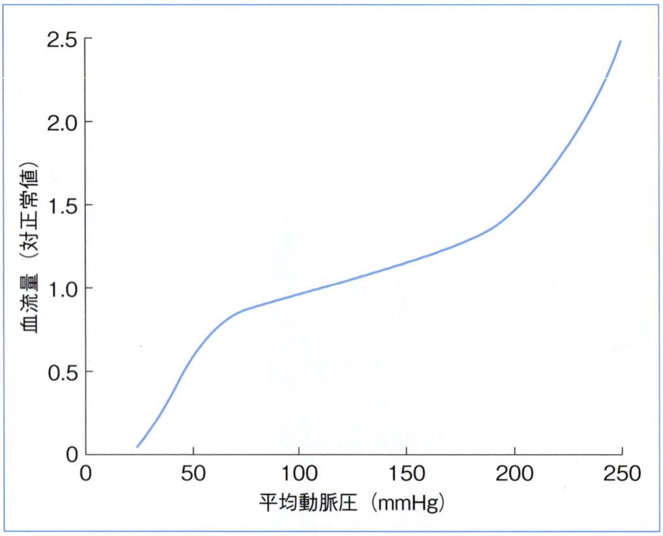

冠血流における自己調節のメカニズム

心筋の酸素摂取率は約 70％と，ほかの臓器に比べて格段に高い。これ以上に心筋酸素供給量を増やすには，血流を増加させるしかない。そのために冠血流は非常に強い自己調節能を有している。すなわち，心筋の酸素需要に応じて血流量をコントロールしている。

冠血流における自己調節では，アデノシンによる代謝性メカニズムが重要なようである[2]。心筋細胞が低酸素状態になるとアデノシン三リン酸（ATP）が分解され，アデノシンが組織中に放出される。アデノシン濃度が増加すると，それに伴って冠動脈が拡張して局所の血流量が増加する。血管拡張をもたらした後，アデノシンは心筋内に再吸収される。このようなメカニズムで冠血流の自己調節は行われていると考えられている。

腎血流における自己調節のメカニズム

腎臓も強い自己調節能を有している。これは腎血流そのものを維持するというよりも，糸球体濾過量（GFR）を維持するためであろう。GFR を一定に維持することで，生体は体液や電解質のバランスを保っている。

腎臓の自己調節のメカニズムは特殊であり，そのメカニズムは尿細管糸球体フィードバックと呼ばれている。腎臓は傍糸球体装置の遠位尿細管に存在する緻密斑において，塩化ナトリウム（NaCl）の濃度を感知して腎細動脈の血管抵抗を変化させている。血圧が低下すると糸球体の静水圧が低下し，GFR が低下する。GFR が低下すると Henle のループで NaCl の再吸収が促進される。その結果，遠位尿細管では NaCl 濃度の低下が起こる。この NaCl の濃度低下を緻密斑が感知すると二つのシグナルが送られる。第一のシグナルは輸入細動脈を拡張させ腎血流を増加させる。第二のシグナルは，

図 47-2　尿細管糸球体フィードバック
（Hall JE. Urine formation by the kidneys : I. Glomerular filtration, renal blood flow, and their control. In : Hall JE. Guyton and Hall Textbook of Medical Physiology. 12th ed. Philadelphia : Saunders/Elsevier, 2011 : 303-22 より）

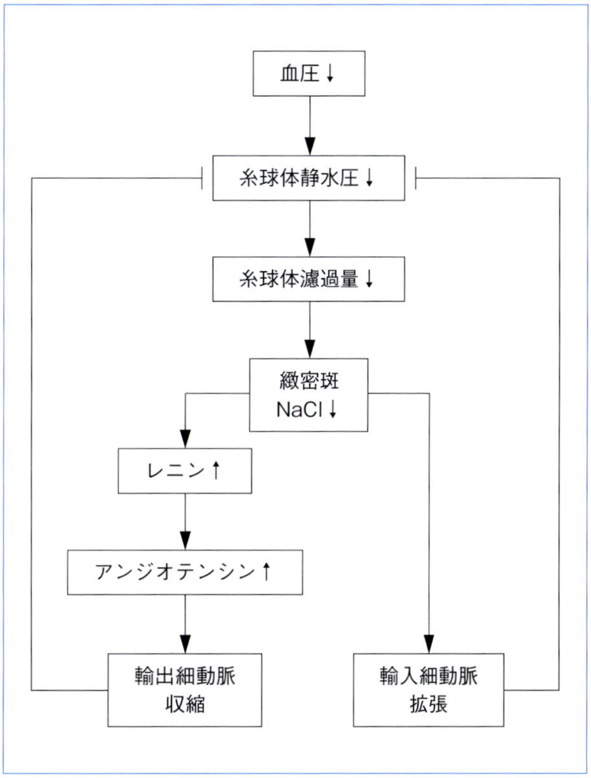

傍糸球体装置からのレニン分泌を促進する。分泌されたレニンはアンジオテンシン I をアンジオテンシン II へと変換し，輸出細動脈を収縮させる。輸入細動脈の拡張と輸出細動脈の収縮によって，糸球体の静水圧が増加することで GFR が一定に保たれる（図 47-2）[3]。

また，腎血管には筋原性の自己調節能も備わっており，これによって血圧上昇時の圧損傷を防いでいる。

自己調節能がほとんどない臓器

妊娠時の子宮に自己調節能はほとんどみられない。非妊娠時の子宮には弱い自己調節能が備わっているが，妊娠時の子宮の血管は最大限に拡張しているため，そ

れ以上血流を増やすことができないと考えられている。そのため，母体の血圧低下に応じて子宮血流も減少する。このことは帝王切開術や妊婦の非産科手術の麻酔管理を行う際に考慮しなければならない重要なポイントである。

麻酔管理における自己調節能の意義

麻酔の現場で，深麻酔による血圧低下や浅麻酔による血圧上昇を経験することは多い。麻酔管理において忘れてはならないのは，「自己調節能はあくまで一定の範囲内でしか機能しない」ということである。その一定の範囲を超えて血圧低下や血圧上昇が起これば，たとえ自己調節能が強いとされる心臓，脳，腎臓においても，血流減少による虚血や血流増加による圧損傷は起こる。血圧を自己調節能の範囲内にコントロールする麻酔管理が重要である。

文献

1. Hall JE. Local and humoral control of tissue blood flow. In：Hall JE. Guyton and Hall Textbook of Medical Physiology. 12th ed. Philadelphia：Saunders/Elsevier, 2011：191-200.
2. Hall JE. Muscle blood flow and cardiac output during exercise；the coronary circulation and ischemic heart disease. In：Hall JE. Guyton and Hall Textbook of Medical Physiology. 12th ed. Philadelphia：Saunders/Elsevier, 2011：243-53.
3. Hall JE. Urine formation by the kidneys：I. Glomerular filtration, renal blood flow, and their control. In：Hall JE. Guyton and Hall Textbook of Medical Physiology. 12th ed. Philadelphia：Saunders/Elsevier, 2011：303-22.

048 脳血流の自己調節能とは何か

加藤 真也
吉谷 健司
大西 佳彦

脳血流の調節機構には何があるか

脳は多くの機能をもつ臓器である。体重の約2%しかない臓器に心拍出量の約15%もの血液が流れている。脳には脳血流を一定に維持する機構がある。その調節機能として，化学的調節と血管平滑筋の筋原性調節がある。

化学的調節では，動脈血二酸化炭素分圧（$PaCO_2$）によりpHが変化することで脳血流が調節される。化学的調節は脳代謝と血流のカップリングに影響を与えるとされ，脳代謝が低下すれば脳細胞で産生される二酸化炭素（CO_2）が減り，脳血流は減ることとなり，逆に脳代謝が上昇すると産生されるCO_2が増えることで脳血流量が増加する。

筋原性の調節は，脳血流の変化に対して血管平滑筋が反応することで，脳血流を調節するものである。平均動脈圧が50〜150 mmHgでは脳血流は一定に保たれるというもので，1959年にLassen[1]が初めて報告した。

▶なぜ脳血流は自己調節されるのか

脳は頭蓋骨に囲まれているため，一定の容積を保持する必要がある。脳血流量は，Hagen-Poiseuilleの法則から脳血管径の4乗に比例するので，脳血管の拡張が起きると脳血流は指数関数的に増加し，脳容積を一定に保持できなくなる危険性がある。そのような危険を回避するために，生体には脳血流の自己調節能が備わっていると考えられている。生体の恒常性を保つのに理にかなった機能である。

▶どのような機序か

脳血流の自己調節能は，主に圧感受性の筋原性調節によって行われている。要するに，血圧と血流の変化に応じて脳血管が収縮や拡張することで，脳血流は調整されている[2)]。かつては，血圧のみが脳血流の変化をもたらすとされてきたが，血流が変化しても血圧の変化をもたらす。血圧と血流が関連して変化し，双方により制御されていると現在は考えられている。

また，脳血流の自己調節能には代謝性調節も一部で関与している[3)]とも報告されている。代謝性調節とは，神経細胞の代謝需要に見合うように，脳血流が調節されるものである。脳代謝に必要な酸素供給以上の血流は脳容積の拡張をまねくだけなので，血流過剰を防いでいる。

生理学的には血圧と血流の変化が血管平滑筋膜の伸展を引き起こし，脱分極を惹起するとされている。まだわかっていない部分は多いが，血流の増加により椎骨脳底動脈系の血管では血管のずり応力shear stressがシグナルとなり，一酸化窒素（NO）と過酸化水素（H_2O_2）により血管拡張が起きる。また，内頸動脈系でのシグナルはわかっていないが，アラキドン酸の代謝産物である20-HETE*1がトロンボキサンA_2とプロスタグランジンA_2受容体を介して血管を収縮させる[4)]ことはわかっている。

▶血管による違いは

前述のように，血管によって血圧と血流に対する反応は異なる。血圧が上昇すると，椎骨動脈や脳底動脈は拡張するが，中大脳動脈は収縮することが示されている[5)]。脳血管が血管の種類により異なる反応をし，脳血流を一定に保っている理由は明らかになっていない。

▶臨床での脳血流維持の意義

◎人工心肺を用いる心臓手術での脳血流の自己調節能

人工心肺を用いた心臓手術は，体温の変化や脳灌流圧の変化など，普段の循環とは大きく異なる。人工心肺中に脳血流をどのように管理していくべきであろうか。

中等度低体温の人工心肺管理では脳血流の自己調節能は保たれるため，脳灌流圧を50〜80 mmHgの範囲内に保つことが望ましい。体温低下による脳血流への影響は，体温が25℃までは脳血流の調節性は保たれる[6)]とされている。25℃以下になると脳血流の自己調節能が働かなくなり，贅沢灌流luxury perfusionになりやすい。これにより脳浮腫を起こしやすくなる。大血管手術では，腕頭動脈，左総頸動脈，左鎖骨下動脈の血流を人工心肺で調節する必要がある。しかし，自己調節能が維持される体温，脳灌流圧を保てば，生体が脳血流を維持してくれる。

脳血流の自己調節能の仕組みを十分に理解して，術中管理にあたりたい。

*1　20-ヒドロキシ-5,8,11,14-エイコサテトラエン酸のこと。

文 献

1. Lassen NA. Cerebral blood flow and oxygen consumption in man. Physiol Rev 1959；39：183-238.
2. Koller A, Toth P. Contribution of flow-dependent vasomotor mechanisms to the autoregulation of cerebral blood flow. J Vasc Res 2012；49：375-89.
3. Peterson EC, Wang Z, Britz G. Regulation of blood flow. Int J Vasc Med 2011；2011：823525.
4. Renic M, Klaus JA, Omura T, et al. Effect of 20-HETE inhibition on infarct volume and cerebral blood flow after transient middle cerebral artery occlusion. J Cereb Blood Flow Metab 2009；29：629-39.
5. Toth P, Rozsa B, Springo Z, et al. Isolated human and rat cerebral arteries constrict to increases in flow：role of 20-HETE and TP receptors. J Cereb Blood Flow Metab 2011；31：2096-105.
6. Strauch JT, Spielvogel D, Lauten A, et al. Optimal temperature for selective cerebral perfusion. J Thorac Cardiovasc Surg 2005；130：74-82.

高血圧患者での脳血流の自己調節能はどのようなものか

049

加藤 真也
吉谷 健司
大西 佳彦

「高血圧患者は，健常者と比較して脳血流の自己調節能の調節域が，より血圧の高い側にシフトしている」と日常の診療で言われることが多いだろう。高血圧患者では，どうして自己調節能がこのように変化するのか，脳血流はどのようになるのかを解説する。

▶血圧が上昇すると，なぜ脳血流の調節が必要になるのか

血圧が上昇すると脳血流が増加する。脳血流が過度に増えると，脳の容積が大きくなってしまう。閉鎖空間である頭蓋内で脳の容積が大きくなりすぎると，頭蓋内圧が上昇し，脳灌流圧は低下して，生体にとって好ましくない状況になる。また，末梢の脳血管に過剰な圧がかかることで血管壁が破綻し，脳出血を起こす可能性もある。これらを防ぐため，脳は血圧が上昇すると筋原性調節によって血管を強く収縮させて脳血流を減少させ，脳組織の保護や頭蓋内圧の調節をする。これは生体の恒常性を維持するために大切な機構である。

▶高血圧患者における脳血流の調節

脳血流の自己調節能は，平均動脈圧が50〜150 mmHg の範囲ならば一定になるように調節されている。しかし，高血圧患者では，健常者より高い血圧でも脳血流が過度に増加しないように，自己調節が可能な範囲が，平均動脈圧 100〜200 mmHg と高いほうにシフトしている（**図 49-1**）。脳血管の筋原性調節が健常者より強く働き，太い脳血管が収縮することで，脳血流が調節されている[1)]。

▶高血圧患者の脳血流調節を行う血管は

高血圧患者で筋原性の調節が強く働くのはどの血管か。健常者では，200 μm 以下の末梢の細い血管が血流に対して収縮することで，脳の抵抗血管として働く。

高血圧患者では，これらの抵抗血管だけではなく，中大脳動脈などの太い血管が収縮し，脳血管の抵抗が調節されている。動物実験ではあるが，高血圧のラットでは，100 dyn/cm² のずり応力 shear stress に対して，中大脳動脈の直径は 25％程度細くなり，対照群と比較して有意に収縮する[2,3] ことが報告されている。中大脳動脈などの太い脳血管が収縮し，抵抗を増やすことで，壁の薄い末梢血管に過度の圧がかからないようにしている。

▶臨床での注意点

◎高血圧患者での術中血圧管理

コントロールが悪い高血圧患者では，脳血流を維持するためには，麻酔中の血圧上昇を普段の血圧の 30％以内に管理する必要がある。ほかの重要臓器への血流を維持するためにも，麻酔中は普段の血圧を参考にして，高めの血圧管理を行うように心がける。

◎脳出血による血管反応の変化

高血圧患者では，脳出血が起こらないように中大脳動脈などの血管が収縮すると述べたが，脳出血が起こると脳血流の自己調節能はどうなるか。脳出血が起こると，腎臓から排出される尿毒症性毒素が脳血管に影響し，脳血流の自己調節能は失われる[4]。高血圧患者の脳血管はもともと弾性が低下しているので，脳出血が起きて血圧が低下しても，血管が拡張できない。そのため，高血圧患者では脳出血と合わせて，脳に虚血によるダメージが加わる。

前項*1 で紹介したアラキドン酸の代謝産物である 20-HETE の産生を遮断すると，中大脳動脈領域の脳梗塞のサイズを有意に減少させたとの報告[5] があり，脳血管が過度に収縮していることで脳梗塞が重症化する可能性がある。

図 49-1　高血圧患者での平均動脈圧と脳血流の関係
高血圧患者では脳血流の調節域が，健常者（50〜150 mmHg）と比較して高いほうにシフトしている。

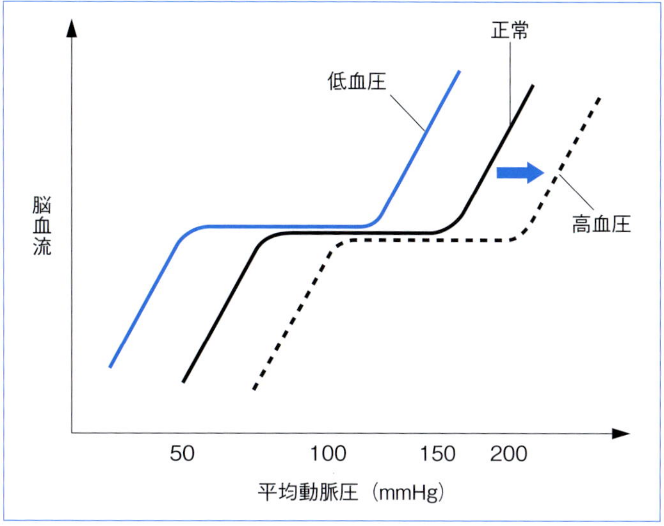

●　●　●

高血圧患者の自己調節能は血圧が高い範囲にシフトしている。脳出血が起こると自己調節能が破綻する可能性もある。そのことを念頭において循環管理を行う必要がある。

文　献

1. Strandgaard S. Autoregulation of cerebral blood flow in hypertensive patients. The modifying influence of prolonged antihypertensive treatment on the tolerance to acute drug-induced hypotension. Circulation 1976；53：720-7.
2. New DI, Chesser AM, Thuraisingham RC, et al. Cerebral artery responses to pressure and flow in uremic hypertensive and spontaneously hypertensive rats. Am J Physiol Heart Circ Physiol 2003；284：H1212-6.
3. Bryan RM Jr, Marrelli SP, Steenberg MI, et al. Effects of luminal shear stress on cerebral arteries and arterioles. Am J Physiol Heart Circ Physiol 2001；280：H2011-22.
4. Smeda JS. Cerebral vascular changes associated with hemorrhagic stroke in hypertension. Can J Physiol Pharmacol 1992；70：552-64.

*1「048. 脳血流の自己調節能とは何か」（150 ページ）参照。

5. Renic M, Klaus JA, Omura T, et al. Effect of 20-HETE inhibition on infarct volume and cerebral blood flow after transient middle cerebral artery occlusion. J Cereb Blood Flow Metab 2009；29：629-39.

050 帝王切開の昇圧薬の適切な使い方とはどのようなものか

辻原 寛子

▶帝王切開術の麻酔

帝王切開術の麻酔法で最もよく用いられているのは脊髄くも膜下麻酔（＋硬膜外麻酔併用）である。術中の十分な鎮痛を得るには高位胸髄レベルまで麻酔域を広げる必要があるが，広範囲の交感神経系遮断により，しばしば母体の低血圧を起こす。母体の低血圧は子宮血流量を低下させ胎児の酸素不足をまねくおそれがあるため，児娩出までの低血圧対策は特に重要である。また，低血圧は母体にも悪心・嘔吐をもたらして満足度も低下させるため，麻酔後の低血圧には積極的に対応する必要がある。

主な対策法として，仰臥位低血圧症候群を予防する子宮左方転位，輸液負荷，昇圧薬の投与がある。

▶よく使用される昇圧薬

表 50-1　エフェドリンとフェニレフリンの特性

	エフェドリン	フェニレフリン
作用部位	α，β受容体，＋間接作用	α_1 受容体
心拍数	↑	↓
心拍出量（＝子宮血流量）	↑	↓
UV/MA（＝胎盤通過性）	1.3	0.17
UApH	↓	→

UV/MA：臍帯静脈血/母胎動脈血比，UApH：臍帯動脈血 pH

帝王切開術の低血圧に用いられる昇圧薬としてエフェドリンとフェニレフリンがあり，その優劣がこれまでに議論されてきた。**表 50-1** に両薬物の特性を示す。

◎エフェドリン

漢方薬によく使用されるマオウの有効成分であり，1885 年に日本人が抽出に成功した。αおよびβ（アドレナリン）受容体への直接作用と，交感神経節後線維終末からノルアドレナリンを放出させる間接作用がある混合型作用薬。心拍数および心拍出量増加作用があり，子宮血流量を増やす。気管支拡張作用をもつ。

◎フェニレフリン

アドレナリンのベンゼン環から 4 位水酸基を除いた構造をもつ，α_1 受容体選択的作動薬。末梢血管抵抗を増大させ，心臓に後負荷をかけて，拡張期および収縮期血圧を上昇させる。冠血流量は増やすが，反射による心拍数減少により心拍出量は減少し子宮血流量が減るため，胎盤への酸素運搬量が減少する可能性もある。

▶産科麻酔における昇圧薬使用の歴史

古くは 1970 年代の動物実験でβ受容体刺激薬は子宮血流を改善するがα受容体

刺激薬による昇圧は子宮血流を改善しない[1]という結果が報告され，帝王切開術の昇圧薬にはβ作用の優位なエフェドリンが第一選択薬として推奨された。しかし1990年頃から，フェニレフリンを使用しても臍帯動脈血 umbilical artery (UA) pHは低下しない[2]という報告がなされるようになり，エフェドリンとフェニレフリンの比較検討が盛んになった。そして2002年には，エフェドリンはフェニレフリンよりUApHを低下させるというLeeら[3]によるシステマチックレビューが発表され，昇圧薬としてフェニレフリンが第一選択として推奨されるようになった。

UApHとは

臍帯動脈血ガス分析から得られるpH値のこと。分娩時に胎児に低酸素などのストレスが加わるとこの値がアシドーシスに傾くため，分娩時の胎児のストレスを知るうえで重要な指標の一つとされている。明確な基準値は設定されていないが，慣習的に7.20が正常下限とされることが多い。

Leeら[3]によるシステマチックレビューでは，UApH値はエフェドリン群でフェニレフリン群よりも低かったが〔weighted mean difference (WMD) 0.03, 95％信頼区間0.02〜0.04〕，pH値が7.2以下の新生児の割合は両群間で有意差を認めなかったことから，エフェドリンによるUApH低下の臨床的な意義は限られたものであると推測される。

エフェドリンがUApHを低下させる機序

子宮胎盤循環の悪化や臍帯因子による胎児への酸素供給量の減少，胎児代謝の亢進による酸素消費量の増加などにより

表 50-2　薬物の胎盤通過性を決める因子

胎盤を通過しやすい	胎盤を通過しにくい
分子量600以下	分子量1000以上
脂溶性	水溶性
タンパク結合率が低い	タンパク結合率が高い

UApHは低下する。Ngan Keeら[4]は，帝王切開の脊髄くも膜下麻酔による低血圧に対し，エフェドリン，フェニレフリンを使用した2群の比較から，エフェドリンのほうがフェニレフリンよりも胎盤を通過しやすく，胎児体内で代謝や再分布がされにくいと報告し，エフェドリンによるUApHの低下は，胎盤を通過したエフェドリンの胎児への直接作用によるものである可能性を指摘した。

薬物の胎盤通過性を決める因子として，薬物の分子量，脂溶性か水溶性か，タンパク結合率の高低などがある（**表 50-2**）。エフェドリンの分子量は201.6 g/mol，フェニレフリンの分子量は167.2 g/molと，エフェドリンのほうがやや大きいが，脂溶性が高いため胎盤を通過しやすいと考えられる。エフェドリンの臍帯静脈血/母体動脈血比（UV/MA）は1.3，フェニレフリンは0.17であり，エフェドリンで胎児の血中濃度が母体より高くなるのは，母体より胎児のpHが低いことによるイオントラッピングのせいかもしれない[4]。であるならば，児にストレスが加わりpHが下がっている状態では，さらに胎児のエフェドリン濃度が高くなる可能性があるので注意が必要である。一方，フェニレフリンは胎盤を通過して胎児の酸素需要を増やす危険性は少ないが，母体の徐脈により心拍出量を減少させ胎児への血液供給を減少させる危険性に注意が必要である。

▶実際にどう使うか

骨盤位や帝王切開既往といった予定帝王切開術では胎児の状態に問題はないと考えられるため，麻酔により血圧低下がみられた場合は母体のバイタルサインにあわせて使用薬物を選べばよい。多くの文献から，どちらの薬を使用しても児のアウトカムに与える影響は臨床上さほど重要なものではないことがうかがえるため，細かく考える必要はない。すなわち，母体が頻脈の場合はフェニレフリン，徐脈の場合はエフェドリンを使用すればよい。頻脈でも徐脈でもなければ，最近の主流であるフェニレフリンでよいだろう。

問題は，胎児に異常がある場合である。緊急帝王切開の場合には，胎児機能不全や常位胎盤早期剝離といった子宮が過収縮状態かつ胎児徐脈の状況も少なくない。このような状況下の麻酔による低血圧に対し，子宮血流は減少させるが，UApH を低下させないフェニレフリンを使用するか。もしくは胎児の酸素需要を増やしUApH を低下させるが，子宮血流量を増加させ，そのβ_2作用で過収縮状態の子宮を弛緩させる可能性もあるエフェドリンを使用するか。誰にとっても非常に悩ましい選択肢であり，極限の状況下でどちらの薬物を選んだところで責められることはないだろう。一番やってはいけないのが，ベストプラクティスを追求するあまり薬物選択をためらい，母体の低血圧を遷延させることである。本末転倒である。直ちに低血圧を改善させることが胎児と母体にとって最も優先されるべきことであるのを忘れてはならない。

文　献

1. James FM 3rd, Greiss FC Jr, Kemp RA. An evaluation of vasopressor therapy for maternal hypotension during spinal anesthesia. Anesthesiology 1970；33：25-34.
2. Ramanathan S, Grant GJ. Vasopressor therapy for hypotension due to epidural anesthesia for cesarean section. Acta Anaesthesiol Scand 1988；32：559-65.
3. Lee A, Ngan Kee WD, Gin T. A quantitative, systematic review of randomized controlled trials of ephedrine versus phenylephrine for the management of hypotension during spinal anesthesia for cesarean delivery. Anesth Analg 2002；94：920-6.
4. Ngan Kee WD, Khaw KS, Tan PE, et al. Placental transfer and fetal metabolic effects of phenylephrine and ephedrine during spinal anesthesia for cesarean delivery. Anesthesiology 2009；111：506-12.

051 妊婦低血圧時になぜ子宮左方圧排を行うのか

奥富 俊之

▶仰臥位低血圧症候群の本態

妊娠後期の妊婦を仰臥位にすると 3〜7 分で約 11％に低血圧，頻脈，大腿静脈圧の上昇，蒼白，発汗が見られることが，1953 年に既に Howard ら[1] によって報告されている。彼らはさまざまな実験の結果から，この現象の理由を，仰臥位では妊娠子宮によって下大静脈が閉塞するためとしている。その後，腹部の血管造

図 51-1　子宮左方転位による大動静脈圧迫解除の機序（腹部体軸断面を頭側から見た図）

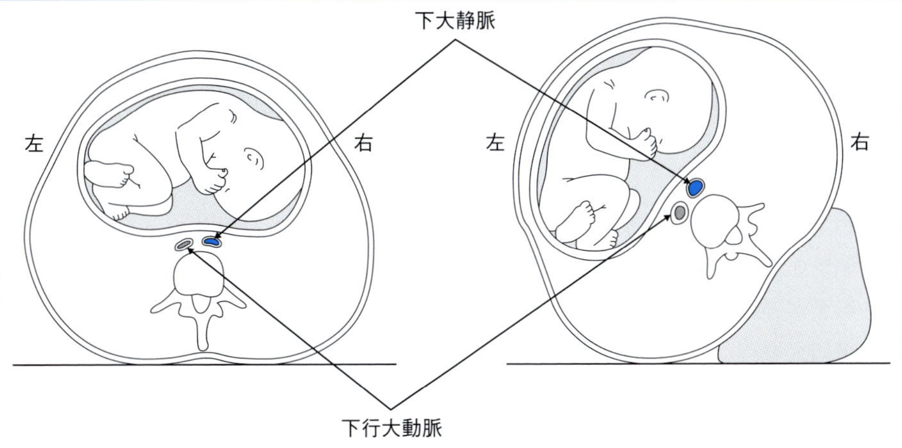

影や血管内圧測定により，仰臥位では静脈系のみならず動脈系の閉塞も起こることが判明し，仰臥位低血圧の本態は“仰臥位での妊娠子宮による大動静脈圧迫”であるとされてきた（**図 51-1**）。

1972 年には，全身麻酔下に帝王切開術を受ける妊婦 150 例を仰臥位にした群と楔上の支えでやや側方に傾けた群とで児の状態と臍帯血ガスを比較した研究[2)]が発表された。それによると，仰臥位群では有意に児の Apgar スコアが低く，臍帯血のアシドーシスが認められた。これは，仰臥位での妊娠子宮による大動静脈圧迫により，骨盤内静脈，特に子宮静脈の血流のうっ滞と，子宮動脈の血流低下が相まって，胎児に悪影響をきたす結果と解釈されている。

このような古くから知られた妊婦の生理現象であるにもかかわらず，いまだに詳細な機序は解明しきれていないのが事実である。

▶体位による循環器系変動

画像診断技術の進歩により大動静脈圧迫の程度の可視化が容易になった。

Hirabayashi ら[3)] は妊婦に対して MRI を用いて，仰臥位では左側臥位と比べ下大静脈径が縮小することを示した。最近では，Higuchi ら[4)] が同様に MRI を用いて，仰臥位と 90° 側臥位の中間位，すなわち 15°，30°，45° の半左側臥位（以下，子宮左方転位）での下大静脈の容積を計算した。そこから，①妊婦と非妊婦とを比較すると，同じ仰臥位や 15° の子宮左方転位でも妊婦ではその容積が約 1/6 小さいこと，② 30°，45° の子宮左方転位でも妊婦は非妊婦と比較してその容積が約 1/2 小さいこと，③妊婦では仰臥位や 15° の子宮左方転位では容積の差がなく，30°，45° の子宮左方転位で初めて仰臥位と比較して容積が有意に大きくなることを示した。ただし，これだけ妊婦で下大静脈の容積が変化しても，下行大動脈の容積，母体の血圧，心拍数，心拍出量に変化はみられなかった。

一方，Armstrong ら[5)] は，妊婦の仰臥位と側臥位を比較すると，心係数は仰臥位に比べて側臥位で高いが，母体血圧は仰臥位のほうが逆に高かった。ただし，下行大動脈圧迫では上肢血圧は上昇することもあり得るため，上肢血圧が低下しないからといって子宮胎盤血流が保たれているという保証はない。なお，この研究では臍帯血流指数に変化はみられなかった。

同一被験者を対象に体位を変化させる研究では，体位をどれくらいの時間間隔で，また体位の順番をどのように変化させるかによっても結果に影響が及ぶことが示唆されている。

このように，妊婦を仰臥位にした場合，子宮胎盤血流がどの程度減少し，児に対する影響がどの程度あるかは，まだまだ今後の研究を待たなければならない。

▶子宮左方転位に有効な角度は？

実際の帝王切開術を側臥位で行うことは不可能であるし，仮にベッドを30°程度傾けた場合でも術者としては相当術操作がやりにくい。これまでは慣例的に，「帝王切開術に際しては，児娩出までベッドを左方に傾斜，または楔状の支えを腰の下に入れて骨盤を15°程度左方へ傾けることによって子宮左方転位を行う」としてきたのも，そういった理由からと推測される。

多くの研究では，この15°程度傾ける子宮左方転位が本当に妥当かどうかを検証するために，ベッドまたは骨盤の傾きを5〜20°程度の間で変化させて大動静脈圧排の程度や血行動態の変動を測定している。しかし，個人差も大きく，安全であるといえる絶対的な角度はない。

▶仰臥位低血圧症候群に影響を及ぼす因子

“仰臥位での妊娠子宮による大動静脈圧迫”が本態であるため，その影響が顕著となるのが妊娠20週以降とされている。そのために妊娠30週くらいになると，妊婦は日常生活のなかでは知らず知らずのうちに仰臥位を避けるような体位をとっていることが多い。

一般的には，無麻酔時と麻酔時では，後者で腹壁の筋緊張が低下する分，仰臥位では重力の影響が強く，妊娠子宮が下方の大動静脈を圧排しやすく，また麻酔薬による血管拡張作用も相まって低血圧が起こりやすいとされている。実際，胎児心拍数異常は仰臥位のほうがそれ以外の体位より高頻度にみられている。しかし，全身麻酔や硬膜外麻酔と脊髄くも膜下麻酔との違いによる低血圧の頻度や程度がどれほど違うかは明らかでない。

妊婦による個人差も大きい。もともとの妊婦の体重や腹囲の大小，妊娠週数による子宮の大きさの違い，単胎と多胎の差，単胎でも児の体重の差，羊水量の多寡なども妊娠子宮による大動静脈圧迫の程度に影響すると推測される。妊娠子宮による大動静脈圧迫で発生した血圧低下に対する交感神経系を介した代償機転にも個人差が大きい。また，側副血行路の発達の程度により大動静脈圧迫が発生したときの低血圧の程度にも違いが生じるものと推測される。

これらを加味した対応はある程度可能であるが，厳密な個人対応を事前にすることは臨床的には現実的でない。したがって，とりあえずは安全のために全員に同じように子宮左方転位を行うべき，と考えている。

▶帝王切開時に意義のある子宮左方転位をするために

無痛分娩など，手術でない状況では，妊婦や医療スタッフを指導すれば比較的側臥位をとらせやすい。しかしながら，妊娠20週を超えた妊婦の産科小手術（頸管縫縮術，外回転）や帝王切開術では，有効な子宮左方転位を行わずに麻酔や手術を開始してしまうことが少なくない。特に，産科手術の麻酔を毎日していない

図 51-2　バスタオルを用いた子宮左方転位

A：臍周りの軟部組織にタオルが入り，有効な子宮左方転位ができていない。
B：骨盤にタオルが入っていて有効な子宮左方転位ができている。
C：B の状態を上からみると臍の位置が左に寄っていることがわかる。

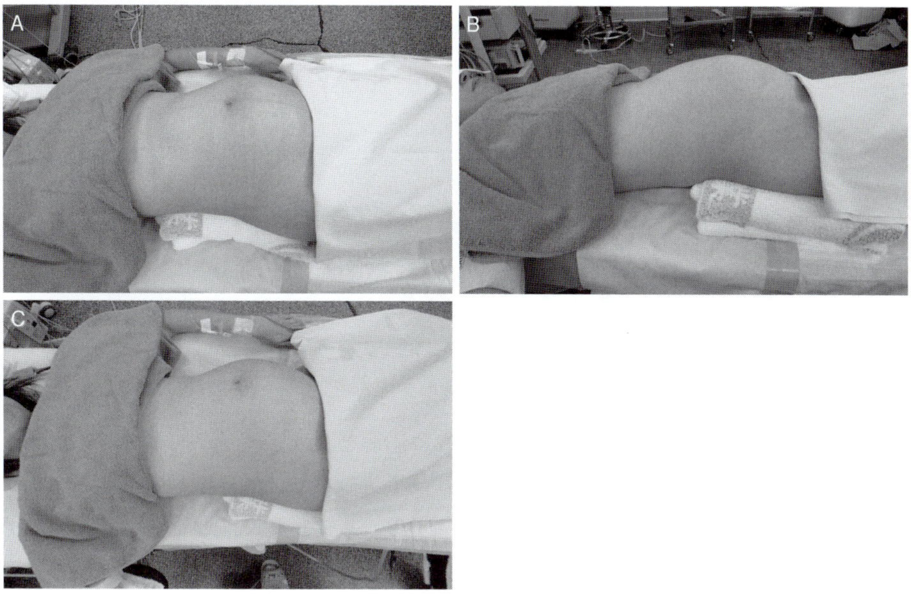

麻酔科医は忘れがちである。

また，仰臥位低血圧症候群の概念は理解していても，実際の臨床で意義のある子宮左方転位が行われていない場合も多い。ベッドを少し左に傾けただけでは有効な子宮左方転位となっていない場合もあろう。基本的には 15° 程度傾ける子宮左方転位と頭では理解していても，実際は 15° も傾いていない場合も多いので注意を要する。

身体の下に入れるマットを用いる場合にも，妊婦の体重で圧迫されることを加味しないと，いくらマットに 30° 近い傾斜があったとしても，マット素材によっては実際には 15° も傾かない場合もあり得る。筆者の施設では，バスタオルを丸めて右骨盤に差し込んで 15° 程度傾ける子宮左方転位を行っている（**図 51-2**）。過去には，楔状のマットを用いた方法はベッドを左に傾けるのと同等の効果があることを示した研究がある一方で，仰臥位低血圧を予防しきれなかったとの結果もあり，明らかな結論には至っていない。市販の医療用体位変換・保持クッション（またはバッグ）を用いるのも一つの手段である。

さらに，麻酔直後は子宮左方転位を有効に行っていても，手術直前に術者の希望で仰臥位にしてしまっている施設では是非，術者に児娩出まで子宮左方転位の必要性を納得してもらうことも大切である。

文　献

1. Howard BK, Goodson JH, Mengert WF. Supine hypotensive syndrome in late pregnancy. Obstet Gynecol 1953；1：371-7.
2. Crawford JS, Burton M, Davies P. Time and lateral tilt at Caesarean section. Br J Anaesth 1972；44：477-84.
3. Hirabayashi Y, Shimizu R, Fukuda H, et al. Effects of the pregnant uterus on the extradural venous plexus in the supine and lateral positions, as determined by magnetic resonance imaging. Br J Anaesth 1997；78：317-9.
4. Higuchi H, Takagi S, Zhang K, et al. Ef-

fect of lateral tilt angle on the volume of the abdominal aorta and inferior vena cava in pregnant and nonpregnant women determined by magnetic resonance imaging. Anesthesiology 2015；122：286-93.

5. Armstrong S, Fernando R, Columb M, et al. Cardiac index in term pregnant women in the sitting, lateral, and supine positions：an observational, crossover study. Anesth Analg 2011；113：318-22.

プロタミンの投与量はどのように決定するか

052

小坂 誠

▶ACT による効果判定

プロタミンはヘパリンを中和する目的で投与される。その投与量を決めるには，活性凝固時間（ACT）を利用する。ヘパリンの中和にはヘパリン投与前のACT が重要で，術前にヘパリンが投与されていた症例や，血液凝固能に問題がある症例では必須とされる。ACT によるプロタミンの効果判定には，対照となる正常な血液凝固因子と血小板が必要である。ヘパリン投与前のアンチトロンビン（AT）-Ⅲが 70％以下の場合は AT-Ⅲ製剤による補充が必要である。

ヘパリンを投与するのは，低用量 100 U/kg を用いる腹部大動脈瘤手術，オフポンプ冠動脈バイパス術（OPCAB），高用量 300 U/kg が必要な人工心肺での冠動脈バイパス術，弁置換・形成手術，胸部大動脈瘤手術などである。

ヘパリンに対する感受性は症例によって異なり，高用量ヘパリンでは，低用量よりも症例間での ACT 差は大きくなる。低用量ではプロタミンの中和による問題は少ない。しかし高用量ヘパリンは，人工心肺の際に投与されるので，血液希釈，低体温，血小板活性化，返血など ACT に影響を及ぼす因子が加わる。そのため高用量ヘパリンに対するプロタミン投与量の決定は難しく，過量投与による副作用が発現することもある。

▶プロタミン投与量の決定方法

Chandok ら[1]は，4 種類のプロタミン投与量決定方法を挙げている。

①ヘパリン投与量に対して，一定比率（ヘパリン投与量の 100 U 当たりプロタミン 1.0〜1.3 mg）でプロタミンを投与する。

②ヘパリン投与量とヘパリン投与前・後の ACT から，用量反応曲線（作図上は直線）を作成する。この曲線で中和時の ACT に対応する点からヘパリン残量を求めて，一定比率でプロタミン必要量に換算する。

③血漿ヘパリン濃度を，ヘパリンの第 Xa 因子抑制作用を用いて，残存第 X 因子濃度より推定する。さらに推定血漿ヘパリン濃度から，一定比率でプロタミン必要量に換算する。

④プロタミンの希釈系列をヘパリン投与後の血液に加えて，最も短い ACT を示した最も低いプロタミン濃度を検出する。推定血液量との積でプロタミン

表 52-1　ACT 測定器の測定原理と正常値

機種（製造企業名）	凝固の検出方法	セライト（sec）
Hemochron® Response, HEMOCHRON® 401/801（Accriva）	回転する試験管内の磁石棒が凝固に伴い回転	105～167
Actalyke™ XL, Actalyke™ MINI Ⅱ（Helen Laboratories）		105～130
HMS Plus®, ACT PLUS®（Medtronic）	プランジャーの血液サンプル内での落下速度が，凝固に伴い低下	118～132
Hemochron® Signature Elite（Accriva）	凝固に伴う血液の流動性の低下	81～125
Sonoclot®（Sienco）	血液サンプル内で凝固による振動子への抵抗増加	85～145

投与量を求める。

これらに共通する注意すべき点は，高い血中ヘパリン濃度や，人工心肺によって高度に希釈された血液では，ACT によって血液凝固能を判定できないことや，ヘパリンは時間とともに代謝されるので，プロタミンはヘパリンの総投与量に対してより減量すべき[2]ということである。

▶ACT 測定器による決定方法

主な ACT 測定器を**表 52-1** に示す。機種によってヘパリンによる抗凝固とプロタミンの中和に対応した測定キットがある。

Hemochron® Responseは，ACT 測定用試験管（HRFTCA510）とヘパリン（HRT480）またはプロタミン（PRT400）を追加で封入した試験管の 2 本で同時に測定して，用量反応曲線を作成し，ヘパリンまたはプロタミンの必要量を算出する。

HMS Plus® は，ヘパリン用感受性カートリッジ（HDR）があり，3 段階のヘパリン濃度で ACT との用量反応曲線を作成して，ヘパリン必要量を算出する。また，ヘパリンアッセイカートリッジ（HPT）では，4 または 6 段階のプロタミン希釈系列で，前項④の方法でプロタミン必要量を算出する。

ACT PLUS® の，ACT（HR ACT）とヘパリンを分解するヘパリナーゼ添加 ACT（HTC）が一対のキットでは，ヘパリンの中和と凝固障害の以下 4 種類の状態を検出できる（**図 52-1**）。

①プロタミンで中和できている（**図 52-1A**）。

②プロタミン投与量の不足（**図 52-1B**）。

図 52-1　プロタミン投与後のヘパリナーゼ添加 ACT（HTC）と ACT の解釈

A：ヘパリンが中和されている，B：ヘパリンの中和が不十分，C：ヘパリンの中和が不十分で ACT も延長している，D：ヘパリンは中和されているが ACT は延長している。

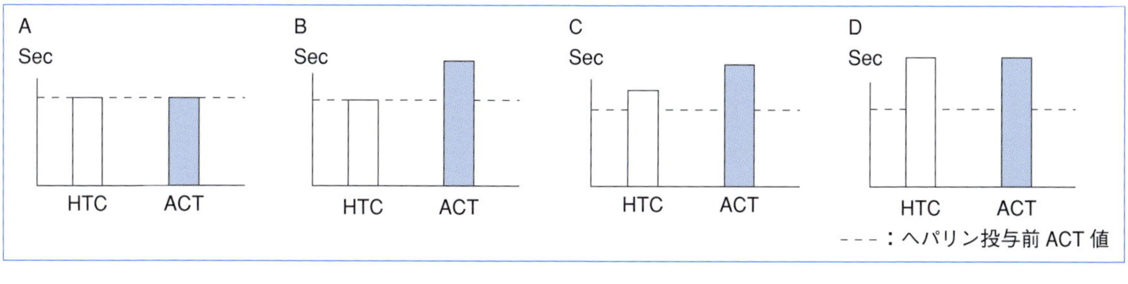

③プロタミンの投与量が不足しているが，ほかにもACTが延長する原因がある（図52-1C）。

④ヘパリン以外の原因による凝固障害がある（図52-1D）。

▶プロタミン投与での注意事項

HTCの延長がみられる場合は，血液凝固因子や血小板の異常が疑われる。ヘパリン中和後に血液がサラサラした状態で，凝血塊の形成が認められない場合には，新鮮凍結血漿輸血や血小板輸血の適応となる。第Ⅷ因子，von Willebrand因子（vWF），血小板第3，第4因子の補充が重要である。

プロタミン投与には，①600 mgの大量投与でLee-White全血凝固時間が一時的に延長する，②中和後に組織からのヘパリン放出でヘパリンリバウンドが起こる，③投与経路が末梢静脈か中心静脈かで血圧の低下に差がある，などの報告はあるが，それほど問題とされていない。

しかし，人工心肺の時間が延長したためにヘパリンの総投与量が多くなり，前述の測定キットがない場合は，ヘパリン初期投与量に対するプロタミン量を投与して，ACTの結果から追加投与を考慮する。また，プロタミンは強塩基のため投与速度を緩徐にすべきで，血圧低下，アレルギー，肺動脈収縮に注意する。血圧低下には，血管収縮薬，送血管からの返血，頭低位で対処する。

人工心肺終了後にmodified ultrafiltration（MUF）を行い返血した後のプロタミン投与は問題ないが，ポンプ残血をMUFか自己血回収装置（Cell Saver™）で処理し大量に返血した場合，MUFではヘパリンが残るので，返血後にACTを調べる。プロタミンおよびヘパリンとの複合体には，血小板のADPおよびコラーゲンでの凝集を抑制する作用がある。特に体外循環後に血小板数が減少した状態では，ヘパリン拮抗でのプロタミン過量投与は避ける[3, 4]。

文　献

1. Chandok D, Comunale ME. Heparin neutralization. In：Gravlee GP, Davis RF, Stammers AH, et al. Cardiopulmonary Bypass：Principles and Practices. 3rd ed. Philadelphia：Lippincott Williams & Wilkins, 2008：502-21.
2. Shore-Lesserson L, Reich DL, DePerio M. Heparin and protamine titration do not improve haemostasis in cardiac surgical patients. Can J Anesth 1998；45：10-8.
3. Kresowik TF, Wakefield TW, Fressler RD 2nd, et al. Anticoagulant effects of protamine sulfate in a canine model. J Surg Res 1988；45：8-14.
4. Olsson A, Alfredsson J, Håkansson E, et al. Protamine reduces whole blood platelet aggregation after cardiopulmonary bypass. Scand Cardiovasc J 2016；50：58-63.

術中に体温が低下するのはなぜか

053

太田 卓尚
齋藤 浩二

術中の低体温は，日常臨床において頻繁に麻酔科医を悩ませるトラブルの一つである。一部の手術室スタッフ，特に術者のパフォーマンスの質や精度が損なわれない程度に快適な室温を保とうとすると，比較的低い室温となることが多く，時としてわれわれ麻酔科医は寒いとさえ感じる。そのような環境で手術を受けている患者の体温が，麻酔導入後にみるみる低下していくのは，漠然と“当たり前”のことと捉えているかもしれない。

しかし，同じ環境下にいるわれわれ手術室スタッフが患者同様に低体温に陥ることはまずない。では，覚醒時に比べ，全身麻酔下の患者の体温は，なぜ容易に低下するのだろうか。

▶正常な体温調節

中枢温は，正常値（およそ37℃）からの変動を，脳の視床下部でネガティブフィードバックとポジティブフィードバックを用いて最小限となるように調節している。その経路は求心性入力，中枢性調節，遠心性反応からなる。

◎求心性入力

温度情報は，温度感覚器により全身の皮膚および体内の一部から集められる。皮膚の冷覚受容器から伝わる冷覚信号は主としてAδ神経線維により，温覚受容器から伝わる温覚信号は主に無髄C神経線維により，脊髄視床路を経由して視床下部へ送られる。加えて，脳のほかの部位，脊髄，胸腹部の深部組織などから，視床下部中枢の調節系へ，温度情報は入力される。

◎中枢性調節

視床下部に集められた温度情報が，暑熱と寒冷それぞれの体温調節反応閾値温と比較して閾値間域から逸脱していれば，遠心性反応による調節がなされることになる。この閾値間域がどのように設定されるかは不明であるが，性別，運動，摂食，感染，甲状腺機能の亢進や低下，麻酔薬やそのほかの薬物，寒冷や暑熱への順応により変動する。

◎遠心性反応

遠心性反応には，自律性反応と行動性反応がある。自律性反応の80％は，中枢構造からの温度入力に依存し，行動性反応の多くは皮膚表面からの入力に依存する。行動性反応とは適切な着衣をする，クーラーやストーブを使用するなど，環境温を調節したり，身体を丸める，身体を動かすなどのことである。

自律性反応とは，閾値間域を上回ったときには発汗，閾値間域を下回ったときには血管収縮，ふるえ熱産生（シバリング）や非ふるえ熱産生（代謝性熱産生）などの反応により体温を調節することである（図53-1）。

全身麻酔下では行動性反応が取れないのはもちろんのこと，寒冷反応の閾値温度が著明に低下（35℃）するため，自律

図 53-1　自律性体温上昇の経路
視床下部からの指令により，ふるえ熱産生，非ふるえ熱産生，熱放散抑制，熱産生促進による体温上昇機構が働く。

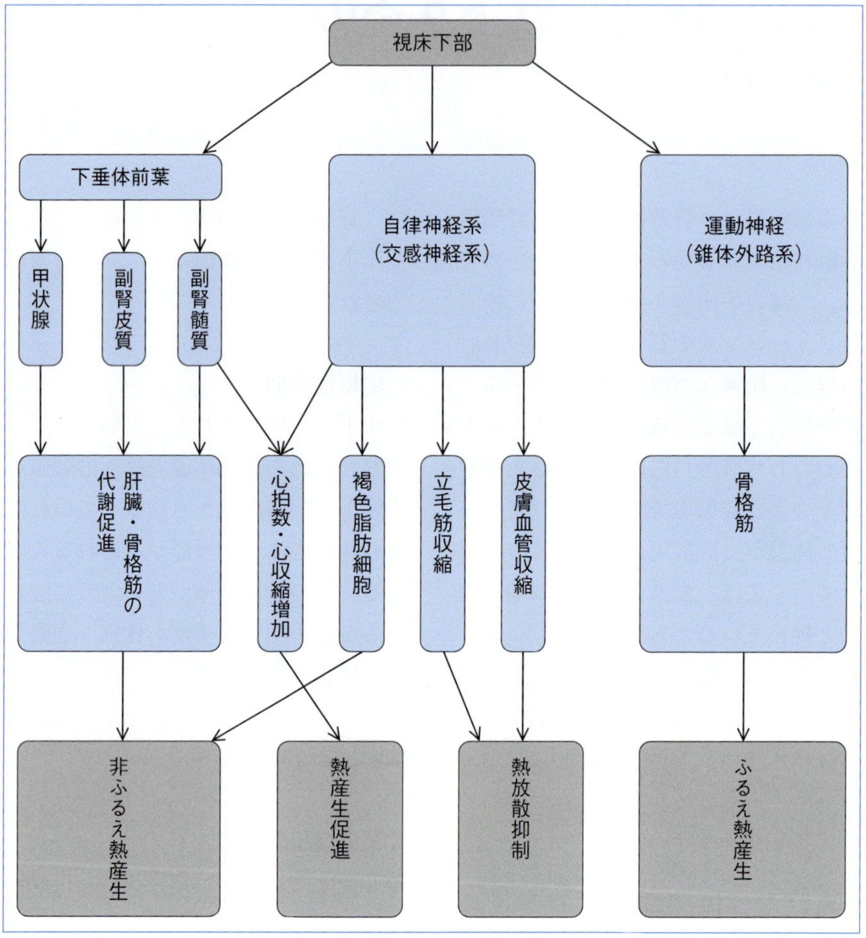

性反応も大幅に損なわれる。

▶術中の低体温のパターン

全身麻酔中の低体温は，特徴的なパターンで進行する。核心温は最初に急速に低下し，その後，緩徐で直線的な低下が続く。最終的に34℃前後で安定し，ほとんど変動しなくなる。この核心温の急速な低下と緩徐な低下は，体温の再分布と熱の喪失が関与する（図 53-2）[1]。

▶体温の再分布

そもそも正常時でさえ，体熱は体内で均一に分布しているわけではない。核心温を約37℃に保つため，体表温は末梢血管収縮によって，核心温より2〜4℃低くなっている。麻酔薬が投与されて末梢血管が拡張すると，核心体熱が末梢へ再分布するため，急速な核心温の低下，および体表温の上昇が生じる（図 53-3）[1,2]。

▶熱の喪失

体熱は患者から周囲へ，放射（輻射），伝導，対流，蒸発の四つの経路で喪失する。

◎放射

体表面から大気中への熱の移動。熱喪失

の主な経路。熱の移動量は放射面積と体表温と外気温の差に比例する。

◎伝導

体表と接する物質（空気中の分子を含む）への熱の移動。一般的に手術台の断熱性は高く，伝導による熱の喪失は軽微である。

◎対流

空気が移動することで起こる熱の移動。空気中の分子への熱伝導は，通常，皮膚に隣接する静止層に限局されるが，この静止層が空気の流れで乱されると熱喪失が増加する。

◎蒸発

発汗と不感蒸泄による熱の喪失。皮膚表面からの蒸発による熱喪失は代謝性熱産生の10％未満に限られるが，手術創からの蒸発は，熱喪失全体の多くを占める。

▶低体温の予防

体温の再分布が起こり始めてからブランケットなどで体表を加温しても効果は乏しい。中枢から末梢への熱の移動は大規模であり，また，体表の加温が中枢へ届くには時間を要するからである。再分布性低体温を予防するには，麻酔導入前からの体表の加温が重要である。それにより，体熱量は増加し，体表（特に下肢）に蓄積される。その結果，再分布による体温低下が軽微になる。

麻酔導入後の体表の加温は，再分布による体温低下への効果は弱いが，各種経路からの熱の喪失を減少させる効果がある。そのほか，輸液の加温や，アミノ酸製剤の点滴による熱産生の増加などの低体温予防法がある*1。

●●●

図 53-2　麻酔導入後の典型的な核心温低下パターン

（Sessler DI. Temperture regulation and monitoring. In：Miller RD. Miller's Anesthesia. 7th ed. Philadelphia：Churchill Livingstone Elsevier, 2010；1533-56 より作成）

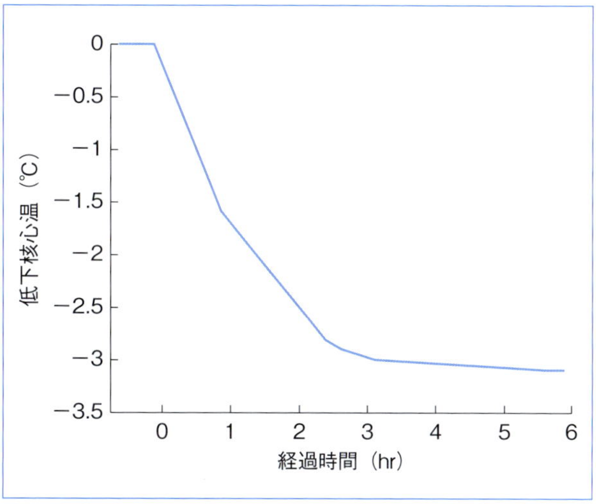

図 53-3　体温の再分布

麻酔前（左）から導入後（右）のように体温の分布が変化する。

（Sessler DI. Temperture regulation and monitoring. In：Miller RD. Miller's Anesthesia. 7th ed. Philadelphia：Churchill Livingstone Elsevier, 2010；1533-56 および山内正憲ほか．代謝の生理学．In：日本麻酔科学会・周術期管理チームプロジェクト編．周術期管理チームテキスト．第2版．兵庫：日本麻酔科学会，2011；301-3 より作成）

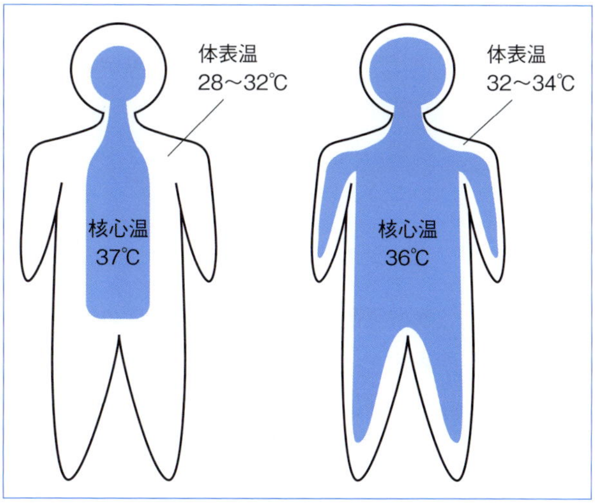

全身麻酔下では，①末梢血管が拡張し，体温が再分布するため核心温は低下し，体表温は上昇する。②上昇した体表温は放射・伝導・対流・蒸発などの機序により喪失する。核心温は体表温と平衡を保ちつつ低下していく。③寒冷反応の閾値

*1 「057．アミノ酸輸液で体温が上昇するのはなぜか」（176ページ）参照。

温度が低下するため，核心温低下に対する自律性の体温調整は得られにくい。これらの理由のため，麻酔導入前から導入後にかけての加温が重要である。

文 献

1. Sessler DI. Temperture regulation and monitoring. In : Miller RD. Miller's Anesthesia. 7th ed. Philadelphia : Churchill Livingstone Elsevier, 2010 ; 1533-56.
2. 山内正憲，山蔭道明．代謝の生理学．In：日本麻酔科学会・周術期管理チームプロジェクト編．周術期管理チームテキスト．第2版．兵庫：日本麻酔科学会，2011；301-3.

054 シバリングが起こるのはなぜか

黒瀧 健二
齋藤 浩二

麻酔覚醒後のシバリングにはしばしば遭遇するが，いったい何が原因で起こるのだろうか。寒さに対してのふるえならば，寒さを感じないように室温を十分に上げて，患者の体温を手術前とさほど変わらない程度に保っておけば生じないはずなのに。普段，われわれの体温がどのような機序でコントロールされているか，また周術期は，普段とどう違うのかをみていこう。

▶シバリングとは

麻酔覚醒後などに起こる患者の体のふるえをシバリングと呼ぶ。痙攣とは違い，病的な印象に乏しい律動的な動きである。患者の意識も保たれており，時に悪寒を訴える。

シバリングは，骨格筋の収縮による熱産生で体温の回復をはかる反応であり，安静時の6倍まで熱産生を増やす[1]とされる。麻酔後に起こるものの多くは，この低体温に対する熱産生として生じる体温調節性シバリングである。

▶温度感知とそれに対する反応

われわれの体温調節を担う体温中枢は，視床下部の視索前野に存在する[2]。ここには体温を保つために，正常体温から外れたと感じて体温調節の反応を生じる閾値（セットポイントとも呼ばれる）が存在している。

体温情報がこの閾値より低温側に外れていると，①熱喪失を防ぐための末梢血管収縮，②熱産生を増やすための脂肪組織や内臓における非ふるえ熱産生 non-shivering thermogenesis（NST），③骨格筋におけるシバリング，の順に体温調節反応が出現する。また，高温側に外れていると，発汗，末梢血管拡張による熱放出が順に出現する。

体温調節反応はあくまで体温と閾値との差によって起こるため，体温が閾値から外れるように変動しても起こるし，閾値自体が変動しても起こる（**図54-1**）。周術期は体温低下と閾値温上昇のいずれも起こるので，**図54-1B**と**C**の両方が原因となり，シバリングを起こし得る。

図 54-1　体温中枢の閾値と平均体温の温度情報との関係

A：正常な状態。全身の体温情報が閾値とほぼ一致するように調節されている。

B：閾値温は正常だが，熱喪失あるいは熱産生の減少によって体温が低下した状態。低体温に対する体温調節反応が出現する。寒冷地での手足の冷えやふるえはこれに相当する。

C：体温は正常だが，炎症反応などにより閾値温が上昇した状態。閾値温と体温に較差が生じているため体温調節反応が出現する。風邪の引き始めの発熱前に寒気がするのもこの状態。

D：閾値温は正常だが，熱産生の増大や外部からの加温により体温が上昇した状態。発汗などの高体温に対する体温調節反応が出現する。加温によるうつ熱状態や強い運動時などにみられる。熱中症や悪性高熱症などの病的な高体温もこれに相当する。

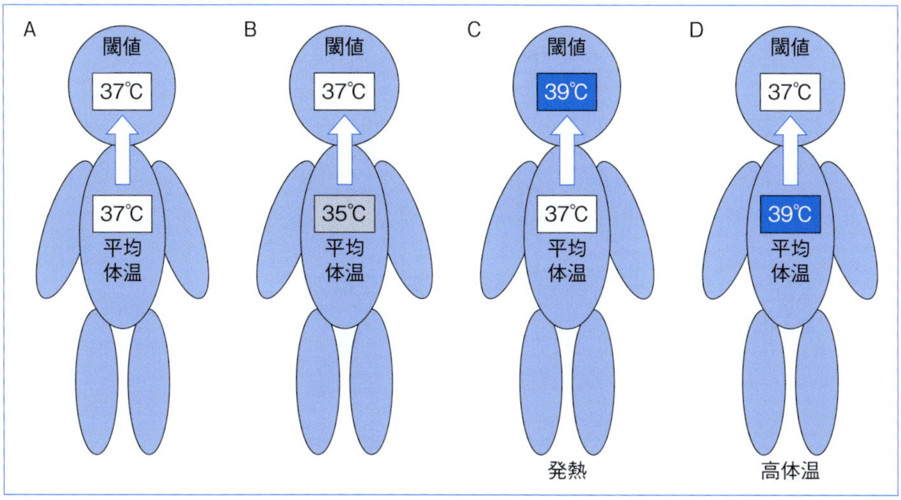

低体温に対する閾値と，高体温に対する閾値の間にある体温調節反応を起こさない温度域のことを，閾値間域 inter-threshold range と呼ぶ。体温情報がこの閾値間域内に収まっていれば，体温調節反応は生じない。通常，閾値間域は0.2℃というきわめて狭い範囲である。

▶麻酔中の閾値間域の変動

周術期に体温調節性シバリングが起こるのは，体温が術中に低下するのに加えて，閾値間域が主に高温側に移動し[3]，これらの間に較差が生じるからである。全身麻酔の術中に低体温の対策をしなかった場合の体温および閾値間域の変動の様子を図 54-2 に示す。

手術室に入室した時点では，体温と閾値間域はほぼ同じ値に維持されている（図 54-2A）。麻酔導入後，投与した麻酔薬によって体温中枢の閾値間域が変化する。現在使われている麻酔薬の多くは，閾値間域を広げる作用をもつ。血管収縮やシバリングといった低体温に対する反応の閾値温が大きく低下するため，低体温に対して鈍感になる（図 54-2B）。手術に伴う侵襲は炎症反応を惹起し，閾値間域は，広がったまま術中，徐々に上昇する。術中は，麻酔による熱産生の低下や熱喪失の増大によって，体温の低下も生じるが，閾値間域の拡大もあるため，体温は閾値間域内に収まり，術中にシバリングがみられることはほとんどない（図 54-2C）。

手術が終了し，覚醒に向けて麻酔薬の血中濃度が下がるに従い，閾値間域を拡大する作用も減少する。そして，狭くなった閾値間域から体温が外れてしまうと，シバリングをはじめとする体温調節反応が出現する（図 54-2D）。

▶シバリングの有害作用

シバリングは，代謝性の熱産生を増大さ

図 54-2 麻酔前後での体温と閾値温の変化

△体温，▭閾値間域

A：体温と閾値温はほぼ一致している。

B：閾値間域は大きく広がり，体温調節反応は起こりにくくなる。

C：麻酔薬によって代謝による熱産生が下がり，末梢血管が拡張するため熱喪失が大きくなり体温が低下する。術中の侵襲によって閾値間域は高温側へ移動している。しかし閾値間域の拡大により，体温調節反応は起こらない。

D：麻酔覚醒時の状態。麻酔薬による閾値間域の拡大が消失し，体温と閾値温に較差が生じる。

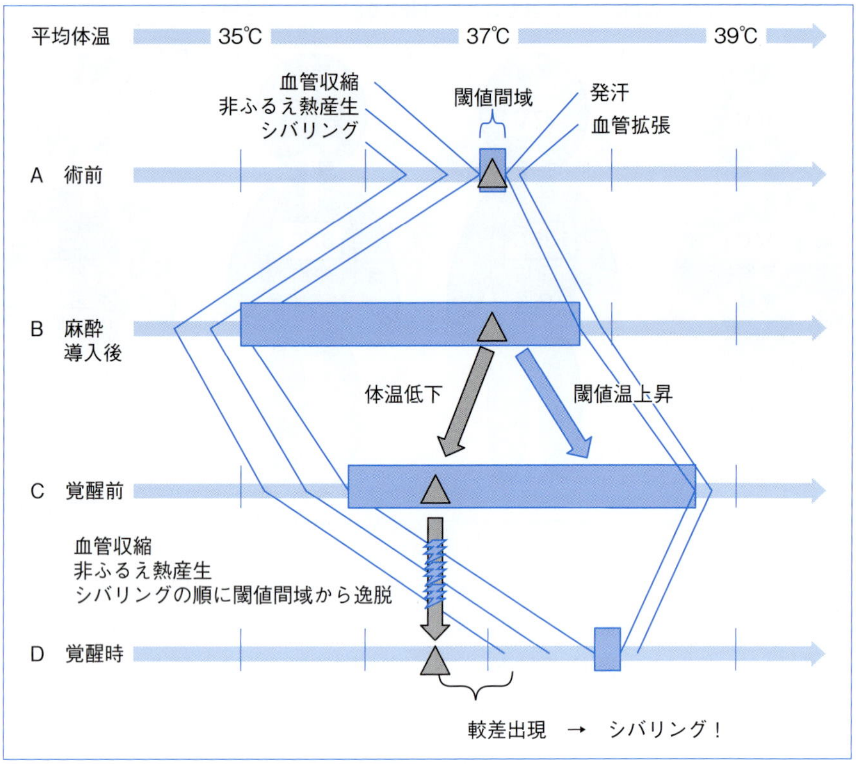

せる一方で，酸素消費量を安静時の 2〜3 倍まで増加させ，交感神経系の活性化により血圧や心拍数を上昇させるため，心肺予備力の低下した患者では大きな負荷となる。また眼圧や頭蓋内圧の上昇をきたし，手術創に張力が加わることで疼痛を増強させる。時に，シバリングのふるえがモニタリングの妨げになったりする。

▶シバリングの予防および治療

覚醒後にシバリングを起こさない，あるいは起こってしまったシバリングを抑制するためには，体温を閾値間域内に戻せばよい。その方法としては，以下のようなものがある。

①**患者の加温**：温風式加温装置を使った加温が術中の体温低下に有効である。術中輸液を加温したり，アミノ酸製剤を用いたりすることも，体温維持に有効である。

②**閾値間域を広げる薬物**：術後も効果が残存するようなフェンタニル，モルヒネなどのオピオイドを術中に用いる。シバリングが起きてしまったら，ペチジン（オピスタン®）の有効性が高い。

③**閾値温の上昇を抑制する薬物**：フルルビプロフェン アキセチル（ロピオン®），ジクロフェナク（ボルタレン®など）などの非ステロイド性抗炎症薬

(NSAIDs) がこれに相当する。効果発現に30分〜1時間かかるため，術中に前もって投与しておく。

硬膜外麻酔などの区域麻酔も，末梢の温冷受容器からの信号を遮断することで閾値温度を低下させる作用がある。

④**そのほかの薬物**：マグネシウム製剤は，詳細な機序は不明であるが，カルシウムチャネル阻害作用やNMDA受容体拮抗作用によって抗シバリング作用をもつと考えられている。

▶患者を見ながら体温管理

有効なシバリング予防を行うためには，現在の閾値温がどこに位置するかを把握することが大事である。麻酔中は閾値間域の拡大により体温調節反応が起こりづらく，手術内容によっても体温や閾値温の変動は異なるため，術中の体温管理は難しいが，患者の全身をきちんと観察すればいくつかの情報が得られる。

麻酔中にもかかわらず発汗があれば，高温側の閾値温を超えていることがわかり，それ以上の加温は控えてよい。麻酔薬減量中は閾値間域が狭まるに従い，血管収縮，非ふるえ熱産生，シバリングの順に閾値間域を外れる（図54-2CからDに移行する段階）。そのため，末梢血管収縮がみられれば，低温側の閾値温を超えつつある段階であり，そのままでは，非ふるえ熱産生やシバリングが起きると予想できる。

患者の全身をよく観察し，情報を正しく評価して，安全な体温管理，麻酔管理を行っていきたい。

文　献

1. 廣田和美．シバリング：原理と予防法．In：山蔭道明編．周術期の体温管理．東京：克誠堂出版，2011：176-95.
2. Nakamura K, Morrison SF. Central efferent pathways for cold-defensive and febrile shivering. J Physiol 2011；589：3641-58.
3. Frank SM, Kluger MJ, Kunkel SL. Elevated thermostatic setpoint in postoperative patients. Anesthesiology 2000；93：1426-31.

055 低体温の有害な作用は何か

溝上 良一

周術期の低体温はさまざまな有害事象を引き起こし，患者の予後に影響を及ぼす（表55-1）。ここでは低体温の有害な作用とその機序について，生理学的な知見を交えて解説する。

▶呼吸への影響

低体温が呼吸に与える影響は，非常に多岐にわたる。まず，ごく軽度の低体温では過換気がみられ，それに続いて分時換気量の減少，気管支攣縮，気道分泌物の増加などが起こる。さらに低体温が進行すると，咳反射の減弱，気道の線毛運動障害などから，誤嚥や呼吸器感染症の危険性が高まる[1]。

シバリングは，胸郭全体のコンプライ

表 55-1　低体温による周術期の問題点

- 術中出血量の増加
- 輸血必要量の増加
- 麻酔からの覚醒遅延
- シバリングの発生
- 回復室滞在時間の延長
- 術後創感染の増加
- 心臓合併症の増加
- 経口摂取開始の遅れ
- 入院期間の延長

アンスを低下させ，1 回換気量，分時換気量の減少をまねく。さらに，酸素消費量が著明に増大するため，組織の酸素化障害の原因となる。また，低体温では呼吸中枢が抑制され，34℃以下では二酸化炭素分圧（PCO_2）上昇に対する換気促進反応が減弱する。

低体温になると，酸素解離曲線は左方移動するため，ヘモグロビンの酸素に対する親和性が増す。その結果，末梢組織への酸素供給が妨げられ，組織レベルでの低酸素状態を引き起こす。しかし，低体温で同時に発生する換気量の減少に伴う PCO_2 の上昇やアシドーシスは，酸素解離曲線を右方移動させるため，互いの影響は相殺され得る。

▶循環への影響

軽度の低体温では，交感神経系の緊張により頻脈を生じ，末梢血管は収縮する。これにより心拍出量は増加し，血圧は上昇する。しかし，低体温が進行するにつれ，心拍数は減少し，心収縮力も低下するため，心拍出量は減少していく。

低体温による心拍数の減少は，体温が 28℃のときで 30〜40 bpm，20℃に至ると 10 bpm までになる。また，体温が 27℃以下になると心室細動が容易に起こり，24℃以下では心静止の危険性が高まる。

狭心症合併患者の非心臓手術において，低体温により術後 24 時間以内の心イベントが有意に増加する[2]との報告があり，心筋虚血のリスクを有する患者では特に注意が必要である。

▶腎・電解質への影響

低体温時，尿量は増加する。これは，ごく軽度の低体温では，末梢血管の収縮による末梢組織からの血液のシフトが起こり，腎血流量が増加することによる。さらに低体温が進行すると，心拍出量の減少に伴い，腎血流量，糸球体濾過量（GFR）はともに減少する。しかし，抗利尿ホルモンの分泌低下，遠位尿細管での水・ナトリウムの再吸収の抑制により，尿量の増加傾向は継続する。

尿量の増加は，脱水のみならず，低マグネシウム血症，低リン血症などの電解質異常の原因となる。また，血清カリウムの細胞内へのシフトにより，低カリウム血症が生じる。

▶内分泌系への影響

体温低下に伴い，交感神経系活動亢進により血中カテコールアミン値が上昇し，インスリン分泌は低下する。さらに，インスリンの組織での取り込みが障害されるため，血糖値は上昇する。腎臓におけるブドウ糖のクリアランス低下も，血糖値の上昇を後押しする。

▶消化器系への影響

低体温では腸管蠕動は抑制され，イレウスを起こしやすくなる。また，低体温によるストレスで胃酸の分泌は亢進し，胃・十二指腸の粘膜障害の原因となる。

低体温は，肝臓における薬物代謝能を低下させる。このため，多くの薬物の血中濃度は上昇し，作用時間は延長する。麻酔薬も例外ではなく，鎮静薬や麻薬の作用時間の延長は，覚醒遅延の原因となる。また，ロクロニウムなどの筋弛緩薬の作用時間の延長は，術後呼吸器合併症などの原因となる。

▶免疫系への影響

低体温では，白血球や単球の遊走能，貪食能が低下することによる直接的な免疫機能の抑制と，血管収縮による創部への酸素供給減少という二つの機序により，創感染の危険性が増す。また，術後も人工呼吸管理を行っている患者では，肺炎にも注意が必要である。

▶神経系への影響

軽度の低体温は錯乱，健忘，判断力の低下をきたし，さらに体温が低下すると，構音障害，意識レベルの低下をきたす。これらは薬物代謝の遅延と相まって，覚醒遅延の原因になる。

▶血液凝固系への影響

臨床においては，古くから低体温による出血量の増加が報告されている。2008年に発表されたメタアナリシス[3]では，術中に1℃の中枢温の低下が出血量を約16％増加させ，輸血のリスクを22％増加させることが報告されている。

低体温で出血量が増加する原因は，血小板機能，凝固機能の低下である。血小板凝集能と粘着能の低下は，35℃で現れる。また，血小板は骨髄での産生が抑制されるとともに，肝臓や脾臓での取り込みが亢進するため，血小板数は減少する。血液凝固カスケードにおける凝固因子活性は，内因系・外因系ともに抑制されるため，プロトロンビン時間（PT），活性化部分トロンボプラスチン時間（APTT）がともに延長し，凝固時間，血餅形成時間も延長する。また，トロンビン産生能も低下する。

低体温では，血管の透過性が亢進する。このため，血漿成分が血管外に漏出し，血液の粘性が増すため，ヘマトクリット値は上昇する。尿量の増加もこれを助長する。しかし，低体温のために骨髄の機能は抑制されるため，この見せかけのヘマトクリット値上昇に反して，赤血球低形成による貧血が起きる。

●　●　●

低体温の有害な作用について概説した。これらの作用がさまざまな合併症を引き起こし，ひいては患者の予後の悪化に繋がることを肝に銘じて，周術期の体温管理に臨むべきである。

文　献

1. Mallet ML. Pathophysiology of accidental hypothermia. QJM 2002；95：775-85.
2. Frank SM, Fleisher LA, Breslow MJ, et al. Perioperative maintenance of normothermia reduces the incidence of morbid cardiac events. JAMA 1997；277：1127-34.
3. Rajagopalan S, Mascha E, Na J, et al. The effects of mild perioperative hypothermia on blood loss and transfusion requirement. Anesthesiology 2008；108：71-7.

低体温の有用な作用は何か

056

武田 吉正

低体温療法は，成人の蘇生後脳症や新生児の低酸素性虚血性脳症の治療に用いられてきた。2002年，275名の蘇生後患者を対象にした臨床研究で，低体温療法（32〜34℃，24時間）は神経学的予後を改善する[1)]ことが示された。しかし2013年，950名の蘇生後患者を対象にした臨床研究で低体温療法（33℃，28時間）と平熱管理（36℃）の神経学的予後が同等である[2)]ことが報告された。この報告を受け，2015年に発表された日本蘇生協議会のガイドライン[3)]では32〜36℃の体温管理療法 targeted temperature management を24時間以上施行することが推奨されている。

低体温療法の作用機序は，①エネルギー消費の抑制，②グルタミン酸放出の抑制，③炎症・アポトーシスの抑制，④脳浮腫の抑制，の四つに分類される。以下，それぞれの作用機序について解説する。

図 56-1　虚血後の神経細胞障害発生機序

虚血開始後，分単位でグルタミン酸が放出され，障害が進行する。自己心拍再開後，細胞外グルタミン酸濃度は急速に低下する。その後は炎症やアポトーシスにより二次性障害がゆっくりと進行する。

（Dirnagl U, et al. Ischemic tolerance and endogenous neuroprotection. Trends Neurosci 2003；26：248-54 より）

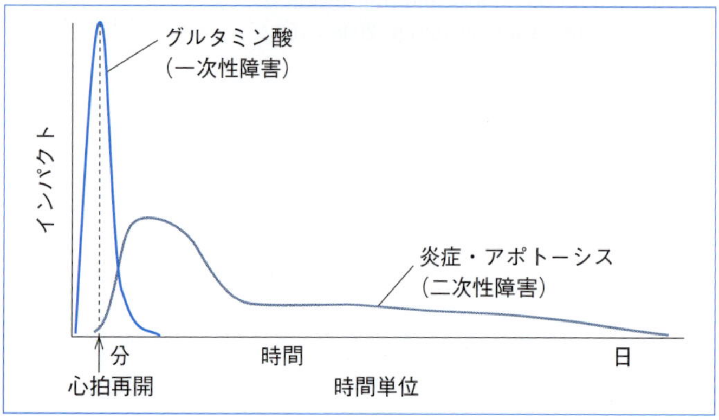

▶エネルギー消費の抑制

脳は全身の酸素消費量の20〜25％を消費しているにもかかわらず，ミオグロビンをもっていない。そのため，酸素の貯えがなく，脳血流が遮断されると約10秒で脳内酸素分圧が半減する。したがって，心停止に起因するような強い虚血では，エネルギー消費の抑制効果は期待できない。スナネズミに強い脳虚血（正常の脳血流量の10％以下）を負荷すると，神経細胞は1分強で膜電位を消失する[4)]。この場合，脳低温療法で脳を31〜32℃に冷却しても，膜電位を失うまでの時間が1分延長するにすぎない。

▶グルタミン酸放出（一次性障害）の抑制

虚血で脳を最も強く障害する因子が，グルタミン酸である[4)]（**図 56-1**）。細胞外グルタミン酸濃度は，膜電位の消失とともに増加し，自己心拍再開後にすみやかに低下する。グルタミン酸は蘇生中に増加し，カルシウムイオンやナトリウムイオンを細胞内に流入させ，細胞を障害する。電位依存性チャネルは短時間で自動的に不活化されるが，グルタミン酸のチャネルはグルタミン酸が存在するかぎり開いたままであり，自己心拍が再開するまで障害が継続する。

低体温療法は，グルタミン酸の放出を

強く抑制するので，自己心拍再開前に施行すると高い脳保護効果が期待できる（intra-arrest cooling）。蘇生中の患者に intra-arrest cooling を施行するには，体外循環もしくは咽頭冷却法（**図 56-2**）を用いる。

▶炎症・アポトーシス（二次性障害）の抑制

自己心拍再開後，時間単位から日単位で炎症やアポトーシスによる障害（二次性障害）が進行する（**図 56-1**）。先に述べたように，二次性障害に対しては 32～36℃の体温管理療法が推奨されている[3]。

▶脳浮腫の抑制

脳浮腫に起因する頭蓋内圧亢進の抑制に低体温療法が有効である。交通外傷に起因する脳浮腫は 48～72 時間でピークを迎えるので，低体温療法は少なくとも受傷時から 48 時間以上は継続して施行する必要がある。復温は，頭蓋内圧をモニタリングしながら 1℃/日以下のゆっくりとした速度で施行する。脳浮腫患者は dry side で管理していることが多く，復温時の血圧低下に注意を要する。

● ● ●

低体温療法は自己心拍再開までの一次性障害を抑制する。自己心拍再開後の二次性障害には体温管理療法が推奨される。低体温療法は，頭部外傷後の頭蓋内圧亢進を抑制することができるが，神経学的予後に対する効果は諸説あり，定まっていない。

図 56-2　咽頭冷却法

気管挿管後，咽頭冷却カフを咽頭に挿入し，冷却した生理食塩液を専用の灌流装置を用いて灌流する。2016 年，咽頭冷却は保険収載された。

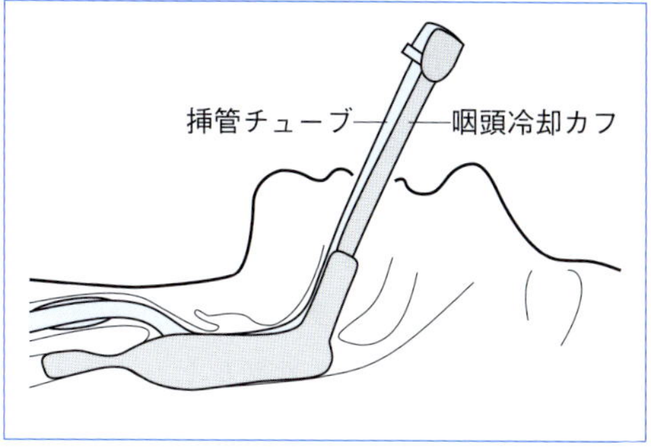

文　献

1. The Hypothermia after Cardiac Arrest Study Group. Mild therapeutic hypothermia to improve the neurologic outcome after cardiac arrest. N Engl J Med 2002；346：549-56.
2. Nielsen N, Watterslev J, Cronberg T, et al. Targeted temperature management at 33°C versus 36°C after cardiac arrest. N Engl J Med 2013；369：2197-206.
3. 日本蘇生協議会．JRC 蘇生ガイドライン 2015．東京：医学書院，2016.
4. Dirnagl U, Simon RP, Hallenbeck JM. Ischemic tolerance and endogenous neuroprotection. Trends Neurosci 2003；26：248-54.

コラム　心筋保護液を脳血管に入れるとどうなる？

心臓手術では心筋保護液を注入して心臓を守っている。その心筋保護液を脳血管に入れるとどうなるだろうか。

心筋保護液を心臓に注入すると，心筋は膜電位が消失した状態を維持する。心臓には電位依存性チャネルがあり，膜電位消失に伴い電位依存性チャネルは一瞬開口するが，数ミリ秒で自動的に閉鎖される。心筋保護液は，電位依存性チャネルが閉鎖された状態を維持することでカルシウムイオンの流入を防ぎ，安定な状態を維持している。心臓は短時間に脱分極と再分極を繰り返す状態（心室細動）が一番不安定なのである。

一方，脳にはグルタミン酸受容体がある。膜電位消失に伴いグルタミン酸が放出され，チャネルが開口する。グルタミン酸受容体は時間がたっても不活化されないため，脳の傷害は進行する。したがって，心筋保護液を脳血管に注入すると，脳は強く傷害されることになる。

アミノ酸輸液で体温が上昇するのはなぜか

057

溝部 俊樹
中山 力恒
中嶋 康文

食物のエネルギーは，食物中に含まれる炭水化物，脂質，タンパク質の熱量によって決まる。これを整数化したものが，Atwaterの係数（1895年）として有名な生理的燃焼価である。炭水化物とタンパク質は4 kcal/g，脂質は9 kcal/gとされるが，実際の燃焼価は物質ごとに異なり，炭水化物では，ブドウ糖で3.74 kcal/g，マルトースで3.95 kcal/g，デンプンで4.18 kcal/gである[1)]（ちなみに，アルコールは7.1 kcal/gである）。

▶DITの定義

食物を摂取すると，1時間後くらいから代謝量が一過性に増加する。これをdietary-induced thermogenesis（DIT）*1という[1)]。この作用は，タンパク質を摂取した場合に著しく，最大で摂取タンパク質熱量の30%にも相当する熱発生が認められ，かつその持続時間も最も長い。日本人の一般的な食事組成の場合，摂取エネルギーの10%がDITとして代謝されると見積もられている。この現象は経口摂取だけでなく，栄養素の静注でも認められる（nutrient-induced thermogenesis）ことから，栄養素の消化吸収に伴う熱発生ではない。

このDITを由来とするエネルギーは，炭水化物や脂質では筋肉活動にも用いられるが，タンパク質の場合は機械的エネルギーではなく，身体の熱エネルギーを一時的に増加させ，体温の維持に用いられていると考えられている。この現象はRubnerが1883年に初めて報告しているが，その臨床的意義は不明のまま，長らく忘れられていた。

▶DITの再発見

DITに再び光を当てたのは，Karolinska大学病院麻酔科のSelldénである。彼女は，臨床生理学教室のBrundinとWahrenの研究を手伝っていた。そして，600 kJのタンパク質（fish protein）を健常成人に経口摂取させ，2時間後に22%のエネルギー消費量の増加と0.25℃の動脈血温上昇を認めた。エネルギー消費量だけでなく動脈血温も，2時間以降も上昇傾向が続いており，タンパク質による熱発生が長時間続くことが理解できる[2)]。さらにBrundinらは，約42 g（720 kJ）のアミノ酸を3時間かけて健常成人に静注し，終了時に24%のエネルギー消費量の増加と0.34℃の動脈血温の上昇を認め，これらの上昇は実験終了後も続きそうな傾向であった[2)]と報告している。

Brundinらの研究目的は，栄養成分と内臓血流分布の関係を明らかにすることであったが，麻酔科医であるSelldénは，アミノ酸輸液による熱発生が，当時の麻酔科領域で話題となっていた周術期体温低下の防止に使えないかと考えた。そして，全身麻酔下に子宮摘出術を施行される患者に，麻酔導入前からアミノ酸輸液（240 kJ/hr×2時間，約30 g，480 kJ）*2を行うと，麻酔中の直腸温の低下が防げ

*1　かつては，栄養素の特異動的作用specific dynamic actionと呼ばれていた。

*2　1 kcalは4.2 kJで，アミノ酸は1 g＝4.1 kcalである。240 kJ/hr×2時間では，アミノ酸は約30 gである。市販の混合アミノ酸輸液200 mLはアミノ酸濃度が7〜10%であることから，約2本の投与量である。また，ビーフリード輸液™ 500 mL中にはアミノ酸15 gなので，2本で同量となる。

る[3]ことを示した。これが麻酔科領域でのアミノ酸輸液利用の嚆矢となった。しかしこの論文では，体温低下の防止という現象は捉えているが，その機序については「アミノ酸による熱の蓄積」としか記述されておらず，DIT という単語すら出てこない。

▶アミノ酸と体温調節反応

筆者らは，DIT には交感神経系の関与が考えられるとの報告もあることから，全身麻酔では有効であったアミノ酸輸液の体温低下防止効果が，広範囲の交感神経系ブロックを伴う腰部脊髄くも膜下麻酔でも認められるかを調べた[4]。麻酔導入2時間前からアミノ酸輸液（4 kJ/kg/hr, 2 mL/kg/hr）を行うと，中枢温は入室時と腰部脊髄くも膜下麻酔施行 30 分以降で有意に高くなり，90 分後の中枢温も有意に高かった（アミノ酸群 36.6±0.1℃ vs. 生理食塩液群 35.8±0.1℃）。そしてアミノ酸群では，酸素消費量の有意な増加と体温調節性血管収縮閾値温度の有意な上方偏位を認めた。したがって，アミノ酸輸液による DIT には，交感神経系の関与は少ないと考えられる。

次に筆者らは，健常成人を対象に，アミノ酸輸液が体温調節中枢に及ぼす影響を，暑熱環境下および寒冷環境下で調べた[5]。暑熱環境下（室温 28℃，下腿温浴 42℃）でアミノ酸輸液（4 kJ/kg/hr×2.5 時間，平均総量は 690 kJ）を行うと，発汗の閾値温度が 0.2℃，皮膚血管拡張の閾値温度が 0.3℃上昇した。寒冷環境下（室温 18℃，water perfusion suit に 4℃の冷水を灌流）では，同様のアミノ酸輸液によりシバリングの閾値温度が 0.4℃，末梢血管収縮の閾値温度が 0.3℃，それぞれ上昇することを認めた。この結果から，アミノ酸輸液は環境温度にかかわりなく中枢温を上昇させること，アミノ酸は血液脳関門がない視床下部の体温調節中枢に直接作用して，体温調節反応性閾値温度を上昇させ，中枢温を上昇させていると考えられる。すなわち，アミノ酸が体温のセットポイントを偏位させるといえる。

ちなみに，フルクトースによる体温低下防止効果もアミノ酸と同様に，酸素消費量の増加と体温調節性末梢血管収縮閾値温度の上方偏位によるものである[6]。

▶アミノ酸とエネルギー代謝

それでは，アミノ酸はいかにしてエネルギー代謝を増大させるのか。

体温維持のための熱産生は，肝臓をはじめとする内臓，骨格筋，そして褐色脂肪細胞などで行われている。これらの臓器のエネルギー代謝は，体温調節中枢である視床下部から，交感神経系を介した神経支配と，下垂体-甲状腺系を介した内分泌支配を受けている。交感神経系では，神経伝達物質であるノルアドレナリンが各臓器の β 受容体（内臓や骨格筋では β_2 受容体，褐色脂肪細胞では β_3 受容体）を刺激することで，その作用が発現している。一方，下垂体-甲状腺系では，視床下部から分泌される甲状腺刺激ホルモン放出ホルモン thyrotropin-releasing hormone（TRH）が下垂体の甲状腺刺激ホルモン thyroid stimulating hormone（TSH）を介して，最終的には甲状腺を刺激し，分泌された甲状腺ホルモンが各臓器細胞の核内にある受容体に結合することで，その生理作用を発揮する。

甲状腺ホルモンには，甲状腺から分泌される生理活性の弱いチロキシン（T_4）と，末梢臓器で脱ヨード酵素（D1，D2，D3）によって T_4 から変換される生理活性の非常に強いトリヨードチロニン（T_3）がある。交感神経系刺激により活性化されたβ受容体は，細胞内でサイクリックアデノシン一リン酸（cAMP）を増加させる。これが，脱ヨード酵素のプロモーター領域のcAMP応答配列領域（CREB）に作用して，脱ヨード酵素の遺伝子発現は増え，これにより血中T_3濃度が変化することなく，細胞内T_3濃度が高くなり，局所的な熱産生が亢進する。また，甲状腺ホルモンは，ミトコンドリアの酸化的リン酸化を促進させ，骨格筋や内臓などでのATP消費を増加させ，エネルギー代謝にかかわるとともに，脱共役タンパクuncoupling protein（UCP）を通じて酸化的リン酸化を脱共役化して熱産生を行うことが知られている。すなわち，ミトコンドリア内膜に存在するUCPがATP産生を阻害するために，電子伝達系から供給される化学エネルギーがATPを経ずに直接熱に変換される。したがって，アミノ酸が内臓や骨格筋でミトコンドリアのUCPを活性化させて熱産生を行うことが推察される。

動物実験では，アミノ酸投与（特にバリンで顕著）により呼吸商の低下が認められており，アミノ酸により脂肪代謝が活性化される（味の素製薬，未発表データ）。ミトコンドリアのUCPは褐色脂肪細胞で著しく発現していることから，アミノ酸投与により白色脂肪細胞から分解，放出された脂肪酸が褐色脂肪細胞で熱源として消費されていると考えられる。近年，新生児だけでなく成人でも6割近くに褐色脂肪細胞が存在し機能していることが判明し[7]，ヒトでも褐色脂肪組織がアミノ酸のDITにある程度関与している可能性がある。

同じく動物実験であるが，アミノ酸は骨格筋において，タンパク翻訳を開始する一連の酵素群を活性化させることでタンパク合成を促進させ，熱の産生を増加する[8]との報告がある。すなわち，アミノ酸（イソロイシンで顕著）によりインスリン分泌が促進され[8]，インスリン受容体を通じてphosphatidyl inositol 3-kinase（PI3K）を刺激し，翻訳開始因子やmammalian target of rapamycine（mTOR）のリン酸化が活性化され，骨格筋タンパク合成が亢進した結果，エネルギー代謝が増大する。そしてこの反応には，インスリン分泌が必要不可欠である。これらの反応は，覚醒下より麻酔下で有意に強く認められ，特にインスリン分泌は6倍以上にもなるという。

● ● ●

以上をまとめると，アミノ酸は，体温調節中枢に直接働きかけて体温のセットポイントを上方に偏位させるとともに，ミトコンドリアのUCPを活性化，あるいはインスリン分泌促進によって熱産生の亢進をはかり，体温を上昇させると考えられている（**図57-1**）。

コメント　健康保険の適用

アミノ酸輸液を周術期体温低下の防止に使用することは，わが国では薬剤の健康保険適応外使用となるので注意が必要である。某製薬会社が適応を広げるべく厚生労働省に打診したが，健康保険は病気治療のための薬剤に適応されるものであり，単に体温を上昇させるとの効能だけでは保険適応は難しいとの意向を受けて，新しいアミノ酸輸液の開発を見送った経緯がある。

文　献

1. 溝部俊樹，中嶋康文．dietary-induced thermogenesisと周術期体温．麻酔 2007；56：305-16.
2. Brundin T, Wahren J. Renal oxygen consumption, thermogenesis, and amino acid utilization during i.v. infusion of amino acids in man. Am J Physiol 1994；267（5 Pt 1）：E648-55.

図 57-1　アミノ酸が体温を上昇させる機序
UCP：脱共役タンパク，mTOR：翻訳開始因子

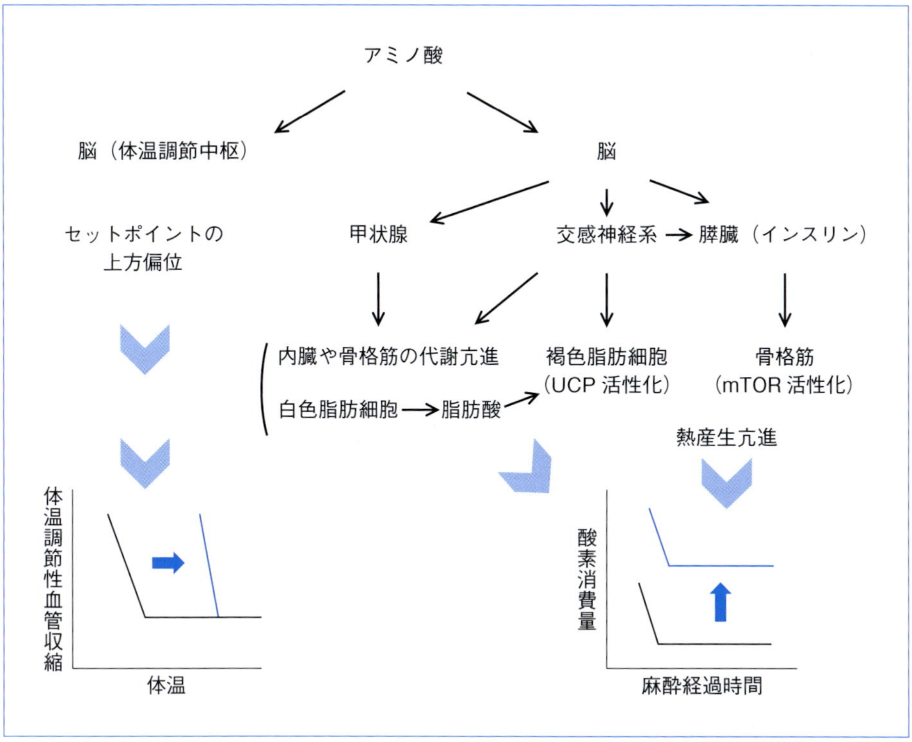

3. Selldén E, Bränström R, Brundin T. Preoperative infusion of amino acids prevents postoperative hypothermia. Br J Anaesth 1996；76：227-34.
4. Kasai T, Nakajima Y, Mizobe T, et al. Effect of preoperative amino acid infusion on thermoregulatory response during spinal anaesthesia. Br J Anaesth 2003；90：58-61.
5. Nakajima Y, Takamata A, Mizobe T, et al. Effect of amino acid infusion on central thermoregulatory control in humans. Anesthesiology 2004；100：634-9.
6. Mizobe T, Nakajima Y, Ueno H, et al. Fructose administration increases intraoperative core temperature by augmenting both metabolic rate and the vasoconstriction threshold. Anesthesiology 2006；104；1124-30.
7. Saito M, Okamatsu-Ogura Y, Matsushita M, et al. High incidence of metabolically active brown adipose tissue in healthy adult humans：effects of cold exposure and adiposity. Diabetes 2009；58：1526-31.
8. Doi M, Yamaoka I, Nakayama M, et al. Hypoglycemic effect of isoleucine involves increased muscle glucose uptake and whole body glucose oxidation and decreased hepatic gluconeogenesis. Am J Physiol Endocrinol Metab 2007；292：E1683-93.

脊髄幹麻酔で体温が低下するのはなぜか

058

白源 清貴
松本 美志也

脊髄幹麻酔 neuraxial anesthesia（脊髄くも膜下麻酔と硬膜外麻酔）は麻酔効果の範囲が限られ，意識が保たれる。そのため，脊髄幹麻酔では体温は低下しにくい，と考えてしまうかもしれない。しかし，脊髄幹麻酔での体温低下は全身麻酔と同程度[1)]と報告されている。これは，脊髄幹麻酔による中枢への間接的な作用と，末梢への直接的な作用の二つの機序によると考えられる。

▶中枢への作用による体温低下

簡単に言うと，手術室に入室した患者の下肢の温度感覚は「冷たい」感覚が優位である。これを遮断すると，下肢が「温かくなった」と中枢がだまされるのである。もう少し詳しく説明しよう。

温度受容器には温受容器と冷受容器があり，皮膚上の温度受容器がある点をそれぞれ温点と冷点という。冷点は温点より 4〜10 倍多い。温度受容器は持続的に放電して中枢に温度入力を行っているが，その放電頻度は温度により増減する。例えば，温受容器は 30℃から 46℃まで温度が上がるほど放電頻度が増え，冷受容器は 40℃から 24℃まで温度が下がるほど放電頻度が増える[2)]。手術室環境（室温約 25℃）における下肢の皮膚では，冷受容器の放電頻度は高いが，温受容器の放電頻度は低く，冷受容器の刺激が優位となっている（つまり，「冷たい」と感じている）。ここで脊髄幹麻酔を行うと，冷受容器からの温度入力が優位に遮断されるため，脳は相対的に下肢が温かくなったと錯覚する。すると，体温を保持しようとする反応が弱くなり，全身の血管収縮とシバリングの閾値温度が低下する（**図 58-1**）。

この閾値温度の低下の程度は，脊髄幹麻酔により遮断された皮膚分節（デルマトーム）数に比例する[3)]と報告されている。つまり，脊髄幹麻酔により遮断された範囲が広ければ広いほど，血管収縮とシバリングの閾値温度が低下する。また室温，年齢などの因子により，閾値温度が低下しやすくなる[1)]，との報告もある。

▶末梢への作用による体温低下

脊髄幹麻酔により麻酔効果が得られた範囲では，末梢血管が拡張し，熱は中枢から末梢へ再分布する。このため，麻酔導入後に急激に核心温が低下する。その後も，熱喪失が熱産生を上回る間は緩徐に体温が低下する。麻酔の作用により低下した閾値温度に達すると，血管収縮およびシバリングが生じ，体温を保持しようとする。ここまでは，全身麻酔と同様である。

全身麻酔と異なる点は，脊髄幹麻酔では麻酔効果範囲において，交感神経系遮断により血管収縮が，運動神経遮断によりシバリングが，遠心性に抑制される点である。体温の低下が血管収縮とシバリングの閾値温度に達しても，効果的に調節できないため，必ずしも全身麻酔でみられるような核心温低下のプラトーがみられず，核心温が下がり続けてしまう（図 58-1）。

脊髄幹麻酔中の体温モニタリング

脊髄幹麻酔中の患者にシバリングが出現し，測ってみると体温も低下しているが，患者に尋ねてみても寒さをまったく訴えない。このような経験はないだろうか。

脊髄幹麻酔中は，核心温の低下や，それに伴う体温調節反応があるにもかかわらず，患者の温熱的な快適度はむしろ改善した[4]との報告がある。このように，脊髄幹麻酔中の患者の温度感覚は，実際の体温を反映していないことがある。

したがって，体温低下を予防するには，体温をモニタリングすることが重要である。しかし，残念ながら全身麻酔と比較すると，脊髄幹麻酔中の体温モニタリングを持続的に行うことは少ない。脊髄幹麻酔中の体温モニタリング方法は限られ，全身麻酔で行っている通常の方法では難しいことが多いからである。

全身麻酔で持続的にモニタリングされる主な体温は，膀胱温，直腸温，食道温，咽頭温，鼓膜温である。一方，脊髄幹麻酔中の患者は覚醒しているため，食道温，咽頭温のモニタリングは苦痛が大きく難しい。麻酔効果範囲内で測定できる膀胱温や直腸温は患者に苦痛はないが，会陰部の手術では困難であることが多い。持続的な鼓膜温測定も可能ではあるが，患者に不快感を与えることがある。施設にある機器やマンパワーにより可能なモニタリング法は異なると思うが，脊髄幹麻酔中の体温モニタリング部位の候補としては，会陰部の手術でなければ膀胱温や直腸温，ほかには間欠的な鼓膜温や前額部深部温，正確性は劣るが腋窩温の測定が挙げられる。

図 58-1　脊髄幹麻酔による体温低下の二つの機序

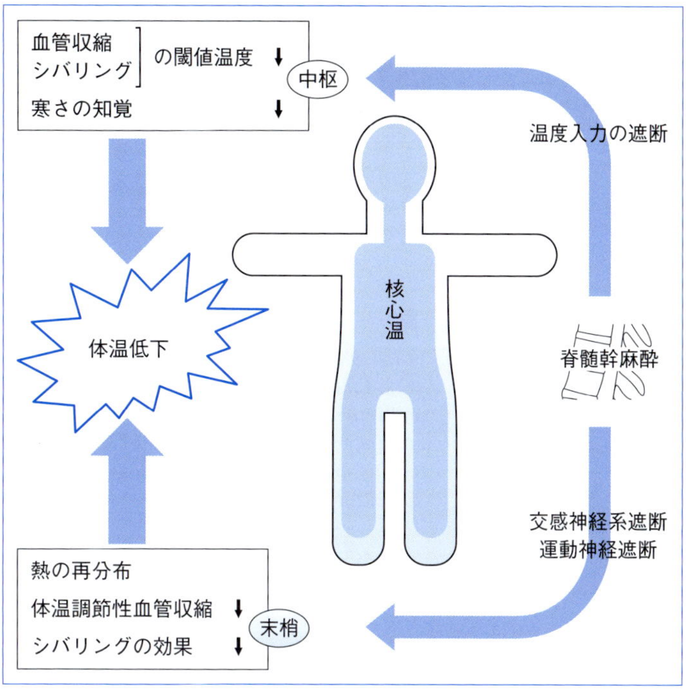

脊髄幹麻酔中の体温低下を予防するために

脊髄幹麻酔中の体温低下への対策は，全身麻酔と同様である。熱の再分布による核心温低下を予防するために，麻酔の導入前から温風式加温装置やブランケットを用いて患者を表面から十分に加温し，術中も同様に加温し続ける。ただし，加温装置による低温熱傷の危険性があるので，特に麻酔効果範囲への加温時には注意する。また，室温は過度に下げず，大量輸液や輸血が必要な場合には輸液加温装置を使用する。それでも体温低下を予防できなかった場合は，術後も積極的に加温し続けることが望ましい。

術後の体温の回復は，全身麻酔と比較すると早いと報告されている。全身麻酔では覚醒後に末梢血管の拡張が消失するのに対して，脊髄幹麻酔では術後も末梢血管が拡張しており，術後の復温による中枢への熱の移動がすみやかなためである。

● ● ●

一番重要なことは，脊髄幹麻酔は全身麻酔と同様に体温が低下しやすく，積極的に体温低下を予防する必要があるという認識を，手術室のスタッフ全員で共有することであろう。

文 献

1. Frank SM, Beattie C, Christopherson R, et al. Epidural versus general anesthesia, ambient operating room temperature, and patient age as predictors of inadvertent hypothermia. Anesthesiology 1992；77：252-7.
2. 水村和枝．体性感覚の神経伝達．In：岡田泰伸監訳．ギャノング生理学 原著24版．東京：丸善出版，2014：182-203.
3. Leslie K, Sessler DI. Reduction in the shivering threshold is proportional to spinal block height. Anesthesiology 1996；84：1327-31.
4. Sessler DI, Ponte J. Shivering during epidural anesthesia. Anesthesiology 1990；72：816-21.
5. Sessler DI. Temperture regulation and monitoring. In：Miller RD. Miller's Anesthesia. 7th ed. Philadelphia：Churchill Livingstone Elsevier, 2010；1533-56.
6. 正宗大士，松川 隆．麻酔・手術時の低体温：その原理．In：山蔭道明編．周術期の体温管理．東京：克誠堂出版，2011：44-65.

なぜ太い静脈路が必要か

059

津崎 晃一

薬物の静脈内投与は，William Harvey の循環理論にもとづき，1656 年，Sir Christopher Wren による動物実験として行われたのが最初である。以来，静脈路は薬物投与だけでなく，輸液や輸血の経路として広く利用され，麻酔においても，その有用性に議論の余地はない。血管確保に用いられる静脈留置針の太さには，鉄製ワイヤのサイズ基準にもとづくゲージ（G）システムが利用され，一般には，外径サイズとして 24〜14 ゲージ程度のものが入手可能である。日本工業規格*1 では，各ゲージ数におけるカラーコードや外径が**表 59-1** のように定められている。

ところで，肥満者や小児など，末梢静脈の確保が困難な場合，ともすれば細めの留置針を選択しがちであるが，予想できない大出血に対応できず困った経験がありはしないだろうか。

▶Poiseuille の法則

細い留置針による静脈確保では，輸液バッグと患者間の重力落差だけで必要な流量を得ることは困難である。これは，細い留置針がボトルネックとなることに原因がある。ところで，円管内の流体における圧-流量関係は Poiseuille の法則によって記述され，半径 R，長さ L の円管において，粘度 μ の液体が流れる場合，円管両端の圧差 ΔP と流量には次の比例関係が成り立つ。

$$\Delta P = \frac{8\mu L}{\pi R^4} \cdot \dot{V} \qquad (1)$$

この比例定数項，すなわち円管抵抗はそのサイズに依存し，長さに比例するとともに，半径の 4 乗に反比例する。したがって，長さが同じであれば，半径が 1/2 になると抵抗は $2^4 = 16$ 倍になり，等しい落差では，輸液セットのクランプを全開にしてもわずか 1/16 の流量しか得られない。循環血液量減少性ショックなどで急速な血管内容量の回復をはかるには，太い静脈路ほど有利なことが，この法則から自ずと明らかだろう。

▶円管の抵抗は半径の 4 乗に反比例する理由

さて，円管の抵抗はなぜ半径の 4 乗に反比例するのだろうか。直感的には，断面積，すなわち半径の 2 乗に依存すると考えがちであるが，とりあえず，式 (1) についての物理学の基本的手段である次元解析を行ってみよう。質量，長さ，時間の次元をそれぞれ [M]，[L]，[T] で表現すると，力は，質量 [M] に加速度 [LT^{-2}] を乗じたものであるから，

*1　末梢血管用滅菌済み留置針：JIS 3223-2011

表 59-1　静脈留置針の JIS 規格

ゲージ数（G）	公称外径（mm）	実際の外径（mm）	カラー
24	0.7	0.650〜0.749	黄色
22	0.8，0.9	0.750〜0.949	濃紺
20	1.0，1.1	0.950〜1.149	ピンク
18	1.2，1.3	1.150〜1.349	深緑
16	1.6，1.7，1.8	1.550〜1.849	灰色
14	1.9，2.0，2.1，2.2	1.850〜2.249	オレンジ

図 59-1　円管における層流

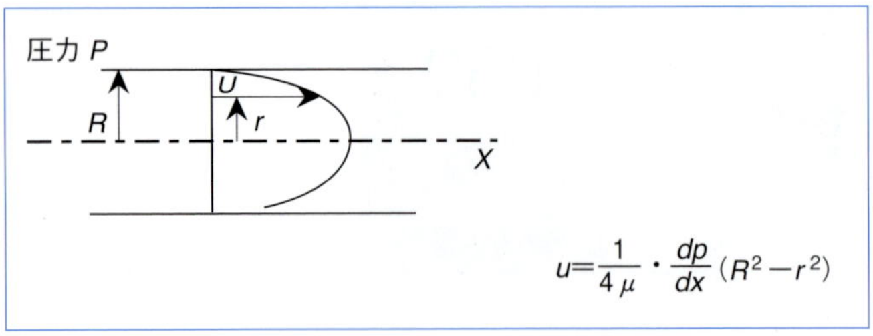

(1) 式の左辺における次元は $[MLT^{-2}]$ となる。また，粘度 μ は，ずり応力 τ と変形率（流線速度 du と管壁からの距離 dy の関係）du/dy で除した値として表されることから

$$\mu = \frac{\tau}{du/dy} = \frac{[MLT^{-2}]}{du/dy} = [MLT^{-1}] \qquad (2)$$

が成り立ち，結局，右辺は

$$\frac{8\,\mu L}{\pi R^4}\cdot \dot{V} = \frac{[MLT^{-1}][L]}{[L^4]}[L^3T^{-1}] = [MLT^{-2}] \qquad (3)$$

となる。したがって，(1) 式の次元解析から両辺の整合性あるいは健全性が確認される結果，半径の乗数は 4 でなければならないことが理解される。

また，別の考え方では，Poiseuille の法則から，円管の半径を R，管径方向の座標を r，長軸方向の圧勾配を dp/dx とすると，層流における流線の速度分布 u は放物線を描くことが運動方程式から導かれる（**図 59-1**）。

$$u = \frac{1}{4\,\mu}\cdot\frac{dp}{dx}\,(R^2 - r^2) \qquad (4)$$

この流線速度は，管中心（$r=0$）で最大となり，管内の平均速度は最大流速の半分となる。流量の定義は，単位時間当たりに断面積を通過する流体の容積であるから，結局，断面積に平均流速を乗じた値となり，これら断面積と平均流速の両者に R^2 が含まれることから，抵抗には，その積である R^4 がかかわることが理解される。

▶層流と乱流

乱流においては，流線分布が放物線を描かず，その度合いが強くなるほど，先端の鈍な分布（管中央では一様分布に近く，管壁に向かうにつれて急速に減衰する）を示し，これらは対数法則や指数法則，あるいは Plandtl の 1/7 乗則などによって表現される。いずれにせよ，速度分布と R^2 の関係が失われる結果，流量は半径の 4 乗でなく 2 乗に影響されるようになるが，乱流における圧-流量関係を単純な式で示すことは困難である。

乱流への遷移を示す無次元パラメータとして Reynolds 数（Re）が知られている。しかしこれは，流れにおける慣性力と粘性力の比を示し，慣性力の影響が強い場合には乱流度が高いことになる*2。流体の密度を ρ，円管の内径を d とすれば，円管内の流れにおける Reynolds 数は次式で示される。

$$Re = \frac{\rho\, ud}{\mu} \qquad (5)$$

したがって，径の太い円管ほど乱流が生じやすく，例えば，ヒト大動脈における最大 Reynolds 数は，およそ 5000〜8000 とされている。

▶ニュートン流体と非ニュートン流体

ずり応力 τ と変形率 du/dy の間に一定の直線関係（粘度 μ によって示される）が認められる流体をニュートン流体，認められない流体を非ニュートン流体と呼ぶが，日常用いられる輸液製剤としての晶質液や膠質液はニュートン流体，輸血製剤としての赤血球液*3 は非ニュートン流体と考えてよい。一般に，非ニュートン流体では近似的に k を定数とする次の関係が成立し，この関係を満足する

*2　乱流への遷移は $Re>2000〜2300$ で生じる。

*3　赤血球の存在はヘマトクリット値 13% 以上で非ニュートン性を示すようになる。

流体は指数法則流体と呼ばれる。

$$\tau = k\left[\frac{du}{dy}\right]^n$$

赤血球懸濁液をさまざまなヘマトクリット値に調整した場合の粘性係数は，ヘマトクリット値に依存して増大することが報告[1]されているが，管径や温度，異常タンパク質の存在などにも影響される。

▶細い留置針による大流量の確保

細い留置針で比較的大流量を得るには，複数の静脈路確保や高い圧負荷をかけるなどの手段が考えられる。前者については，例えば，等しい落差からの輸液負荷では，20ゲージ留置針・2系統の輸液路のほうが，18ゲージ留置針・1系統の輸液路より多くの流量が得られる[2]との報告がある。また，高い圧負荷により流量を稼ぐことは，緊急時のシリンジを用いたポンピングなどに利用されているが，カテーテル損傷や静脈破綻などを生じ得ることに注意が必要だろう。

文　献

1. Haynes RH. The rheology of blood. Trans Soc Rheol 1961；5：85-101.
2. Li SF, Cole M, Forest R, et al. Are 2 smaller intravenous catheters as good as 1 larger intravenous catheter? Am J Emerg Med 2010；28：724-7.

060 周術期の腎保護に有用な薬物はあるか

中山 力恒
中嶋 康文
溝部 俊樹

周術期に腎臓を保護するとは，どういうことか。一体，“なに”から守ろうというのだろう。手術侵襲や麻酔が患者の腎臓を危険に曝すのだとすれば，何をすれば患者の腎臓を守ることになるのだろうか。

“周術期”の“腎保護”を議論する場合，それは急性腎障害（AKI）から守ろうというのだろう。AKIの臨床症状は，尿量減少や体液電解質異常など，急性腎不全に準ずるが，術後に敗血症や呼吸器感染症を合併しやすく，いったん発症すると死亡率が高くなることが問題である。さらに，その発症率は非心臓手術で1.0％前後，心臓手術では最大20％と，遭遇する頻度も高い。したがって，本項のテーマを，「周術期AKIを予防あるいは改善させる薬物とはなにか」と言い換えられるだろう。

周術期AKIを予防あるいは改善させる薬物については，古くから検討されている。しかし，いまだ確固たる地位を築いた薬物はない。その理由として，周術期AKIの誘因が多岐にわたり複雑であること，また，最近までAKIは一定の診断基準さえ確立されておらず，発展途上の分野であることが挙げられる。腎保護に有用とされる薬物のおのおのに関するエビデンスは多く見つかるが，全体像の把握が難しく釈然としないのは，そのためであると考えている。

図 60-1　AKI の原因（部位別分類）

- 腎前性
  - 循環血液量の減少
    - 絶対的—出血や体液量減少
    - 相対的—心原性/肝硬変など
  - 腎動脈狭窄/閉塞
- 腎性
  - 血管性—血管炎/悪性高血圧
  - 急性糸球体腎炎—感染後/免疫性
  - 急性間質性腎炎—薬剤性/感染性
  - 急性尿細管壊死
    - 虚血性
    - 腎毒性
      - 外因性—抗菌薬/造影剤など
      - 内因性—ヘモグロビン尿/ミオグロビン尿など
- 腎後性
  - 尿路閉塞—尿管/尿道

周術期 AKI の原因

古典的ではあるが，AKI の原因を，①腎前性－腎灌流・腎血流に関する問題，②腎性－腎実質に関する問題，③腎後性－尿路系に関する問題，に分類して考えるとわかりやすい（図 60-1）。当然ながら，周術期に麻酔科医が経験する AKI も特別なものではなく，最終的にはいずれかに該当する。

ここでポイントは，「周術期 AKI の原因はどれに当てはまるのか」である。もちろん例外もあるが，ここでは大きく二つの原因を考える。

一つ目の原因は，腎灌流・腎血流に関する問題である。周術期には，手術侵襲や出血あるいは麻酔などの多くの要因が絡み合って血行動態が不良となり，腎灌流・腎血流が低下しやすい。周術期 AKI の危険因子に関して検討したシステマチックレビューを含む研究[1]からも，このことは推測できる。二つ目の原因として，周術期に使用する薬物による腎実質へのダメージ（特に急性尿細管壊死）が挙げられる。周術期にはさまざまな薬物が使用され，アミノグリコシド系抗菌薬に代表されるような尿細管細胞障害が起こる可能性がある。

ここで改めて図 60-1 をみると，この二つ以外の原因で周術期 AKI が発生する可能性は高くないことも理解できる。

周術期 AKI に有用な薬物とは

周術期 AKI を予防あるいは改善させることが期待され検討されてきた薬物は多岐にわたり，一見，無秩序にも思える。しかし，原因→治療という観点で整理をすると，期待される効果は大きく次の三つに分けられる。

① 腎灌流・腎血流に対する効果が期待される薬物
- 灌流・血流量を増加させることが期待される薬物
- 上記に加えて，腎内の血流バランスを是正することが期待される薬物

② 腎実質（尿細管を含む）を保護する効果が期待される薬物

③ ①＋②が期待される薬物

以下，①〜③に沿って，それらの薬物を解説する。

①腎灌流・腎血流に対する効果が期待される薬物

◎灌流・血流量を増加させることが期待される薬物

ドパミン

ドパミンは，D_1 受容体を介して選択的に腎血流量を，また β 受容体を介して心拍出量と腎灌流量を増加させる作用をもつ。そして，特に低用量では腎保護作用（renal-dose）を有すると考えられてきた。しかし，過去の代表的な研究[2]を含む多くの研究から，低用量ドパミンの

AKIに対する予防および改善の効果は否定的であり，腎保護を目的としての投与は推奨されていない。

ノルアドレナリン

強力なα受容体刺激作用をもつノルアドレナリンは，腎血流を中心とした臓器血流を減少させると動物実験で示されており，AKIではその使用は控えられてきた。近年，敗血症がベースとなって発症するAKI（敗血症性AKI）では，高心拍出量状態で腎血流量の減少を認めないにもかかわらず，AKIが生じている可能性が示唆されている。そして，ショックを伴う敗血症患者の血圧維持に，ノルアドレナリンを投与し腎機能の改善を認めたという研究[3]があるが，逆にその腎毒性に関する明らかな報告はない。したがって，敗血症性AKI（特に高心拍出量状態）においては，血管収縮薬の投与が腎保護的に作用する可能性があるが，さらなるエビデンスの蓄積が必要であろう。

ナトリウム利尿ペプチド

ナトリウム利尿ペプチドは，傍尿細管毛細血管への血流を維持したまま，輸入細動脈を拡張および輸出細動脈を収縮させ，糸球体濾過量（GFR）を増加させる作用をもつことから，腎保護作用が期待される。わが国では心房性ナトリウム利尿ペプチド（hANP）が，米国では脳性ナトリウム利尿ペプチド（BNP）が臨床応用されている。

hANPは，過去の研究から0.01〜0.05 μg/kg/minの低用量投与でクレアチニンクリアランスの上昇や術後透析導入率の低下が認められ，特に心臓血管手術におけるAKIと院内死亡率を低下させる[4]ことが報告されている。したがって，hANPはわが国では周術期AKIの予防目的に使用される頻度が高い。

一方のBNPは，2005年にその安全性および有効性を問題視するシステマチックレビューが発表され，さらに2011年にその使用に関して否定的な報告[5]がなされた。この研究は，BNPの使用は急性心不全患者の死亡・再入院率や腎機能改善に関連せず，むしろ低血圧の発生率を上昇させたと結論づけている。この結論をそのまま周術期患者に当てはめることには注意が必要であるが，hANPの使用に関するこれまでの研究が多施設大規模研究でないこと，また，類似する作用を有するBNPが否定的になったことから，hANPの周術期使用について，大きな疑問が生じてきたことは間違いない。

◎灌流・血流量を増加させ,さらに,腎内の血流バランスを是正することが期待される薬物

ループ利尿薬

ループ利尿薬はNa^+-K^+-$2Cl^-$チャネルに作用し，塩化ナトリウム（NaCl）の再吸収を抑制することによって，酸素供給が少ない腎髄質の酸素消費量を減少させ，腎内の酸素需給バランスを是正する。また，腎血管抵抗を低下させ，腎血流量を増加させ可能性も示唆されている。したがって，尿量の維持のみならず，腎血流量が減少していると考えられているAKIには好んで使用されてきた。

過去のループ利尿薬使用に関する研究は，さまざまな統計手法で行われているが，いずれもループ利尿薬が院内死亡率や腎機能を回復させず，急性血液浄化の必要性を減らさないという結果である[6]。これらの原因として，ループ利尿薬による循環血液量減少から，交感神経系－レニン-アンジオテンシン系の賦活化が起こり，腎皮質の血管が収縮する可能性や，

尿細管円柱のもとになるタンパク質の凝集を起こすという説が考えられている。

fenoldopam

ドパミンと同じD_1受容体に作用するfenoldopam（日本未承認）は，周術期AKIに有用な可能性があるとして，研究が多く行われている薬物の一つである。その腎保護機序は，D_1受容体を介して選択的に腎血流量を増加させるだけでなく，腎皮質よりも腎髄質に対して，より強い血管拡張作用をもち，酸素需給バランスの是正を行うことと考えられている。しかし，過去の研究をみると，腎保護の有用性に関する報告は二分されており，期待がもてるという段階を脱却していないことは否定できない[7]。また，小規模な無作為化比較試験とそれらをもとにしたシステマチックレビューが多く，今後の大規模な多施設共同研究が期待される。

▶②腎実質（尿細管を含む）の保護効果が期待される薬物

スタチン

スタチンは，HMG-CoA還元酵素を阻害し，血中のコレステロール値を低下させることから，脂質異常症の治療に対して主に使用されている。また，日本人が最初に発見したことからも，なじみの深い薬物である。その腎保護作用については，スタチンの前投与で虚血再灌流性腎障害による急性尿細管壊死の組織的変化を抑制することが最初に動物実験[8]で報告され，注目を集めるようになった。

スタチンに関する過去の研究をみていくと，一部に腎保護作用を否定する研究が存在するが，腎保護作用を肯定する論文のほうが多い。しかし，交絡因子をなるべく排除する統計手法propensity score matchingを用いた研究[9]で結果が分かれているのが気にかかる。とはいえ，現段階では腎保護に有用である可能性が高く，術前に投与されている場合はなるべく継続するのが望ましいと考えている。

▶①および②の両方の効果が期待される薬物

マンニトール

浸透圧性利尿薬であるマンニトールには，腎血管を拡張し，GFRと尿細管流量を増加させる作用に加えて，虚血再灌流時に発生するフリーラジカルを補捉し安定化させる（フリーラジカルスカベンジャー）作用を有する。それゆえ，虚血再灌流傷害と急性尿細管障害が同時に起こりやすい腹部大動脈瘤手術などで好んで使用されてきた。しかし，過去のシステマチックレビュー[10]や前向き研究では，その腎保護作用は認められていない。したがって，腎保護目的での積極的使用は控えるべきであろう。また，それ以外の場合でも循環血液量が十分に存在する状態（over-balanceの状態での水分排泄目的など）での使用が望ましいと考えている。

●　●　●

周術期AKIの予防や治療に関する薬物の全体像をクリアカットに理解できても，明日からの臨床に確固たる自信をもって使用できるものはまだない。腎保護効果が否定され，その投与が患者に不利益となる薬物以外の使用に関しては，現場の医師の裁量に任されているのが現状である。各症例の病態をよく考える必要はあるが，周術期AKIの危険因子を多くもつ患者や，不幸にもAKIを発症してしまった患者に対しては，確固たるエビデンスがないからと消極的になるよりは，積極的に治療を行い，患者の明日を守ってほしい。

文献

1. Karkouti K, Wijeysundera DN, Yau TM, et al. Acute kidney injury after cardiac surgery : focus on modifiable risk factors. Circulation 2009 ; 119 : 495-502.
2. Bellomo R, Chapman M, Finfer S, et al. Low-dose dopamine in patients with early renal dysfunction : a placebo-controlled randomised trial. Australian and New Zealand Intensive Care Society (ANZICS) Clinical Trials Group. Lancet 2000 ; 356 : 2139-43.
3. Albanèse J, Leone M, Garnier F, et al. Renal effects of norepinephrine in septic and nonseptic patients. Chest 2004 ; 126 : 534-9.
4. Mitaka C, Kudo T, Haraguchi G, et al. Cardiovascular and renal effects of carperitide and nesiritide in cardiovascular surgery patients : a systematic review and meta-analysis. Crit Care 2011 ; 15 : R258.
5. O'Connor CM, Starling RC, Hernandez AF, et al. Effect of nesiritide in patients with acute decompensated heart failure. N Engl J Med 2011 ; 365 : 32-43.
6. Ho KM, Sheridan DJ. Meta-analysis of frusemide to prevent or treat acute renal failure. BMJ 2006 ; 333 : 420.
7. Stone GW, McCullough PA, Tumlin JA, et al. Fenoldopam mesylate for the prevention of contrast-induced nephropathy : a randomized controlled trial. JAMA 2003 ; 290 : 2284-91.
8. Gueler F, Rong S, Park JK, et al. Postischemic acute renal failure is reduced by short-term statin treatment in a rat model. J Am Soc Nephrol 2002 ; 13 : 2288-98.
9. Argalious MY, Dalton JE, Sreenivasalu T, et al. The association of preoperative statin use and acute kidney injury after noncardiac surgery. Anesth Analg 2013 ; 117 : 916-23.
10. Hersey P, Poullis M. Does the administration of mannitol prevent renal failure in open abdominal aortic aneurysm surgery? Interact Cardiovasc Thorac Surg 2008 ; 7 : 906-9.

061 献血しても血圧が下がらないのはなぜか

秋山 浩一
板谷 慶一

献血には全血献血と成分献血とがあるが，本項では 400 mL の全血献血を前提として考える。循環血液量は体重の約 7％である。60 kg の成人ならば約 4 L であるので，献血によって 10％の血液を失うことになる。

▶血圧調節機構

血圧調節機構には，短期的血圧調節と長期的血圧調節がある。短期的血圧調節には交感神経系とレニン-アンジオテンシン-アルドステロン（RAA）系があり**（図 61-1）**，長期的血圧調節にはアルドステロンや抗利尿ホルモン antidiuretic hormone（ADH）などによる腎臓での体液量制御がある。

交感神経系には，高圧系の頸動脈洞圧受容体と大動脈弓圧受容体，そして，低圧系の心肺圧受容体がある。高圧系の頸動脈洞や大動脈弓の圧受容体は，血圧が上昇すると，それぞれ舌咽神経，迷走神経を介し延髄背側の孤束核 nucleus tractus solitarius（NTS）に伝達される。そこから，尾側延髄腹外側野 caudal ventrolateral medulla（CVLM），吻側延髄腹外側野 rostral ventrolatetal medul-

図 61-1　短期的血圧調節機構

→は血圧上昇時，→は血圧低下時の反応。
CVLM：尾側延髄腹外側野，RVLM：吻側延髄腹外側野，DMNX：迷走神経背側運動核，ANP：心房性ナトリウム利尿ペプチド，PVN：視床下部傍室核，SON：視索上核

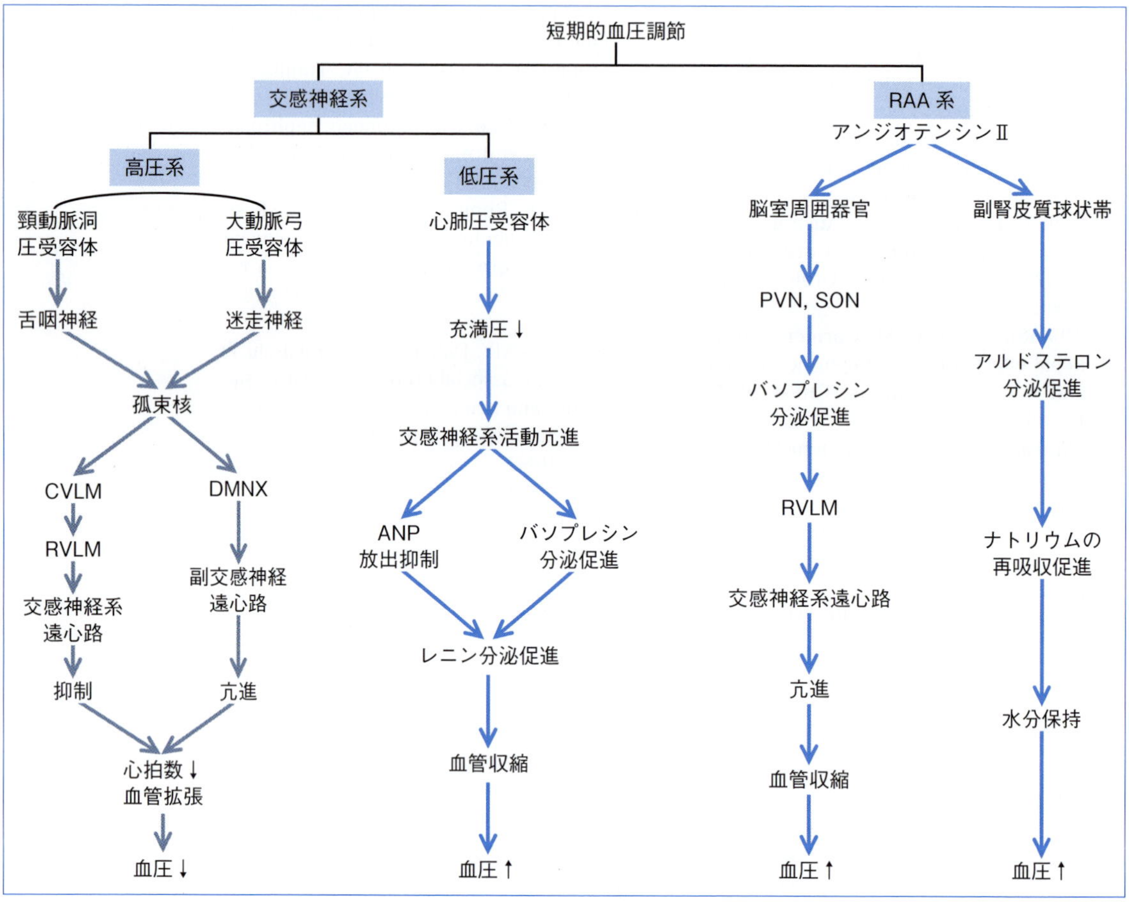

la（RVLM）を介し，交感神経系遠心路へ伝わり，交感神経系活動が抑制される経路と，もう一つは，迷走神経背側運動核 dorsal motor nucleus of the vagus（DMNX）から副交感神経遠心路へ伝わり，副交感神経活動の亢進を引き起こす経路がある。結果，心拍数減少と血管拡張が起こり，血圧が下がる。血圧が低下した場合は，逆のことが起こる。

低圧系の心肺圧受容体は心房や心室に存在し，心房充満圧のわずかな変化を察知し対応する。例えば，充満圧が下がれば，交感神経系活動を亢進して，心房性ナトリウム利尿ペプチド（ANP）放出を抑制し，バソプレシンの分泌を促進し，腎交感神経を介してレニンの分泌を促進する。結果，血管収縮が起こり，血圧が上がる。それゆえ，低圧系は長期的な血圧調節にも重要な役割を果たしている[1,2]。

アンジオテンシンⅡは，血液脳関門のない脳室周囲器官 circum ventricular organ（CVO）に作用し，視床下部傍室核 paraventricular nucleus（PVN）と視索上核 supraoptic nucleus（SON）を介し，バソプレシンの分泌を促進し，さらに RVLM から交感神経系遠心路へと伝達し，血管収縮を引き起こす。また，アンジオテンシンⅡは副腎皮質球状帯に作用してナトリウムの再吸収を促すアルド

ステロンの分泌を促進することにより水分を保持し，血圧を上昇させる[3]。

これら以外にも内分泌系血圧調節因子として，一酸化窒素（NO），エンドセリン，脳性ナトリウム利尿ペプチド（BNP），C型ナトリウム利尿ペプチド（CNP），アドレノメデュリン，サブスタンスP，カルシトニン遺伝子関連ペプチド，カリクレイン-キニン系などがある。

▶献血するとどうなる？

循環血液量の10％を献血で失うと，血圧が下がり，心拍数が増加するとの報告もあるが，おおむね血圧と心拍数はほとんど変化しない。血圧と心拍数の変化がないということは，高圧系の動脈圧受容体は関与しておらず，低圧系の心肺圧受容体が心房充満圧の低下を感知し，交感神経系活動を亢進させ，血管収縮をもたらしているということになる。Fortratらによると，献血前後の血液検査で，浸透圧，バソプレシン，ANP，エンドセリン，レニン，ヘモグロビン，ヘマトクリット，ナトリウム，カリウムは変化がなく，アドレナリン，ノルアドレナリン，ドパミンは上昇していた。つまり，内分泌系の血圧調節は行われておらず，低圧系の心肺圧受容体が交感神経系活動の亢進を引き起こしていると考えられる。交感神経系活動の亢進により血管が収縮し，主に静脈血の無負荷血液量の負荷血液量へのシフトによる静脈圧の維持が血圧を保っている[4]と考えられる（**コラム**）。

また，組織間の細胞外液が血管内にシフトすることによる循環血液量増加は関与するのだろうか。献血直後のヘモグロビン値は変化がないので，当然，直後に血管内シフトは起こっていないが，2時間後のヘモグロビン値の低下から計算すると，2時間後には約150 mL増加する[5]。ということは，即時的な効果はないが，血管内へのシフトによる血圧維持効果は数時間単位では大きいといえる。

献血によって血圧が上がることもある。おそらく，針で刺されて，採血されるという特殊な環境に置かれて緊張するからだろう。

コラム　静脈還流量を維持する仕組み

無負荷血液量（V_u）とは静脈血管内を満たすのに必要な血液量のことで，静脈圧0 mmHgを示す限界の血液量である。負荷血液量（V_s）とは静脈圧を生じさせる血液量のことで，無負荷血液量を超える静脈血液量のことである。**図A**のように，血液量（V_t）が減少したとき（A→B）は，交感神経系活動を亢進し，血管を収縮させ，V_uを減少させてV_sを維持し，静脈還流量を維持する。このシフトがなければV_sは$V_{t-B}-V_{u-A}$となる。

図A　無負荷血液量の負荷血液量へのシフト

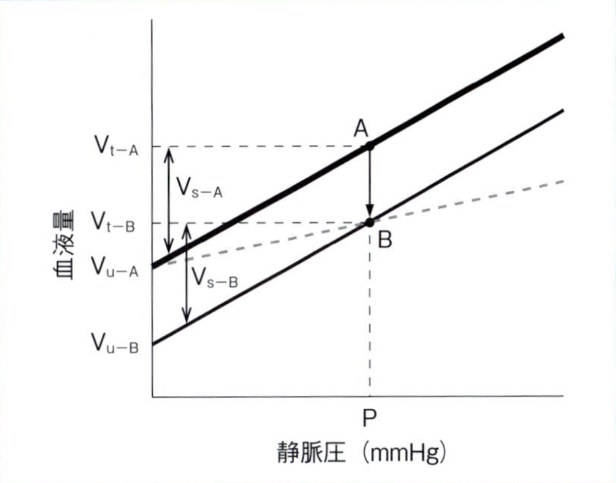

▶献血後の注意点

献血後に血圧が下がらないとはいえ，注意は必要である。主な副作用として血管迷走神経反応 vasovagal reaction（VVR）とクエン酸反応がある。VVRの症状は，気分不良，顔面蒼白，あくび，冷汗，悪心・嘔吐，意識喪失，痙攣などで，献血直後だけでなく，しばらくしてからも起こり得る。初めて成分献血をする女性での発症率は7.4％[6]という報告もある。クエン酸反応は，成分献血のときに，抗凝固薬としてクエン酸を用いるので，カルシウムが低下することによって唇や指に痺れを感じたりするものである。

また，献血後1〜2週間後に網状赤血球数がピークとなり，造血が盛んに行われるが，ヘモグロビン値の回復には約1か月かかる[7]。心血管系の反応の回復には1週間ほどかかるため，炎天下での激しい運動は1週間は避けたほうが無難かもしれない[5]。

文　献

1. Guyenet PG. The sympathetic control of blood pressure. Nat Rev Neurosci 2006；7：335-46.
2. Mazen A. Baroreflex control of long-term arterial pressure. Rev Bras Hipertens 2007；14：212-25.
3. Chopra S, Baby C, Jacob JJ. Neuro-endocrine regulation of blood pressure. Indian J Endocrinol Metab 2011；15 Suppl 4：S281-8.
4. Gelman S. Venous function and central venous pressure：a physiologic story. Anesthesiology 2008；108：735-48.
5. Mora-Rodriguez R, Aguado-Jimenez R, Del Coso J, et al. A standard blood bank donation alters the thermal and cardiovascular responses during subsequent exercise. Transfusion 2012；52：2339-47.
6. 山崎健一，加賀幸子，貫田多恵子ほか．成分献血における血管迷走神経反応-性別，年齢，体重および献血回数の影響．血液事業 2006；29：455-65.
7. Pottgiesser T, Specker W, Umhau M, et al. Recovery of hemoglobin mass after blood donation. Transfusion 2008；48：1390-7.

062 出血に対する輸液療法の最近の考え方はどのようなものか

小竹 良文
豊田 大介
牧 裕一

▶サードスペースはあるか？

◎古典的なサードスペースの概念

手術を含む侵襲に対して血管内容量が減少することは従来より知られていた。そこで，細胞外液量を測定したところ，減少していることが報告された。この現象を説明するため，血管内の水分が血管外ではあるが測定できない区画（非機能的細胞外液）に移行したと考え，サードスペースと命名した，という経緯のようである。細胞外液が減少しているのであるから細胞外液で補充するのが当然であるという論理により，サードスペースへの移行分は細胞外液で補充するとされてきた。また，サードスペース移行分の補充に必要な細胞外液量については，上腹部手術で6 mL/kg/hrなどと規定されてはいるものの，その科学的な根拠は希薄であり，血圧，尿量を維持するという観点で決められたようである。

◎現時点での理解[1]

最近の研究結果では細胞外液量は減少していないことが示されており，手術侵襲に伴って細胞外液量が減少するというサードスペースの前提が否定されつつある。すなわち，手術侵襲に伴い血管内水分量は減少するが，これは血管透過性亢進によるものであり，細胞外液量には変化がなく間質液量の増加を伴う，と考えるのが妥当な状況にある。この点からサードスペースの概念は妥当性に欠ける。

◎概念の変化を考慮した輸液療法

手術侵襲に伴う血管内水分量の減少は間質液の増加を伴う。したがって，血管内水分量を補充するために，間質への移行が多い細胞外液を積極的に補充する戦略には根拠がないうえに，血管透過性亢進を増悪させている可能性すら指摘されている[2)]。さらに，間質液増加が術後合併症の危険因子であることが示されていることを考慮すると，手術侵襲に由来する血管内水分量の減少に対しては，間質への移行を少なくし得る輸液製剤，輸液戦略で対応するほうが適切である。

▶膠質液と晶質液の容量効果の差は？

◎従来の概念

従来は，古典的なStarlingの仮説にもとづいて水分の移動が生じると考えられており，血漿膠質浸透圧と同じ浸透圧を有する輸液製剤は（少なくとも投与直後は）すべてが血管内に留まるのに対して，膠質浸透圧をもたない輸液製剤は細胞外液全体に分布し，血管内には投与量の25％程度のみが留まる，と考えられてきた。健常者を対象とした研究では，ほぼ，この仮説を支持する結果が得られている。

◎実際のデータおよびその解釈

臨床例では，晶質液に対する膠質液の容量効果は1.5〜2倍程度とする結果が多くみられる（**コメント1**）。この所見を説明するために注目されている概念としてグリコカリックス（**メモ1**）を含めた改訂版Starling仮説[3)]および容量効果に関するcontext sensitivityの存在が挙げられる（**メモ2**）。

▶平衡塩類溶液と生理食塩液の差は？

◎生理食塩液の利点

ナトリウム濃度が高く晶質浸透圧がほぼ血漿と同じである点，カルシウムイオンを含有しておらず血液製剤との適合性が良好な点，カリウムイオンを含有していないため高カリウム血症のリスクが少ない点，コストが低い点が挙げられる。

◎生理食塩液の欠点[4)]

クロール負荷による腎機能への影響

以前から動物実験ではクロール負荷が腎機能に悪影響を及ぼすことが示されていたが，最近，健常者においてクロール負荷が腎組織血流を低下させる，クロール負荷の少ない輸液剤へ変更したところ急性腎障害の頻度が低下したなど，ヒトにおいても同様の結果が得られている。た

コメント1　臨床データにおける晶質液と膠質液の容量効果

臨床において輸液の容量効果を評価する手段として標識物質，特にヘモグロビンの希釈によって循環血漿量の増加分を定量する方法がしばしば用いられている。最近の報告[A)]では，ICU在室中で循環血液量不足を疑う症例に対する乳酸リンゲル液，4％修正ゼラチン，ボルベン® および5％アルブミン10 mL/kg投与120分後のヘモグロビン希釈率，すなわち血漿増加率は6％，15％，13％，13％であったと報告されており，晶質液に対する膠質液の容量効果比は2倍前後に相当する。別の手段として，多数の重症敗血症患者症例を対象として，その蘇生に必要な輸液量を比較した報告[B)]もあり，晶質液に対するゼラチンおよびボルベンの容量効果比は，それぞれ1.1倍，1.4倍と述べられている。

文　献

A. Gondos T, Marjanek Z, Ulakcsai Z, et al. Short-term effectiveness of different volume replacement therapies in postoperative hypovolaemic patients. Eur J Anaesthesiol 2010；27：794-800.
B. Bayer O, Reinhart K, Kohl M, et al. Effects of fluid resuscitation with synthetic colloids or crystalloids alone on shock reversal, fluid balance, and patient outcomes in patients with severe sepsis：a prospective sequential analysis. Crit Care Med 2012；40：2543-51.

だし，最近の多施設無作為化比較試験[5]では有意差が認められず，さらなる検討が必要な状況である。

高クロール性代謝性アシドーシス

クロール負荷によって代謝性アシドーシスが生じた場合は，カリウムイオンの細胞内から細胞外への移動に伴うカリウム濃度の上昇が起こり得る。腎移植時の輸液製剤として生理食塩液と平衡塩類溶液を比較した最近の報告[6]では，少なくとも4時間まではカリウム濃度に差がないことが示されている（**コメント2**）。

▶ヒドロキシエチルデンプン製剤に投与量の上限が設定されている根拠は？

◎製剤と副作用の関係

現在わが国で使用可能な人工膠質液としては平均分子量7万，置換度0.5のヒドロキシエチルデンプン（HES）製剤を含むサリンヘス®，ヘスパンダー®と平均分子量13万，置換度0.4のヒドロキシエチルデンプン製剤を含むボルベン®が

メモ1　グリコカリックス

血管内皮細胞表面を覆うゲル状の物質であり，主に血管内皮細胞由来の糖タンパクであるシンデカン，グリピカン，これらの側鎖を構成するヘパラン硫酸，さらにこれらと絡みつくように存在するヒアルロン酸から構成されている（**図A**）。

最近の知見では，血管透過性の維持にグリコカリックスが重要な役割を果たしていることが示唆されている。健常状態（**図A左**）ではグリコカリックスによって血漿タンパクが細胞間隙に接近しがたい状況であるとともに細胞間ジャンクションも閉じた状態にある。炎症，虚血再灌流などの病的状態ではグリコカリックスの構成成分が分解され，細胞間隙を血漿タンパクが容易に通過し得る状況となる（**図A右**）[A, B]。

文　献

A. Collins SR, Blank RS, Deatherage LS, et al. Special article : the endothelial glycocalyx : emerging concepts in pulmonary edema and acute lung injury. Anesth Analg 2013 ; 117 : 664-74

B. Satchell S. The role of the glomerular endothelium in albumin handling. Nat Rev Nephrol 2013 ; 9 : 717-25.

図A　グリコカリックスの構成

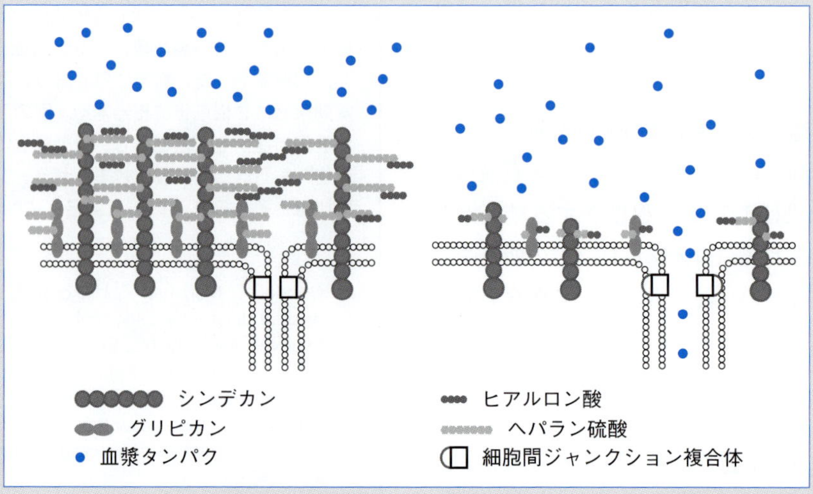

ある。投与上限としては，それぞれ20 mL/kg，50 mL/kgと規定されている。

投与上限が設けてある理由としては，HES製剤の副作用に対する懸念，特に血液凝固系への影響および腎機能への影響を配慮した結果と考えてよい[7]。いずれの影響も分子量の大きなHES分子が長時間存在することが強く関与しており，結果として，平均分子量よりもHES分子の代謝がより強い影響を及ぼすと考えられている。このため，置換度が低く，代謝されやすいボルベンにおいて投与量上限が大きく設定されている。

▶投与量が上限を上回りそうな状況での対処は？

投与量が多くなりがちな状況としては，重症外傷，出血性ショックなどの症例で，外科的止血が完了せず，投与した輸液製剤の多くが失われることが明白な状況での蘇生輸液として用いた場合が挙げられよう。このような状況では，出血および輸液による希釈性凝固障害，低カルシウム血症などに加えてフィブリノゲン濃度低下による凝固障害が生じやすいことが知られているが，さらにHES製剤を積極的に併用した場合，フィブリノゲンに依存する過程がさらに抑制されている可能性が否定できない。このような状況ではフィブリノゲンの積極的な補充が有用であるとされており，新鮮凍結血漿あるいはクリオプレシピテート製剤，フィブリノゲン製剤を使用して対処するのが妥当であろう。

メモ2　輸液に関するcontext sensitivity

"context sensitivity" をあえて日本語にすると「文脈依存性」あるいは「前後関係依存性」となる。麻酔科領域では，静脈麻酔薬投与終了後の血中濃度が終了前の50%低下まで低下する時間をcontext-sensitive half time（CSHT）と呼んだ際に初めて用いられたように記憶している。輸液に関しては，血管内容量の大小によって輸液の容量効果に差が生じる現象を指す[A]。**コメント1**で述べた晶質液と膠質液の容量効果の差の一部もこの現象で説明が可能である。

文　献

A. Jacob M, Chappell D, Rehm M. Clinical update : perioperative fluid management. Lancet 2007 ; 369 : 1984-6

コメント2　高クロール性代謝性アシドーシスの評価

この病態については酸塩基平衡に関するStewart approachを用いると理解しやすい。N Engl J Med誌に優れた総説[A, B]が掲載されているので一読されることをおすすめしたい。

文　献

A. Berend K, de Vries AP, Gans RO. Physiological approach to assessment of acid-base disturbances. N Engl J Med 2014 ; 371 : 1434-45.
B. Seifter JL. Integration of acid-base and electrolyte disorders. N Engl J Med 2014 ; 371 : 1821-31.

文　献

1. 上山博史．水の行方．In：松永 明編．LiSAコレクション 症例で学ぶ新しい周術期の輸液管理．東京：メディカル・サイエンス・インターナショナル，2014：2-12.
2. Chappell D, Jacob M, Hofmann-Kiefer K, et al. A rational approach to perioperative fluid management. Anesthesiology 2008 ; 109 : 723-40.
3. 多田羅恒雄．侵襲時輸液のブレイクスルー．循環制御 2014 ; 35 : 209-18.
4. Myburgh JA, Mythen MG. Resuscitation fluids. N Engl J Med 2013 ; 369 : 1243-51.
5. Young P, Bailey M, Beasley R, et al. Effect of a buffered crystalloid solution vs saline on acute kidney injury among patients in the intensive care unit : The SPLIT randomized clinical trial. JAMA 2015 ; 314 : 1701-10.
6. Potura E, Lindner G, Biesenbach P, et al. An acetate-buffered balanced crystalloid versus 0.9% saline in patients with end-stage renal disease undergoing cadaveric renal transplantation : a prospective randomized controlled trial. Anesth Analg 2015 ; 120 : 123-9.
7. 小竹良文．中分子量低置換度ヒドロキシエチルデンプン製剤の特徴と展望．麻酔 2014 ; 63 : 218-31.

ヘモグロビンの機能性とは何か 063

村上 剛

激しい運動時，心拍出量の増加は安静時の6〜7倍が限度だが，末梢組織に供給される酸素は約20倍にも達する。吸気中の酸素分圧は，山上や航空機内では低下し，スキューバダイビング中は上昇しているが，末梢組織内の酸素分圧の変化はわずかである。これらはみな，ヘモグロビンの力による。

▶酸素の運搬

血液100 mLに溶解する酸素は，37℃，760 mmHgで2.35 mLである。正常の動脈血酸素分圧（PaO_2）は95 mmHgで，そのときの酸素溶解量は0.29 mL，末梢組織内の酸素分圧は40 mmHgで，そのときの酸素溶解量は0.12 mLとなる。この差の0.17 mLが物理的溶解によって肺から末梢へ運搬される酸素量となる。

一方，1 gのヘモグロビンは最大で1.34 mLの酸素と結合し得る。PaO_2が95 mmHgのとき，ヘモグロビンの酸素飽和度は約97％となり，ヘモグロビン値が15 g/100 mLなら約20 mL*1の酸素と結合している。末梢組織内の酸素分圧40 mmHgでは，ヘモグロビン酸素飽和度は約75％なので結合酸素量は約15 mL*2である。この差の5 mLが安静時にヘモグロビンによって肺から末梢へ運搬される全酸素量である。物理的溶解によって運ばれる酸素は全体の約3％にすぎない（**メモ1**）。

*1　15(g)×1.34(mL)×0.97

*2　15(g)×1.34(mL)×0.75

さて，ヘモグロビン値が15 g/100 mLの際の酸素解離曲線（**図63-1**）に注目いただきたい。激しい運動時，末梢組織内の酸素分圧は20 mmHg弱まで低下するが，そのときの右縦軸を見ると，血液100 mL中のヘモグロビンは，わずか5 mL弱の酸素としか結合していない。そのため酸素運搬量は20 mL−5 mL＝15 mLとなり，安静時の約3倍に達する。これに心拍出量の増加率（6〜7倍）をかけると，安静時と比べて約20倍の酸素運搬が可能になる。

また，肺胞内の酸素分圧が60 mmHgまで低下しても，ヘモグロビン酸素飽和度は約90％であり，約18 mLの酸素と結合している。このとき，5 mLの酸素を運搬するには末梢組織内の酸素分圧が35 mmHgまで低下するだけでよい。逆に，肺胞内の酸素分圧が正常値である95 mmHgの数倍に上昇しても，溶解状態の酸素はごく少量で，ヘモグロビン酸素飽和度も100％以上にはなれないので，5 mLの酸素を必要とする末梢組織の酸素分圧は通常と比べてわずかしか上昇しない。

つまり，末梢組織が必要とする5 mL

メモ1　血液の酸素含有量

血液の酸素含有量〔体積比(%)〕
＝1.34×ヘモグロビン量(g/100 mL)×酸素飽和度(%)/100
＋PaO_2(mmHg)×0.003

貧血により頻脈となっている患者に高濃度酸素を投与しても，さほど状況は改善しないことと，輸血によるヘモグロビンの補充が効果的であることは，この式から容易に理解できよう。

図 63-1　ヘモグロビン酸素解離曲線

（Hall JE. Transport of oxygen and carbon dioxide in blood and tissue fluids. In：Hall JE. Guyton and Hall Textbook of Medical Physiology. 12th ed. Philadelphia：Saunders/Elsevier, 2010：495-504 より）

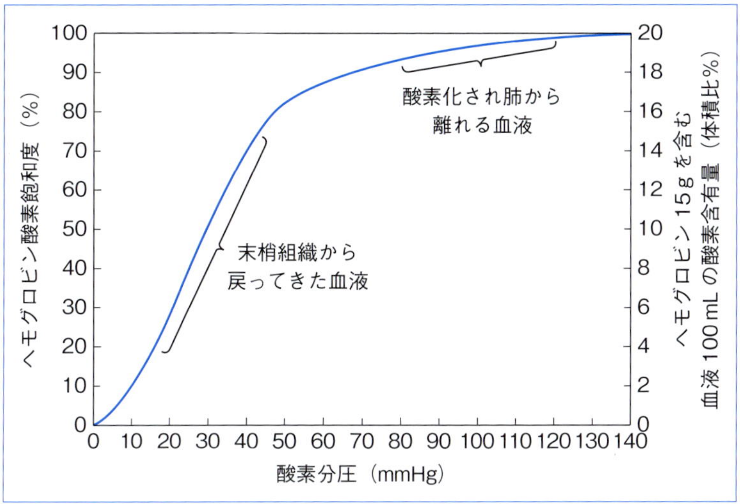

の酸素を供給する際，肺胞内の酸素分圧が大幅に変わっても，末梢の酸素分圧はわずかな変化で十分なのである。S 字カーブの意義がここにある。

▶二酸化炭素の運搬

安静時の二酸化炭素運搬量は血液 100 mL 当たり 4 mL である（呼吸商は通常 0.8 であることを思い出してほしい）。二酸化炭素分圧（PCO_2）は，動脈血で 40 mmHg，末梢組織内で 45 mmHg，各分圧での溶解量は 2.4 mL と 2.7 mL であり，その差の 0.3 mL，全運搬量の約 8% が物理的溶解での運搬量である。

一方，赤血球内で二酸化炭素は炭酸脱水素酵素により，即時に水と反応して炭酸となり，さらに重炭酸イオンと水素イオンに分離する（$CO_2 + H_2O \rightarrow H_2CO_3 \rightarrow HCO_3^- + H^+$）。重炭酸イオンは血漿へ移動し，水素イオンは酸素放出後のヘモグロビンと結合する。肺毛細血管内で，ヘモグロビンは酸素と結合して水素イオンを放出し，重炭酸イオンは再び水素イオンと結合して炭酸に戻り，さらに水と二酸化炭素に分離して二酸化炭素が肺胞に放出される。この過程で全運搬量の 70% の二酸化炭素が放出される。残りのほとんどの二酸化炭素は，ヘモグロビンと直接結合して，カルバミノヘモグロビンとしてそのまま肺へ運搬される。

図 63-2　ヘモグロビン酸素解離曲線の右方移動

（Hall JE. Transport of oxygen and carbon dioxide in blood and tissue fluids. In：Hall JE. Guyton and Hall Textbook of Medical Physiology. 12th ed. Philadelphia：Saunders/Elsevier, 2010：495-504 より）

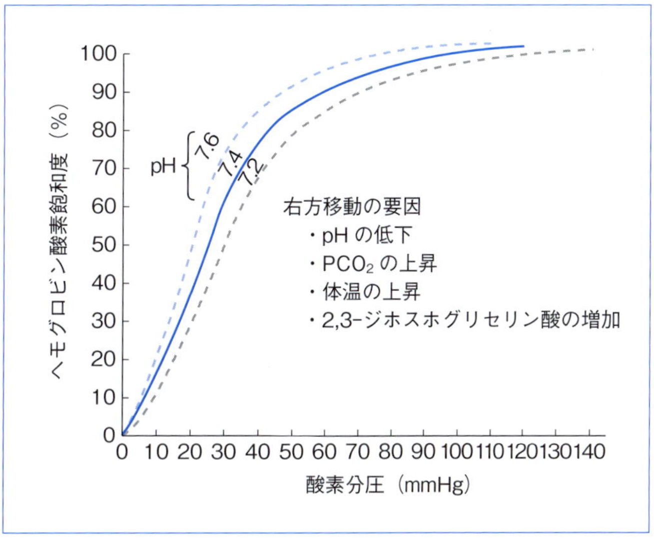

▶Bohr 効果と Haldane 効果

ヘモグロビン酸素解離曲線は，pH の低下や PCO_2 の上昇で右方へ移動する（図 63-2）。これは Bohr 効果と呼ばれる。右方移動は，ヘモグロビンが肺毛細血管内では，より多くの酸素と結合し，末梢組織内では，より多くの酸素を放出することを意味する。体温上昇や 2,3-ジホスホグリセリン酸（2,3-DPG）*3 の増加でも右方移動する。代謝亢進により，多くの酸素を消費し二酸化炭素を産生している組織で，酸素供給がいっそう効率よく行われることを表している（メモ 2）。

一方，ヘモグロビンの二酸化炭素解離曲線は酸素分圧の上昇により下方へ，低下により上方へ移動する（図 63-3）。これを Haldane 効果という。これは末梢組織内（図 63-3A）では二酸化炭素を取りこみやすく，肺毛細血管内（図 63-3B）では二酸化炭素を放出しやすくなっていることを表す。

Bohr 効果，Haldane 効果はそれぞれ，ヘモグロビンの酸素運搬と二酸化炭素運搬の効率化に寄与しているが，実は一つの現象を異なる面から表現していることがご理解いただけると思う。

*3 低酸素状態が持続すると増加し，代償機構としての役割を果たす。

図 63-3 ヘモグロビンの二酸化炭素解離曲線

PO_2 が 100 mmHg（動脈血）と 40 mmHg（静脈血）での変化。Haldane 効果により二酸化炭素の放出量や取り込み量は約 2 倍となる。
（Hall JE. Transport of oxygen and carbon dioxide in blood and tissue fluids. In：Hall JE. Guyton and Hall Textbook of Medical Physiology. 12th ed. Philadelphia：Saunders/Elsevier, 2010：495-504 より）

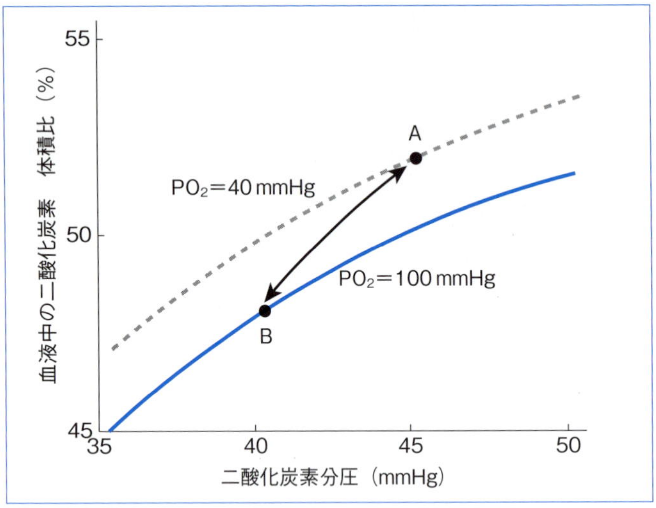

メモ 2　酸素解離曲線の右方移動

酸素解離曲線が右方移動するということは，同じ酸素分圧下での酸素飽和度が低下する，つまり酸素を放出しやすくなるということである。代謝が亢進して pH の低下や PCO_2 の上昇が生じている末梢組織では，酸素が大量に消費され，分圧は平常時の 40 mmHg よりも低くなるので，ヘモグロビンの酸素飽和度は解離曲線の S 字カーブに沿って急激に低下するが，Bohr 効果はさらに酸素飽和度を下げ，効率よく酸素を供給することに寄与している。

文　献

1. Hall JE. Transport of oxygen and carbon dioxide in blood and tissue fluids. In：Hall JE. Guyton and Hall Textbook of Medical Physiology. 12th ed. Philadelphia：Saunders/Elsevier, 2010：495-504.

064 危険な高カリウム血症の治療法はどのようなものか

小田 裕

▶高カリウム血症とは？生体への影響は？

◎定義：血清カリウム≧5.5 mEq/L

高カリウム血症は生命にかかわる病態で，多数の論文や総説が発表されているにもかかわらず，その定義を明示した文献は比較的少ない。5.0 mEq/L以上を高カリウム血症と定義している場合が多いが，5.2 mEq/L以上としている例もある。筆者は術前の麻酔科診察の際に，血清カリウム5.1〜5.2 mEq/Lの症例に比較的よく遭遇するが，「やや高いな」程度の印象である。本項では代表的な文献[1,2]に従い，5.5 mEq/Lを基準とした。

◎生体への影響

体内のカリウムの約98％は細胞内，特に筋細胞内にあり，細胞内外の濃度比によって静止膜電位（約−80 mV）が保たれている。細胞外液中のカリウム濃度のわずかな上昇により，この比が変化し（細胞内外のカリウム濃度の差が小さくなり），静止膜電位が上昇する。細胞の脱分極は細胞外から細胞内へのナトリウムの流入によって生じるため，静止膜電位が上昇するとナトリウムの流入が生じにくくなり，体内のすべての細胞の脱分極が妨げられる。影響が顕著に現れるのは心臓の刺激伝導系である（後述）。

▶カリウム排泄のメカニズム

経口摂取や筋細胞の崩壊などによってカリウムは常に細胞外液中に放出されているため，濃度の上昇を防ぐためには絶えず体外に排泄する必要がある。腎臓はカリウム排泄における95％の役割を担っている（残りの5％は消化管）[3]。糸球体で濾過され尿細管に入ったカリウムの約90％は近位尿細管からHenleのループでいったん再吸収され，排泄は遠位尿細管〜集合管からの分泌によって行われる。これにはアルドステロンが大きな役割を果たしており，腎血流の減少に伴う虚血や細胞障害とともに，レニン-アンジオテンシン-アルドステロン系の阻害薬は高カリウム血症の原因として重要である（図64-1）。

▶原因・鑑別診断

高カリウム血症の原因は**表64-1**に示したとおりである。複数の要因，特にカリウムの排泄が障害されている状態で，さらに体外からカリウムが投与された場合に生じることが多い。高カリウム血症は近位尿細管でのアンモニアの合成を阻害し，尿細管からの酸の排泄を抑制するため，病態を増悪させる。

◎過剰負荷：体外からの投与，筋細胞からの放出

①野菜やフルーツ：多量のカリウムを含む。経口摂取されたカリウムは消化管から吸収され細胞外液に分布するが，腎機能が正常の場合はほとんどが腎臓から排泄される。

②大量輸血：長期保存された赤血球液は，崩壊した赤血球からカリウムが放出されて上清中の濃度が上昇し，採血28日後には45 mEq/Lに達する。新生児や低出生体重児，腎不全，大量輸血などで高カリウム血症を避けたい場合はカリウム除去フィルターを使用することが推奨される。

③手術や外傷：広範囲な筋の損傷に伴い，カリウムとともに多量のミオグロビンやクレアチニンが血中に放出される。これらは腎障害の原因となり，高カリウム血症を増悪させるので早急に治療が必要である。コンパートメント症候

図 64-1　レニン-アンジオテンシン-アルドステロン系を介した，カリウムの排泄における腎臓の役割

腎臓の灌流圧が低下すると，輸入細動脈の傍糸球体細胞からレニンが分泌され，これによりアンジオテンシンⅠが生じる。アンジオテンシン変換酵素（ACE）によって生じたアンジオテンシンⅡは，直接血管を収縮させるとともに副腎皮質のアンジオテンシン受容体を介してアルドステロンの分泌を促す。これは，遠位尿細管，集合管の細胞に存在するアルドステロン受容体を刺激し，管腔からナトリウムチャネルを介しての細胞内へのナトリウムの再吸収を促進する。その結果，管腔内の電位が陰性側に傾き，細胞内のカリウムはカリウムチャネルを通じて管腔内に分泌される。カリウムは「ナトリウムとの交換で」排泄されるため，円滑な排泄には管腔内には十分な量のナトリウムが存在することが不可欠である[1)]。また，カリウムは直接アルドステロンの分泌を促し，排泄を促進する。

ARB：アンジオテンシン受容体拮抗薬

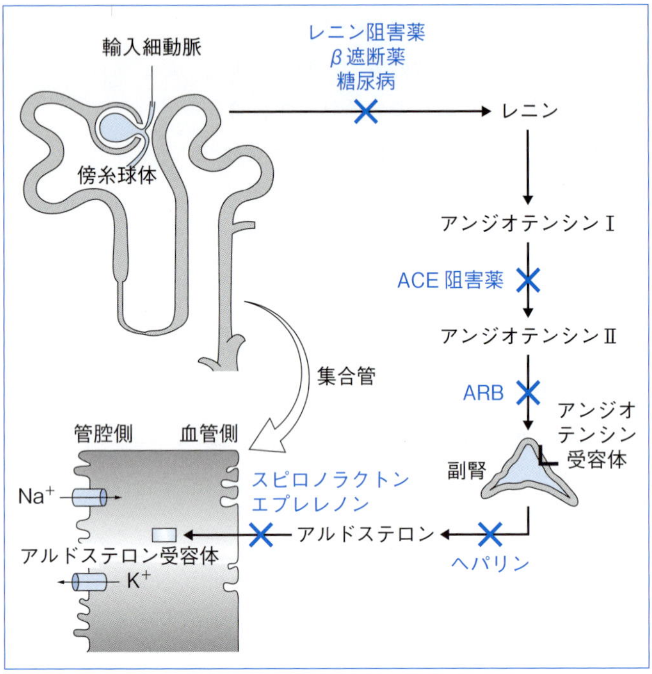

群やクラッシュ症候群の場合は広範囲な筋の崩壊を伴い，高カリウム血症の原因となる（**コメント 1**）。

④横紋筋融解：外傷や悪性高熱などの疾患，アルコール，ニューキノロン系抗生物質や向精神薬，プロポフォールなどの薬物が原因となる。

⑤スキサメトニウム

◎排泄量の低下

①腎機能低下：高カリウム血症の原因としては慢性腎不全が最も重要で，主な原因は糖尿病と心血管系疾患である。

②糖尿病：レニン-アンジオテンシン-アルドステロン系の活性が低下し，尿細管・集合管からのカリウムの分泌が低下する。

③心血管系疾患により腎血流量，糸球体濾過量の低下が生じた結果，カリウムの排泄が低下する。

④代謝性アシドーシス

⑤レニン-アンジオテンシン-アルドステロン系の阻害薬：以下のⅰ～ⅳの降圧薬は，腎臓からのカリウムの排泄を抑制するため，高カリウム血症の原因として重要である[1)]。スピロノラクトンは，アルドステロン受容体遮断作用を有するカリウム保持性利尿薬として用いられてきたが，最近は降圧薬としての有効性が注目されている（**図 64-1**）。これらと他の薬物との併用により，さらに高カリウム血症の頻度が上昇する点に注意が必要である。

ⅰ　レニン阻害薬（アリスキレン）

ⅱ　アンジオテンシン変換酵素阻害薬（エナラプリル，イミダプリルなど）

ⅲ　アンジオテンシンⅡ受容体拮抗薬（オルメサルタン，ロサルタンなど）

ⅳ　アルドステロン拮抗薬（エプレレノン，スピロノラクトン）

ⅴ　その他の薬物

・（アドレナリン作用性）β_2受容体遮断薬：レニンの産生を抑制しカリウムの排泄を抑制するとともに，カリウムの細胞内への移行を阻害する。

・ヘパリン：アルドステロンの産生を抑制する[4)]。

・ジギタリス：Na-K ATPase 活性を阻害する。

◎細胞外液から細胞内への取り込みの低下

糖尿病に伴うインスリンの不足により細胞内へのカリウムの移行が低下する。このほか，（アドレナリン作用性）β_2受容体遮断薬やアシドーシスが原因となる。

▶症状，心電図との関係

高カリウム血症は「生命が脅かされる状態」であり得るにもかかわらず，無症状な場合が多い（a potential silent killer）[2)]。最も大きな影響を受けるのは心筋で，刺激伝導速度が低下した結果，PR 間隔，QRS 間隔が延長する。また，再分極が亢進した結果，T 波の増高が生じ，心室細動などの危険な不整脈が生じやすくなる[2)]。ただし，T 波の増高や QRS 間隔の延長の高カリウム血症に対する感度は低く[5)]，血清カリウム濃度が 6.7 mEq/L を超えて初めて心電図変化が生じるとする報告がある。また，骨格筋の筋力低下が生じる場合があり，呼吸抑制を生じた例が報告されている。

▶許容範囲

緊急治療の基準：血清カリウム>6.5 mEq/L または心電図異常が認められる場合[3)]。

次の 3 点に注意する必要がある。①電気生理学的影響は，カリウム濃度およびその上昇速度に比例する，②高カリウム血症の症状は，ナトリウムやカルシウムイオンなどによって影響を受ける，③予兆となる心電図変化がなく，突然心室細動が生じることがある。

▶治療

高カリウム血症の治療は，まず心臓の保護，次に即効性の点からカリウムの細胞内への移動，その後体外への排泄である。

表 64-1　高カリウム血症の原因

過剰負荷
・経口摂取・投与 ・大量輸血 ・手術や外傷による筋の損傷 ・横紋筋融解 ・スキサメトニウム
排泄量の低下
・腎機能低下 ・糖尿病 ・心血管疾患 ・代謝性アシドーシス ・レニン-アンジオテンシン-アルドステロン系の阻害薬 ・その他の薬物
細胞外液から細胞内への取り込みの低下
・糖尿病 ・（アドレナリン作用性）β_2受容体遮断薬 ・代謝性アシドーシス

コメント1　高カリウム血症ー筆者の経験

1995 年に発生した阪神淡路大震災の際に，筆者は外傷患者の集中治療に携わった。長時間瓦礫の下にいて救助された多くの患者でクラッシュ症候群が生じており，その際に経験した血清カリウムの最高値は 8.8 mEq/L，クレアチンキナーゼ値は 334000 IU/L であった[6)]。一方，心電図上では一部で T 波の増高が認められたのみで，期外収縮や wide QRS はみられなかった。心電図変化とカリウム濃度との間に直接の関係はなく，心電図から血清カリウム濃度をうかがい知ることはできないことを実感した。

腎不全などが原因で体外への排泄が困難である場合は，血液透析が必要となる。

◎心臓の保護

①カルシウム（塩化カルシウム，グルコン酸カルシウム）：血中のカリウム濃度を下げることなく，心筋の活動電位の閾値を下げることによって高カリウム血症に拮抗する。

◎細胞外から細胞内へのカリウムの移動

①インスリン：Na-K ATPase を活性化することによってカリウムを細胞外か

ら細胞内へ移動させる。この際には低血糖に注意する必要がある。

②（アドレナリン作用性）β_2受容体刺激薬（サルブタモール*1）の吸入：多量が必要である。β（受容体）遮断薬を内服している場合は効果が減弱する。

③炭酸水素ナトリウム：アシドーシスの補正

④レニン-アンジオテンシン-アルドステロン阻害薬の使用を中止

◎体外への排泄

①利尿薬：ループ利尿薬，サイアザイド系利尿薬

②陽イオン交換樹脂：ポリスチレンスルホン酸ナトリウム（ケイキサレート®），ポリスチレンスルホン酸カルシウム（カリメート®）は腸管内のカリウムを吸着し，便として排泄する。前者ではナトリウムの蓄積が生じ得る。

③血液透析，腹膜透析

④カリウム吸着薬：新たに開発されたパチロマー patiromer は海外で臨床試験が行われており，レニン-アンジオテンシン-アルドステロン阻害薬内服中の慢性腎臓病患者の高カリウム血症の治療に有効であるとされる。

＊1 サルブタモールとアルブテロール： サルブタモールはベネトリン®，サルタノール® などの名称で広く用いられている，選択的アドレナリン作用性β_2受容体刺激薬である。海外の文献[2,3] にみられるアルブテロールは，同一の薬物である。

文　献

1. Palmer BF. Managing hyperkalemia caused by inhibitors of the renin-angiotensin-aldosterone system. N Engl J Med 2004；351：585-92.
2. Weiner ID, Wingo CS. Hyperkalemia：a potential silent killer. J Am Soc Nephrol 1998；9：1535-43.
3. Weisberg LS. Management of severe hyperkalemia. Crit Care Med 2008；36：3246-51.
4. Edes TE, Sunderrajan EV. Heparin-induced hyperkalemia. Arch Intern Med 1985；145：1070-2.
5. Montague BT, Ouellette JR, Buller GK. Retrospective review of the frequency of ECG changes in hyperkalemia. Clin J Am Soc Nephrol 2008；3：324-30.
6. Oda Y, Shindoh M, Yukioka H, et al. Crush syndrome sustained in the 1995 Kobe, Japan, earthquake；treatment and outcome. Ann Emerg Med 1997；30：507-12.

周術期の低カリウム血症はどこまで許容できるか

065

小田 裕

▶低カリウム血症とは？生体への影響は？

定義：血清カリウム＜3.5 mEq/L

重症：＜2.5 mEq/L[1]

◎生体への影響

細胞外液におけるカリウム濃度の低下により，全身の細胞の静止膜電位が低下して脱分極が生じにくくなり，筋力低下やイレウス，心電図変化，不整脈などを生じる。ただし，明らかな症状を呈しない場合も多く，他の疾患との鑑別が困難な場合がある。しかし，低カリウム血症は生命予後に影響を与え得ることに注意すべきで，低カリウム血症を合併した降圧薬投与中の患者は，合併しない場合に比べ 90 日以内の生命予後が悪いことが最

近の研究[2)]で示されている。また，低カリウム血症により筋細胞のNa-K ATPase活性が低下するため，インスリンによる糖の細胞内への取り込みが減少し，糖尿病のコントロールが悪化する場合がある。ジギタリスはNa-K ATPase活性の阻害により心筋の収縮力を増加させるため（**メモ1**），低カリウム血症の際には中毒が生じやすくなる。

◎低マグネシウム血症

低カリウム血症の際に忘れてはならないのはマグネシウムである。マグネシウムは遠位尿細管からのカリウムの排泄を阻害するため，欠乏すると尿中へのカリウム排泄が増加し，低カリウム血症の原因となる（**メモ2**）[3)]。したがって，低カリウム血症の治療に際しては，低マグネシウム血症の治療が同時に必要となる。症状を伴う低カリウム血症の患者の50％以上で低マグネシウム血症の合併が認められる[3)]。

▶カリウム排泄における“feedforward”メカニズム：最近の知見

◎従来から提唱されているカリウム調節のメカニズム

カリウムは糸球体で濾過，尿細管でそのほとんどが再吸収された後，遠位尿細管～集合管での分泌により体外に排泄される。細胞外液中のカリウム濃度の調節は，最後の分泌過程で精巧に行われている。血清カリウム濃度の低下→副腎からのアルドステロン分泌が減少→尿細管細胞からのナトリウム再吸収・カリウム分泌が減少→細胞外液中のカリウム濃度が上昇，という古典的なフィードバック機構については従来から知られているが，カリウムの摂取量が減少した場合にはまず，インスリンを介した骨格筋でのカリウムの取り込みが減少するとともに，細胞内から細胞外液へのカリウムの移動が生じることが重要である。

◎feedforwardメカニズム

上述の調節機構にも限度があり，急激な細胞外液中のカリウム濃度の変化に即時の対応は困難である。実際にはカリウムが経口摂取されると，血清中のカリウムやアルドステロンの濃度の変化を伴うこ

メモ1　ジギタリスの作用機序

ジギタリスによりNa-K ATPase活性が阻害されると，心筋細胞内のナトリウム濃度が上昇し，細胞内外でのナトリウム濃度差が小さくなる。ナトリウムはこの濃度差に応じて細胞内に入り，交換でカルシウムが細胞外に出ていき，ナトリウムの濃度差が小さくなった結果，細胞内のカルシウム濃度が上昇し，心筋の収縮力が増加する。低カリウム血症の際にはNa-K ATPase活性が低下するため，ジギタリスの効果が増強され，嘔吐・下痢などの消化器系症状や不整脈，視覚異常などの中毒症状が生じやすくなる。

メモ2　Mg↓➡Na-K ATPase活性↓➡K↓？

低カリウム血症によりNa-K ATPase活性が低下する。低マグネシウム血症を伴うと，さらにこの活性が低下し，細胞内へのカリウムの取り込みが生じにくくなる。これは従来からよく知られたことであるが，この理屈のみにもとづくと，細胞外のカリウムは増加するはずである。低マグネシウム血症が低カリウム血症の原因になることを説明するには，同時に消化管や腎臓からのカリウムの排泄が亢進している必要がある。

コラム1　カリウム調節におけるfeedforwardシステム

遠位尿細管，集合管からのカリウムの分泌には，アルドステロンを介した制御以外に，消化管や肝・門脈系に存在する「カリウムセンサー」が関与している。血清カリウム濃度が正常範囲にある場合も，カリウムの経口摂取量に応じてカリウムセンサーからの情報により，短時間で腎臓からのカリウムの分泌促進・抑制が行われる。なお，これらのメカニズムの詳細な解明には今後の研究が必要である。

となく尿中のカリウム排泄が増加し[4]。逆に，カリウムの摂取が少ない場合は，血清カリウム値が正常範囲であっても，カリウムの排泄が減少することが知られている。動物を用いた近年の研究では，これらの反応はアルドステロン系を介さず，消化管や肝・門脈系に存在するカリウムセンサーが，経口摂取の程度に応じて短時間で腎臓からの排泄を調節するという精巧なメカニズム（feedforward regulation）にもとづくことが明らかにされつつある[5]（コラム 1）。

▶症状，心電図との関係

骨格筋や消化器系での症状を生じやすく，筋力低下や麻痺，嘔吐や便秘，イレウスなどが主な症状として挙げられている。このほかに，多尿や不整脈，心電図上で ST 低下，T 波平坦化，U 波*1 の上昇，耐糖能の低下や神経学的異常が生じる場合がある。比較的軽度の低カリウム血症でも，長期間持続すると腎機能障害や高血圧の原因となる場合がある[5]。

*1 **U 波とは：** U 波が生じる根拠は明らかにされていない。通常は T 波より低い。T 波より高電位の場合は低カリウム血症やジギタリスの使用，陰性の場合は心筋虚血などが考えられる。

表 65-1　低カリウム血症の原因

摂取量の減少
・経口摂取の減少，カリウムを含まない輸液，経腸栄養時の投与量の不足
排泄量の増加
・下痢・嘔吐 ・利尿薬：サイアザイド系やフロセミド ・Cushing 病，糖質コルチコイド ・原発性アルドステロン症 ・尿細管性アシドーシス ・先天性尿細管機能障害（Bartter 症候群など） ・薬物による尿細管障害（アミノグリコシド，アムホテリシン B，シスプラチンなど）
細胞外液から細胞内への再分布
・アルカローシス ・インスリン ・（アドレナリン作用性）β_2 受容体刺激薬

▶原因

原因として，摂取量の減少，排泄量の増加，細胞外液から細胞内への再分布，が考えられる（表 65-1）。

◎摂取量の減少

50～100 mEq/日の経口摂取が必要で，摂取量とほぼ同量が排泄される。カリウムや糖を含んだ食事をするとインスリンの分泌が増加し，骨格筋や肝臓の Na-K ATPase の働きでこれらの細胞内にカリウムが取り込まれる。その後，主に筋細胞から血液中に放出され，腎臓から排泄される。通常の食事で 70 mEq/日程度が摂取されるため，他の原因を伴わないかぎり低カリウム血症を生じる可能性は低いが，嘔吐や，経口摂取あるいは投与量の不足はこの原因となり得る。

◎排泄量の増加

・消化管からの排泄：便中には比較的多量のカリウムが含まれるため，下痢が原因で低カリウム血症が生じる場合がある。一方，胃液の成分は塩酸が主で，カリウムの濃度は約 10 mEq/L と低い。したがって，嘔吐により直接体内のカリウムが喪失するとは考えにくく，循環血液量の減少に伴う二次的なアルドステロンの分泌や，代謝性アルカローシスが関与していると考えられる。
・腎臓からの排泄：利尿薬や糖質コルチコイドの投与，原発性アルドステロン症，尿細管の異常などが考えられる。サイアザイド系利尿薬やループ利尿薬はナトリウムの再吸収を抑制するため，遠位尿細管～集合管でのナトリウム濃度が上昇した結果，ナトリウムの再吸収とカリウムの分泌が増加し，低カリウム血症を誘発する。また，低カリウム・低マグネシウム血症の両方を合併している症例の多くは，これらの利尿薬を内服しているとされる。糖質コルチコイドはアルドステロン同様の作用を有するため，Cushing 病などの際にも低カリウム血症が生じ得る。このほか，尿細管性アシドーシス（メモ 3），先天性尿細管機能障害*2 や薬物による尿細管障害が考えられる。

◎細胞外液から細胞内への再分布

最も大きな役割を果たすのは筋細胞である。アルカローシスにより，カリウムは細胞外液から細胞内へと再分布する。インスリンは細胞内へのカリウム（および糖）の取り込みに重要な役割を果たしている。（アドレナリン作用性）β_2 受容体刺激薬も同様である。

▶鑑別診断

鑑別診断で重要なことは，①尿中へのカリウムの排泄量は正常か，②代謝性アシドーシスは認められるか，である。

◎尿中への排泄が正常の場合
（尿中濃度：≧10 mEq/L）

・代謝性アシドーシス（＋）：尿細管性アシドーシス。低カリウム血症の場合は代謝性アルカローシスが生じる場合が多いので，アシドーシスを伴う場合は比較的診断がつけやすい。

・代謝性アシドーシス（－）：高血圧を伴う場合は，原発性アルドステロン症や腎血管性高血圧が考えられる。糖質コルチコイドはアルドステロン作用を有するため，Cushing 病やステロイドの多量投与も原因となり得る。高血圧を伴わない場合は利尿薬の影響や先天的な尿細管機能障害が考えられる。

メモ 3　尿細管性アシドーシス renal tubular acidosis（RTA）

尿細管における重炭酸イオンの再吸収や水素イオンの分泌障害に伴うアシドーシス。低カリウム血症の場合はアルカローシスを生じがちであるが，尿細管の異常によりアシドーシスを生ずる。代謝性アシドーシスが認められるにもかかわらず，尿の pH は下がらないのが特徴である。水素イオンの分泌障害の場合も重炭酸イオンの再吸収が障害されるため，電荷のバランスの点からナトリウムイオンやカリウムイオンの再吸収が抑制され，その結果，低カリウム血症を生じる。原因は先天的な遺伝子異常や，自己免疫性疾患などである。

◎尿中への排泄量が減少している場合
（尿中濃度：＜10 mEq/L）

・下痢などに伴う腎臓以外からのカリウムの喪失

▶許容範囲および治療

緊急治療の基準：血清カリウム＜2.5 mEq/L または不整脈が認められる場合[1]。基本的な治療は体外からのカリウムの投与である。下痢・嘔吐を伴う場合は経口投与が困難であるから，心電図モニタリングのもとで少量ずつ（10～20 mEq/hr）静注する。末梢静脈からの急速投与は血管炎を生じる場合があるので，注意が必要である。二次的に低カリウム血症を生じている場合は，原疾患の治療が必要である。低マグネシウム血症を合併している場合は，あわせてマグネシウムの投与が不可欠である。

*2 **先天性尿細管機能障害：**Bartter 症候群や Gitelman 症候群，Liddle 症候群が含まれる。低カリウム血症，代謝性アルカローシスに加え，低身長や難聴などを伴う場合がある。

文　献

1. ECC Committee, Subcommittees and Task Forces of the American Heart Association. 2005 American Heart Association Guidelines for Cardiopulmonary Resuscitation and Emergency Cardiovascular Care. Circulation 2005；112（24 Suppl）：IV121-5.
2. Krogager ML, Torp-Pedersen C, Mortensen RN, et al. Short-term mortality risk of se-

rum potassium levels in hypertension : a retrospective analysis of nationwide registry data. Eur Heart J 2016, Apr 20.
3. Huang CL, Kuo E. Mechanism of hypokalemia in magnesium deficiency. J Am Soc Nephrol 2007 ; 18 : 2649-52.
4. Calò L, Borsatti A, Favaro S, et al. Kaliuresis in normal subjects following oral potassium citrate intake without increased plasma potassium concentration. Nephron 1995 ; 69 : 253-8.
5. Greenlee M, Wingo CS, McDonough AA, et al. Narrative review : evolving concepts in potassium homeostasis and hypokalemia. Ann Intern Med 2009 ; 150 : 619-25.

糖尿病患者における賢い糖投与の方法とはどのようなものか

066

門井 雄司

▶従来の術中輸液

術中輸液の目標は，術前の絶飲食や尿および不感蒸泄による生理的な水分・電解質の喪失，麻酔薬による血管拡張に伴う見かけ上の循環血液量の減少，手術部位からの水分蒸発，外科的侵襲などによるサードスペースへの細胞外液の移行に伴う機能的細胞外液の減少，出血による喪失，などを代償することである。

周術期はさまざまな要因で高血糖に陥りやすく，高血糖は免疫機能低下や予後悪化に関連していることから，術中輸液には，従来はブドウ糖を含まない輸液製剤が用いられてきた。

▶術中ブドウ糖投与の効果

炭水化物が供給されない場合には，アミノ酸プール（筋肉など）からの糖新生や貯蔵グリコーゲン（肝臓など）分解によりブドウ糖が供給される。周術期は，術前の絶飲食や手術侵襲などにより，異化作用が起こりやすい。脂肪やタンパク質がブドウ糖供給に利用されると，血中遊離脂肪酸の上昇，タンパク質分解による血中ケトン体濃度の上昇をまねく。血中遊離脂肪酸の上昇は，心筋酸素消費量の増加や不整脈の誘発につながる。また血中ケトン体濃度の上昇は，ケトアシドーシスの危険につながる。術中にブドウ糖輸液を行うことで，これらの異化作用を抑制できることが報告されている。では，どれくらいの濃度が異化作用を抑制するのだろうか。

Mikura ら[1]は，開腹手術ラットに，ブドウ糖 1％，5％を含んだ酢酸リンゲル液 10 mL/kg/hr を 4 時間投与した場合のタンパク質分解抑制効果について検討している。尿中窒素排泄量と，筋肉からのタンパク質崩壊の指標である 3-メチルヒスチジン（3-MeHis）を比較検討したところ，8 時間後の血糖値は，5％ブドウ糖では平均 174 mg/dL と，ブドウ糖 0％（平均 110 mg/dL）や 1％（平均 140 mg/dL）と比較して上昇していたが，1％と 5％ブドウ糖投与は尿中窒素排泄量や 3-MeHis 量を抑制していた。その抑制メカニズムとして，インスリンシグナル経路の活性が関与していることが示されている。

Schricker ら[2] は，直腸手術での術中ブドウ糖投与のタンパク質分解抑制効果について検討している。2 mg/kg/min（体重 50 kg の患者では 1％ブドウ糖含液で 600 mL/hr）の投与はインスリンの分泌を促進し，タンパク質の分解を抑制することを報告している。

一方，術中ブドウ糖輸液の有効性を否定する論文[3] もある。腹部血管手術の患者に 5％ブドウ糖輸液を行ったところ，血中インスリン濃度が上昇したにもかかわらず，血糖値と乳酸値も上昇したと報告している。

脳，赤血球，副腎髄質に必要なブドウ糖の量は，約 2 mg/kg/min である。安静時のブドウ糖利用速度は 3〜5 mg/kg/min であり，麻酔中はその利用速度が低下する。著しい高血糖は予後を悪化させるので，過度のブドウ糖投与は避けるべきである。しかし，1％ブドウ糖輸液は，術中のケトン体産生を抑制する。また，術中少量のブドウ糖を投与すると，術後の糖利用は改善される[4,5]。

以上のことを考慮すれば，術中少量のブドウ糖（0.1〜0.2 g/kg/hr）を投与することは，代謝の安定化に有用であることが推測される。

▶では，糖尿病患者の輸液に糖は必要か？

乳酸は糖新生の前駆体であり，手術などの侵襲が加わった状態では代謝速度が促進されるために，血糖が上昇する可能性がある。

糖尿病患者における乳酸リンゲル液輸液後の血糖変化については，Thomas と Alberti の論文[6] が有名である。1〜1.5 L の乳酸リンゲル液を糖尿病患者に投与すると，乳酸値の上昇とともに，血糖値が平均で 135 mg/dL も上昇（非糖尿病患者では 45 mg/dL）したと驚きの発表をしている。

図 66-1　レミフェンタニルによる血糖値の上昇抑制
1％ブドウ糖加酢酸リンゲル液を 10mL/kg/hr 持続輸液した場合の血糖値変化（mean±SD）。レミフェンタニル使用により血糖上昇が緩慢となる。
●：レミフェンタニルなし，$n=10$，▲：レミフェンタニルあり，$n=8$
（藤野寛子ほか．周術期における糖代謝管理．臨床麻酔 2010；34：661–70 より）

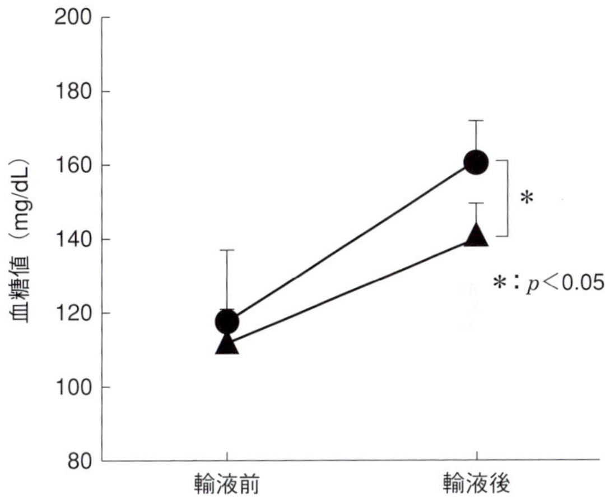

しかし一方で，乳酸リンゲル液輸液はさほど血糖値に影響がないという見解も多い。1 L の乳酸リンゲル液は 29 mmol の乳酸を含んでいるが，これがすべてブドウ糖産生に利用されたとしても，ブドウ糖産生量は 14.5 mmol にすぎない。成人男性の細胞外液は 12〜15 L 程度あるので，ブドウ糖産生初期にブドウ糖液の拡散スペースが 12〜15 L あることを考慮すると，1.0 mmol/L（18 mg/dL）程度の血糖上昇にしかならない。

レミフェンタニルを利用することで，術中の血糖上昇を抑制できたとの結果（**図 66-1**）[4] や，硬膜外麻酔の併用が侵襲刺激を抑制し，糖尿病患者の糖新生や血糖値上昇を制御する[7] という報告もある。麻酔薬や麻酔法の相違，鏡視下手術の増加による手術侵襲度の変化，術後鎮痛法の相違などが術中血糖変動に影響する可能性は十分ある。

● ● ●

糖尿病患者の術中の維持輸液に，ブドウ糖を加えるか否かについての結論は出ていない[8)]。しかし，以前とは異なり，手術ストレスを十分抑制できるレミフェンタニルが使用可能であることから，高血糖にならないように十分注意しつつ，術中に少量（1～2.5%）のブドウ糖を含む輸液を行うことは，代謝安定化のために必要であると考えられる（**コラム**）。

文　献

1. Mikura M, Yamaoka I, Doi M, et al. Glucose infusion suppresses surgery-induced muscle protein breakdown by inhibiting ubiquitin-proteasome pathway in rats. Anesthesiology 2009；110：81-8.
2. Schricker T, Lattermann R, Carli F. Intraoperative protein sparing with glucose. J Appl Physiol 2005；99：898-901.
3. Degoute CS, Ray MJ, Manchon M, et al. Intraoperative glucose infusion and blood lactate：endocrine and metabolic relationships during abdominal aortic surgery. Anesthesiology 1989；71：355-61.
4. 藤野寛子，横山武志．周術期における糖代謝管理．臨床麻酔 2010；34：661-70.
5. 三倉眞由美，山岡一平，山口真理ほか．手術中における栄養素投与の重要性．臨床麻酔 2010；34：1435-41.
6. Thomas DJ, Alberti KG. Hyperglycaemic effects of Hartmann’s solution during surgery in patients with maturity onset diabetes. Br J Anaesth. 1978；50：185-8.
7. Lugli AK, Donatelli F, Schricker T, et al. Epidural analgesia enhances the postoperative anabolic effect of amino acids in diabetes mellitus type 2 patients undergoing colon surgery. Anesthesiology 2008；108：1093-9.
8. Hirsch IB, McGill JB, Cryer PE, et al. Perioperative management of surgical patients with diabetes mellitus. Anesthesiology 1991；74：346-59.

コラム　周術期血糖管理の実際

■麻酔前準備

術当日の手術前の絶飲食によりインスリン使用糖尿病患者ではエネルギーバランスを保つことができず，異化作用によりケトン体が上昇し，尿検査によりケトン体陽性反応が出ることもある。術前の輸液には5%ブドウ糖液500 mLにインスリン5～10単位を100 mL/hr程度で投与して，エネルギーバランスを保つようにする。

■術中目標血糖管理

高血糖の糖尿病患者では，白血球の遊走能の低下，顆粒球の貪食能の低下，肺炎球菌やブドウ球菌に対する細胞内殺菌能の低下などが認められ，周術期は感染に陥りやすい。周術期の血糖管理を厳密に行うことで感染防止となる。術前インスリン治療を行っていない患者での比較的小手術ではインスリンを使用せずに周術期血糖管理が可能であるが，大手術ではインスリンを使用しなければならない場合が多い。インスリンを使用する場合は，間欠投与より持続投与のほうが周術期血糖管理法として優れていることはすでに証明されている。

インスリンを使用した具体的な周術期血糖管理方法は，さまざまな施設から示されている[A)]。個々の患者の状態により異なるが，術中のインスリン使用量は正常体重患者では0.25～0.40単位/1 g glucose，肥満患者では0.4～0.8単位/1 g glucose，肝障害，ステロイド使用，敗血症患者では人工心肺中には0.8～1.2単位/1 g glucoseになることもある。ではどれくらいのレベルを目標として血糖管理を行ったらよいのだろうか。

NICE-SUGAR trialを参考にすれば，144～180 mg/dLを目標として管理するのが適切である。また，麻酔中は低血糖症状がマスクされるため低血糖には十分注意を払う必要があり，30～60分間隔で血糖値と血中カリウム濃度をチェックする。

文　献

A. Kadoi Y. Blood glucose control in the perioperative period. Minerva Anestesiol 2012；78：574-95.

トラネキサム酸は出血量減少に有効か

067

進藤 一男

▶なぜ今，トラネキサム酸が注目されているのか？

抗線溶薬であるトラネキサム酸，ε-アミノカプロン酸，アプロチニンは，周術期の出血量と赤血球輸血の必要量を減らすことがメタアナリシス[1]で示されており，心臓手術では輸血量減少を目的とした予防的投与が推奨されてきた（クラスI，エビデンスレベルA)[2]。

なかでも，ウシの肺由来のプロテアーゼ阻害薬であるアプロチニンは，抗炎症薬としても期待されていた。しかし，後向き調査で，腎障害などの合併症の発症率が高く，長期死亡率を上昇させることが示唆され，高リスク心臓手術患者を対象とした多施設無作為化比較試験BART study[3]*1では，データ収集途中で術後30日以内の死亡率が高いことが判明し，2007年末から販売が中止され，臨床現場から姿を消した。

トラネキサム酸とε-アミノカプロン酸は，必須アミノ酸であるリジンと類似した構造を有する合成アミノ酸である**（図67-1）**。プラスミノゲンのリジン結合部位に結合して，プラスミノゲンとフィブリンの結合を阻止することでフィブリンの分解を抑制し，抗線溶作用を発揮する。トラネキサム酸のプラスミノゲンとの結合力はε-アミノカプロン酸よりも強く，抗線溶作用はε-アミノカプロン酸の約10倍である。トラネキサム酸は安価な薬物で，先発医薬品トランサミン®注10%10 mLの薬価は123円*2，後

*1 **BART study**：blood conservation using antifibrinolytics：a randomized trial in a cardiac surgery population study

*2 2016年7月時点。

図67-1 L-リジン，トラネキサム酸，ε-アミノカプロン酸の分子構造，分子式，分子量

トラネキサム酸，ε-アミノカプロン酸のアミノ基とカルボキシル基の空間配置は，L-リジンとほぼ同様である。

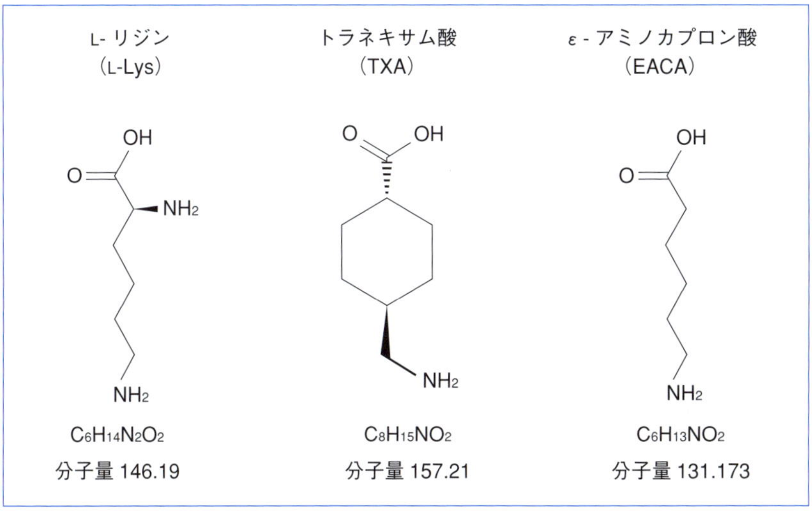

発医薬品は約半額である。ε-アミノカプロン酸も安価であるが，注射薬は国内で販売されていない。

安価で止血効果が期待できるトラネキサム酸は，周術期の予防的投与以外でも注目されている。2万人以上の出血性外傷患者を対象とした多施設無作為化比較試験 CRASH-2 trial[4]*3 で，トラネキサム酸の早期短期間投与は，有害事象の発生率を上昇させることなく死亡率を有意に低下させることが報告されている。

▶出血量減少に有効であるが，副作用に注意！

手術時のトラネキサム酸投与の適応は「線溶亢進が関与すると考えられる異常出血」とされており，「周術期の出血量や輸血量を減らす目的での予防的投与」は適応外である。

心臓手術におけるトラネキサム酸投与の効果と安全性に関する無作為化比較試験は多く，メタアナリシス[1]でも有効性と安全性が示されている。また，股関節手術，膝関節手術，側彎症手術，肝移植手術，肝切除手術などでも出血量と輸血量の減少に有効である[1]ことが報告された。

トラネキサム酸を含めた抗線溶薬の投与は，血栓形成を促進し，心筋梗塞，脳梗塞，深部静脈血栓症などの発生率を上昇させる可能性は否定できない。特に股関節手術，膝関節手術，側彎症手術などの整形外科手術は深部静脈血栓症のリスクが高い。凝固促進作用のある凝固因子製剤やホルモン系避妊薬などとの併用でも血栓症発症のリスクが高まる可能性がある。産科的出血を含め，危機的出血時には凝固因子製剤の投与が必要になることもあるので注意が必要である。

さらに，近年，周術期にトラネキサム酸を大量投与された心臓大血管手術症例で術後の痙攣発症[5]が報告されている。わが国では2012年8月までに10例が報告されており，投与量は8〜10 gであった。その後，2013年には添付文書の「重大な副作用」の項目に「痙攣」が追記された。大量投与時には痙攣の発症にも注意が必要で，特にトラネキサム酸の排泄能が低下している高齢者や腎機能障害患者では投与量の減量を考慮すべきである。痙攣発症の機序としてはγアミノ酪酸（GABA）の抑制作用が想定されており，痙攣に対する適切な治療を行えば神経学的後遺症を残さずに回復するようである。しかし，開心術でのトラネキサム酸の使用が院内死亡率を高める[6]ことを示唆する報告もある。

トラネキサム酸の予防的投与の安全性に関しては，さらに検討が必要である。

▶投与方法・投与量は？

トラネキサム酸は，10〜20 μg/mLの血中濃度で臨床的に十分な抗線溶作用が得られるとされているが，投与方法，投与量に関して一定の結論は得られていない。メタアナリシス[1]に取り上げられた試験でも，トラネキサム酸の投与方法，投与時期，投与量はさまざまである。

Dowd ら[7]は薬物動態モデルを用いて，人工心肺を使用した心臓手術時の投与法を提唱している（**表 67-1**）。投与法3はBART study[3]でも採用されている。この投与法での予測血中濃度は，組織プラスミノゲン活性化因子の活性をほぼ完全に阻害する濃度を超えている。CRASH-2 trial[4]では，1 gを10分間で静脈内投与し，以後8時間で1 gを持続静注している。

国内の添付文書によると，トラネキサム酸1 gを健康成人に単回静脈内投与し

*3 **CRASH-2 trial**：clinical randomisation of an antifibrinolytic in significant haemorrhage 2 trial

表 67-1　心臓手術でのトラネキサム酸の投与方法と予測血中濃度

	初回投与[a]	持続投与[b]	人工心肺への追加投与	予測血中濃度[c]
投与法 1	8 mg/kg	4 mg/kg/hr	0.6 mg/kg	211 μM/L（33 μg/mL）
投与法 2	12.5 mg/kg	6.5 mg/kg/hr	1 mg/kg	334 μM/L（53 μg/mL）
投与法 3	30 mg/kg	16 mg/kg/hr	2 mg/kg	800 μM/L（126 μg/mL）

a　手術開始から 30 分かけて投与
b　初回投与終了後に持続投与を開始
c　体重 80 kg，手術開始から 45 分後に人工心肺開始，人工心肺時間 120 分と仮定したときの，定常状態での予測血中濃度

（Dowd NP, et al. Pharmacokinetics of tranexamic acid during cardiopulmonary bypass. Anesthesiology 2002；97：390-9 より作成）

た場合の最高血中濃度は 60 μg/mL，血中半減期は 1.9 時間である。未変化体として尿中に排泄されるので，腎機能障害患者では半減期が長くなる。100 mg/kg を麻酔導入後に 10～30 分かけて静脈内投与して以後の持続投与は行わない場合でも，20 μg/mL 以上の血中濃度を 6 時間以上維持できるようである。

筆者の施設では，成人開心術時にトラネキサム酸 5 g を，麻酔導入後に 10～30 分かけて静脈内投与している。冠動脈バイパス術と小児開心術では，トラネキサム酸の予防的投与は行っていない。

● ● ●

アプロチニンの販売中止後，注目を集めているトラネキサム酸であるが，予防的投与の安全性・投与対象症例・投与法・投与量に関してはさらなる検討が必要である。予防的投与は各施設で基準を設けて行い，心臓手術以外では深部静脈血栓症の予防策を怠らないことが重要である。

文　献

1. Henry DA, Carless PA, Moxey AJ, et al. Anti-fibrinolytic use for minimising perioperative allogeneic blood transfusion. Cochrane Database Syst Rev 2011；3：CD001886. pub3.
2. Ferraris VA, Ferraris SP, Saha SP, et al. Perioperative blood transfusion and blood conservation in cardiac surgery：the society of thoracic surgeons and the society of cardiovascular anesthesiologists clinical practice guideline. Ann Thorac Surg 2007；83：S27-86.
3. Fergusson DA, Hébert PC, Mazer CD, et al. A comparison of aprotinin and lysine analogues in high-risk cardiac surgery. N Engl J Med 2008；358：2319-31.
4. Shakur H, Roberts I, Bautista R, et al. Effects of tranexamic acid on death, vascular occlusive events, and blood transfusion in trauma patients with significant haemorrhage（CRASH-2）：a randomised, placebo-controlled trial. Lancet 2010；376：23-32.
5. Murkin JM, Falter F, Granton J, et al. High-dose tranexamic acid is associated with nonischemic clinical seizures in cardiac surgical patients. Anesth Analg 2010；110：350-3.
6. Koster A, Börgermann J, Zittermann A, et al. Moderate dosage of tranexamic acid during cardiac surgery with cardiopulmonary bypass and convulsive seizures：incidence and clinical outcome. Br J Anaesth 2013；110：34-40.
7. Dowd NP, Karski JM, Cheng DC, et al. Pharmacokinetics of tranexamic acid during cardiopulmonary bypass. Anesthesiology 2002；97：390-9.

新鮮凍結血漿は融解してから何時間以内に使用するか 068

稲葉 頌一

▶採血後，凍結までの期限

平成 19（2007）年，全血献血に白血球除去フィルターによる白血球低減 leukocyte reduction（LR：1 bag 中 10^6 個以下）処理が導入された際に，抗凝固薬も acid citrate dextrose-A（ACD-A）から pH 緩衝作用の強い citrate phosphate dextrose（CPD）に変更され，採血後凍結までの時間が 6 時間以内から 8 時間以内へと変更された。したがって現在は，採血後，8 時間以内に製造所に搬入された血液のみが，直ちに遠心分離，急速凍結により新鮮凍結血漿（FFP）として製造されている。

また，200 mL 全血由来の 1 単位 FFP が容量 80 mL から 120 mL へ，400 mL 全血由来の 2 単位 FFP が 160 mL から 240 mL へと 1.5 倍容量に変更された。成分献血由来の 5 単位 FFP については，他の 2 製剤の容量変更に伴い，1 単位，2 単位，5 単位という名称はなくなり，量的な整合性のため，平成 25（2013）年から 480 mL へと容量変更がなされた。採血中の遠心分離効率の変更によって白血球低減処理は実現したが，採血後，凍結までの期限は 6 時間とされている。成分採血では，従来通り，緩衝作用の低い ACD-A が抗凝固薬として使用されているためである。

▶有効期限

日本薬局方では，FFP-LR は－20℃以下で冷凍保存すれば 1 年間の有効期限を保証している[1)]。しかし，平成 15（2003）年からは，6 か月間の貯留保管後に出庫している*1 ので，実質的な有効期限は 6 か月間である。

凝固因子には，室温では時間経過によって急速に劣化する不安定因子と劣化しない安定因子がある。不安定因子の中で，急速に失活するのは第Ⅴ・Ⅷ因子であるが，凍結下であれば 1 年後であっても 80% 以上の活性が保持されている[2)]。

▶融解後の使用期限

一方，使用のために融解した後については，薬局方の用法・用量には「解凍後 3 時間以内に使用すること」と示されている。根拠となるデータは，日本赤十字社が作成した輸血情報 0902-117 に引用された，45℃と 50℃で保存すると第Ⅴ・Ⅷ因子が 3 時間以内に 30％以下に失活する[3)]，という文献である。しかし，保存条件が室温や冷蔵と比較して高温すぎるため，実際に融解後の時間経過ごとの凝固活性を評価できる資料ではない。したがって，融解して 3 時間以上が経過した場合に，廃棄すべきかどうか，現場は悩まされてきた。

この問題について，最近，海外から詳細なデータが示されるようになってきた。米国やカナダでは，輸血関連急性肺傷害 transfusion related acute lung injury（TRALI）対策のために男性由来血漿のみの使用が開始された。女性由来血漿は，

*1 輸血感染症防止対策の一つで，全血から分離した赤血球輸血後の臨床経過を半年間観察し，安全性が確認された後に，FFP を供給する方式で，多くの先進国で採用されている。

表 68-1 FFP と FP24 の融解後の凝固因子活性
ともに 1～6℃で保存

	正常範囲	融解直後（%）		融解 120 時間後（%）	
		FFP	FP24	FFP	FP24
第Ⅱ因子	83～145 IU/dL	100	96	95	88
第Ⅴ因子	68～135 U/dL	85	88	40	36
第Ⅶ因子	68～172 IU/dL	100	86	50	57
第Ⅷ因子	60～195 IU/dL	85	56	5	16
第Ⅸ因子	71～141 IU/dL	85	86	80	86
第Ⅹ因子	72～146 IU/dL	95	100	85	93
von Willebrand 因子	50～240 IU/dL	100	100	95	100
フィブリノゲン	236～484 mg/dL	90	92	90	88
アンチトロンビンⅢ	85～119 IU/dL	100	86	100	86
プロテイン C	81～154 IU/dL	95	64	95	64
プロテイン S	63～138 IU/dL	95	96	85	84

（Scott E, et al. Evaluation and comparison of coagulation factor activity in fresh-frozen plasma and 24-hour plasma at thaw and after 120 hours of 1 to 6℃ storage. Transfusion 2009；49：1584-91 より）

TRALI の原因の一つとされる HLA 抗体保有率が，妊娠によって高率となるためである。しかし，採血後 8 時間以内の男性由来血漿のみでは，FFP 製造に十分な量を確保することが困難になり，採血後 24 時間以内に分離・凍結すればよいと，凍結までの時間の延長が米国食品医薬品局（FDA）で承認され，臨床使用が開始された。この製剤を FP24 と呼んでいる。使用開始後，臨床医からのクレームはない[4]。

● ● ●

24 時間液状保存した後に凍結して作成した FP24 が臨床使用に耐えるのであれば，理論上は融解後 14～16 時間の FFP は，同等の凝固因子活性をもつと評価できる。最近の報告では，凍結融解した FFP や FP24 をさらに 1～6℃で保存すれば，第Ⅷ因子以外は 120 時間後であっても，多くの凝固因子活性が維持されていることが確認されている。

全血を低温（1～6℃）で 24 時間保存した後に製造された FP24 の凝固因子量（% 表示）のデータを**表 68-1**[5] に示す。120 時間冷蔵保存した FP24 は，第Ⅷ因子活性をほとんどもたない製剤であるが，ワルファリンの中和や，肝機能異常による凝固障害には有用である。少なくとも，室温以下の温度で保管されている FFP を，融解後 3 時間以上が経過したという理由で廃棄する必要はない。

平成 27（2015）年 1 月に日本輸血・細胞治療学会から融解後の使用期限延長の要望が日本赤十字社に提出され，これを受けて日赤は医薬品医療機器総合機構（PMDA）と協議のうえ，可及的すみやかに「用法および用量」の一部変更を進めることとした。近い将来には融解後 24 時間への延長が具体化されると思われる。

文 献

1. 新鮮凍結血漿の製法と性状．血液製剤の使用にあたって 第 4 版．東京：じほう，

2009：91-3.
2. 新鮮凍結人血漿．In：日本医薬品集フォーラム．日本医薬品集 医療薬2010年版．東京：じほう，2010：835-6.
3. 岩城あずさ，森はるみ，伊平洋子ほか．解凍時の温度のFFPに及ぼす影響について．日赤薬剤師会誌 1986；54：66-73.
4. Wehrli G, Taylor NE, Haines AL, et al. Instituting a thawed plasma procedure：it just makes sense and saves cents. Transfusion 2009；49：2625-30.
5. Scott E, Puca K, Heraly J, et al. Evaluation and comparison of coagulation factor activity in fresh-frozen plasma and 24-hour plasma at thaw and after 120 hours of 1 to 6 degrees C storage. Transfusion 2009；49：1584-91.

069 血小板輸血の正しい適応とはどのようなものか

半田 誠

▶血小板の役割は血管の統合性維持と止血の促進である

血小板の生理機能は，恒常的には，血管内皮細胞栄養因子を分泌して血管内壁の統合性（integrity）を維持し，ひとたび出血が発生すれば，破綻部位にいち早く集積して止血を促す暫定的な血栓（一次血栓：血小板血栓）をつくることである[1)]。そして，血小板の初動が引き金となり，その後に起こる凝固因子による確固たる血栓（二次血栓：フィブリン血栓）の形成と組織の修復が順調に達成される。

▶血小板の生理機能維持には，どのくらいの血小板数が必要か

前腕内側の皮膚に一定の切創を作り，標準化された方法で自然に止血するまでの時間を測定するのが出血時間である。出血時間は生体の一次止血能を半定量的に評価でき，出血時間が基準範囲を超えて延長し始める血小板数のレベルは7万～10万/μLとされている。そして，それ以下のレベルでは血小板数と逆相関して出血時間はどんどん延長していく。一方，血小板の体内動態の検討により，0.5万/μLの血小板が血管内壁の統合性維持のために必要とされている。血小板数がこのレベル以下では，血管内壁を支持する血管内皮細胞の細胞間隙が弛緩して血管壁が脆弱となり，血液が容易に血管外へ漏出し，自然出血に発展する。

▶輸血の目的：出血の予防か治療か

血小板輸血の目的は，血小板の量的（血小板減少）・質的異常（血小板機能異常）により，高まった異常出血のリスクを回避する（予防投与）か，あるいは直面する活動性出血を治療して止血を促す（治療投与）か，である。再生不良性貧血や急性白血病などの造血障害をきたす慢性血液疾患や抗癌剤などによる血小板減少症では，血小板の予防投与（内科的予防投与）が適応となる。一方，周術期や侵襲的処置の際には，過度の出血を予防し，止血を促す目的で輸血が行われる（外科的予防投与，治療投与）。

▶血小板数と輸血基準値

厚生労働省の指針にもとづき，**図 69-1** に輸血の基準値（輸血トリガー値あるいは目標値）となる血小板数を目的や適応ごとに示した[1,2]。一次止血異常が出現するレベル（血小板数 10 万/μL）の半値が，外科的予防投与と治療投与の基準に設定されている。一方，内科的予防投与の基準は 1～2 万/μL で，血管壁統合性維持のために必要な血小板数（0.5 万/μL）から推測しても，自然出血を予防するレベルであることが首肯される。

◎周術期や侵襲的処置

血小板数が 5 万/μL 未満では，手術の内容により，濃厚血小板の準備または，術直前の血小板輸血の可否を判断する。通常は，待期手術（人工心肺を使用した手術も含め）や侵襲的処置（中心静脈カテーテル，内視鏡的生検，針生検，腰椎穿刺，硬膜外麻酔）では血小板数 5 万/μL 以上を，また，止血処置が困難な中枢神経や眼科手術では，7 万～10 万/μL 以上を保つよう，術前に予防的に輸血を行う。ただし，止血処置が容易な骨髄穿刺や歯科的処置では原則，輸血は必要ない。術中の大量輸血に伴う希釈性血小板減少症に対しては，血小板数 5 万/μL 以上を目標に輸血を行う。

◎慢性血液疾患

急性白血病・悪性リンパ腫などの寛解導入療法では，血小板数が 1 万～2 万/μL 未満に減少してきた場合には，血小板数を 1 万～2 万/μL 以上に維持するように，計画的に血小板輸血を行う。定型的な急性白血病の寛解導入期のような出血症状や感染などの出血リスクがなく安定した患者では，基準値は 1 万/μL で十分である。再生不良性貧血や骨髄異形成症候群などの慢性血小板減少症でも，基本的には上記の輸血方針でよいが，長期にわたる輸血が必要な場合は，予防投与基準値を 0.5 万～1 万/μL 以上とする。

図 69-1　血小板数と輸血基準値

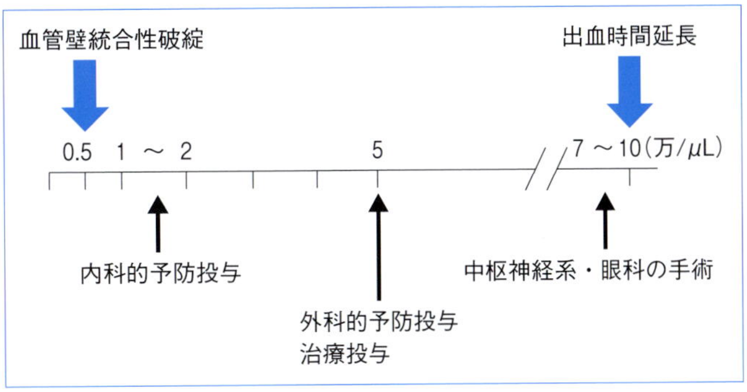

▶輸血基準値の科学的根拠

わが国の使用指針には科学的根拠と推奨度が明示されていない。一方，欧米においては，多くの指針が科学的根拠にもとづいて設定されており，そのなかで現在までの最新の指針が米国血液銀行協会（AABB）から報告された（**表 69-1**）[3]。それによれば，周術期や侵襲的処置時の外科的予防投与の基準値の科学的根拠のレベル*1 はいずれも低いか極低いとされ，無作為化比較試験（RCT）は皆無

*1　**科学的根拠のレベル：**高い，中等度，低い，極低いの 4 段階。

表 69-1　科学的根拠にもとづく指針（AABB）

	輸血方針	推奨度	エビデンス
中心静脈カテーテル	2 万/μL 未満	弱	低い
腰椎穿刺*	5 万/μL 未満	弱	極低い
手術（脳外科手術は除く）	5 万/μL 未満	弱	極低い
人工心肺	実施**	弱	極低い
抗血小板薬服用患者の脳出血	不確定	不確定	極低い
慢性血液疾患	1 万/μL 以下	強	中等度

*　硬膜外麻酔は除く
**　血小板減少症あるいは機能異常にもとづく出血がある場合
(Kaufman RM, et al. Platelet transfusion：a clinical practice guideline from the AABB. Ann Intern Med 2015；162：205-13 より作成)

で，集積されたのは観察研究のみであった。その結果，いずれの項目においても推奨度*2は弱い（suggest）とされた。

輸血トリガー値は，中心静脈カテーテルの予定挿入術においては血小板数2万/μL未満とされた（わが国は5万/μL未満）。一方，腰痛穿刺に関しては，止血処置が困難な中枢神経系に対しての影響を考慮して5万/μL未満とされた。しかし，硬膜外麻酔に関しては個々の症例に応じてそれ以上の血小板数（8〜10万/μL）が必要かもしれない[4]。中枢神経系を除く手術では5万/μL未満を弱く推奨し，心臓手術においても同様であり，人工心肺を使用した場合も含めて血小板減少や血小板機能異常にもとづく出血傾向がないかぎり血小板の予防投与は必要ないとされた。また，抗血小板薬服用患者の脳出血（外傷性も含む）に対しての血小板の治療投与については，その必要性は不確定とした。興味あることには，ごく最近の輸血群と非輸血群を比較したRCT（自然発症型急性脳出血症例190人を無作為割付け）[5]では，死亡や依存化のリスクは輸血群で有意に高い（オッズ比2.05，95％信頼区間1.18〜3.56，p＝0.0114）ことが報告された。

一方，複数のRCTとメタアナリシスにより導き出された中等度の科学的根拠にもとづき，成人で病態の安定した慢性血液疾患などに対する内科的予防投与基準は1万/μL以下（わが国は1万〜2万/μL未満）とし，強い推奨度（recommend）を提示した。

▶輸血の決断で心がけるべきポイントは

輸血の決定に際して注意すべきポイントは，血小板数減少の程度からのみで出血のリスクを予想することはできないということである。重篤な出血を予知する信頼性のあるマーカーは，血小板数に加えて，ごく最近の出血所見や背景となる病態，そして侵襲的処置とされる。ヘパリンなどの薬物や播種性血管内凝固（DIC）による凝固障害が併存する場合や感染症が合併する場合は出血のリスクは高まる。臨床においては，とかく安心のために不必要な輸血を行いがちである。しかし，輸血自体にも多くのリスクがあることを銘記すべきであり，患者にとっては必ずしも安全ではない。指針を盲目的に遵守するのではなく，その科学的根拠のレベルを勘案して，個々の症例によって，輸血の方針を自己の裁量のもと決定することが重要である。

*2 **推奨度**：強，弱，不確定の3段階。

文献

1. 半田 誠．血小板輸血の実際．In：冨山佳昭，金倉 譲編．よくわかる血栓・止血異常の診療（プリンシプル血液疾患の臨床）．東京：中山書店，2014：238-47.
2. 厚生労働省編．血液製剤の使用にあたって．第4版．東京：じほう，2009.
3. Kaufman RM, Djulbegovic B, Gernsheimer T, et al. Platelet transfusion：a clinical practice guideline from the AABB. Ann Intern Med 2015；162：205-13.
4. van Veen JJ, Nokes TJ, Makris M. The risk of spinal haematoma following neuraxial anaesthesia or lumbar puncture in thrombocytopenic individuals. Br J Haematol 2010；148：15-25.
5. Baharoglu MI, Cordonnier C, Salman RA, et al. Platelet transfusion versus standard care after acute stroke due to spontaneous cerebral haemorrhage associated with antiplatelet therapy (PATCH)：a randomised, open-label, phase 3 trial. Lancet 2016；387：2605-13.

濃厚血小板を絶えず振盪するのはなぜか

070

角倉 弘行

▶血小板は振盪しながら保存されている

血小板製剤は，日本赤十字社から濃厚血小板-LR「日赤」*1として供給されるが，有効期間は採血後4日間と短く，20〜24℃で振盪保存することが義務づけられている。したがって血小板は，赤血球製剤や血漿製剤のように院内に在庫として保存しておくのではなく，症例ごとに発注される。

大量出血が予想されて血小板輸血が必要となる可能性が高いときには，事前に発注して輸血部で保管されていることもあるが，そのためには温度管理が可能な血小板製剤振盪機（**図70-1**）が用いられる。しかし，緊急時に日赤に発注して，病院に到着次第に手術室に届けられて輸血を開始する場合には，温度調整のできない簡便な血小板製剤振盪機（**図70-2**）が用いられる。研修医の中には（あるいはベテランの麻酔科医の中にも？）血小板製剤振盪機で保存されている血小板をみて，漠然と“凝固を阻止している”と信じている者もいるかもしれない。

▶振盪するのは凝固を阻止するためではない

それではなぜ振盪しているかを説明する前に，止血における血小板の役割を簡単に確認しよう。出血時には，血管内皮細胞下に露出したコラーゲンに，von Willebrand因子（vWF）や血小板が結合して凝集する（一次凝集）[1]。この過程で，血小板は活性化され，形態が円盤状から多数の長い突起をもつ球状に変化し，血小板凝集塊が形成される。さらに活性化した血小板は，トロンボキサンA_2（TxA_2）を産生して，血小板の凝集を促進させる（二次凝集）。ここまでの過程

*1　LRはLeukocytes Reducedの略。

図70-1　血小板製剤振盪機（輸血部）

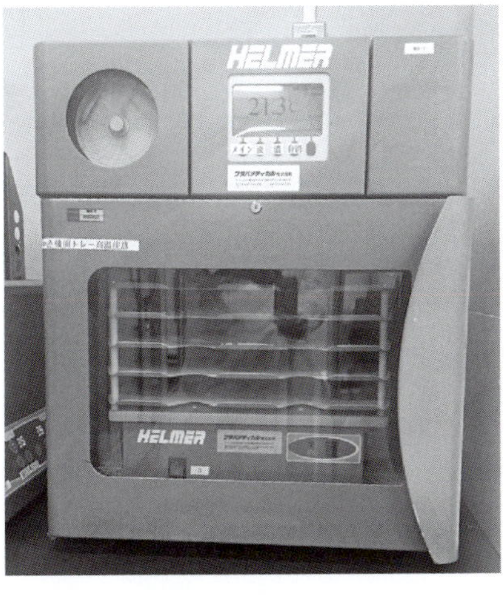

図70-2　血小板製剤振盪機（手術室）

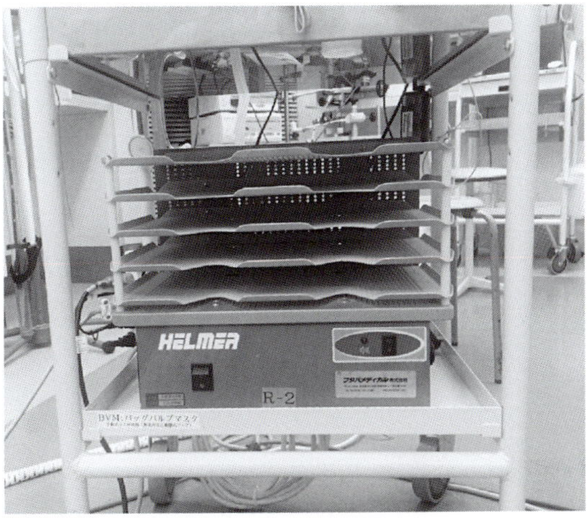

が一次止血である。続いて，凝集した血小板のリン脂質において，凝固因子による凝固反応が進行し，最終的にはフィブリノゲンからフィブリン網が形成されて二次止血が完了する。

このように，血小板による強力な凝固反応が進行するためには，血小板がvWFに結合して活性化されることが必要であるが，濃厚血小板を振盪せずに放置すると，微小凝血塊が形成され，血小板の崩壊産物は増加するが，これだけで強力な凝固反応が進行するわけではない[2)]。逆に，濃厚血小板を振盪させると，ずり応力が発生するので血小板は活性化されるが，それによる凝固反応の進行も限定的である。すなわち，濃厚血小板を振盪させるのは，凝固反応を阻止することが主たる目的ではない。

▶振盪するのはpHの低下を防ぐためである！

血小板の周囲のpHが6.8になると，生理的な代謝が損なわれるようになり，6.7になると血小板の形態は円盤状から球状に変化し，さらに6.2まで低下すると血小板の融解が観察される[3)]。すなわち，血小板の機能を維持するためには，濃厚血小板のpHを低下させないことが重要である。濃厚血小板を振盪すれば以下の二つの機序によりpHの低下を阻止できる。

◎乳酸の産生を抑える

血小板のエネルギー産生系には，嫌気的な解糖系と好気的なクエン酸回路がある。保存中の血小板の場合，十分に酸素があれば，アデノシン三リン酸（ATP）の85％は，酸素を消費するクエン酸回路で産生され，残りの15％が解糖系で産生される。解糖系では乳酸が産生されるが，少量であれば重炭酸で緩衝される。しかし，大量になると緩衝しきれずにpH低下をまねく。したがって，血小板への酸素の供給が十分でないと，解糖系によるエネルギー産生の割合が増加して乳酸が大量に産生され，pHが低下してしまう。すなわち，濃厚血小板を振盪させて酸素を行き渡らせることは，乳酸によるpHの低下を防ぐのに役立つ。

◎二酸化炭素を放出する

また，クエン酸回路にしても解糖系にしても，代謝産物として二酸化炭素（CO_2）が産生されるが，濃厚血小板中にCO_2が蓄積するとpHは低下する。そのため，振盪させてバッグ内からCO_2を放出することも，pHの低下を防ぐのに有効である。

すなわち，濃厚血小板を絶えず振盪させるのは，血小板に酸素を満遍なく供給し，産生されたCO_2を効率的に放出させるためである。したがって，濃厚血小板を保存するバッグは，酸素やCO_2の透過性のよいものが使用されている。

文　献

1. 安村 敏．血小板製剤．In：大坂顯通編著．輸血学テキスト．東京：中外医学社，2013：82-8.
2. 高折益彦．血小板製剤．In：高折益彦著．周術期輸血．東京：克誠堂出版，2007：23-30.
3. 佐竹正博．血小板製剤．In：遠山 博ほか編著．輸血学 改訂第3版．東京：中外医学社，2004：66-76.

アルブミン製剤はどのような場合に有用か

071

安村 敏

周術期においてアルブミンが優先的に投与される必要性は少なく，臨床症状を改善するのに必要なアルブミン以外の輸液・血漿増量剤が使用できない場合に限られる。本項では，ストレス時のアルブミン動態と適正なアルブミン使用について概説する。

▶低アルブミン血症の病態とアルブミン投与の目的

低アルブミン血症の原因は，出血，毛細血管の浸透性の亢進，腎臓からの排泄過剰，代謝の亢進，肝臓の合成低下や輸液による希釈などである。ネフローゼ症候群やタンパク漏出性の消化管疾患では，アルブミンの喪失から低タンパク血症となる。また，侵襲の大きな手術，敗血症，外傷，肝疾患，悪性腫瘍では，アルブミン合成の減少と血管外漏出の増加ため低アルブミン血症となる。血清アルブミン値は栄養状態や予後の指標となるが，低アルブミン血症自体が有害ではないため，まず原疾患の治療を行い，病態を改善することを優先する。アルブミン製剤は，他の治療法では管理が困難な急性もしくは慢性の低アルブミン血症による病態を一時的に改善させる目的で用いられる。

静脈内投与されたアルブミンは約15分で血管内に均一に拡散し，数日で血管外プールに均一に分布するため，最終的には60％は血管外へ移動する。血管内でアルブミンの大きさは約6 nmで負に荷電している。血管内のグリコサミノグリカンを基本骨格とし，ヘパラン硫酸，コンドロイチン硫酸やヒアルロン酸から形成されるグリコカリックスも強く負に荷電しているため，有窓性毛細血管からに間質へのアルブミンの移動が制限される（図71-1A）。しかし，アルブミンが使用される大手術，外傷，熱傷，敗血症やショックなどの侵襲時にはグリコカリックスが急速に荒廃するため，アルブミンの血管外漏出率は上昇する（図71-1B）。このため，実臨床ではアルブミンを投与しても期待値に至らないことが多い[1)]。

急性期患者に血清アルブミンの目標値を2.5～3.0 g/dLに設定してアルブミン投与を行った臨床試験は多く行われているが，アルブミン投与の優位性は示されていない[2,3)]。また，低アルブミン血症におけるアルブミン投与の目標値を2.0～2.5 g/dLとするガイドラインはあるが，科学的に検証されたトリガー値はない。したがって，低アルブミン血症のみではアルブミン製剤の適応とはならず，疾患や患者の状態を勘案して使用を決定する必要がある。

▶臨床症状改善に必要なアルブミン以外の輸液・血漿増量剤が使用できない場合

◎出血性ショック

外傷，手術などによる血管内容量減少に対するアルブミン投与は，晶質液投与と比べた場合，死亡率を改善する効果はな

図 71-1　グリコカリックスとアルブミンの血管外移動
（安村 敏．アルブミン治療のエビデンスと使用ガイドライン．臨床麻酔 2016；40：269-80 より作成）

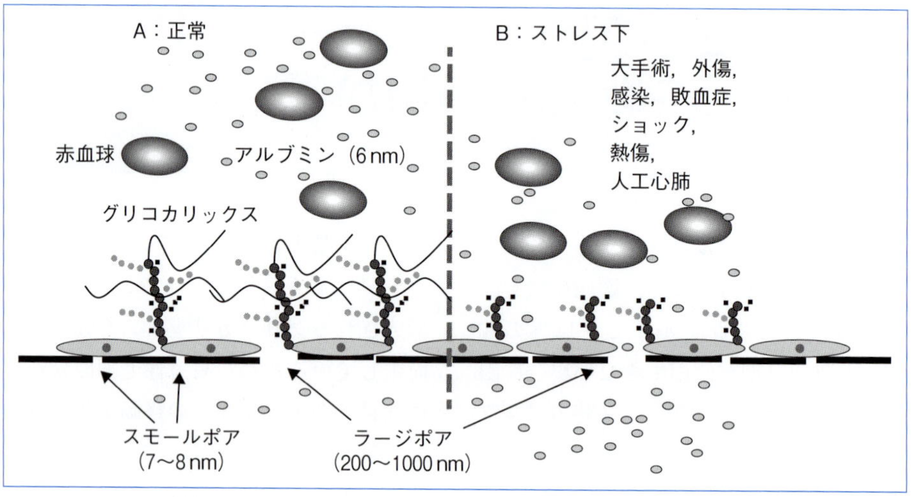

い[2]。したがって，晶質液やアルブミン以外の血漿膠質液，ヒドロキシエチルデンプン（HES）液を第一選択として使用する。しかし，これらの製剤が使用できない場合にはアルブミンを用いる。アルブミン使用により，合併症発生率を改善し得る。

◎重症敗血症

2012 年に発行された重症敗血症と敗血症性ショックの管理についての国際的ガイドライン[4]では，①重症敗血症および敗血症性ショック患者の初療には晶質液を使うことを推奨する（推奨度 1，エビデンスレベル B），②重症敗血症および敗血症性ショック患者の蘇生には，HES を使用しないことを推奨する（推奨度 1，エビデンスレベル B），③アルブミンは，重症敗血症および敗血症性ショック患者に大量の晶質液輸液が必要な場合に用いることを提案する（推奨度 2，エビデンスレベル C）ことが記載されている。

重症敗血症と敗血症性ショック患者に対するアルブミン投与の有用性を検討した大規模無作為化比較試験（RCT）[3]でも，晶質液投与と比べた場合，死亡率を改善する効果はないことが示されている。

◎重症熱傷

重症熱傷に対するアルブミン使用の有効性，入院期間，死亡率に対する効果を認めていない。等張アルブミン投与は熱傷後 18 時間以降で，血清アルブミン値が 2.0 g/dL 未満になったときに限定的に行う。

◎アルブミン以外の代用血漿製剤の使用が困難な場合

アルブミン以外の代用血漿製剤には，HES 製剤，デキストラン製剤がある。手術・外傷や熱傷治療などでみられる循環血液量減少に対して使用されているが，血液凝固障害や急性腎不全などの問題が指摘されているため，大量投与が必要な症例には，アルブミン製剤の使用が必要となる。また，うっ血性心不全，乏尿などを伴う腎障害やアナフィラキシーなどの製剤に対するアレルギー症状がみられる場合にはアルブミンを投与する。

第 3 世代の HES 130/0.41 製剤は中分

表 71-1　科学的根拠にもとづいたアルブミン製剤の使用推奨度

推奨度	高張アルブミン製剤	等張アルブミン製剤
推奨する	■肝硬変 ①1型肝腎症候群 ②特発性細菌性腹膜炎 ③大量の腹水廃液 ④難治性腹水の管理 ■凝固因子の補充を必要としない治療的血漿交換療法	■凝固因子の補充を必要としない治療的血漿交換療法 ■他の血漿増量剤が適応とならない病態
通常は使用しない	■難治性の浮腫，肺水腫を伴うネフローゼ症候群 ■低蛋白血症に起因する肺水腫あるいは著明な浮腫	■出血性ショック ■重症熱傷 ■重症敗血症 ■循環動態が不安定な体外循環 ■血漿循環量の著明な減少（妊娠高血圧症候群，急性膵炎など） ■人工心肺を使用した心臓手術 ■くも膜下出血後の血管攣縮
不適切な使用	■周術期の循環動態の安定した低アルブミン血症 ■蛋白質源としての栄養補給 ■末期患者	
禁忌	■頭部外傷（脳虚血）	

〔日本輸血・細胞治療学会ガイドライン委員会アルブミン製剤の使用指針策定に関するタスクフォース．科学的根拠に基づいたアルブミン製剤の使用ガイドライン（2015 年 6 月 1 日　第 1 版）．日輸血細胞治療会誌 2015；61：巻末 3-21 より〕

子量（13 万）であるが，凝固系への影響や組織への蓄積性も低く，高用量の投与が可能で，安全性，有効性に優れており，アルブミン製剤の使用削減が期待される。

◎小児の人工心肺使用

人工心肺を使用した開心術においては，人工心肺回路の充塡液にアルブミンを使用することが古くから行われているが，人工心肺充塡液としての使用におけるアルブミンと晶質液を比較した RCT[5] では，術後の出血量，輸血量，ICU 滞在日数，入院日数，死亡率について優位性は認められていない。充塡液へのアルブミン投与は慎重に行う必要がある。アルブミンの使用は，血液希釈を伴う小児症例に限定される。

▶日本輸血・細胞治療学会ガイドラインについて

2015 年に日本輸血・細胞治療学会から発表された「科学的根拠に基づいたアルブミン製剤の使用ガイドライン」[6]（**表 71-1**）では，肝硬変に伴う腹水，凝固因子の補充を必要としない治療的血漿交換療法のように，効果が示されているものはアルブミン使用が強く推奨されている。一方，出血性ショック，重症敗血症，重症熱傷ではアルブミンを用いても死亡率などを改善しないこと，また脳虚血（頭部外傷）ではアルブミン使用で死亡率が有意に上昇するため，貴重なヒトの血液から作成されるアルブミンの使用を推奨しないことが明示されている。ただし，一時的な血行動態の改善，合併症の減少や臓器機能の改善などの効果を期待する場合の使用は，弱い推奨として認められている。また，他の輸液製剤での代替が困難になった場合には，他の血漿増量剤が適応とならない病態としてアルブミン使用が推奨されている。

● ● ●

近年のアルブミン治療の臨床研究は，アルブミンの適正使用について重要な情報をもたらした。新しいエビデンスにのっとって，アルブミン使用の適応となる病態について理解して，適正使用を推進することが必要である。

文 献

1. 安村 敏．アルブミン治療のエビデンスと使用ガイドライン．臨床麻酔 2016；40：269-80.
2. SAFE Study Investigators, Finfer S, Bellomo R, et al. Effect of baseline serum albumin concentration on outcome of resuscitation with albumin or saline in patients in intensive care units：analysis of data from the saline versus albumin fluid evaluation (SAFE) study. BMJ 2006；333：1044-104.
3. Caironi P, Tognoni G, Masson S, et al. Albumin replacement in patients with severe sepsis or septic shock. N Engl J Med 2014；370：1412-21.
4. Dellinger RP, Levy MM, Rhodes A, et al. Surviving sepsis campaign：international guidelines for management of severe sepsis and septic shock：2012. Crit Care Med 2013；41：580-637.
5. Russell JA, Navickis RJ, Wilkes MM. Albumin versus cystalloid for pump priming in cardiac surgery：meta-analysis of controlled trials. J Cardiothorac Vasc Anesth 2004；18：429-37.
6. 日本輸血・細胞治療学会ガイドライン委員会アルブミン製剤の使用指針策定に関するタスクフォース．科学的根拠に基づいたアルブミン製剤の使用ガイドライン（2015 年 6 月 1 日　第 1 版）．日輸血細胞治療会誌 2015；61：巻末 3-21.

072 異型適合血輸血や交差適合試験の省略のリスクとはどのようなものか

稲田 眞治

▶どんな場合に異型適合血輸血や交差適合試験の省略を行うか？

輸血治療には，未知のウイルス感染をはじめとする合併症の危険が常にある。われわれは，輸血する利益が輸血による合併症の危険を超える場合に輸血治療を選択する。

こうした合併症のうち，不適合輸血による溶血は，生物製剤である輸血製剤の抗原性により発生するため，一定の検査施行後であれば，かなりの確率で避けられる。そのため，通常の輸血前には，ABO 血液型，RhD 抗原，不規則抗体のスクリーニングを施行する。一方，不適合輸血による溶血は，ABO 型不適合による即時型血管内溶血を除けば，それほど深刻なものではないうえに頻度も低い。そのため，生命の危険に瀕する重篤な出血性ショックの患者で，止血治療達成までの時間に猶予のない場合，ある一定のルールに沿っていれば，輸血前の検査を省略できることになっている。このルールが，異型適合血輸血および交差適合試験省略である。

厚生労働省は1999年に「輸血療法の実施に関する指針」を策定し，その中で緊急時の輸血として，交差適合試験を省略した輸血に加え，O型赤血球成分の輸血を「例外的に」（本文より引用）許容していた。この指針[1]は2005年9月に改定（2014年11月一部改正）されているが，そこでは，旧版で「例外的」と記載していたO型赤血球成分輸血を「救命処置としての輸血」と位置づけ，患者血液型が確定しているが同型赤血球製剤が絶対的に不足している場合，および患者血液型が未確定な場合に分け，異型適合血として明記した。

2007年4月には，日本麻酔科学会より「危機的出血への対応ガイドライン」[2]が発行されているが，その中でも，救命を優先した対応として，交差適合試験の省略，ABO同型適合血不足時の異型適合血輸血が明記されている。

▶異型適合血輸血のリスクとその頻度

異型適合血は，ABO血液型が確定している場合，異型であるが適合である赤血球を指している（**表72-1**）。患者血液型が未確定の場合は，O，A，B，AB型いずれであっても適合するO型を選択する。この場合，輸血製剤の血漿中に含まれる抗体による凝集反応を防ぐために，「全血は不可」として赤血球製剤のみが異型適合血輸血では用いられる。

こうした異型適合血輸血のリスクは，①RhD陰性の患者に対し，RhD陽性のO型輸血を行うリスク，②AB型の患者に対し，O型輸血を行うリスク，③不規則抗体が存在するリスクの3種類が存在する。③については，交差適合試験省略時のリスクとして後述し，まず①，②について記載する。

表72-1　患者血液型確定時の異型適合血

患者ABO血液型	異型であるが適合である赤血球
O	なし
A	O
B	O
AB	A，B，O

（厚生労働省．輸血療法の実施に関する指針より）

◎RhD陰性の患者に対し，RhD陽性のO型輸血を行うリスク

輸血により，患者体内にはRhD抗体が産生される。患者が女性で，輸血後の将来妊娠した場合に，胎児の血液型がRhD陽性だった場合には母体内のRhD抗体により，胎児は重篤な溶血に陥る。これを防ぐために，RhD不適合輸血が行われた場合は，RhD免疫グロブリンの投与が推奨されている。ただし，この免疫グロブリン投与により，将来の妊娠時の胎児溶血が確実に防げるわけではない。

日本人においては，そもそもRhD陰性者は全人口の0.5％[3]にすぎない。目前に差し迫った出血性ショックによる死のリスク回避を優先するのかどうか，という判断になる。

◎AB型の患者に対し，O型輸血を行うリスク

患者の血液型がAB型と確定している場合に選択し得る異型適合血は，O，A，B型とされている。一方，O型血漿にはA抗体およびB抗体，A型血漿にはB抗体，B型血漿にはA抗体が含まれている。こうした血漿中の抗体により凝集反応が生じるのを防ぐために，血漿成分を除いた赤血球製剤が使用されるが，血漿成分を除いているとはいえ，赤血球製剤に含まれる血漿成分はまったくのゼロではない。そのため，AB型であるとわかっている患者に大量輸血が必要かつ

AB 型血液製剤が絶対的に不足している場合は，A，B 抗体双方を含み A 型（B 抗体のみを含む）および B 型（A 抗体のみを含む）血液製剤以上に凝集のリスクが高い O 型血液製剤よりも，A 型あるいは B 型血液製剤が好ましいとされている。しかし，AB 型の患者へ異型適合血輸血を行う場合に，A 型あるいは B 型血液製剤を選ぶことで，どの程度凝集反応のリスクが減少するのかは，筆者が検索したかぎりでは明らかではなかった。

▶交差適合試験省略時のリスクとその頻度

交差適合試験省略時のリスクとは，不規則抗体による遅発性血管外溶血のリスクである。

Dutton ら[4] は，合計 581 単位の，交差適合試験を省略した血液製剤を輸血された 161 名の外傷患者のうち，輸血にまつわる急性の溶血症状をきたした患者はいなかったこと，RhD 陰性だった 10 名の男性患者において輸血後に Rh 抗体を生じたのは 1 名だったことを報告している。直接，リスクの頻度を示すものではないが，交差適合試験の省略による輸血には臨床的に問題ないことが示されているといえる。

具体的なリスクの頻度について，日本麻酔科学会の「危機的出血への対応ガイドライン」[2] では，患者が RhD 陰性の可能性は 0.5%，患者が溶血反応を生じる可能性のある不規則抗体を保有している可能性は 0.5% 以下，よって，遅発性溶血のリスクはあわせて約 1% と推定している。

いずれにせよ，目の前に迫った出血死のリスクと突き合わせて評価し，最も患者の利益になる選択は何なのかをわれわれ医師は考える必要がある，ということだろう。

▶最も大切なのは緊急輸血実施時の体制整備

以上，異型適合血輸血および交差適合試験省略により発生し得るリスクおよびその頻度について述べた。こうした知識は，重篤な出血性ショックの患者の循環管理を行ううえで，躊躇なくスムースに安全な輸血を決心するために重要である。しかし，最も重要なことは，目の前の患者が，こうした通常輸血前の諸検査を省略して間髪を入れず輸血開始を決心しなければならない患者なのかを認識できること，および，通常輸血前の諸検査を省略することを検査室・輸血部へスムーズに連絡し，適切な輸血製剤を間違いなく払い出し可能とする院内システムの構築である。

異型輸血による合併症で最も重症なのは，ABO 型不適合による即時型血管内溶血である。日本輸血細胞治療学会のアンケート調査[5] により，60 件の ABO 型不適合輸血が報告され，原因は，輸血実施時の患者・製剤照合間違いが 27 件，血液型検査採血間違いが 2 件，主治医の輸血依頼伝票の記入間違いが 8 件と，緊急輸血を行うまでの仕組みに起因するものが圧倒的に多い。異型適合血輸血および交差適合試験省略により発生し得るリスクの頻度と比較すると，そのほぼすべてが間違いに起因していることを忘れてはならない。

文　献

1. 厚生労働省.「輸血療法の実施に関する指針」及び「血液製剤の使用指針」の一部改正について.〈http://www.mhlw.go.jp/stf/seisakunitsuite/bunya/0000065580.html〉, 輸血療法の実施に関する指針.〈http://www.mhlw.go.jp/file/06-Seisakujouhou-11120000-Iyakushokuhinkyoku/000006557

6.pdf〉(2016 年 7 月 13 日閲覧)
2. 日本麻酔科学会．危機的出血への対応ガイドライン．〈http://www.anesth.or.jp/guide/pdf/kikitekiGL2.pdf〉(2016 年 7 月 13 日閲覧)
3. 日本赤十字社大阪府赤十字血液センター．Rh 血液型について．〈http://wanonaka.jp/first/rh.html〉(2016 年 7 月 13 日閲覧)
4. Dutton RP, Shih D, Edelman BB, et al. Safety of uncrossmatched type-O red cells for resuscitation from hemorrhagic shock. J Trauma 2005；59：1445-9.
5. 藤井康彦，松崎道男，宮田茂樹ほか．ABO 型不適合輸血の発生原因による解析．日輸血細胞治療会誌 2007；53：374-82.

073 輸血製剤の保存温度が異なるのはなぜか

米村 雄士

輸血用血液製剤の保存温度，有効期限，保存状態検査マーカーをまとめたものを**表 73-1** に示す。

▶赤血球製剤は保存温度 2〜6℃で有効期限は採血後 21 日間

まず，赤血球の保存状態を知る指標としてよいマーカーは，赤血球の形態と赤血球製剤の上清中の ATP（アデノシン三リン酸），ジホスホグリセレート（2,3-DPG），ヘモグロビン，カリウム，乳酸，アンモニア，ブドウ糖の濃度である。赤血球の寿命は体の中では約 120 日程度で，ブドウ糖を利用して解糖系で産生される ATP や，中間代謝産物である 2,3-DPG を利用し赤血球機能を維持している。低温にすることで，ATP や 2,3-DPG の消費が減少し，赤血球の代謝率の低下を維持することができるので，実質は 2〜6℃で 21 日以上の長期保存が可能である。

そこで，赤血球の保存温度の下限を求めるために，5℃，2.5℃，0℃，−2℃，−5℃の保存温度における赤血球の保存状態について検討した報告[1]がある。その結果は以下のようであった。

①保存中の溶血は，保存温度が 0℃までは低値を維持したが，−2℃から上昇する傾向を示した。
② ATP レベル，変形能および morphology score は 0℃で最も良好に維持された。
③ 2,3-DPG レベルは，5〜−5℃では保存温度の低下に伴い良好に維持された。
④以上より，赤血球の液状における保存温度は，0℃までは下げることができ，0℃保存によって，保存期限が延長できる可能性が示された。

表 73-1　輸血用血液製剤の保存温度，有効期限，保存状態検査マーカー

製剤種類	保存温度	有効期限	保存状態検査マーカー
赤血球製剤	2〜6℃	21 日間	上清中の ATP，2,3-DPG，ヘモグロビン，カリウム，乳酸，アンモニア，赤血球の形態
血漿製剤	−20℃以下	1 年間	PT，APTT フィブリノゲン 凝固因子活性 pH，PCO_2
血小板製剤	20〜24℃ 振盪	4 日間	pH，乳酸 血小板の形態 スワーリング検査

APTT：活性化部分トロンボプラスチン時間，PT：プロトロンビン時間

以上のことより，以前は赤血球製剤の保存温度が4～6℃であり，2004年以降2～6℃になったが，それで特段問題ないことがわかる。さらに有効期限は，濃厚赤血球MAPになってはじめは，海外と同じように採血後42日間であったのが，エルシニア菌の発生が問題となり採血後21日間に短縮された。

さらに，赤血球の保存温度が上昇した場合の影響を検討した報告[2)]がある。5℃，15℃，22℃，37℃の保存温度で赤血球の保存状態について検討している。その結果は以下のようであった。

①溶血率は，保存温度の上昇とともに上昇傾向を示した。

②遊離ヘモグロビン濃度が15 mg/dL以上になる日数は，5℃，15℃，22℃，37℃において，それぞれ22.5日，15.5日，7.5日，3.0日であった。

③また，ATP，2,3-DPG，morphology scoreは，保存温度の上昇に伴いほぼ指数関数的に低下した。5℃，15℃，22℃，37℃の保存温度におけるATPの半減期は，それぞれ27.0日，7.9日，4.8日，1.2日であり，2,3-DPGの半減期は，それぞれ11.6日，1.6日，1.0日，0.2日であった。

④5℃保存の21日後のmorphology scoreは249で，これと同じ値を示す15℃，22℃および37℃における保存日数はそれぞれ7.3日，4.2日，1.2日であった。さらに，21日以内では22℃，12時間程度放置で，2,3-DPGは著しく減少するが，viabilityには大きな影響はなかった。

これらのことから，半日以上，温度が管理されていないところで保存された製剤は劣化が進み，使用できなくなる。逆に，それ以内であれば，大量輸血でないかぎり問題となることはないのかもしれない。しかし，実際は数時間でも管理されていないところに置いてあれば，PL法上使用できない。

▶血漿製剤は保存温度−20℃以下で有効期限は採血後1年間

血漿は凍結しないと凝固因子活性が低下し，長期間の保管にて品質が許容されない*1。

最近，成分採血由来新鮮凍結血漿の融解後の品質に関する報告[3)]があり，融解後の成分採血由来新鮮凍結血漿は，120時間後でも，第Ⅷ因子を除く凝固因子活性の低下はほとんどなく，トロンビン生成能も維持されていた。しかし，室温22℃で保管する場合は，4℃で保管する場合と比較すると，補体C3aの経時的な上昇，凝固阻害因子Total Protein Sの低下，pHの有意な上昇を認めた。わが国では，融解後すぐに輸血しない場合は冷蔵保管とし，融解後3時間以内に使用することになっているが，上記の結果から融解後の使用期限延長についての検討が現在行われている。

▶血小板製剤は保存温度20～24℃で有効期限は採血後4日間で要振盪

濃厚血小板を振盪しないといけない理由については，別項*2を参考にしてほしい。

血小板は赤血球と比較しても劣化しやすく，その寿命は体の中で約10日程度と短い。保存障害は採血3日後から起こり始め，7日頃に急速に進行する。エネルギー消費により，細胞の器官が障害を受けて，形態変化や血小板活性化の変化を生じる。血小板機能を保持するには，保存温度，保存バッグの酸素と二酸化炭素の透過性，pH，液量や血小板濃度が

*1 詳細な解説は「075. 血漿が凍結しても利用できるのはなぜか」(234ページ) を参照。

*2 「070. 濃厚血小板を絶えず振盪するのはなぜか」(221ページ)。

重要である。

血小板は，低温で保存すると活性化が進み，円盤型から偽足を出し球型になる。通常，血小板の形態が円盤状のときは，光を一様に屈折するために，ゆっくりと撹拌すると，渦巻き状のスワーリング swirling という現象を認める。しかし，血小板の形態が保存日数の経過や保存状態などにより球状へと変化する割合が多くなると，スワーリングの程度が低下する。また低温保存した血小板は，20〜24℃で保存した血小板と比べると生体内寿命が短くなる[4]ことが報告されている。その原因は，冷蔵保存によって血小板の糖タンパク glycoprotein Ibα（GPIbα）が集積し，hepatic macrophage complement type 3（CR3）receptor により認識され，血小板が捕捉され寿命が短くなる[5]と考えられている。そのため，現在も血小板製剤は 20〜24℃で保存されている。

文　献

1. 山村　一，宮原正行，西崎太計志ほか．赤血球の液状の保存温度は何度まで下げられるか？ 日輸血会誌 1991；37：392-7.
2. 山村　一，宇多正行，石居昭夫ほか．赤血球に及ぼす保存温度の影響（I）－5℃以上の温度における保存－．第 9 回日本血液事業学会総会 1985；8：373-4.
3. 森　純平，岩間　輝，松本真実ほか．成分採血由来新鮮凍結血漿の融解後の品質．日輸血細胞治療会誌 2015；61：550-5.
4. Murphy S, Gardner FH. Effect of storage temperature on maintenance of platelet viability-deleterious effect of refrigerated storage. N Engl J Med 1969；280：1094-8.
5. Hoffmeister KM, Felbinger TW, Falet H, et al. The clearance mechanism of chilled blood platelets. Cell 2003；112：87-97.

074 輸血用血液が凝固しないのはなぜか

名倉 豊
正本 庸介
岡崎 仁

主にはクエン酸ナトリウムによる血漿中イオン化カルシウム（Ca^{2+}）のキレート結合により，血液凝固カスケードの Ca^{2+} 依存性機序の抑制により抗凝固されることで，生体外に出た血液でも保存することが可能となる。輸血用血液のための血液採取の際，赤血球成分の保存状態を良好に保つために抗凝固剤のほか，さまざまな成分を含んだ血液保存液が用いられる（**表 74-1**）[1]。通常，献血の際，citrate-phosphate-dextrose（CPD）液の入ったバッグに採血が行われ，保存前白血球除去が行われた後，赤血球成分はさらに赤血球を良好な状態で保つために mannitol-adenine-phosphate（MAP）液を添加し，保存される。一方，血漿成分は－20℃以下で凍結保存される。

わが国の血小板製剤は，すべて成分採血装置を用いて採取される。これは特殊な採血装置を用いて必要な成分のみを採取し，それ以外を生体内に返血することが可能である。その採取の際，血液が凝固しないように，抗凝固剤を添加しながら採取が行われるため，採血中，低カルシウム血症による症状（口元や手指のしびれ）をきたす場合がある。

表 74-1　血液保存液各成分の働きと組成（g/L）

成分	働き（目的）	MAP	ACD-A	CPD	CPDA
D-マンニトール	赤血球溶血防止	14.57			
アデニン	ATP 維持	0.14			0.275
リン酸二水素ナトリウム	ATP 産生利用	0.94		2.51	2.51
クエン酸ナトリウム	抗凝固	1.5	22	26.3	26.3
クエン酸	赤血球劣化防止	0.2	8	3.27	3.27
塩化ナトリウム	生体内浸透圧適合のため	4.97			
ブドウ糖	赤血球エネルギー源	7.21	22	23.2	29.0

ATP：アデノシン三リン酸

▶輸血により起こる低カルシウム血症の病態

保存血中に抗凝固剤として含まれるクエン酸は，血中で生理活性を有する Ca^{2+} をキレートすることにより Ca^{2+} 濃度を低下させるので，典型的には血清総カルシウム濃度の低下を伴わない低カルシウム血症を起こす。輸血による血清 Ca^{2+} 濃度の低下は高頻度にみられるが，臨床的に問題となる低カルシウム血症が起こることはまれである。しかし，クエン酸は主に肝臓，腎臓により代謝を受けるので，これらの臓器に障害のある患者ではクエン酸代謝が遅延する。したがって，これらの基礎疾患を有する患者に大量輸血を行う場合には，注意が必要となる。

敗血症，熱傷を含む多くの重症病態では，しばしば疾患の重症度と関連して低カルシウム血症がみられることが知られている。機序として炎症性サイトカインによる副甲状腺ホルモン parathyroid hormone（PTH）の分泌不全，活性型ビタミン D の産生低下，PTH に対する標的臓器の反応性低下などが想定されている。また，種々の原因で起こる乳酸アシドーシスも，乳酸が Ca^{2+} をキレートすることによる低カルシウム血症を起こし得る。一方，主に大手術後などに大量輸血・輸液による容量増加と低アルブミン血症によって見かけ上の血中総カルシウム濃度が低下することがあるが，この場合 Ca^{2+} 濃度は変化しないことが多い。このように重症病態では，輸血以外にも複合的な要因により血中カルシウム濃度が変化することに注意する。

クエン酸中毒に伴う低カルシウム血症に関する知見は主にイヌを用いた実験で得られたものであり，輸注速度が速いほど少ない総投与量でも低カルシウム血症に特徴的な心電図変化が起こること，低カルシウム血症に伴う症状の多くはすみやかなカルシウム補充により改善すること，肝機能が正常であれば 0.02 mmol/kg/min 程度のクエン酸を安全に投与できること，などが知られている[2)]。全血製剤中のクエン酸濃度は約 0.015 mmol/mL なので，この量は毎分当たり体重（kg）×1.33 mL の全血製剤の投与に相当する[*1]。したがって臨床的に問題となるのは，極端に急速な大量輸血を行う場合か，ほとんどの場合は，もともと肝疾患のある患者もしくは虚血に伴って肝障害が生じた患者である。このような患者では，Ca^{2+} 濃度を慎重にモニタリングする。全血 1 L の輸血当たり 10％グルコン酸カルシウム 20〜40 mL または 10％塩化カルシウム 10 mL 程度を予防的

*1　赤血球製剤ではクエン酸濃度はさらに低くなる。

に補充する方法も知られている。

急性の低カルシウム血症では，主に神経・筋の興奮性の亢進に伴うさまざまな症状が起こる（一般にテタニーと呼ばれる）。初期には口周囲や四肢遠位部の感覚異常や筋痙攣がみられることが多いが，疲労，不安，易興奮性，抑うつ，自律神経系異常に伴う発汗・仙痛などの非特異的な症状を呈することや，無症状の場合もある。Trousseau 徴候*2，Chvostek 徴候*3 は，潜在性テタニーの存在を示唆する。より重篤な症状として，喉頭痙攣，全身痙攣，徐脈を伴う心血管系の虚脱，心不全，心電図の QT 延長とそれに伴う不整脈，乳頭浮腫などが知られている。

▶輸血により起こる低カルシウム血症の治療

症状を伴う急性の低カルシウム血症には迅速な治療が必要であり，カルシウム製剤を静脈内投与する。グルコン酸カルシウムと塩化カルシウムの 2 種類の製剤がある。グルコン酸カルシウムは肝臓での代謝を必要とするため作用発現が遅く，重篤な肝疾患では選択しにくい。塩化カルシウムと比べて血管刺激性が低く末梢静脈からも投与しやすい利点を有する。緊急度，肝疾患の有無などに応じて製剤を選択する。英国血液学標準委員会の大量輸血のガイドライン[3]では作用発現の早い 10％塩化カルシウム 10 mL の静脈内投与を推奨している。ただし，わが国で市販されているのは，2％製剤のみである。一方「Washington Manual of Medical Therapeutics. 34th ed」[4]では，一般的な低カルシウム血症の補正には，組織障害性の低い 10％グルコン酸カルシウム 10～20 mL を 50～100 mL の 5％ブドウ糖液に溶解したものを 10～20 分かけて投与し，その後カルシウムの重量として 0.5～1.5 mg/kg/hr のグルコン酸カルシウムを持続投与することを推奨している。わが国では，8.5％製剤が市販されている。

カルシウムの原子量は 40，グルコン酸カルシウム，塩化カルシウムの分子量はそれぞれ 448，111 であるため，グルコン酸カルシウムの重量のうちカルシウムの重量は 9％，塩化カルシウムでは 37％となり，すなわち 10％溶液 10 mL 中に含まれるカルシウムは，グルコン酸カルシウムでは 90 mg，塩化カルシウムでは 370 mg である。カルシウムの過量投与による心停止が報告されているため，カルシウム製剤の静脈内投与は必ず厳重なモニタリング下で緩徐に行う。

文　献

1. 窪田哲朗，加藤亮二．臨床検査学講座 免疫検査学．東京：医歯薬出版，2008．
2. Klein HG, Anstee DJ. Mollison's Blood Transfusion in Clinical Medicine. 12th ed. Chicester : Wiley-Blackwell, 2014.
3. British Committee for Standards in Haematology, Stainsby D, MacLennan S, et al. Guidelines on the management of massive blood loss. Br J Haematol 2006 ; 135 : 634-41.
4. Godara H. The Washington Manual of Medical Therapeutics. 34th ed. Philadelphia : Lippincott Williams & Wilkins, 2013.

*2　マンシェットで収縮期血圧より高めに 3 分間圧迫したときに生じる手根部・手の痙攣で，特異度が高い。

*3　耳の前方で顔面神経を叩いたときに生じる片側性の顔面筋の痙攣で，健常人でも 10％程度にみられる。

血漿が凍結しても利用できるのはなぜか

075

名倉 豊
岡崎 仁

▶輸血の目的

輸血療法とは補充療法であり，“必要な成分のみ投与する”というのが最近の考え方である。すなわち，赤血球製剤は組織への酸素運搬能の最適化のために，血小板製剤は血小板数を補正するために使用されるのに対し，新鮮凍結血漿（FFP）は，凝固因子の補充を目的とする。必要成分のみを輸血することで，臨床症状の改善をはかることが主目的である。

▶輸血用血液の種類

わが国の同種血（他人由来）製剤は，すべて日本赤十字社血液センターにより供給されている。現在は，細菌汚染防止のための初流血除去，白血球が関与する非溶血性輸血副作用を防止するための保存前白血球除去，また，致死的な輸血副作用である移植片対宿主病（GVHD）を予防するための放射線照射済み製剤が供給されている。

輸血用血液は，細胞成分由来の赤血球液（RBC）および濃厚血小板（PC）と，血漿成分由来のFFPや血漿分画製剤（アルブミン製剤，免疫グロブリン製剤，血液凝固因子製剤など）に大別される。

▶輸血用血液の適切な保存状態

RBCは，保存液（MAP液）を添加したうえで冷蔵（2～6℃）保存するのに対し，PCは，常温（20～24℃）で震盪しながら保存する。これらは，それぞれの成分の機能を最大限維持できることが確認された条件である。

一方，FFPは凍結（-20℃以下）保存する製剤である。FFPは，細胞成分を含まないことから，凍害防止液などを使用せずに凍結することが可能である。

▶FFPはなぜ凍結する必要があるのか？

上記のとおり，血液凝固因子の補充を主目的とするFFPには，血液凝固因子およびフィブリノゲンが多く含まれている。複合凝固因子障害および低フィブリノゲン血症が生じる大量出血（輸血）時，また血液凝固因子の産生低下（例えば肝障害）や消費〔例えば播種性血管内凝固（DIC）〕によって生じる欠乏症などの場合，FFPが適応となる。また，濃縮製剤が存在しない凝固第Ⅴ因子などの補充のために，FFPを投与することがある。

FFPの成分を，血液凝固因子を中心に**表75-1**に示す。多くの血液凝固因子は，冷蔵状態（4℃）でも安定であるのに対し，凝固第Ⅴ因子，第Ⅷ因子は不安定であり，タンパク凝固・変性や構造分解，酸化の影響により，活性がすみやかに低下することが示唆されており，血液凝固因子活性を長期に保持するためには，凍結保存が必須条件となる。そのため，FFP使用時は，30～37℃で融解し，融解後は血液凝固因子活性の低下を考慮し，3時間以内に投与することを原則としている。融解には20～30分を要するため，

表 75-1　凝固因子の生体内における動態と止血レベル

凝固因子	止血に必要な濃度・活性	生体内半減期	生体内回収率	安定性（4℃）
フィブリノゲン	75～100 mg/dL	3～6 日	50%	安定
プロトロンビン（Ⅱ）	40%	2～5 日	40～80%	安定
第Ⅴ因子	15～25%	15～36 時間	80%	不安定
第Ⅶ因子	5～10%	2～7 時間	70～80%	安定
第Ⅷ因子	10～40%	8～12 時間	60～80%	不安定
第Ⅸ因子	10～40%	18～24 時間	40～50%	安定
第Ⅹ因子	10～20%	1.5～2 日	50%	安定
第Ⅺ因子	15～30%	3～4 日	90～100%	安定
第Ⅻ因子	—	—	—	安定
第XIII因子	1～5%	6～10 日	5～100%	安定
von Willebrand 因子	25～50%	3～5 時間	—	不安定

〔厚生労働省医薬食品局血液対策課．血液製剤の使用指針（改定版）．平成 17 年 9 月（平成 19 年 7 月一部改正）より〕

すぐに使用できないのが欠点である。また，37℃以上の温度で融解すると，FFP 中のタンパクが凝固・変性するため注意が必要である。

▶FFP の調整方法

現在，120 mL，240 mL および 480 mL の FFP 製剤が日本赤十字社血液センターより供給されており，前二者は全血より

表 75-2　FFP の使用指針

1）凝固因子の補充
PT，APTT の両方またはどちらかが延長している場合 （PT-INR≧2.0，PT%≦30%，APTT：各施設の基準値上限の 2 倍以上または 25%以下）
・肝障害：複数の凝固因子活性が低下し，出血傾向のある場合 ・L-アスパラギナーゼ投与 ・播種性血管内凝固（DIC）：さらにフィブリノゲン値<100 mg/dL の場合 ・大量輸血時 ・濃縮製剤のない凝固因子欠乏症 ・クマリン系薬剤（ワルファリンなど）の緊急補正
低フィブリノゲン血症（フィブリノゲン値<100 mg/dL）
・播種性血管内凝固（DIC） ・L-アスパラギナーゼ投与
2）凝固阻害因子や線溶因子の補充
3）血漿因子の補充（PT，APTT が正常な場合）
血栓性血小板減少性紫斑病（TTP）

PT：プロトロンビン時間，APTT：活性化部分トロンボプラスチン時間，INR：国際標準率
〔厚生労働省医薬食品局血液対策課．血液製剤の使用指針（改定版）．平成 17 年 9 月（平成 19 年 7 月一部改正）より〕

図 75-1　FFP 融解後の 4℃保存における各凝固因子の経時変化
＊，＋，¥，＃は，融解直後（0 hr）の各凝固因子と比較し，有意差あり（$p<0.05$，Dunnett's test）
（内藤 祐ほか．新鮮凍結血漿の融解後の使用期限．日輸血細胞治療会誌 2014；60：577-84 より作成）

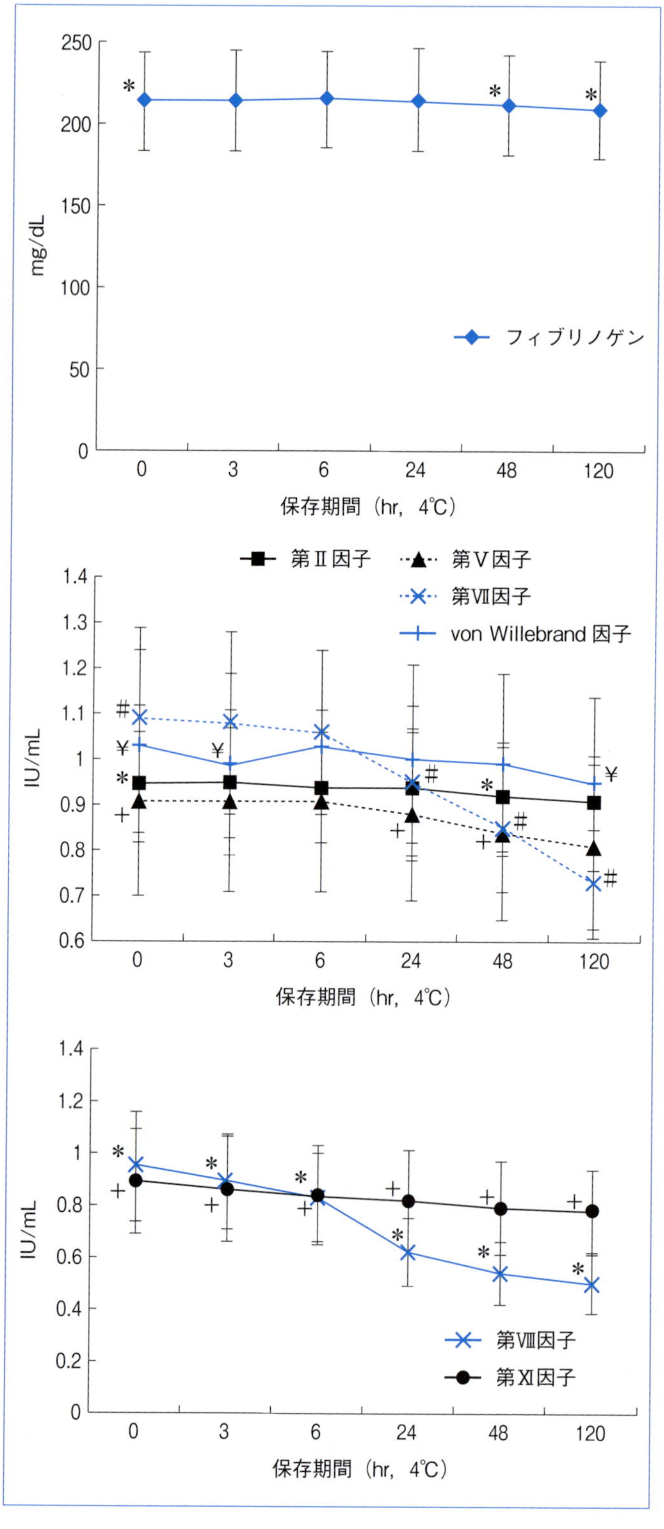

分離した血漿成分を採血後 8 時間以内に凍結したもの，後者はアフェレーシスにて採取されたもので，採取後 6 時間以内に凍結している。有効期限は，凍結状態で採血後 1 年間であるが，感染拡大を防ぐための貯留保管期間が 6 か月間あるので，実際の有効期限は供給開始可能になってから 6 か月である。

▶FFP の使用基準

FFP の使用基準は，凝固検査〔プロトロンビン時間（PT），活性化部分トロンボプラスチン時間（APTT）〕，またフィブリノゲン濃度を参考にしている（**表 75-2**）。生理的な止血効果を示すための凝固因子の最少活性値は，正常値の 20〜30％であり，8〜12 mL/kg を目安に各因子の回収率や半減期を考慮して投与量を決定する。

▶融解血漿の使用について

わが国では上記のとおり，融解後の FFP は 3 時間以内に使用することを原則としているが，海外（米国）では，融解後 1〜6℃保存で 24 時間以内は FFP として扱い，それを越えた場合は，「融解血漿 thawed FFP」として扱っている。融解血漿となる FFP 製剤は再ラベルされ，冷蔵庫（1〜6℃）で 5 日以内まで保存される。FFP を液状保存する利点は，融解の必要がなく，外傷などの緊急事態に際して直ちに使用できる[2]という点である。

融解血漿製剤を 5 日間冷蔵保存した際，凝固第Ⅴ因子，凝固第Ⅶ因子，凝固第Ⅷ因子の活性は大きく低下することが確認されているが，そのほかの因子は若干減少するものの比較的保持され，また，フィブリノゲンやプロテイン C，プロテイン S，アンチトロンビンⅢ，ADAMTS*1

13の生体凝固阻害物質の減少は認められなかった[3,4]と報告されている（**図75-1**）。これらのことから米国では，融解血漿の緊急的使用が積極的に実施されるようになっている。わが国でも今後，FFP融解後の使用時間の延長や融解血漿が使用されるようになる可能性がある。

文 献

1. 厚生労働省医薬食品局血液対策課．血液製剤の使用指針（改定版）．平成17年9月（平成19年7月一部改正）．〈http://www.mhlw.go.jp/new-info/kobetu/iyaku/kenketsugo/yuketuchiryou07/dl/yuketuchiryou07b.pdf〉（2016年7月13日閲覧）
2. Kor DJ, Stubbs JR, Gajic O. Perioperative coagulation management - fresh frozen plasma. Best Pract Res Clin Anaesthesiol 2010；24：51-64.
3. Wang Z, Du X, Li C, et al. Coagulation factors and inhibitors in thawed plasma stored at 1-6°C for 5days in China. Transfus Apher Sci 2014；50：274-80.
4. 内藤 祐，林 宜亨，秋野光明ほか．新鮮凍結血漿の融解後の使用期限．日輸血細胞治療会誌 2014；60：577-84.

＊1 **ADAMTS**：a disintegrin and metalloproteinase with thrombospondin motifs

076 Massive Transfusion Protocolとはどのようなものか

岩谷 全亮
有澤 創志
井出 雅洋

Massive Transfusion Protocol（MTP）とは本来，外傷による大量，危機的出血に対する大量輸血の指針である。大量輸血とは，成人の場合，①24時間以内に全血液量（TBV）以上に相当する赤血球液（RBC）の投与，②1時間に8単位以上のRBC投与とさらなる投与の必要が予測される状況，③3時間以内に全血液量の50％以上が血液製剤で置き換えられた状況，を指す[1,2]。小児の場合は，①24時間以内に全血液量の100％以上の輸血が投与された状況，②1分間当たりに全血液量の10％以上の輸血を必要とする出血が持続している状況，③3時間以内に全血液量の50％以上が血液製剤で置き換えられた状況を指す[2]。

ただし，輸血の1単位は各国で異なり，例えば，米国ではRBC 1単位が約300 mL，わが国では130 mLとなることに注意する。

▶わが国の血液製剤の使用指針

わが国では，全血液量以上の大量出血，もしくは1分間当たり100 mLの急速輸血が必要な場合には，凝固因子や血小板数の減少による出血傾向があるため，凝固系検査や血小板数を評価し，新鮮凍結血漿（FFP）や濃厚血小板（PC）輸血を考慮するとされている。**図76-1**にあるとおり，出血量が全血液量を超えると，凝固因子は止血に必要とされる35％を下回るので，そこではじめて，FFPを投与する。血小板は術前値が20万/μLあれば，全血液量の1.5倍出血した場合で5万/μLを下回るので，そこでPCを使用する。いずれも，かなり出血をしてからの使用が推奨されている。

また，「血液製剤の使用指針」（改定版）[3]には「我が国では濃縮フィブリノゲン製剤の供給が十分でなく，またクリ

図 76-1　出血治療における輸液・輸血療法の適応

〔厚生労働省医薬食品局血液対策課．血液製剤の使用指針（改定版）．平成 17 年 9 月．Ⅳ 新鮮凍結血漿の適正使用．〈http://www.mhlw.go.jp/new-info/kobetu/iyaku/kenketsugo/5tekisei3b02.html#04〉より〕

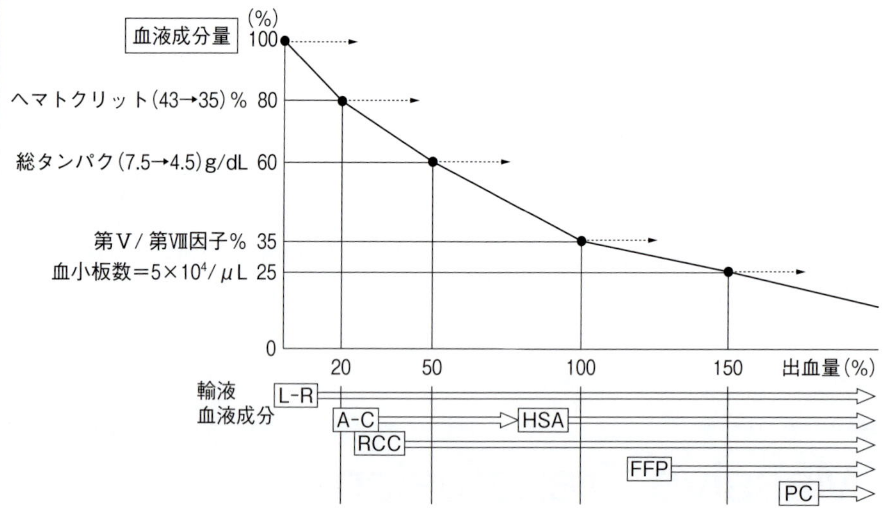

L-R：細胞外液系輸液薬（乳酸リンゲル液・酢酸リンゲル液など），RCC：赤血球濃厚液または MAP 加赤血球濃厚液，A-C：人工膠質液，HSA：等張アルブミン（5%人血清アルブミン，人加熱血漿蛋白），FFP：新鮮凍結血漿，PC：濃厚血小板
(Lundsgaard-Hansen P. Bibl Haematol 1980；46：147-69)の一部を改訂

オプレシピテートの製剤が供給されていないことから，フィブリノゲンの補充には，FFP を用いる」と記載され，低フィブリノゲン血症（100 mg/dL 未満）に使用するとしている。これは，わが国での輸血戦略を考えるうえで重要なポイントである。

▶大量出血時の病態生理

大量出血症例ではまず，患者の血行動態を安定させるために，晶質液や人工膠質液の大量投与が行われ，続いて RBC を輸血する。その結果，希釈性や消費性の凝固障害を助長する。大量出血による低体温，アシドーシスによって，さらに血小板機能異常や凝固障害をきたす可能性もある。したがって，凝固障害がある状況で赤血球や輸液を優先して実施すると，凝固因子が希釈されて凝固障害が起き，水分が 90％以上を占める FFP をその後に投与しても希釈が進み，効率的に凝固因子の血中濃度を上昇させることができないという悪循環に陥る。すなわち，この悪循環を断ち切ることが大量出血の治療の第一歩である[4] といえる。

▶外傷における MTP とその背景

外傷による大量出血患者では，全血の組成と同様の輸血が望ましい[5] という報告がある。また，重度の凝固因子活性の低下により止血できない場合には，赤血球製剤の 1〜1.5 倍量の FFP が必要であり，凝固因子活性の 50％低下で FFP 投与を開始しても，RBC と同量の FFP が必要[6] とも報告されている。また，イラク戦争やアフガニスタンにおける軍事介入において，外傷患者に RBC：FFP：PC

を1：1：1 で早期から投与することによって，大量出血患者の予後を改善したとの報告が注目された。Maegele ら[7] は，多施設後ろ向き観察研究で，重症外傷患者において，10 単位以上の RBC 輸血を受けた症例を，RBC/FFP を＞1.1，0.9～1.1，＜1.1 に分けて検討した結果，FFP をより多く投与した群で死亡率は低かったと報告している。

Sperry ら[8] は多施設前向き観察研究で，外傷後 8 時間以内に 8 単位以上の RBC を輸血された患者を検討し，FFP をより多く投与した群（FFP：RBC≧1：1.5）で 24 時間までの RBC 輸血量，死亡率ともに低かったと報告している。ただし，同時に急性呼吸促迫症候群（ARDS）または輸血関連急性肺傷害（TRALI）の発症も増加していたほか，FFP の過剰投与により輸血関連循環過負荷（TACO）を惹起する可能性も指摘されており，十分注意する必要がある。

PC と RBC との関連では，Inaba ら[9] が 10 単位以上の RBC 輸血を入院後 24 時間以内に行った後ろ向き研究において，死亡率は，PC の RBC に対する割合（PC/RBC）が高くなるにしたがって低下し，PC/RBC は，入院後 24 時間の生存率改善に対する独立した因子であったと報告している。

このように，外傷患者では早期から RBC だけではなく，FFP や PC を同時に投与することによって，死亡率が下がると多数報告され，米国のみならずわが国の外傷センターでも採用されつつある。MTP は，施設内での大量輸血に関するプロトコルを策定することにより，関係各所（医師，看護師，輸血部，検査室）の連携を容易にし，RBC，FFP，PC をあらかじめ決められた比率で準備することによって患者への最適な輸血療法を遅延なく行うことを目的としている（図 76-2）。

図 76-2　Massive Transfusion Protocol の一例

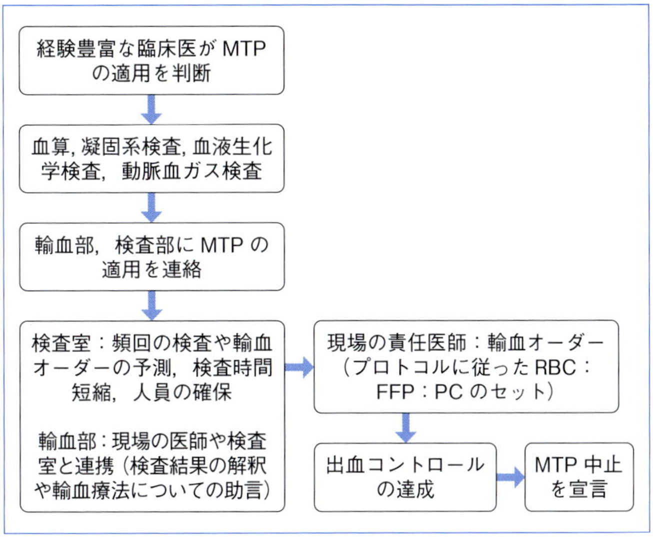

Dente ら[10] は，外傷センターで MTP の導入前後の比較を行った。導入後のほうが 24 時間までの PC や FFP の使用量が多いが，24 時間以降では導入後のほうが RBC，FFP の使用量が有意に減少していると報告しており，早期に止血が完了したことが示唆される。

MTP が効果的な背景とその応用

この理由として，MTP 導入による早期の凝固止血機能改善にフィブリノゲンの補充が役立っていることが考えられ，特に心臓血管外科領域においてその有効性が多く報告されている[11]。フィブリノゲンは，活性化された血小板膜受容体 GP Ⅱb/Ⅲa を介して血小板血栓の安定化に関与している。高いフィブリノゲン値は，血小板数の減少を補正できる可能性が指摘されている。また，トロンビン 1 分子で，フィブリノゲン 1680 分子をフィブリンに変える能力があるために，凝固障害があって，トロンビンの生成が少なくても，フィブリノゲンを高値に保つことで，フィブリンの産生を起こすことができる可能性がある。主に，この二つの理由で，フィブリノゲンを高値にすることで，より止血に有利に働くのではないかと考えられている。

フィブリノゲン値をトロンボエラストロメトリなどのpoint of care deviceを用いて積極的にベッドサイドでモニタリングしてその結果をMTPに組み込み，FFPを先制的に使用することは，手術室での大量出血症例，特に心臓血管外科領域における凝固止血機能の保持，改善に関して有益であると考えられる。手術室におけるMTPの有用性は今後の報告を待たなければならないが，これらを考慮すると少なくともその理論は応用できるのではないかと思われる。

文　献

1. Raymer JM, Flynn LM, Martin RF. Massive transfusion of blood in the surgical patient. Surg Clin North Am 2012 ; 92 : 221-34, vii.
2. Diab YA, Wong EC, Luban NL. Massive transfusion in children and neonates. Br J Haematol 2013 ; 161 : 15-26.
3. 厚生労働省医薬食品局血液対策課.「血液製剤の使用指針」（改定版）平成19年9月. IV 新鮮凍結血漿の適正使用.〈http://www.mhlw.go.jp/new-info/kobetu/iyaku/kenketsugo/5tekisei3b02.html#04〉（2016年6月29日閲覧）.
4. Sihler KC, Napolitano LM. Massive transfusion : new insights. Chest 2009 ; 136 : 1654-67.
5. Ho AM, Karmakar MK, Dion PW. Are we giving enough coagulation factors during major trauma resuscitation? Am J Surg 2005 ; 190 : 479-84.
6. Ho AM, Dion PW, Cheng CA, et al. A mathematical model for fresh frozen plasma transfusion strategies during major trauma resuscitation with ongoing hemorrhage. Can J Surg 2005 ; 48 : 470-8.
7. Maegele M, Lefering R, Paffrath T, et al. Red-blood-cell to plasma ratios transfused during massive transfusion are associated with mortality in severe multiple injury : a retrospective analysis from the Trauma Registry of the Deutsche Gesellschaft für Unfallchirurgie. Vox Sang 2008 ; 95 : 112-9.
8. Sperry JL, Ochoa JB, Gunn SR, et al. An FFP : PRBC transfusion ratio >/=1 : 1.5 is associated with a lower risk of mortality after massive transfusion. J Trauma 2008 ; 65 : 986-93.
9. Inaba K, Lustenberger T, Rhee P, et al. The impact of platelet transfusion in massively transfused trauma patients. J Am Coll Surg 2010 ; 211 : 573-9.
10. Dente CJ, Shaz BH, Nicholas JM, et al. Improvements in early mortality and coagulopathy are sustained better in patients with blunt trauma after institution of a massive transfusion protocol in a civilian level I trauma center. J Trauma 2009 ; 66 : 1616-24.
11. Karlsson M, Ternström L, Hyllner M, et al. Plasma fibrinogen level, bleeding, and transfusion after on-pump coronary artery bypass grafting surgery : a prospective observational study. Transfusion 2008 ; 48 : 2152-8.

077 局所麻酔薬の極量はどのように決められるか

今町 憲貴
齊藤 洋司

局所麻酔薬の極量とは，通常，その量を超えて使用されることがあまりない量を示すが，必ずしも上限量ではない。添付文書で示されている多くの局所麻酔薬の基準最高用量は，教科書などに記載されている極量とは異なることがあり，注意が必要である。局所麻酔薬の作用機序や物理化学的特性を理解したうえで，局所麻酔薬の種類，区域麻酔法の選択，患者側の要因などを考慮して，局所麻酔薬の使用量を検討することが重要である。

▶局所麻酔薬の作用機序

局所麻酔薬は，イオン型と非イオン型が共存しているが，神経細胞外から神経細胞膜を通過するのは，脂溶性の高い非イオン型である。細胞内でイオン型になり，そのイオン型局所麻酔薬が細胞の内側からナトリウム（Na^+）チャネルに結合することで，Na^+ の流入を阻害する。これにより Na^+ の電流の発生が抑制され，局所麻酔薬の効果を発現すると考えられている（図 77-1）。

▶局所麻酔薬の物理化学的特徴（表 77-1）

◎分子量

局所麻酔薬の分子量は，リドカインが 234，メピバカインが 246，ロピバカインが 262 である。分子量が小さいほど拡散は早いが，神経への作用は後述の種々の要因に影響を受ける。

◎解離定数（p*K*a）

解離定数（p*K*a）とは，イオン型と非イオン型が平衡状態となる pH であり，局所麻酔薬の種類により p*K*a は異なる。局所麻酔薬が神経細胞膜を通過するときは，非イオン型で通過するので，非イオン型が多くイオン型が少なければ，細胞膜を通過しやすい。したがって，p*K*a が組織の pH に近いほど，効果発現時間が早くなると考えられる。臨床上，炎症を起こしている部位での局所浸潤麻酔は，効果発現が遅くなることをしばしば経験する。これは，炎症により組織の pH が低くなることで，p*K*a と pH との差が大きくなり，細胞膜を通過できないイオン型が増加するためと考える。

図 77-1　局所麻酔薬の Na^+ チャネルへの作用
B：非イオン型局所麻酔薬，BH^+：イオン型局所麻酔薬，○：ナトリウムイオン（Na^+）

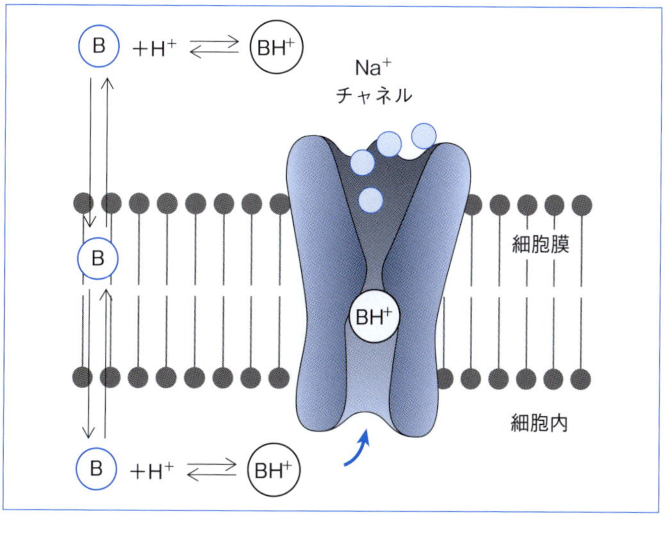

表 77-1　局所麻酔薬の物理化学的性質

局所麻酔薬	解離定数	脂溶性	タンパク結合率（%）	イオン化型%（pH7.4）
リドカイン	7.9	366	64	76
メピバカイン	7.6	130	77	61
ロピバカイン	8.1	775	94	83
ブピバカイン	8.1	3420	95	83

（Lin Y, et al. Local anesthetics. In：Barash PG, et al. Clinical Anesthesia. 7th ed. Philadelphia：Lippincott Williams & Wilkins, 2013：566 より改変）

◎脂溶性

神経細胞の細胞膜を構成している脂質への局所麻酔薬の脂溶性は効果に影響すると考えられている。脂溶性が高いほど，局所麻酔薬の効果が強い。

◎タンパク結合性

神経細胞膜の作用部位である Na^+ チャネルは，タンパク質により構成されている。タンパク結合性が高い局所麻酔薬は強く Na^+ チャネルに結合することで，効果持続時間が長くなる。実際に，タンパク結合性が低いリドカインよりもタンパク結合性が高いロピバカインが臨床的にも作用時間が長い。

▶麻酔法による影響

投与された局所麻酔薬の最高血中濃度（C_{max}）や，最高血中濃度に達する時間（T_{max}）は，局所麻酔薬の種類，投与量だけではなく，区域麻酔法によっても異なる。例えば，リドカインやメピバカインを同じ用量で用いた場合，肋間神経ブロックでは硬膜外麻酔よりも C_{max} が高くなる（**表 77-2**）。

局所麻酔薬中毒の発生率を調べた報告[2]では，1000 例当たり仙骨硬膜外麻酔が 6.9，腕神経叢ブロックが 2.0，硬膜外麻酔が 0.1 としている。局所麻酔薬中毒が起こる原因として多いのが，局所麻酔薬の血管内への誤投与であり，通常使用量よりも少ない用量でも容易に血中中毒濃度に達するので，注意が必要である。

▶患者の全身状態による影響

アミド型の局所麻酔薬は肝臓で代謝されるため，肝機能障害がある患者では中毒濃度に達しやすい。高齢者では，局所麻酔薬の血管内への吸収は早いが，クリアランスは低下しているため，半減期が延長する。高齢者の局所麻酔薬の使用量には，注意が必要である。

▶添加物による影響

◎血管収縮薬

麻酔効果を延長させるために，20 万倍希釈アドレナリンを添加することがある。アドレナリンは，血管を収縮させることで局所麻酔薬の血中への吸収を少なくし，局所麻酔薬の血中濃度上昇を抑える。また，アドレナリン添加局所麻酔薬が血管内に誤投与されたときは，心拍数が増加するので，局所麻酔薬の血管内誤投与を判断する一助となる。

◎炭酸水素ナトリウム

局所麻酔薬に炭酸水素ナトリウムを添加すると，アルカリ化による pH の上昇により，非イオン型局所麻酔薬の割合が増加し，神経細胞膜の通過性が高まり，効果発現時間が早まる。

表 77-2　局所麻酔薬と血中濃度

局所麻酔薬	麻酔法	用量（mg）	C_{max} (μg/mL)	T_{max} (min)	血中中毒濃度 (μg/mL)
リドカイン	腕神経叢ブロック	400	4.00	25	5
	硬膜外麻酔	400	4.27	20	
	肋間神経ブロック	400	6.8	15	
メピバカイン	腕神経叢ブロック	500	3.68	24	5
	硬膜外麻酔	500	4.95	16	
	肋間神経ブロック	500	8.06	9	
	坐骨/大腿神経ブロック	500	3.59	31	
ロピバカイン	腕神経叢ブロック	190	1.3	53	4
	硬膜外麻酔	150	1.07	40	
	肋間神経ブロック	140	1.10	21	
ブピバカイン	腕神経叢ブロック	150	1.0	20	3
	硬膜外麻酔	150	1.26	20	
	肋間神経ブロック	140	0.90	30	
	坐骨/大腿神経ブロック	400	1.89	15	
レボブピバカイン	腕神経叢ブロック	75	0.36	50	4
	硬膜外麻酔	250	1.2	55	

C_{max}：最高血中濃度，T_{max}：最高血中濃度に達する時間
（Lin Y, et al. Local anesthetics. In：Barash PG, et al. Clinical Anesthesia. 7th ed. Philadelphia：Lippincott Williams & Wilkins, 2013：570 より改変）

● ● ●

局所麻酔薬中毒にはさまざまな要素が関与しているが，最小必要量で効果を得るように心がけていれば，合併症を最小限に抑えることができる。また，局所麻酔薬を使用する場合は，常に局所麻酔薬中毒が起こったときの治療*1 に備えておくことが重要である。

*1「079．局所麻酔薬中毒が起きたときにはどのように対処するか」（248 ページ）参照。

文　献

1. Lin Y, Liu SS. Local anesthetics. In：Barash PG, Cullen BF, Stoelting RK. Clinical Anesthesia. 7th ed. Philadelphia：Lippincott Williams & Wilkins, 2013：561-79.
2. Brown DL, Ransom DM, Hall JA, et al. Regional anesthesia and local anesthetic-induced systemic toxicity：seizure frequency and accompanying cardiovascular changes. Anesth Analg 1995；81：321-8.

078 局所麻酔薬が早く作用する神経線維はどれか

酒井 規広

答えを先に述べておこう。
「神経線維が細いほど感受性は高くなる。つまり，早く作用する。」
この理由を以下で述べる。

▶末梢神経の解剖

末梢神経の解剖のおさらいである。末梢神経細胞の軸索を取り囲む神経膠細胞（グリア細胞）として，Schwann 細胞がある。Schwann 細胞は，脳や脊髄などの中枢神経系には存在しない。末梢ではSchwann 細胞が，軸索を包み込む髄鞘（ミエリン鞘）および Schwann 鞘を作る（ちなみに，中枢神経内では，希突起膠細胞が髄鞘を作る）。

Erlanger-Gasser の神経線維の分類（A〜C 線維の分類）[1] を思い出していただきたい（**表 78-1**）。神経線維は，軸索が髄鞘と Schwann 鞘に覆われた有髄神経と，Schwann 鞘にのみ覆われ，髄鞘には覆われていない無髄神経に分類される。Schwann 鞘は神経線維の髄鞘を形成するだけでなく，保護や栄養供給の働きももっている[2]。髄鞘は絶縁性のミエリン層で，軸索の細胞膜に渦巻き状に重なって，軸索を覆っている（**図 78-1**）。髄鞘の存在は，インパルスの伝導を高速にする。

痛みを伝達する神経は，Aδ 線維および C 線維であり，痛みを抑制するためには，これらの線維をブロックすることが必要である。

▶局所麻酔薬の作用機序

局所麻酔薬は，活動電位の発生と伝導を担っている電位依存性ナトリウム（Na^+）チャネルの開口をブロックし，活動電位の伝導を遮断して作用を発揮している。

局所麻酔薬は非イオン型とイオン型の平衡状態にあり，電離していない非イオン型の状態で細胞膜を通過し，イオン型に変わって細胞質側から電位依存性 Na^+ チャネルをブロック，活動電位の発生を阻止して，伝導を抑制している。局所麻酔薬は，用量依存性にブロック効果を発揮し，チャネルに対する結合の親和性は，閉じたチャネルよりも活動を起こしているチャネルのほうが高い。つまり，高頻度のインパルスが神経を伝わるとき，局所麻酔薬の遮断効果は強くなる。

▶細いほうが早い

解剖学的には，有髄神経に比べて細い線維である無髄神経のほうが，薬物の浸透が早い。結果として有髄神経である A 線維に比べて，無髄神経である C 線維のほうがブロックされやすい。また，活動の頻度は，骨格筋や腱からの感覚などを伝達する Aα 線維に比べ，皮膚の温痛覚を伝達する C 線維のほうが高いと考えられる。すなわち，高頻度のインパルスを伝達させている C 線維のほうが，早く遮断効果が表れる。

ちなみに，圧迫，阻血や低温などの物

表 78-1　Erlanger-Gasser の神経線維の分類

神経線維			直径（μm）	伝導速度（m/sec）	機能
有髄	A	α	12〜20	70〜120	運動位置感覚，固有感覚
		β	5〜12	30〜70	触覚，圧覚
		δ	2〜5	12〜30	痛覚，温冷覚
	B		1〜3	3〜15	交感神経節前線維
無髄	C		0.4〜1.2	0.5〜2.0	痛覚，温冷覚
			0.3〜1.3	0.7〜2.3	交感神経節後線維

理的刺激による伝導ブロックは，神経線維が太いほどブロックがされやすい。つまり，Aβ→Aδ→C 線維の順である。これは，有髄神経がアデノシン三リン酸（ATP）依存性の髄鞘に包まれていることから，圧迫や阻血によって虚血状態に陥り，ATP の欠乏によって神経線維の細胞膜に結合しているカルシウムイオンが遊離して，細胞膜の電気抵抗が低下し，活動電位が低下して，伝導が障害されると考えられる。長時間正座をしたときに，圧迫によって坐骨神経への血流量が減少して，一時的な運動障害をきたすものの，痛みを感じることは少ないのは，このためである。

図 78-1　神経線維の断面図

無髄神経および有髄神経と，軸索の構造を示す。有髄神経の軸索は髄鞘に包まれ，神経線維が露出していない。縮尺はおおよその距離を示す。

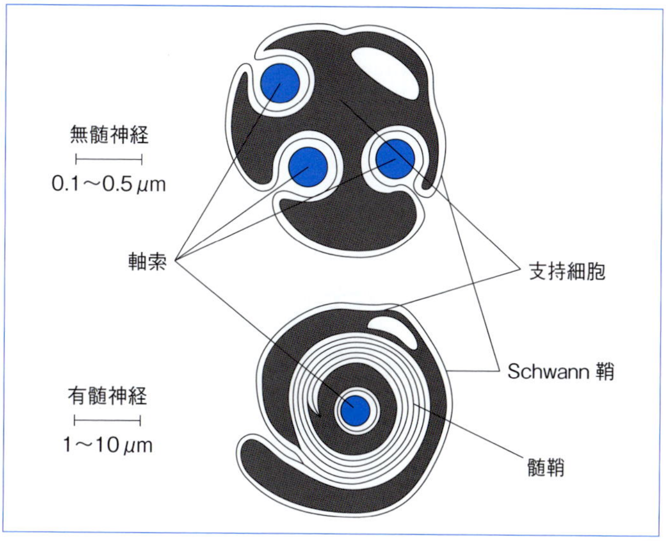

局所麻酔薬と酸解離定数

どうすれば，よりすみやかにブロックを成立させることができるのか。局所麻酔薬はアミン型の弱塩基である。上述のように，非イオン型は細胞膜を通過しやすく，Na^+ チャネルへの到達は容易となるが，酸性環境では，水素イオンと結合してイオン型になり，局所麻酔薬は細胞膜を通過できずチャネル結合部への到達が困難となる。一方で，ひとたび細胞質側に入った非イオン型は，細胞質側の pH が 7.4 で安定していることから，すみやかにイオン型となってチャネルに結合する。つまり，細胞膜通過のスピードがポイントで，局所麻酔薬の酸解離定数（p*K*a）が作用発現の速度に影響を与えている。

p*K*a の定義は，やや乱暴だが「酸全体の半分の分子が解離したときの pH」と考えればよい。短時間作用型局所麻酔薬であるリドカインの p*K*a は 7.9 であるから，pH=7.9 で半分の分子が水素を放出してイオン化している。ここで溶媒中（pH=7.4 とする）の非イオン型とイオン型の比を計算すると（計算式は省略），非イオン型が 1 に対してイオン型は 3.1 存在している。一方，長時間作用型局所麻酔薬のロピバカイン，（レボ）ブピバカインの p*K*a は 8.1 であり，溶媒中では非イオン型 1 に対してイオン型は 5 存在する。つまり，リドカインはロピバカインや（レボ）ブピバカインに比べて，より多くの非イオン型が存在することから，よりすみやかに非イオン型が細胞質中に移行する[3)]。

溶媒がアルカリ性の環境となると，さらに非イオン型が増えるため，よりすみやかにチャネルの結合部位に到達し，効果発現が早くなる。局所麻酔薬に炭酸水素ナトリウム 0.1 mEq/mL 程度を加えると効果発現の速度が早くなる[4)]とされるのは，こういうメカニズムからである。ただし，アルカリ化をしすぎると結晶析出が増えるので要注意である。

文　献

1. Erlanger J, Gasser HS. Electrical Signs of Nervous Activity. Philadelphia : Universi-

ty of Pennsylvania Press, 1937.
2. Mornjakovic Z, Deschner S. Histlogy of peripheral nerves. In：Hadzic A. Textbook of Regional Anesthesia and Acute Pain Management. New York：McGraw-Hill, 2007：79-91.
3. Putzu M, Casati A. Local anesthetic solutions for continuous nerve blocks. In：Hadzic A. Textbook of Regional Anesthesia and Acute Pain Management. New York：McGraw-Hill, 2007：157-66.
4. Capogna G, Celleno D, Varrassi G, et al. Epidural mepivacaine for cesarean section：effects of a pH-adjusted solution. J Clin Anesth 1991；3：211-4.

079 局所麻酔薬中毒が起きたときにはどのように対処するか

田中 聡
川真田 樹人

末梢神経近傍に投与された局所麻酔薬は，末梢神経の Na^+ チャネルをブロックすることにより，軸索を伝わる神経伝導を遮断し，局所麻酔作用を発揮する。しかし，Na^+ チャネルは末梢神経だけでなく中枢神経や心筋にも存在するため，血中に吸収された局所麻酔薬濃度が過度に上昇すると，中枢神経系障害や循環不全が発生する可能性がある。こうした局所麻酔薬の全身性の副作用（毒性）のことを局所麻酔薬中毒と呼ぶ。

局所麻酔薬中毒では，まず中枢神経系の症状が出現し，次いで呼吸器症状（呼吸停止など）がみられ，最後に循環器症状（循環不全，心停止など）が起きる。局所麻酔薬が徐々に血中に吸収された場合には，用量依存性に中毒症状が出現する（**図 79-1**）。初発症状として，口唇のしびれや耳鳴りが出現し，その後，多弁，呼吸促迫，血圧上昇がみられる。

一方，血管内に局所麻酔薬が誤注入された場合には，これらの初発症状は生じずに，突然，意識障害や痙攣が発生することがある。さらに局所麻酔薬の血中濃度が上昇すると，横隔神経伝導が障害され，呼吸が停止し，心収縮が抑制され，心室内伝導が遅延し，そして心室細動や心停止が発生する。局所麻酔時には，局所麻酔薬の偶発的血管内注入や過量投与により，常に局所麻酔薬中毒の危険性があるため，麻酔科医はその診断と治療法に精通しておく必要がある。

そこで本項では，米国区域麻酔学会（ASRA*1）の勧告[1]に沿って，局所麻酔薬中毒の治療について概説する。

*1 **ASRA**：American Society of Regional Anesthesia and Pain Medicine

▶軽度な初発症状に対する処置

局所麻酔薬中毒患者の 75％で，投与後 5 分以内に，口唇・舌のしびれ，耳鳴り，視野障害，興奮などの神経症状が出現する[1]。このような症状が出現した（あるいは出現の訴えがあった）場合には，局所麻酔薬の投与を直ちに中止して患者を安静にし，モニターの装着と輸液路を確保して酸素投与を開始する。患者に絶えず話しかけ，言動や意識状態の変化を観察する。局所麻酔薬血中濃度の上昇が軽度であれば，経過観察のみで回復する。

▶痙攣に対する治療（中枢神経系毒性に対する治療）

痙攣が出現した場合には，すみやかに痙攣を止める必要がある。これは，痙攣による外傷，低酸素血症，高二酸化炭素症，そしてアシドーシスへの進行を防止するためである。第一選択薬はベンゾジアゼピン系薬物（ミダゾラム 0.05〜0.1 mg/kg）である。プロポフォールにも抗痙攣作用があるが，循環抑制が強いため第一選択薬にはならない。

第一選択薬を投与しても痙攣が持続する場合には，痙攣抑制と気道確保のために筋弛緩薬の投与も考慮する。気道確保と換気量を増やすことで，低酸素血症，高二酸化炭素症，そしてアシドーシスによる痙攣閾値の低下を防止する。

▶心停止と不整脈に対する治療（心毒性に対する治療）

通常，局所麻酔薬中毒では，中枢神経系症状が心毒性による症状に先行する。しかし，局所麻酔薬が血管内に注入された場合には，血中濃度が急激に上昇するため，突然重篤な心毒性を呈することもある。心停止が発生した場合には，一次救命処置（BLS）と二次救命処置（ACLS）のガイドラインに従って，胸骨圧迫，気道確保，そして人工呼吸を開始し，アドレナリンを投与する。

ブピバカイン過量投与により誘発された心停止の基礎的研究[2]によると，局所麻酔薬中毒での心停止例はアドレナリンに対する反応性が低く，アドレナリンの過量投与はむしろ肺水腫や不整脈を誘発する。したがって，ASRA の勧告では，局所麻酔薬中毒による心停止の際には，アドレナリンの初期量として 10〜100 μg の少量投与が推奨されている[1]。

図 79-1　リドカインの血中濃度と中毒症状

リドカインの血中濃度と中毒症状の関係を示す。リドカインの血中濃度上昇により，まず中枢神経系毒性による症状が出現し，続いて心毒性による症状が出現する。

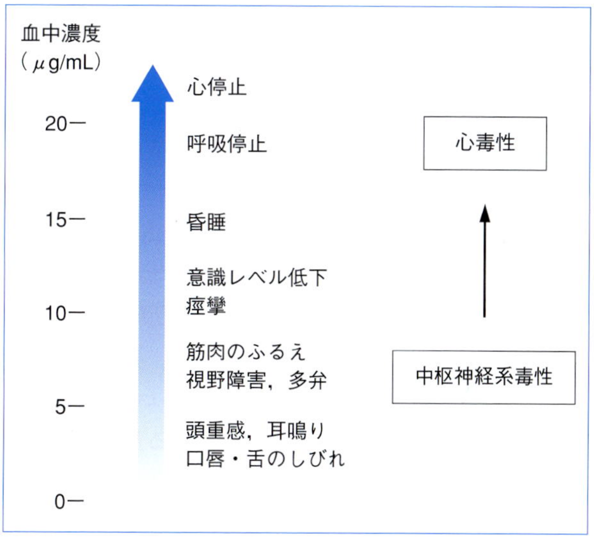

また，局所麻酔薬中毒による心停止の際には，バソプレシンの有用性は確立されておらず，カルシウム拮抗薬とβ遮断薬は心筋抑制を増悪させるため禁忌である。脈の触れない心室頻拍や心室細動の場合は除細動を行う。心室性不整脈の際には，アミオダロン 300 mg（あるいは 5 mg/kg）を投与する。局麻薬中毒による不整脈や心停止では，リドカインやプロカインアミドの投与は避ける。

▶lipid rescue（脂肪乳剤による治療）

2006 年以降，臨床での，脂肪乳剤投与による局所麻酔薬に起因する心停止の蘇生成功例[3, 4]が報告されている。脂肪乳剤が血漿中の局所麻酔薬を取り込むことにより，血漿中の局所麻酔薬濃度が低下し，心筋内から局所麻酔薬が洗い出され，心筋機能が回復すると考えられている。気道確保後に，脂肪乳剤の投与を開始することが推奨されている。

1.5 mL/kg の 20%脂肪乳剤をボーラス

投与し，0.25 mL/kg/min の持続投与を，血行動態が安定した後も 10 分間は続ける。局所麻酔薬中毒による危機を脱した後も，少なくとも 12 時間は経過観察が必要である。

ASRA の勧告が発表された 2010 年以降の，局所麻酔薬中毒の症例をまとめた報告[5]では，約 30%の症例で lipid rescue が行われていた。また，ASRA の勧告に沿った投与法の実施は少なかったことも示されている。重篤な局所麻酔薬中毒に迅速に対処するためには，脂肪乳剤の常備とその投与法の周知をはかる必要がある。また，脂肪乳剤による重篤な副作用や合併症の報告はされていないが，アレルギー反応，血栓症，そして肝機能障害を惹起する可能性があることに留意する必要がある。プロポフォールも 10%脂肪乳剤の一つであるが，大量投与により循環を抑制するため，使用は避ける。

昇圧薬や脂肪乳剤で蘇生できない場合には，人工心肺の使用も考慮する。人工心肺によって臓器の血流を維持することは，臓器の虚血を防ぐだけでなく，局所麻酔薬濃度の早期低下にも寄与する。

▶濃度測定により原因を特定

局所麻酔は，全身麻酔と併用することも多い。全身麻酔の際には麻酔薬により意識が消失し筋弛緩薬も投与されているため，局所麻酔薬中毒による中枢神経系の初発症状を評価するのが困難である。さらに手術操作も加わっているため，局所麻酔薬中毒による心拍数や血圧の変動があっても，局所麻酔薬中毒を診断することは難しい。

しかし，局所麻酔薬による痙攣では，脳波は高振幅になる[6]。全身麻酔中の痙攣では，筋弛緩薬により筋収縮がみられないことが多いが，両側性や片側性の散瞳や，Bipspectral Index（BIS）™ 値の急激な上昇と下降の繰り返しなどで，痙攣の出現を察知できる可能性がある[7]。

したがって，全身麻酔中はこれらの徴候に注意し，局所麻酔薬中毒が疑われる場合は，循環を安定させることを優先しながら，血中局所麻酔薬濃度の測定を試みるべきである。測定結果が得られるのが数日後だったとしても，術中に局所麻酔薬中毒が起きたという確証を得ておくことが，今後の患者管理を考えるうえで有益な情報になるからである。

● ● ●

局所麻酔を行った場合は，たとえ全身麻酔との併用であっても，局所麻酔薬中毒が出現する危険性を念頭におくことが重要である。そして局所麻酔薬中毒を疑った場合は，ASRA の勧告に沿った治療を開始し，中枢神経系症状，呼吸器・循環器症状からのすみやかな回復を試みる必要がある。

文　献

1. Neal JM, Bernards CM, Butterworth JF 4th, et al. ASRA practice advisory on local anesthetic systemic toxicity. Reg Anesth Pain Med 2010；35：152-61.
2. Weinberg GL, Di Gregorio G, Ripper R, et al. Resuscitation with lipid versus epinephrine in a rat model of bupivacaine overdose. Anesthesiology 2008；108：907-13.
3. Rosenblatt MA, Abel M, Fischer GW, et al. Successful use of a 20% lipid emulsion to resuscitate a patient after a presumed bupivacaine-related cardiac arrest. Anesthesiology 2006；105：217-8.
4. Sonsino DH, Fischler M. Immediate intravenous lipid infusion in the successful resuscitation of ropivacaine-induced cardiac arrest after infraclavicular brachial plexus block. Reg Anesth Pain Med 2009；34：276-7.
5. Vasques F, Behr AU, Weinberg G, et al. A review of local anesthetic systemic toxicity cases since publication of the American Society of Regional Anesthesia Rec-

ommendations : To whom it may concern. Reg Anesth Pain Med 2015 ; 40 : 698-705.
6. Ohmura S, Kawada M, Ohta T, et al. Systemic toxicity and resuscitation in bupivacaine-, levobupivacaine-, or ropivacaine-infused rats. Anesth Analg 2001 ; 93 : 743-8.
7. Chinzei M, Sawamura S, Hayashida M, et al. Change in bispectral index during epileptiform electrical activity under sevoflurane anesthesia in a patient with epilepsy. Anesth Analg 2004 ; 98 : 1734-6.

080 硬膜外腔はどうやって見つけるか

益田 律子

▶硬膜外腔の見つけ方

硬膜外麻酔法の普及には，Pages や Digliotti らによる生理食塩液を用いた抵抗消失（LOR）法の考案が大きく貢献した[1)]。その後，LOR 法の媒体として，生理食塩液以外に空気も用いられるようになり，両者は広く用いられている。

このほか，胸部では hanging drop 法*1 が用いられる。胸腔内圧の影響を強く受ける胸部硬膜外腔で成功しやすいが，腰部では成功率が下がる。感度が低く実用的とは言いがたいが，2000 年頃には硬膜外腔圧波形法*2，硬膜外腔電気刺激法*3 なども考案されている[2)]。近年では，超音波ガイド下の硬膜外腔の同定法が普及している。超音波ガイド法による穿刺針描出と LOR 法を組み合わせ，生理食塩液または局所麻酔薬注入によって硬膜外腔であることを確認する。

▶空気か，生理食塩液か

近年のメタアナリシスでは，硬膜外腔の同定を LOR 法で行う場合，生理食塩液と空気とでは，同定の成功率，不成功率，合併症に差がない[3)] ことを示すものが多い。しかし，これらの解析のもととなっている調査は，短期間で行われている，LOR 法に用いる媒体が少量*4，比較的硬膜外同定が容易な無痛分娩症例，問題症例は除外されているなど，臨床現場で遭遇する困難症例が含まれていない（重篤合併症が生じにくい）症例を対象にしている。

▶空気による LOR 法の合併症

空気による LOR 法の合併症が報告され，時に重篤であることに注意を払う必要がある。いずれも硬膜外腔以外の組織内への空気注入によって引き起こされる合併症で，多くは一過性である。しかし，空気使用容積が多いほど，すなわち，硬膜外穿刺に難渋し空気注入容積が多くなってしまった場合ほど，合併症の症状が重篤で持続時間が長い。

◎くも膜下腔，硬膜下くも膜外腔への空気注入

不用意に髄膜（硬膜，くも膜の両方）穿刺となった場合，くも膜下腔への空気注入は気脳を誘発する[4,5)]。症状は，空気注入直後または注入後しばらくして，上

*1　穿刺針（Touhy 針）が黄色靱帯から硬膜外腔に進入すると，陰圧によって Touhy 針尾端の生理食塩液が硬膜外腔に吸引される現象を利用した方法。

*2　硬膜外腔が胸腔内圧を反映して心拍に同期した波形を示す。

*3　硬膜外腔に挿入されたカテーテルに低出力電気刺激を加えると，カテーテル先端の脊髄分節に一致した筋肉群の収縮が観察される。

*4　多くは 4 mL 以下。

コメント　空気派のあなたにはこんな方法も…

空気を媒体とするほうが抵抗変化を鋭敏に感知できる，と考えておられる方々には，Roelants ら[A)] の行っている，気泡を一つ含んだ生理食塩液を用いる方法をすすめる（**図 A**）。気泡を一つ混入させることで，これがクッションとなり，空気と同じように抵抗変化を感知できるようになるという。

ガラスシリンジ，ディスポーザブルシリンジを問わず行うことができ，特に硬膜外穿刺トレーニングで教育効果が高いという。抵抗が消失しても気泡はシリンジの肩に留まり，硬膜外腔に注入されることはない。

筆者も，シリンジ内に混入した空気は，あえて排出することなく利用している。

文　献

A. Roelants F, Veyckemans F, Van Obbergh L, et al. Loss of resistance to saline with a bubble of air to identify the epidural space in infants and children : a prospective study. Anesth Analg 2000 ; 90 : 59-61.

図 A　Roelants らの気泡を用いた方法

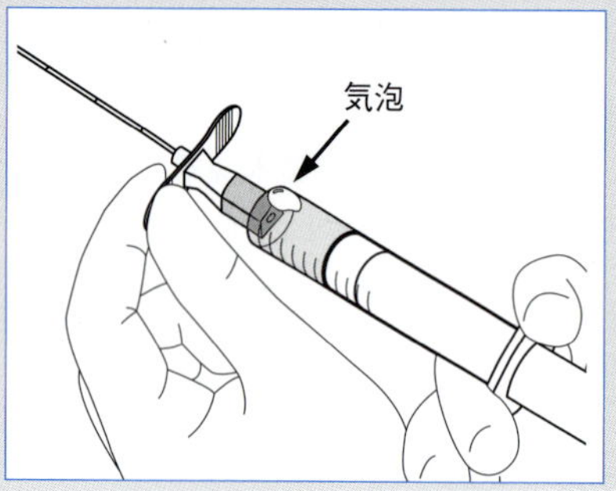

体挙上時に起こる激しい頭痛，悪心・嘔吐である。CT 画像で確定診断ができる。3 mL 程度でも発症する。さらに硬膜外腔の確認に難渋し，20 mL もの空気を用いた場合，その後の局所麻酔薬注入効果とも重なって，無呼吸と 24 時間に及ぶ意識障害をきたした症例[6)] が報告されている。

気脳による神経症状は一過性で，空気注入直後から発症すること，硬膜穿刺後頭痛など低髄液圧性頭痛に比べて持続期間が短いという特徴があるが，髄膜穿孔による低髄液圧性頭痛と重なるため，気脳による頭痛と低髄液圧性頭痛とを区別することは難しい[4)]。

Aida ら[7)] による空気と生理食塩液との比較では，硬膜穿刺となってしまう確率に差異はなかったが，空気による LOR 法を行った群で穿刺後頭痛に至る頻度が高く，頭痛症例のうち 9 割以上に CT 画像で空気を認めたという。

くも膜穿孔に至らず，硬膜下くも膜外腔（subdural space）への空気注入（5 mL）で一過性の意識障害を認めた高齢者症例[8)] が報告されている。硬膜下くも膜下外腔への空気注入は，くも膜下注入の場合よりも症状が激しいことがうかがえる。

◎硬膜外静脈叢への空気塞栓[4)]

実験的に，空気を用いて LOR 法を行うと，かなりの確率で一過性静脈内空気塞栓が経胸壁超音波検査で認められる。小児では，硬膜外腔への空気注入直後に循環変動を認めた報告もある。

◎神経根圧迫症状[9)]

硬膜外腔に注入された空気が神経根を圧迫すると，神経根痛や長時間持続する（空気注入後に投与された局所麻酔薬の作用時間を超えて）麻痺を起こすことがある。一過性であるが，硬膜外麻酔後に神経学的欠落症状が持続する場合に考慮する。

◎皮下気腫

硬膜外腔に注入された空気が椎間孔を経由して背部や頸部に至り，皮下気腫を形成することがある。多量の空気注入（多数回の穿刺），亜酸化窒素使用で発現しやすい。ほとんどの場合無害であるが，急性膵炎患者で，皮下気腫から軟部組織感染をまねき，治療が長期化した症例[10)] が報告されている。

▶生理食塩液によるLOR法

筆者が渉猟したかぎりでは，生理食塩液を用いてLOR法を行った場合の重篤な合併症の報告はみあたらない。

▶硬膜外腔同定に難渋する場合は

数回のLOR法で硬膜外腔同定が成功するのであれば，冒頭に紹介したメタアナリシスから，空気でも生理食塩液でもどちらでも問題がないだろう。しかし，硬膜外腔の同定に難渋して多数回のLOR法をしなければならないと判断した時点で，LOR法に用いる媒体は生理食塩液にするか，または，硬膜外穿刺自体の中止を検討しなければならない。操作に難渋する穿刺後には，出血性合併症や神経損傷が起こりやすく[11]，空気注入のリスク以上に重篤であるためである。研修医には，神経ブロックの深追いは厳禁であることを告げている。

▶硬膜外腔の見つけ方：LOR法を行う前に

日常診療で常々実感することを述べる。硬膜外腔の確認法で最も大事なことは，皮下から黄色靭帯に至るまでの組織抵抗の変化を触知できるようになること，針先端が脊柱管矢状方向正中に向けて刺入されていることと考えている（人手があって超音波ガイド下での実施が可能であればさらに良い）。特に黄色靭帯の感触は“弾性硬”（厚手のゴムの中に針を進めているような感触）で，黄色靭帯と確信できる組織まで硬膜外針を進めることができれば，ほとんど成功している。

慣れてくれば，棘間靭帯，棘間靭帯と黄色靭帯の間の抵抗の低いスペース，黄色靭帯，硬膜外腔と抵抗の違いを識別できるようになる。棘間靭帯と黄色靭帯の間のスペースは，抵抗が低くLORで硬膜外腔との識別に迷うこともあるが，硬膜外針に接続したシリンジを“小指で軽く押して”抵抗が残ること，カテーテルが挿入できないこと，体表から浅い距離にあることで判定しやすい。

黄色靭帯の感触が得られなければ，針を進めず，棘間靭帯まで引き戻して刺入方向の再調整をしたほうが，結局は早く成功できる。

文　献

1. 小坂義弘．総論．In：小坂義弘．新版・硬膜外麻酔の臨床．東京：真興交易医書出版部，1997：15-131.
2. Tran DQ, González AP, Bernucci F, et al. Confirmation of loss-of-resistance for epidural analgesia. Reg Anesth Pain Med 2015；40：166-73.
3. Antibas PL, do Nascimento JP, Braz LG, et al. Air versus saline in the loss of resistance technique for identification of the epidural space. Cochrane Database Syst Rev 2014；7：CD008938.
4. Shenouda PE, Cunningham BJ. Assessing the superiority of saline versus air for use in the epidural loss of resistance technique：a literature review. Reg Anesth Pain Med 2003；28：48-53.
5. 堅島しのぶ，伊藤素子，林 健児ほか．腰部硬膜外ブロック後に頭部CTで多量の空気像を認めた気脳症の1例．日臨麻会誌 2000；20：S432.
6. Katz Y, Markovits R, Rosenberg B. Pneumocephalus after inadvertent intrathecal air injection during epidural block. Anesthesilogy 1990；73：1277-9.
7. Aida S, Taga K, Yamakura T, et al. Headache after attempted epidural block. Anesthesilogy 1998；88：76-81.
8. 福内明子，横山和子．硬膜外ブロック後に頭蓋内硬膜下くも膜外に空気を認めた1症例．麻酔 1983；32：1132-5.
9. Miguel R, Morse S, Murtagh R. Epidural air associated with multiradicular syndrome. Anesth Analg 1991；73：92-4.
10. Viel EJ, De La Coussaye JE, Bruelle P, et al. Epidural anesthesia：a pitfall due to the technique of the loss of resistance to air. Reg Anesth Pain Med 1991；16：117-9.

11. Horlocker TT. Complications of regional anesthesia and acute pain management. Anesthesiol Clin 2011 ; 29 : 257-78.

硬膜穿刺後頭痛予防のために安静にしなくてよいか

081

奥田 泰久
鈴木 博明

▶硬膜穿刺後頭痛とは

脊髄くも膜下麻酔を受けた後に，それまでに経験したことがない特徴ある頭痛が発生するものである（表 81-1）[1]。通常は硬膜穿刺後数日（通常は 48 時間）以内に始まり，若年者，女性（特に帝王切開後），より内径が大きい穿刺針の使用，穿刺回数が多いなどで発生率が高いとされる。通常は発症後 70％が 1 週間以内，95％が 6 週間以内で消失する[2, 3]。

▶硬膜穿刺後頭痛のメカニズム

穿刺針の硬膜穿刺による硬膜損傷部位からの髄液の漏出が主たる原因であることは間違いがないことであるが，頭痛発生の詳細な機序は明確ではない。いくつかの仮説がある。

①立位・坐位などによる髄液圧の上昇によって，髄腔内から硬膜損傷部位を通ってより低圧の硬膜外腔へ髄液の漏出が生じ，髄腔内の髄液量・髄液圧の低下により頭蓋内組織（矢状静脈洞，脳神経，髄膜など）が下方に牽引される。頭蓋内組織は痛みの感受性が高いために頭痛が発生する。

②髄液の漏出や減少により，頭蓋内の静脈血管拡張が生じ，この代償性脳内血液量増加が頭痛の原因となる。

③薬液注入時の髄腔内への空気混入による頭痛もあるが，髄液漏出とは分けて考えられるものである。

▶予防法（表 81-2）

脊髄くも膜下麻酔を施行するには穿刺針による硬膜穿刺は避けられないものである。したがって，いかにそのときの硬膜の損傷を少なくするかが予防法の基本である。

▶治療（表 81-3）

基本的には時間が経過すれば自然治癒するものであり，損傷した硬膜が修復（穿刺針により空けられた穴が閉鎖）するまでの間，主として頭痛に対する対処療法が中心となる。自然治癒が見込めない，あるいは時間がかかる場合は硬膜外自己血パッチが用いられる（症状発症早期あるいは予防的には行うべきでないとの意見が多い）*1。

◎硬膜外自己血パッチ

以下に，筆者らの施設での方法を示す。

①手術室にて清潔下で施行する。

②モニターとして心電図，血圧計，パルスオキシメータを装着し，末梢血管を確保して開始する。

③穿刺は側臥位で硬膜穿刺を施行した棘間から 1 棘間ずらして硬膜外針を刺入し硬膜外腔に到達したら，硬膜外カテ

*1　2016 年 1 月 21 日，厚生労働大臣の諮問機関である中央社会保険医療協議会は，脳脊髄液減少症の治療法，硬膜外自家血注入療法について 4 月からの保険適応を承認したが，残念ながら，硬膜穿刺後頭痛は適応外である。

ーテルを挿入し，硬膜外針を抜去して，カテーテルからの血液や髄液の逆流がないことを確認後にカテーテルを固定する。

④造影剤（イオヘキソール®）をカテーテルから注入し，カテーテルが硬膜外腔に確実に位置していること，目標とする硬膜穿刺部位に薬液が拡がることを確認する（画像として記録）。

⑤清潔下に肘静脈から 20 mL 採血する。

⑥患者を仰臥位（重力を考慮して腹臥位がよいとの考えもある）にして，カテーテルから血液を緩徐に注入する。20 mL 全量を注入または患者が強い背部痛・不快などを訴えるまで緩徐に注入を行う。

⑦終了したらカテーテルを抜去して数時間の安静を保つ。

＊自己血注入後に坐位を取らせてみて頭痛が軽減しない場合は，カテーテルから血液の追加注入も考慮する。

安静の意義

硬膜穿刺後頭痛発生を予防する目的で，しばしば医師および看護師は患者に施行後の安静，特に頭を不必要に動かさないことを指示する。しかしながら，硬膜穿刺後に，①安静なし，②短時間安静（8 時間以下），③長時間安静（24 時間以下）の 3 群を比較したシステマチックレビュー[4]によると，3 群間で頭痛発生の頻度に差はなく，むしろ長時間安静群では他群と比較して頭痛発生の頻度が逆に高くなる可能性を示唆している。さらに，質の高い医学的証拠を示すことで世界的に認められている Cochrane Library の 2016 年 3 月の報告[5]では，硬膜穿刺後頭痛を防止するための硬膜穿刺後の安静と水分負荷の有用性を吟味したところ，安静を支持する医学的証拠はこれまで同様になかったと結論している。しかも，医師は硬膜穿刺後頭痛を防止するために，患者にルーチンに安静を推奨すべきでないこと，そのことはむしろ患者の不快および危険因子がある患者の静脈うっ滞などの合併症を伴う可能性にも言及してい

表 81-1　硬膜（腰椎）穿刺後頭痛の診断基準：非血管性頭蓋内疾患による頭痛の特徴

A. 坐位または立位をとると 15 分以内に増悪し，臥位をとると 15 分以内に軽快する頭痛で，以下のうち少なくとも 1 項目を有し，かつ C および D を満たす
・1. 項部硬直 ・2. 耳鳴 ・3. 聴力低下 ・4. 光過敏 ・5. 悪心
B. 硬膜穿刺が施行された
C. 頭痛は硬膜穿刺後 5 日以内に発現
D. 以下のいずれかにより頭痛が消失する*
・1. 1 週間以内に自然消失する ・2. 髄液漏出に対する治療による改善（通常，硬膜外血液パッチ）後，48 時間以内に消失する
＊ 95%の症例が該当する。頭痛が持続する場合，因果関係は疑わしい。

〔日本頭痛学会新国際頭痛分類普及委員会編．日本頭痛学会（新国際分類普及委員会）・厚生労働科学研究（慢性頭痛の診療ガイドラインに関する研究班）共訳．国際頭痛分類．第 2 版（ICHD-Ⅱ）．「非血管性頭蓋内疾患による頭痛」より〕

表 81-2　硬膜穿刺後頭痛の予防法

- 内径の小さい穿刺針を使用する
- 穿刺時に損傷の大きい硬膜線維の縦の断裂を避けるために，脊髄の長軸に穿刺針のベベルが平行になるようにして刺入する
- non-cutting 針のペンシルポイント型針を用いる
- 頻回の穿刺をしない

表 81-3　硬膜穿刺後頭痛の治療

1）保存療法
- 安静臥床
- 水分負荷（経静脈，経口）
- 非ステロイド性抗炎症薬（NSAIDs）
- カフェイン
- 鎮静薬
- 腹帯

2）硬膜外自己血パッチ（1 回につき頭痛軽減の有効率は 90%以上）

る。

ただ，硬膜穿刺後頭痛は立位・坐位で症状が強くなることは事実であり，その症状が強いときには安静臥床を指示するのは当然のことである。

● ● ●

脊髄くも膜下麻酔後に長時間の安静を患者に指示するのは，立位・坐位での症状増強を防止するのみならず，理論的に髄液圧を上げないで穿刺した硬膜の損傷部位に圧負荷をかけず，その修復を促進しよう，という考えである。それは理論的には間違っていないと思うが，それを支持する質の高い医学的証拠はこれまでに存在しない。むしろ，安静が患者によっては弊害となり得ることを麻酔科医は認識しなければならない。

文　献

1. 国際頭痛学会・頭痛分類委員会.〔日本頭痛学会（新国際分類普及委員会）・厚生労働科学研究（慢性頭痛の診療ガイドラインに関する研究班）共訳〕. 国際頭痛分類第2版（ICHD-II）. 2014.〈https://www.jhsnet.org/gakkaishi/jhs_gakkaishi_31-1_ICHD2.pdf〉(2016年4月20日閲覧)
2. 北野敬明，野口孝之. 脊髄くも膜下麻酔後頭痛. In：高崎眞弓，弓削孟文，稲田英一ほか編. 麻酔科診療プラクティス　14. 麻酔偶発症・合併症. 東京：文光堂，2004；154-6.
3. Brown DL. 脊髄くも膜下麻酔，硬膜外麻酔，仙骨麻酔. In：Miller RD，武田純三監修. ミラー麻酔科学. 東京：メディカル・サイエンス・インターナショナル，2007：1287-310.
4. Thoennissen J, Herkner H, Lang W, et al. Does bed rest after cervical or lumbar puncture prevent headache? A systematic review and meta-analysis. CMAJ 2001；165：1311-6.
5. Arevalo-Rodriguez I, Ciapponi A, Roquéi Figuls M, et al. Posture and fluids for preventing post-dural puncture headache. Cochrane Database Syst Rev 2016；3：CD009199.

082 硬膜外カテーテルから脳脊髄液のようなものが吸引されたらどうするか

金井 昭文

▶脳脊髄液の鑑別

硬膜外針による硬膜穿刺に気づかずに，硬膜外腔またはくも膜下腔にカテーテルを留置した場合や，硬膜外カテーテル挿入時にカテーテルにより硬膜穿刺した場合，あるいは誤って硬膜下腔や硬膜内に留置したカテーテルから局所麻酔薬を注入して硬膜破裂した場合などではカテーテルから脳脊髄液が吸引される可能性がある[1)]。

硬膜外カテーテルから無色透明の液体が吸引された場合，注入した局所麻酔薬や生理食塩液と脳脊髄液との鑑別が必要である。脳脊髄液は，前二者には含まれない糖（血糖の1/2～2/3程度）を含むため，血液ガス分析装置により早急に検出（定量分析）できる。

糖の含有検査方法には，尿糖100 mg/dL程度で陽性（+1）を示す尿定性試験紙があるが，手術患者（空腹状態）の脳脊髄液中の糖は通常100 mg/dLにいたらない。さらに，尿以外の液体に対する試験紙の浸透性や糖検出精度は不明であり，脳脊髄液中の糖定量は困難である。しかし，糖とタンパクの検出，pHの相違により，尿定性試験紙で局所麻酔薬や生理食塩液と脳脊髄液との鑑別は可能である[2]。

▶硬膜外カテーテルの位置確認

カテーテルがくも膜下腔に迷入していれば，試験投与として2％リドカイン2 mL（＋アドレナリン）を注入すると，筋弛緩作用が出現する。ただし，カテーテル先端が中胸部では，筋弛緩作用の確認が困難であり，頸部では上肢の筋弛緩とともに脳幹麻酔（意識消失と呼吸停止）が出現する危険性があるので慎重投与を要する。

次に，本投与として局所麻酔薬を注入し，麻酔効果を測る。カテーテルが硬膜内から硬膜下腔の間，または硬膜穿破した近傍の硬膜外腔にあれば，広範囲麻酔となることがある。硬膜下カテーテルでは15〜35分後の広範囲感覚遮断，硬膜内カテーテルでは狭い範囲の不均一麻酔（注入時痛を伴う）が典型とされるが，いずれも繰り返しの注入により硬膜穿破して脊髄くも膜下麻酔となり得る。

X線透視下に造影剤（イオヘキソール®）2〜10 mLを注入すると，カテーテルの走行や先端位置を確認できる。くも膜下腔の造影剤は，脊柱管内の中央部を頭尾側にスムーズに広がり，馬尾神経を写し出す（**図82-1**）[3]。硬膜外腔では造影剤が脳脊髄液で希釈されずに脊柱管内の外周を頭尾側に広がる（**図82-2**）[4]。硬膜下腔でも脊柱管内外周を頭尾側に広がるが，硬膜外造影より細長い[1]。硬膜内ではソーセージ様造影となるが，硬膜破裂部から他のスペースが造影されることがある[1]。局所麻酔薬を追加注入する際は，造影剤による局所麻酔薬の希釈を念頭におく。

図82-1　くも膜下腔の造影のイメージ

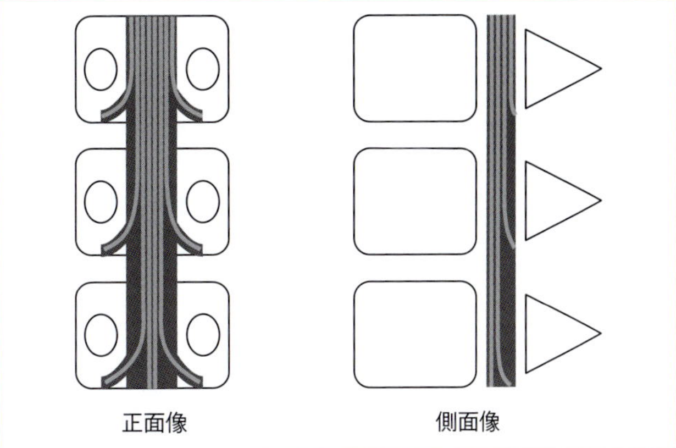

図82-2　硬膜外腔の造影のイメージ

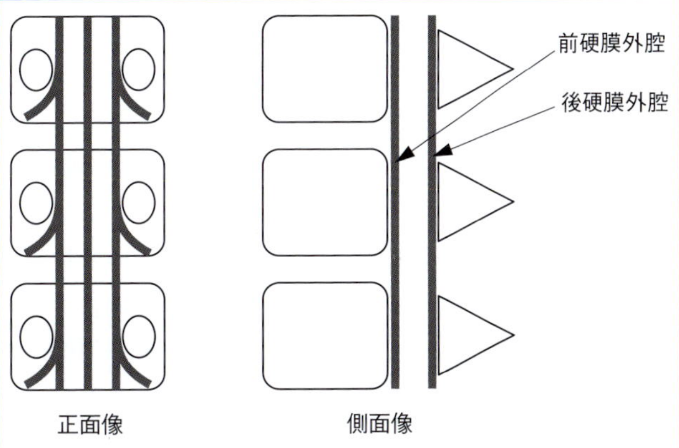

▶麻酔法の選択

カテーテルがくも膜下腔にある場合，持続脊髄くも膜下麻酔が可能である。脊髄くも膜下麻酔は硬膜外麻酔と異なり，局所麻酔薬の分割投与が可能である[5]。これにより，硬膜外麻酔よりも血行動態の変動が少なく，確実な麻酔が得られる。等比重0.5％ブピバカインを使用し，2.5〜5 mgを麻酔範囲と血行動態をみながら15〜20分間隔で繰り返し投与する。十分な麻酔範囲が得られなければ，カテーテルは高確率で尾側を向いており，局所麻酔薬の局在に伴う馬尾症候群の危険性があるため，持続脊髄くも膜下麻酔は控える[6)]。

十分な麻酔が得られ，手術が長時間に及ぶ場合には，1.5〜2.0 時間後にブピバカイン 2.5〜5 mg を追加する。術後は 1〜2 mg/hr（0.1〜0.2％，1 mL/hr）で持続投与する。1 mg/hr では，筋力と排尿機能はほぼ保たれるが，鎮痛作用が弱いため，疼痛時に 1〜2 mg の急速単回投与を行う。また，モルヒネ 8 μg/hr の添加は有効だが，悪心や瘙痒などの副作用を有する。くも膜下腔にカテーテルを長時間留置すると硬膜穿刺部に線維化を生じ，硬膜穿刺後頭痛の頻度が低くなる[7)]との報告もある。

カテーテルが硬膜下腔または硬膜内にある場合，麻酔域は不安定で，時に危機的状態に陥るため，カテーテルを抜去する。カテーテルを入れ替える場合，麻酔された神経に針を向けると神経損傷の危険性が増すことに留意し，全身麻酔への変更も考慮する。

カテーテルが硬膜外腔にある場合，局所麻酔薬による麻酔効果や造影剤の広がりを参考に，硬膜外麻酔が可能である。硬膜外モルヒネは硬膜穿刺後頭痛の発生を予防する[8)]が，モルヒネがくも膜下腔に大量移行する危険性がある[9)]。

▶硬膜穿刺後頭痛への対応

硬膜穿刺孔から脳脊髄液が漏出（低髄液圧）することにより，坐位や立位（脳脊髄液が尾側へ移動）で頭痛を生じ，臥位（脳脊髄液が頭側へ移動）で頭痛が消失することがある。硬膜穿刺後頭痛は，悪心，聴覚障害，視覚障害などを併発することがあるが，これらも臥位で消失する。しかし，硬膜穿刺後に臥床安静にしていても頭痛の予防にはならず，発症を遅らせるだけなので，あえて臥床安静とするのは避ける。むしろ，早期歩行により頭痛が軽減されることが示されている。

硬膜穿刺後頭痛が発生したら，臥床安静で水分補給を行う。これにより，頭痛は 2 週間以内に治まることが多いが，術後回復を遅らせ，血栓症，頭蓋内硬膜下出血，慢性頭痛などを惹起することがあるため，頭痛発症後 2〜7 日で硬膜外自己血パッチを考慮する。硬膜穿刺した椎間または 1 椎間尾側からアプローチし，5〜15 mL 程度（頸部では少量）の自己血を硬膜外腔に注入する。1 回の硬膜外自己血パッチにより 90％以上が改善する[10)]。また，仰臥位でも頭痛が消失しない場合には，頭蓋内硬膜下出血を疑い，頭部 CT 検査または MRI 検査を行う。

文　献

1. Elliott DW, Voyvodic F, Brownridge P. Sudden onset of subarachnoid block after subdural catheterization：a case of arachnoid rupture? Br J Anaesth 1996；76：322-4.
2. el-Behesy BA, James D, Koh KF, et al. Distinguishing cerebrospinal fluid from saline used to identify the extradural space. Br J Anaesth 1996；77：784-5.
3. Pelz DM, Haddad RG. Radiologic investigation of low back pain. CMAJ 1989；140：289-95.
4. Johnson BA, Schellhas KP, Pollei SR. Epidurography and therapeutic epidural injections：technical considerations and experience with 5334 cases. AJNR Am J Neuroradiol 1999；20：697-705.
5. Collard CD, Eappen S, Lynch EP, et al. Continuous spinal anesthesia with invasive hemodynamic monitoring for surgical repair of the hip in two patients with severe aortic stenosis. Anesth Analg 1995；81：195-8.
6. Chan VW, Smyth RJ. Radiographic examination of catheter position in restricted sacral block after continuous spinal anesthesia. Anesth Analg 1992；75：449-52.
7. Denny N, Masters R, Pearson D, et al. Postdural puncture headache after continuous spinal anesthesia. Anesth Analg

1987；66：791-4.
8. Al-metwalli RR. Epidural morphine injections for prevention of post dural puncture headache. Anaesthesia 2008；63：847-50.
9. Swenson JD, Wisniewski M, McJames S, et al. The effect of prior dural puncture on cisternal cerebrospinal fluid morphine concentrations in sheep after administration of lumbar epidural morphine. Anesth Analg 1996；83：523-5.
10. Safa-Tisseront V, Thormann F, Malassine P, et al. Effectiveness of epidural blood patch in the management of post-dural puncture headache. Anesthesiology 2001；95：334-9.

硬膜外カテーテルから血液が吸引されたらどうするか

083

北林 亮子
山田 圭輔

▶血液が逆流してくる場合に考えられること

挿入した硬膜外カテーテルを吸引して血液が逆流してくる場合には，二通りのことが考えられる。

断続的に少量の血液が逆流してくる場合は，皮下や硬膜外腔の血管を傷つけ，出血させている可能性がある。カテーテルが血管内に迷入している可能性は比較的少ないと思われ，そのまま使用してもよい場合が多い。

一方，連続的に血液が逆流してくる場合には，カテーテルは硬膜外腔の血管内に迷入していると考えられる。硬膜外腔でカテーテルの先端が血管内に迷入する頻度は1％程度[1]といわれている。この状態で局所麻酔薬を注入すると，麻酔効果が得られないだけでなく，薬物の血中濃度が急激に上昇し，局所麻酔薬中毒を引き起こすため，注入してはならない。ただし，血液が逆流しないからといって，血管内にカテーテルが迷入していないとはいえない。カテーテル挿入時に血液の逆流を認めなくとも，カテーテル内に薬物を注入しているうちに血液が逆流するようになる場合もある。

カテーテルに20万倍希釈アドレナリン添加局所麻酔薬を3 mL注入して，心拍数・血圧が上昇すれば血管内迷入を疑うという診断法（試験投与法 test dose）もあるが，術前の内服薬や全身状態に左右されるなど，確実な方法ではない。

▶対処方法

カテーテルから血液が逆流してくる場合の対処法として，血液の逆流がなくなるまでカテーテルを抜くことが挙げられる。この方法で，硬膜外カテーテルが血管内に迷入した患者の50％前後で，硬膜外麻酔が可能であった[2]という報告がある。しかし，カテーテルが硬膜外腔から抜けたり，カテーテル先端の位置が不明な場合には，穿刺椎間を変えて再挿入する。

▶硬膜外腔近傍の血管系

硬膜外腔を占める血管系は，よく発達した内椎骨静脈叢で，脊髄および脊柱管を通る。内椎骨静脈叢は主に硬膜外腔の前側方部を占め，各部の静脈と分節的に吻合し，椎間静脈に流入して椎間孔を通り，頸部では椎骨静脈から上大静脈，胸部以下では下大静脈に流入する。これらの静脈系は弁をもたないため，腹腔内圧や胸腔内圧の影響を受けやすく，これらの圧が上昇した際には，血管が拡張し，誤って穿刺する危険性が高まる。そのため，妊娠中や，腹水などがある患者に挿入する際は注意が必要である。

また，硬膜外腔近傍の動脈は，肋間動脈から脊髄枝が分枝し，椎間孔を通って前根動脈と後根動脈に分かれて入り，それぞれの神経根に沿って脊髄表面に達する。この動脈枝は脊髄表面で上下の枝に分かれて上下の根動脈と吻合し，前脊髄動脈と後脊髄動脈の枝となる。

硬膜外穿刺時に，正しい位置を穿刺していれば，これらの動脈を傷つける可能性は低いが，傍正中アプローチなどで針先が側方にずれた際に，根動脈を損傷する危険性がある。脊髄循環は側副血行路がないため虚血に陥りやすく，運動神経は知覚神経に比べて虚血の影響を受けやすい[1)]。

▶硬膜外血腫について

硬膜外カテーテル挿入時に血管を損傷すれば，硬膜外血腫の発症が危惧される。わが国における硬膜外カテーテル留置に伴う血管損傷の発生頻度は3〜12％[3)]とされる。血管損傷により，硬膜外血腫の発生頻度が11倍高くなるとする報告もあり，その他，加齢，血液凝固異常，穿刺困難，硬膜外カテーテル留置下での抗凝固薬投与が，血腫形成の危険因子である[4)]。

しかし，近年，高齢者や高リスク患者への積極的な硬膜外麻酔併用，心臓手術など術中にヘパリンを用いる手術での硬膜外麻酔併用，術後肺塞栓発生予防のための抗凝固薬投与など，硬膜外血腫形成リスクの高い症例が多くなっている。

不可逆的な神経障害を回避するには早期発見が重要であり，血腫発生から8時間以内が，いわゆる手術のゴールデンタイムである。危険因子を有する患者の血管を損傷した場合には，硬膜外血腫の可能性を考え，カテーテル抜去後24時間まで，少なくとも4時間ごとに，運動障害を含む神経学的所見を観察する。運動障害の原因が局所麻酔薬のボーラス投与にある場合には2時間後に再評価し，麻酔薬の持続注入にある場合には，中止して一定時間後に再評価する。改善が認められなければ，血腫の発生を疑い，直ちにMRIによる確定診断を行う。軽症の場合には経過観察のみで軽快する場合もあるが，増悪する場合には，椎弓切除術で血腫を除去しなければならない。軽症の場合であっても，硬膜外血腫発生後8時間以内に手術が行えるように準備しておく必要があり，MRIや手術が直ちに行えない場合には，他施設への転送を考慮すべきである[5)]。

文　献

1. 村川和重．硬膜外麻酔穿刺・カテーテル挿入．In：岩崎　寛．麻酔科診療プラクティス14 麻酔偶発症・合併症．東京：文光堂，2004；130-5.
2. 岡田真行，小谷直樹．硬膜外カテーテル挿入で出血した．In：弓削孟文．麻酔科診療プラクティス17 麻酔科トラブルシューティング．東京：文光堂，2006；218.
3. 入田和男，中塚英輝，津崎晃一ほか．硬膜外麻酔ならびに脊髄くも膜下麻酔に伴う神経損傷：麻酔関連偶発症例調査2004の集計結果より－（社）日本麻酔科学会安全委員会偶発症例調査ワーキンググループ報告－．麻酔 2007；56：469-80.
4. Horlocker TT, Wedel DJ, Rowlingson JC, et al. Regional anesthesia in the patient receiving antithrombotic or thrombolytic therapy：American Society of Regional Anesthesia and Pain Medicine Evidence-Based Guidelines (Third Edition).

Reg Anesth Pain Med 2010；35：64-101.
5. Meikle J, Bird S, Nightingale JJ, et al. Detection and management of epidural haematomas related to anaesthesia in the UK：a national survey of current practice. Br J Anaesth 2008；101：400-4.

084 硬膜外腔でカテーテルが切断されたらどうするか

内海 功

▶場所の確認

◎硬膜外カテーテルの素材

抜去カテーテルの先端がない場合は，超音波診断，単純X線写真，CT検査，MRI検査などの画像診断から切断片を探す。皮下ならば簡易なUS，X線だけで場所の確認ができるかもしれない。より有用な診断としてはCTといわれており，CTで確認困難な場合はMRIで確認できることがある。

しかし，硬膜外カテーテルの素材は，USで見えにくいもの，X線透過性のもの，不透過性のもの，そしてMRI禁忌のものまで多様に存在する。**表84-1**に，わが国でよく使用されている硬膜外カテーテルの一覧を示す。

表84-1をみると，硬膜外カテーテルの素材は，ポリウレタン，ポリエチレン，テフロン，ナイロンブロック，ポリエーテルブロックアミド，ポリアミドとさまざまな有機高分子材料でできていることがわかる。透視下で確認できるものは，バリウム，タングステンなどの造影剤が練り込まれている。基本的に造影剤が使われているものは使われていないものと比較し超音波法でも確認しやすいが，確認できないものもある。また，コイル挿入型ではカテーテルの中にステンレススチールが入っており，透視下で確認しやすいほかに，切れにくい，キンクしづらいなどの利点がある。

◎画像診断方法の選択

コイル挿入型のカテーテルは基本的にMRI禁忌である。**表84-1**で示したものは，2社ともステンレススチールを使用している。金属成分を含んでいるため，組織への熱損傷（カテーテルの温度上昇10℃ほど），内部コイルの体内移動という危険性がある。タングステンが練り込まれているものもあるが，少量のため，これはMRI検査は可能である。

▶摘出の必要性

体内残存の問題点は，感染，線維化，迷入などが挙げられる。皮下ならば小切開で摘出できるかもしれないが，切断片が刺突起よりも深い場合は簡単には取り出せない。**表84-1**で挙げた有機高分子材料はすべて生体親和性が高く，体内に残存しても問題ないといわれている。とはいえ，異物ではあるので，どれも感染巣になるリスクをもつ。また，断端の残存部位も重要である。断片が脊柱管内の場合，長期間経過後の有害事象として，神

表 84-1　各社硬膜外カテーテルの比較

メーカー名	商品名	X 線不透過性	造影剤の種類	コイル	素材
テレフレックス	アロー硬膜外麻酔用カテーテル	あり		ステンレススチール	ポリウレタン
TOP	トップ持続硬膜外用カテーテル	なし			ポリエチレン
ユニシス	ユニセット（キット販売のみ）	あり	硫酸バリウムのライン		ポリウレタン
八光	持続硬膜外麻酔カテーテル I	なし			ポリエチレン
	持続硬膜外麻酔カテーテル TR（テフロンラジオペック）	あり	ビスマスバリウムの練り込み		PTFE（テフロン）
	持続硬膜外麻酔カテーテル H	なし			ナイロンブロック共重合体
	持続硬膜外麻酔カテーテル HR（ハードラジオペック）	あり	硫酸バリウムの練り込み		ナイロンブロック共重合体
B. Braun	ペリフィックス・ワン カテーテル	あり*	硫酸バリウムの練り込みライン		ポリウレタン
	ソフトチップカテーテル	あり*	タングステンの練り込み		先端がポリエーテルブロックアミド，本体がポリアミド
	ペリフィックス FX カテーテル	あり		ステンレススチール	ポリアミド

＊　X 線で見えることになっているものの，実際は見えにくい。

経根圧迫症状，脊椎管狭窄，椎体炎などの報告がある。これらのリスクを踏まえて，体内に残すか摘出するかを考慮する。

一方，カテーテルがくも膜下腔に存在して，脳脊髄液の漏れが生じていたり，カテーテルが体外と交通して感染の危険性が高い場合は，無症状でも摘出術を考慮すべきである。

▶摘出方法

皮下・棘上靭帯・棘間靭帯内であれば小切開で摘出可能かもしれない。黄色靭帯より硬膜外腔内だと，椎弓切除術もしくは脊椎内視鏡手術が必要になる。しかし，脊椎内視鏡ではカテーテルは細いため探しにくく，鉗子で引き抜けないこともある。

脊柱管内の場合，手術の合併症と，カテーテルを残存した場合のリスクを比較検討しなければならない。摘出する外科医との連携が必要となる。

▶患者への説明

以上を考慮したうえで，残した場合のリスクと，摘出するための処置（小切開術，椎弓切除術）について話す。前述のように，椎弓切除術ともなるとカテーテルを残した場合のリスクと術式の合併症が近いものとなる。残すにせよ，摘出するにせよ，患者と家族にとっては精神的にも，体力的にも大きな負担となる。すべての医療事故において共通するが，意図的ではないとしても，誠心誠意で接し，その場だけでなく，担当医師はもちろん，病院全体として対応することが大事になる。

◎硬膜外麻酔の合併症についてどう説明するか？

当院（東京慈恵会医科大学附属第三病院）で硬膜外麻酔の合併症として「麻酔説明書」に挙げているのは，出血，感染，神経損傷，硬膜穿刺までである。施設に

コメント

以前，X 線透過性のカテーテルで抜去困難の症例を 3 例経験した。その時のカテーテルの位置確認，抜去方法を示す。

症例 1：カテーテルを抜去できず造影剤をカテーテルに流し CT 撮影した。**図 A**，**図 B** のように，カテーテルが上の椎間孔に抜け出てしまうことがある。この症例は抜去困難となり，最終的には血管内手術用カテーテルガイドワイヤを挿入し，透視下で（**図 C**）ゆっくりと引き抜くことに成功した。無理に引き抜いたら切れていたかもしれなかった。

症例 2：抜去困難で造影剤を投与し撮像したところ，椎体外にカテーテルが迷入していた（**図 D**）。この症例は結局抜去できず患者・家族と相談したうえ，引けるところまで抜いてハサミで切断し，カテーテルは体内に残したままとなった。

症例 3：硬膜外カテーテルが同部位から挿入された脊麻針によって切断されたと推測された。カテーテル抜去時に切断に気づき，単純 CT 検査ではカテーテルが皮下から硬膜外腔にかけて確認できた。患者との相談のうえ，翌日全身麻酔下で皮膚切開し，皮下にすぐ断端が見つかり抵抗なく抜去できた。断端を顕微鏡で確認した写真（**図 E**）を示す。

図 A　カテーテルが一椎体上の椎間孔から抜け出ている模型

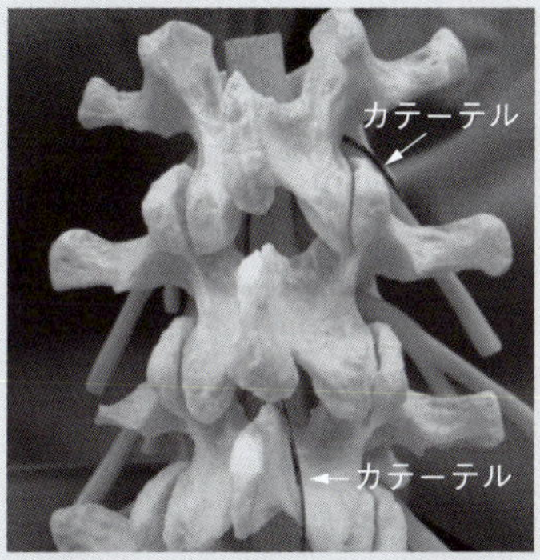

図 B　単純 CT では同定困難だったため造影 CT にて場所を確認

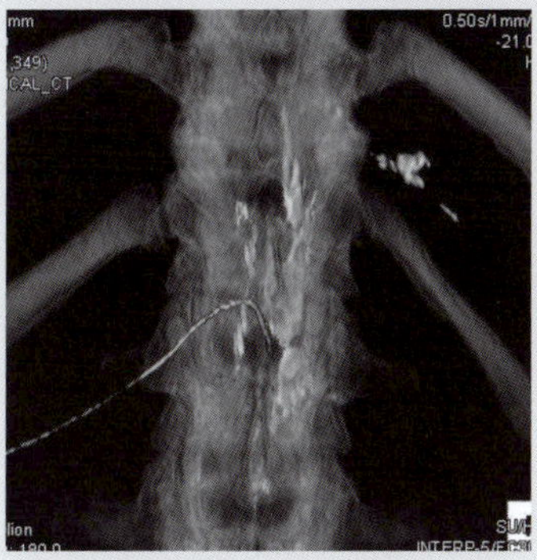

図 C　ガイドワイヤを挿入し透視下で確認しながら抜去

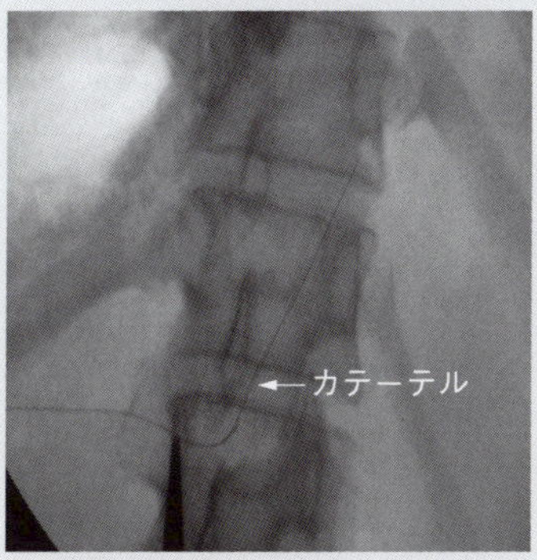

図 D　カテーテルが脊椎外に迷入し，肋骨下にもぐりこみ頭側へ

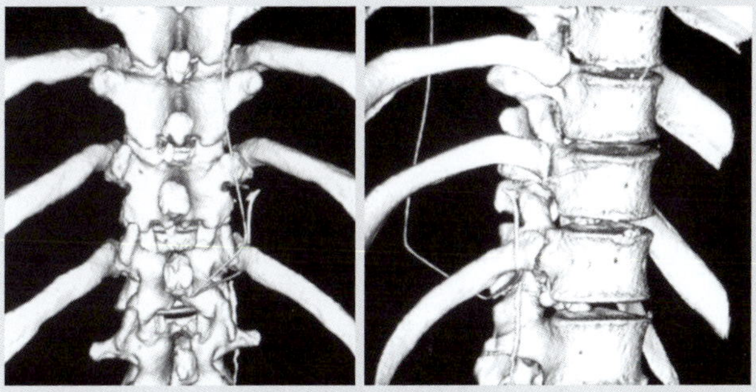

図 E　抜去した硬膜外カテーテルの断端

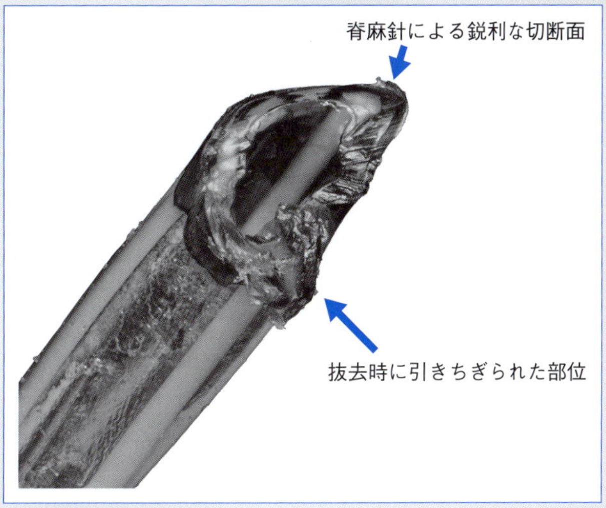

よっては，カテーテルの損傷，体内残存についても説明しているところもある。ちなみに，カテーテル遺残の医療訴訟では30万円という金額が提示された[1]という報告もある。

全身麻酔における合併症の話で十分すぎるくらい患者を緊張させているうえ，さらに滅多にないカテーテル切断のリスクまで話すのは，患者をいたずらに怖がらせるだけと筆者は考える。このため，話す話さないはそれぞれの患者の反応を見て決めている。麻酔のリスクについて，どこまで説明をするかは定まっていない。

▶なぜ切断されたかの考察

最後に，フィードバックとしてどうしてカテーテルが切断されたかを考察しなければならない。主な原因として，以下の五つが考えられよう。

①挿入時に硬膜外針の先端で切断
②上下棘突起による圧迫，椎間関節内への陥入後，体動に伴い破損
③カテーテルの絡み，結節形成，無理な引き抜き
④挿入時体位と異なった体位での無理な引き抜き
⑤長期留置カテーテルの反復屈曲による疲労断裂

特に，①の硬膜外針での切断は穿刺時の手技によるものなので，次に起こらないようにするためにも事後確認をしておく必要がある。切断面が鋭利か引きちぎられているかの確認も重要である（**コメント**）。

● ● ●

もちろん，切断予防に努めるのが第一である。しかし，カテーテル抜去時に先端が切れていた場合は，以上のような知識をもっていないと，患者・家族に適切な説明ができない。順序立てて考え，カテーテル摘出術の危険性および，リスクと現症状の有無を正確にとらえ，患者・家族に理解してもらえるよう丁寧に対応し，カテーテルを残存させる場合は十分なフォローアップが大切である。

文　献

1. 井上聡己，佐々岡紀之，高橋正裕ほか．硬膜外麻酔カテーテル切断によるカテーテル体内遺残に関する事例．日臨麻会誌 2007；27：719-22.

モルヒネやフェンタニルを用いたPCAの設定はどうするか

085

進藤 一男

▶PCAの設定項目

携帯型の機械式精密注入装置や，豊富なラインアップのディスポーザブル簡易型装置（**図85-1**）の登場により，術後の疼痛管理の手法として患者自己調節鎮痛（PCA）が普及している[1,2]。

PCAでは，患者がボタンを押すと一定量の鎮痛薬が注入される。この量は，ボーラス投与量demand dose（PCA投与量）と呼ばれている。機械式精密PCA装置では，一度ボーラス投与が行われると，設定した時間（ロックアウトタイム）の間は，ボタンを押しても薬物が注入されないようにプログラムされている。また，1時間当たりのボーラス投与の最大有効回数（時間有効回数）をあらかじめ設定し，安全性を増すことや，持続注入量（基礎注入量）を設定することもできる。

フェンタニルを用いたIV-PCAでは持続注入量を設定することが多い[3]が，モルヒネを用いたIV-PCAでは，持続注入を行うべきでない[2]とする意見もある。持続注入は，血中濃度を一定以上に維持できることから，鎮痛効果や術後の睡眠の質の改善効果が期待されていた。しかし，ボーラス投与の回数は減少するものの鎮痛効果に差はみられず，呼吸抑制などの副作用の発生頻度が上昇することが報告され，持続注入は推奨されなくなっている[4,5]。

ただし，癌性疼痛の管理のために術前から麻薬を投与されている場合には，モ

図85-1　機械式（A）とディスポーザブル簡易型（B）のPCA装置

A：スミスメディカル社の最新の携帯型機械式精密注入PCA装置。PCA機能のほか，間欠的ボーラス投与の機能を搭載している。

B：大研医器社の最新型のディスポーザブル簡易型PCA装置。ディスポーザブルタイプながらロックアウトタイム機能を実現し，一定時間注入ボタンを押しても投与されない。

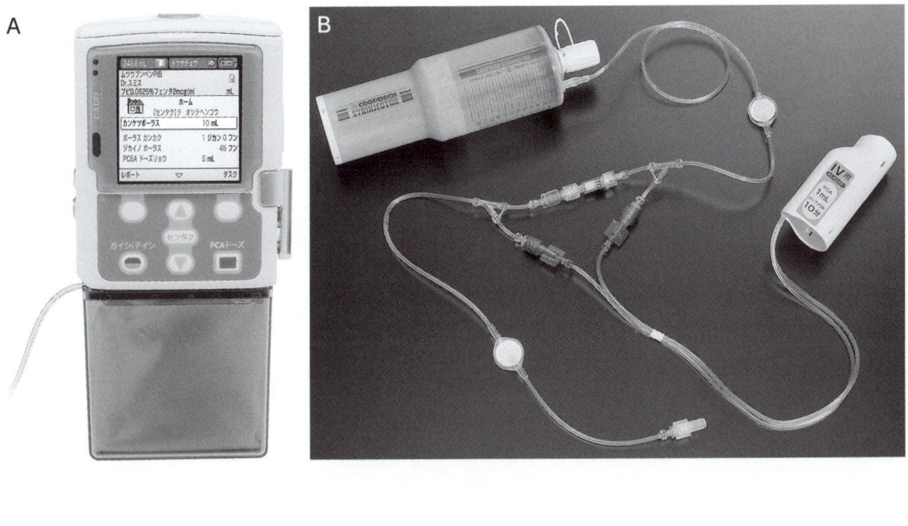

図 85-2　フェンタニルを用いた IV-PCA での効果部位濃度のシミュレーション：持続注入（40 μg/hr）を併用した場合（A）と持続注入なしの場合（B）の比較

いずれも PCA の設定はボーラス投与量 30 μg，ロックアウトタイム 10 分。開始直後は効果部位濃度が 1 ng/mL を超えるまでボーラス投与を行い，以後 3 時間までは 0.5 ng/mL 以上を維持し，3 時間以降はしばらく 1 ng/mL 以上を維持するようにシミュレーションした。持続注入を併用することで，より少ないボーラス投与回数で効果部位濃度を一定値以上に維持することができる。しかし，ボーラス投与による副作用発現の可能性も高くなる。

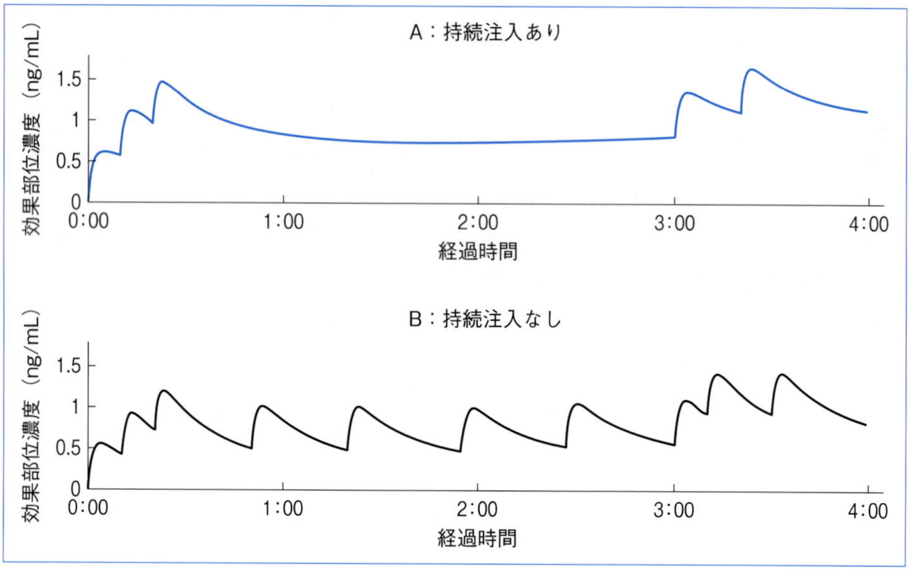

ルヒネを用いた術後の IV-PCA でも持続注入を行う。また，小児患者の術後 IV-PCA でも持続注入を併用することが多い[6)]。

▶PCA の設定は？

鎮痛薬が鎮痛効果を発揮する最低濃度を最小有効鎮痛濃度 minimum effective analgesic concentration（MEAC）と呼ぶ。MEAC は個体差が大きいが，フェンタニルでは 0.6 ng/mL 前後，モルヒネでは 30 ng/mL 前後である。

また，フェンタニルでは，効果部位濃度が 2 ng/mL 以上になると，重篤な呼吸抑制が発生する可能性が高くなる。ボーラス投与量，ロックアウトタイム，持続注入量を適切に設定し，可能なかぎり MEAC を維持しつつ，重篤な呼吸抑制などの副作用を起こさないようにすることが目標になる（**図 85-2**）。

表 85-1 に，フェンタニルあるいはモルヒネを用いた IV-PCA の一般的な設定値を示した。この設定値は，患者の麻薬に対する感受性，手術部位，併用する他の鎮痛法などにより，症例ごとに変更する必要がある。ディスポーザブル簡易型 PCA 装置を用いる場合には，ボーラス投与量，ロックアウトタイム，持続注入量が固定されているので，フェンタニルあるいはモルヒネの濃度を調整することになる。

▶loading が重要

表 85-1 のような設定で PCA を開始しても，効果部位濃度が MEAC を超えるまではボーラス投与を頻回に行わなければならない。効果部位濃度を速く上昇させるためには loading が必要になる。フェンタニルの場合は，手術中に loading を行うことが多いと思われるが，持続投与量が同じでも，loading の時期と量によって以後の効果部位濃度が大きく異なる

表 85-1　IV-PCA の設定

	ボーラス投与量	ロックアウトタイム	持続投与量
フェンタニル	20 μg (10〜50 μg)	10 分 (5〜10 分)	20 μg/hr (0〜60 μg/hr)
モルヒネ	1 mg (1〜2 mg)	10 分 (6〜10 分)	0 mg/hr (0〜2 mg/hr)

それぞれ，上段が初期設定の推奨値。下段の括弧内の範囲で増減可能だが，原則としてボーラス投与量を増やした場合には持続投与量を減らし，逆に持続投与量を増やした場合にはボーラス投与量を減らす。

(図 85-3)。

筆者は，麻酔開始時に 100 μg のフェンタニルを静注して患者の麻薬に対する感受性を観察しながら麻酔導入し，以後約 1 時間で計 300〜400 μg を追加投与し，早めにフェンタニルの IV-PCA を開始することが多い。モルヒネの IV-PCA では，術直後にペインスコアや呼吸数を観察しながら，2〜4 mg のモルヒネを 5〜10 分ごとに loading する方法がある[2]。

▶ディスポーザブル簡易型 PCA 装置の注意点

機械式精密注入 PCA 装置は設定値を途中で変更できるが，ディスポーザブル簡易型 PCA 装置では，ボーラス投与量，ロックアウトタイム，持続注入量が固定されているので，フェンタニルあるいはモルヒネの濃度の決定が重要になる。さらに，従来のディスポーザブル簡易型で

図 85-3　ボーラス静注（100 μg）と同時に持続静注（30 μg/hr）を開始した場合のフェンタニルの効果部位濃度のシミュレーション

持続投与開始後の効果部位濃度の推移は，持続投与量が同じでも持続投与開始までのフェンタニルの投与時期と総投与量によって大きく異なる。

麻酔開始時にフェンタニル 100 μg をボーラス静注，以後 20 分ごとに計 4 回フェンタニル 100 μg をボーラス静注し，最終のボーラス静注（麻酔開始 60 分後）と同時にフェンタニル 30 μg/hr の持続静注を開始した場合（①）と，麻酔開始 3 時間後にフェンタニル 100 μg をボーラス静注し，同時にフェンタニル 30 μg/hr の持続静注を開始した場合（②）の効果部位濃度を示した。①では効果部位濃度が麻酔開始後 2 時間 30 分頃から 0.9 ng/mL 前後に維持されている。②では，持続静注開始 45 分後に効果部位濃度が 0.6 ng/mL 以下に低下し，持続静注開始 8 時間後まで 0.6 ng/mL 以上に上昇しない。神経ブロックを併用した場合などは，②でも十分な鎮痛効果が期待できることもある。

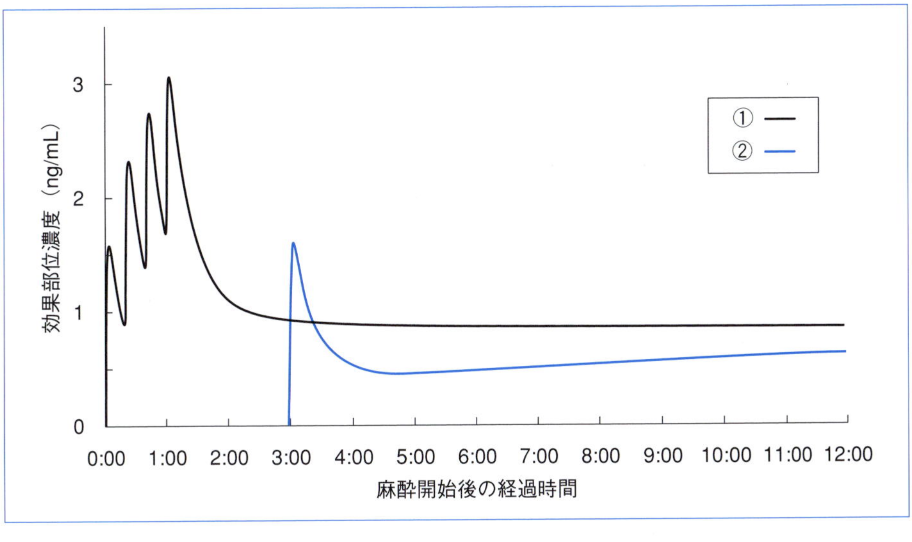

図 85-4　簡易型 PCA 装置によるボーラス投与の一例

ボーラス投与量（PCA 投与量）1 mL，ロックアウトタイム（PCA 充填時間）10 分，持続投与なしの簡易型 PCA 装置での投与例。⬇は，PCA ボタンを押したことを表す。⬇の下の数値はボーラス注入量。下段の折れ線グラフは，PCA 装置リザーバーの充填量の経時的変化である。機械式の精密 PCA 装置と違い，ロックアウトタイム内でも薬液は注入される。

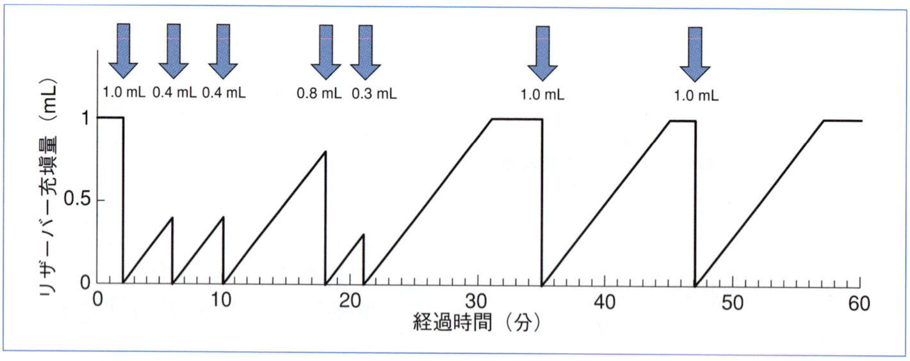

は，PCA 装置のリザーバー容量がボーラス投与量になる。このリザーバーは一定速度で充塡され，PCA ボタンを押すとその時点で充塡されている薬液が注入される（**図 85-4**）。したがって，機械式精密注入装置のようにボーラス投与が一定時間行われないわけではない。

この点を考慮して，筆者の施設では，ボーラス投与量 1 mL，ロックアウトタイム（PCA 充塡時間）20 分，持続注入量 2 mL/hr の簡易型 PCA 装置を用いてフェンタニルの IV-PCA を行っている。フェンタニルの濃度は 15 μg/mL を標準としている。この設定・処方は，機械式精密注入装置の持続注入量 30 μg/hr，ボーラス投与量 7.5 μg，ロックアウトタイム 10 分とほぼ同等と考えている。

▶硬膜外 PCA の設定は？

表 85-2　硬膜外 PCA の処方と初期設定の例

処方	フェンタニルあるいはモルヒネをロピバカインで下記の濃度に希釈 フェンタニル　4 μg/mL モルヒネ　12.5 μg/mL
設定	ボーラス投与量　2 mL ロックアウトタイム　20 分 持続投与量　4 mL/hr

ロピバカインと麻薬を併用した硬膜外 PCA の処方と設定の一例を**表 85-2** に示した。脂溶性の高いフェンタニルは，硬膜外に投与してもすみやかに血中に移行する。一方，水溶性のモルヒネは，3 mg 前後の loading 投与で鎮痛効果が得られ，持続時間も長い。しかし，髄液中を頭側に拡散し，遅発性の呼吸抑制を生じる危険性がある。モルヒネの硬膜外 PCA の設定では，過量投与に注意する必要がある。重篤な呼吸抑制の発生を防ぐためには，通常の麻薬使用時と同様，呼吸状態の監視が重要であるが，PCA 装置を使用している場合は設定や機器の動作の確認も必要である。重篤な呼吸抑制が発生した場合には投与を中止し，ナロキソンによる拮抗も考慮すべきである。

フェンタニル単独の硬膜外 PCA は，ボーラス投与量 20〜25 μg，ロックアウトタイム 6〜10 分，持続注入量 0.5〜1 μg/kg/hr の設定が一般的である[3)]。局所麻酔薬を併用する場合には，**表 85-2** のように，より少量のフェンタニルで効果が得られる。

● ● ●

以上，標準的な PCA の設定を示したが，各施設で一定の基準を設けたうえで，患者の状態や手術の内容に応じて設定を変更する必要がある。さらに，悪心・嘔吐をはじめとした副作用への対策も重要である。

文　献

1. McNicol E, Ferguson MC, Hudcova J. Patient controlled opioid analgesia versus conventional opioid analgesia for postoperative pain. Cochrane Database Syst Rev 2015；6：CD003348.
2. Grass JA. Patient-controlled analgesia. Anesth Analg 2005；101：S44-61.
3. Peng PW, Sandler AN. A review of the use of fentanyl analgesia in the management of acute pain in adults. Anesthesiology 1999；90：576-99.
4. American Society of Anesthesiologists Task Force on Acute Pain Management. Practice guidelines for acute pain management in the perioperative setting：an updated report by the American Society of Anesthesiologists Task Force on Acute Pain Management. Anesthesiology 2012；116：248-73.
5. American Pain Society (APS). Principles of Analgesic Use in the Treatment of Acute Pain and Cancer Pain. 6th ed. Glenview：American Pain Society, 2008.
6. Nelson KL, Yaster M, Kost-Byerly S, et al. A national survey of American Pediatric Anesthesiologists：patien-tcontrolled analgesia and other intravenous opioid therapies in pediatric acute pain management. Anesth Analg 2010；110：754-60.

086 硬膜外鎮痛法は術後いつまで続けるか

松橋 麻里
河野 達郎

▶術後鎮痛の適切な期間とは？

硬膜外麻酔の術後鎮痛の期間に関しては施設によって多少の違いはあるだろうが，筆者らの施設では，持続硬膜外注入用のインフューザーに局所麻酔薬（±オピオイド）を 300 mL 充塡し，流量を 4 mL/hr，PCA（患者管理鎮痛法）は 3 mL/回（ロックアウトタイム 60 分）にして，だいたい 3 日間の場合が多い。硬膜外麻酔の終了はインフューザーが空になった時点とすることがほとんどで，多くの症例では特に問題となることはない。したがって，術後硬膜外鎮痛の期間はインフューザーがなくなるまでの 3 日間くらいが妥当な期間か，と思われる研修医もいるかもしれない。

しかし，術後鎮痛の期間に関しては“いつまで”と決まった日数があるわけではない。インフューザーが空になっても創部の痛みが強ければ局所麻酔薬を補充して継続することもあるし，反対に局所麻酔薬が残っていても種々の事情で中止することもある。理想を言えば，インフューザーの終了時点における患者の痛みの強さや活動度によって，硬膜外鎮痛法を続けるかどうかを判断するべきである。

さらに，硬膜外鎮痛法は，実施することで得られる利益のほうが，被る可能性のある不利益よりも大きい期間だけ留置することが望ましい。硬膜外麻酔によって得られる利益とは術中から術後まで継続して質の高い鎮痛を行えることである。術後の痛みを抑えることで術後肺炎や術後 30 日以内の死亡率を減らす[1] ことが知られている。不利益としては，局所麻酔薬中毒，血腫，感染，神経損傷，血圧低下，悪心・嘔吐，瘙痒，尿閉などの合併症が知られている。例えば，同じ術式であっても症例ごとに生じ得る合併症のリスクを十分に検討したうえで，硬膜外麻酔の継続を判断していく必要がある。術後に硬膜外麻酔による合併症が起こり，継続が困難と思われる場合は，硬膜外麻酔の中止と他の鎮痛法を検討する。

▶術後の硬膜外麻酔の期間に影響する要因

術後の硬膜外麻酔の期間について，①手術の侵襲度，②合併症，③医療経済の三つの観点から考えてみたい。

◎手術の侵襲度

硬膜外麻酔は開胸手術や開腹手術，下肢の手術など幅広い術式における術中・術後の鎮痛に使用することが可能である。しかし，術中レミフェンタニルの使用や手術も内視鏡手術などへと低侵襲化しており，硬膜外麻酔の出番は減ってきているように感じる。硬膜外麻酔を行わない低侵襲手術では，術後にIV-PCAや末梢神経ブロック，アセトアミノフェンの静注，非ステロイド性抗炎症薬（NSAIDs）の坐薬や内服薬などの鎮痛法を選択することがある。それでも，上腹部の開腹手術や開胸手術など，侵襲の大きい手術ではやはり硬膜外麻酔は頼れる鎮痛法である。

硬膜外麻酔は通常は術中（術直後）から開始し，術後痛がある程度落ち着いたと判断できたら終了し，その後は経口の鎮痛薬に切り替える。多くの症例ではインフューザーが終了するまでに強い痛みがなくなっていることが多い。しかし，硬膜外麻酔から経口鎮痛薬への切り替え時に痛みが生じてしまい，日常生活動作（ADL）の低下や離床の妨げとなってしまうこともあるので，硬膜外麻酔をいきなり中止するのではなく，流量を減らして痛みの強さを確認するなどの工夫が有用である[2)]。そのためには，こまめな術後診察による患者の痛みの評価が必要である。

◎合併症

血圧低下や悪心・嘔吐は帰室後によくみられ，硬膜外麻酔の継続困難となり得る合併症である。麻酔科に入局したばかりの頃は，術中のバイタルサイン変動がほとんどないため「硬膜外麻酔がよく効いているから術後の痛みも大丈夫」と油断していたら，帰室後に血圧が低下したために中止されていたことや，中止までは至らなくとも流量を大幅に減らされていることがたびたびあった。また，「悪心が強くて硬膜外麻酔を途中でやめました」と術後回診時に言われたこともあった。

特に術後悪心・嘔吐（PONV）はADLを低下させ，経口摂取再開や離床の妨げとなるので，術前診察でこれまでに硬膜外麻酔の経験があるならば，その際の合併症について確認する。悪心で困った患者は「背中に入れた管って気持ち悪くなりますよね」と自分から話してくれることもある。PONVの高リスク症例であれば吸入麻酔薬の使用を避ける，術後オピオイド使用は慎重にする，術中から制吐薬を使用する，など必要な対策を講じる。さらに，必ず術後診察を行い，悪心の原因が硬膜外麻酔であると考えられるなら，病棟でできる対処法（制吐薬の使用，硬膜外麻酔の減量・中止）と，痛みが強くなる可能性があることを説明したうえで，硬膜外麻酔を減量または中止する。

硬膜外麻酔の最大の合併症は硬膜外血腫や硬膜外膿瘍による不可逆的な神経傷害である。いずれの場合も神経症状を認めた時点で硬膜外麻酔を中止し，局所麻酔薬の効果が切れても神経症状が持続するならば血腫または膿瘍を疑い，MRI撮影を行い，対応を検討する。

出血の危険因子としては周術期抗凝固療法，凝固機能障害，血小板数減少，脊椎変形があり，術前にこれらの危険因子を認めた場合は硬膜外麻酔を避けたほうが無難である[3)]。特に，術後の肺塞栓症予防のために抗凝固療法を行う場合は，硬膜外麻酔の併用が難しい。例えば，術後に低分子ヘパリンを使用予定であるならば，ヘパリン使用の2時間前までにはカテーテルの抜去を行う。カテーテル留置中と抜去後数時間は硬膜外血腫を疑う症状がないか注意深く観察する。

感染に関しては，周術期は抗生物質を使用するため感染の危険性は非常に少なく，硬膜外膿瘍の発生頻度は0.00019％と非常にまれ[4)]である。しかし，対処が遅れると不可逆的な神経傷害を生じるため，注意を怠ってはならない。感染の危険因子としては，穿刺部の感染や免疫抑制状態，糖尿病，ステロイド使用，カテーテルの長期留置があり[3)]，術前にこれらの危険因子を認めた場合は，硬膜外麻酔の禁忌ではないが細心の注意が必要である。特に，糖尿病はすべての区域麻酔で独立した感染の危険因子[5)]とされており，糖尿病患者に持続カテーテルを用いるときは留置期間中の感染徴候に注意が必要である。

◎医療経済

持続精密注入器を用いて硬膜外麻酔を行うと，手術当日を除いて1日80点を算定できる。しかし，査定を行う地域によって違うと思われるが，新潟県では硬膜外麻酔を含めた術後鎮痛の薬物は2日間しか認められない。保険診療では認められないかもしれないが，必要な期間は十分な鎮痛を行ったほうが患者にも医療者にもよいと考え，通常は3日間の術後鎮痛を行っている。

> **コメント　硬膜外カテーテルは離床の妨げになる？**
>
> 以前に働いていた病院で，手術の翌朝には尿道カテーテルと硬膜外カテーテルを抜去して離床を推進する方針の胸部外科医がいた。その医師は「胸部の手術はそんなに痛がらないから術後鎮痛はいらない。しかも，硬膜外カテーテルが入っていると患者が歩きたがらないし，尿閉になって困る」と言って，患者は痛がっているのになかなか硬膜外麻酔を継続させてもらえず苦労したことがある。術後鎮痛の期間を決めるにあたって，主治医の考え方も重要な因子である。

● ● ●

「硬膜外麻酔を術後いつまで続けるのか？」と聞かれたら「個々の症例ごとに痛みの強さ，期間を見極めて。合併症の出現に注意して」という返答が妥当と思われる。

文　献

1. POPS研究会編．術後痛サービス（POPS）マニュアル．東京：真興交易医書出版部，2011：70-2.
2. Guay J, Choi PT, Suresh S, et al. Neuraxial anesthesia for the prevention of postoperative mortality and major morbidity：an overview of cochrane systematic reviews. Anesth Analg 2014；119：716-25.
3. 阿部秀宏，河野 崇，横山正尚．硬膜外カテーテルのトラブル「警告サイン」が出たときは抜去や再穿刺も考慮に入れる．LiSA 2011；18：910-2.
4. 佐伯 茂，小林真己子，三宅絵里ほか．区域麻酔（末梢神経ブロック，硬膜外麻酔，脊髄くも膜下麻酔）．麻酔 2009；58：595-603.
5. Bomberg H, Kubulus C, List F, et al. Diabetes：a risk factor for catheter-associated infections. Reg Anesth Pain Med 2015；40：16-21.

アセトアミノフェンの効果的な使用法とはどのようなものか

087

井上 莊一郎

アセトアミノフェン*1 は非ステロイド性抗炎症薬（NSAIDs）同様，非オピオイド鎮痛薬に分類される。本項では2013年に国内で発売された静注液について，成人の術後鎮痛における投与法について述べる。

アセトアミノフェン静注液の歴史

海外では，プロドラッグであるpropacetamol*2 が静注液として1990年代に発売された。しかし，注入時痛と医療者の接触性皮膚炎が欠点であった。アセトアミノフェン静注液が最初に臨床に導入されたのは2002年の欧州とオセアニアで，以後，北米（2010年），わが国（2013年）で使用可能となった。

作用機序と薬物動態

作用部位は中枢神経系であるが詳細は不明である。NSAIDsと異なり末梢での抗炎症作用はほとんどない。

同量（1 g）を経口投与（経口），静脈内投与（静注）したときの薬物動態の比較では，静注のほうが最高血中濃度到達時間（T_{max}）が早く（0.25時間 vs. 0.49時間），最大血中濃度（C_{max}）が高い（43.01 μg/mL vs. 23.56 μg/mL）（**図87-1A**）[1]。また，静注は血中濃度推移の個人差が少ない。つまり，早く効いて個人差が少ないことが静注液の特長である。しかし，経口でも血中濃度は鎮痛域まで上昇し，半減期やクリアランスには差がなく，血中薬物濃度時間曲線下面積は静注の約90％である（**図87-1A**）[1]。つまり，経口摂取ができれば，静注液を用いる利点はほとんどない。静注の反復投与では蓄積性がなく，反復投与後も血中濃度の推移に大きな変化はない（**図87-1B**）[1]。

アセトアミノフェンの鎮痛力

アセトアミノフェンは「単独でどのような痛みも緩和できる」ものではない。単独またはNSAIDsとの併用で緩和できるのは，視覚アナログスケール（VAS）で30〜40 mm以下の痛みである。股関節または膝関節全置換術後，中等度の痛みが出現した時点でアセトアミノフェン1 g静注液かプラセボを静注し，以後6時間ごとに同じ薬剤を反復投与し，モルヒネの経静脈自己調節鎮痛で追加の鎮痛をするという臨床研究[2]では，アセトアミノフェンが投与された患者のモルヒネ消費量は，プラセボ投与患者より33〜46％少ない（初回投与後6時間以内9.7 mg vs. 17.8 mg，24時間総量38.3 mg vs. 57.4 mg）。アセトアミノフェン1 gの鎮痛力は，オピオイド消費量を40％減少させる程度といえる。

アセトアミノフェンの禁忌，副作用

国内の添付文書[1]上の禁忌は，①重篤な肝障害，②成分への過敏症の既往，③消化性潰瘍，④重篤な血液の異常，⑤重篤な腎障害，⑥重篤な心機能不全，⑦アス

*1　英国圏での表記やWHOの国際一般名としてはparacetamolが使われている。略号（APAP）は化学名の*N*-acetyl-*p*-aminophenolに由来する。PubMedでの検索では，acetaminophenとparacetamolのどちらをキーワードにしても，もう一方の表記の論文が検索できるようである。しかし，検索結果は完全には一致せず，検索数も後者が多くなることが多い。

*2　生体内で代謝されてアセトアミノフェンとなるpropacetamolは，2 gがアセトアミノフェン1 gと同力価である。アセトアミノフェンについて文献検索をするときは，キーワードにpropacetamolを加えると参考になる情報が増える。

ピリン喘息またはその既往であり，③〜⑦はNSAIDsの禁忌と同じである。海外での禁忌は，成分への過敏症の既往と重篤な肝機能低下または重篤な活動性肝病変である[3)]。NSAIDsではないアセトアミノフェンの禁忌に国内で③〜⑦が含まれる理由は，「NSAIDsではないが，これらを悪化させる可能性を否定できない」[1)]からと記されている。

肝障害はよく知られた副作用である。しかし，単回投与で肝障害が生じるのは1回5g以上と，臨床使用量からかけ離れている。成人に4g/日を連日投与した際，50%以上の被験者で肝逸脱酵素が基準値上限の2倍以上に上昇した[4)]という報告がある。しかし，その病的意義は不明である。前向き研究に参加し，4g以下/日を1日以上投与された3万人以上の後ろ向き調査[5)]では，肝不全はなく，肝逸脱酵素上昇の頻度は0.4%，肝逸脱酵素上昇患者の1日投与量は非上昇患者よりも有意に多い（3.7g vs. 2.7g）という結果であった。以上から，肝逸脱酵素が上昇することはあるが，肝機能が障害される危険性は低いといえる。しかし，患者が薬局で購入したアセトアミノフェンとの併用や，投与量間違いによる過量投与には要注意である。また，肝切除術後患者，肝機能低下患者や高齢者では，投与の可否を慎重に考え，減量や投与間隔をあける考慮をしたほうがよい。

▶成人に対するアセトアミノフェン静注液の投与法

海外の添付文書[3)]では「体重50kg以上の成人，未成年者では，1回量1gを6時間ごとまたは1回650mgを4時間ごとに反復投与し，1日総量は4g。50kg未満の成人，未成年者では1回量15 mg/kgを6時間ごとまたは1回12.5 mg/kgを4時間ごとに反復投与し，1日総量は75 mg/kg」とある。国内の添付文書[1)]では「1回300〜1000 mg，投与間隔は4〜6時間以上とする。適宜増減するが，1日総量の限度は4000 mg。ただし，体重50 kg未満の成人の上限は1回15 mg/kg，1日総量60 mg/kg」とある。

図87-1　アセトアミノフェン1gの静脈内投与時の血漿中アセトアミノフェン濃度

A：アセトアミノフェン1gを単回静脈内投与（実線）または単回経口投与（破線）した際の血漿中アセトアミノフェン濃度の推移。

B：アセトアミノフェン静注液1gを6時間ごとに8回反復投与したときの血漿中アセトアミノフェン濃度の推移。毎回の投与直前と，1回目と8回目では投与後1時間ごとに血漿中濃度が測定されている。2〜8回目まで，投与直前の血漿中濃度に差がない（蓄積性がない）。1回目と8回目の血漿中濃度曲線はほぼ同じである。

〔テルモ株式会社．解熱鎮痛剤 アセトアミノフェン静注液 アセリオ® 静注液1000 mg．医薬品インタビューフォーム．2014年5月作成（第2版）．〈http://www.terumo.co.jp/medical/drug/upload_files/acelio_if.pdf〉より〕

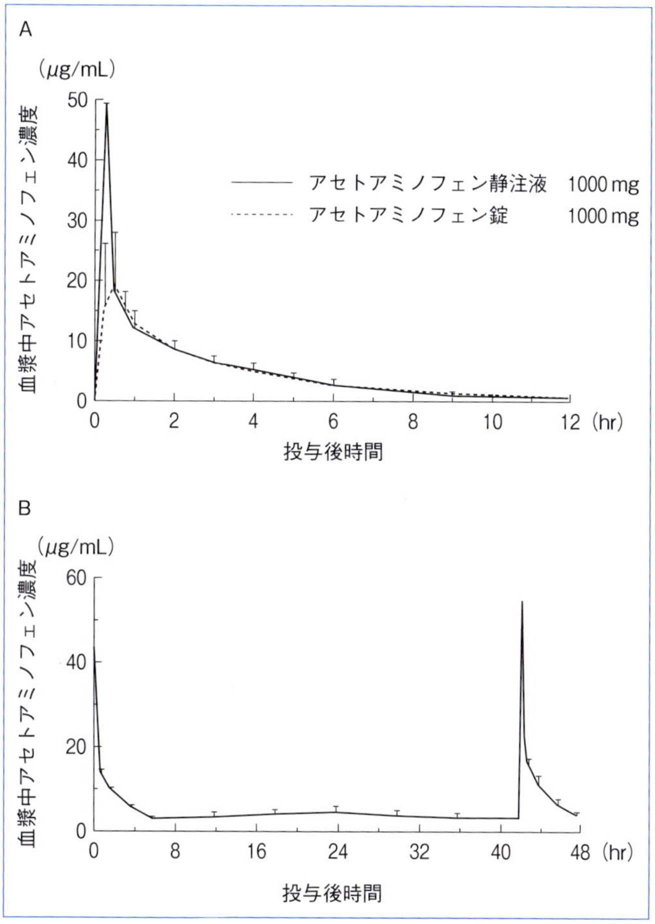

表 87-1　予想される痛みの程度や視覚アナログスケール（VAS）による痛みの強さにもとづいた鎮痛薬の全身投与の例

予想される痛みの程度 痛みの程度	弱い VAS≦30 mm	中等度 30 mm＜VAS≦50 mm	強い VAS＞50 mm
鎮痛薬の種類（方法）	非ステロイド性抗炎症薬 ＋ アセトアミノフェン	非ステロイド性抗炎症薬 ＋ アセトアミノフェン ± 弱オピオイド	非ステロイド性抗炎症薬 ＋ アセトアミノフェン ± 強オピオイド （IV-PCA やタイトレーション）

注意点：これは，術式や手術部位を考慮して，術中から硬膜外麻酔，末梢神経ブロック，創部浸潤麻酔を活用したうえで，このような痛みが予想される際や，出現した際の対応法である。
IV-PCA：intravenous patient-controlled analgesia
（PROSPECT. Procedure specific postoperative pain management 〈http://www.postoppain.org/〉より作成）

少量投与や投与間隔が長いときの有効性は十分に評価されていないが，総量減少には 1 回量の減量（650〜800 mg）や投与間隔の延長も一案である。

前述のように，アセトアミノフェン単独で「中等度以上の痛み」を緩和するのは難しい。鎮痛薬の全身投与法として，術後痛の程度に応じて 3 段階に対応する方法がある（**表 87-1**）[6]。これを参考に，術後痛の程度から手術を三つに分けると，アセトアミノフェンの投与法は以下のようになる。ここでは 50kg 以上の成人として，投与量も最大量としたが，上記のように減量や投与間隔の延長を考慮してよい。

①術後，鎮痛薬を投与しなくても，中等度以上の痛みを訴える患者が少ない手術（眼科手術，乳房温存術，甲状腺摘出術，創の小さい体表面手術など）：
手術直後の鎮痛を目的に，術中にオピオイド投与，区域麻酔を行い，アセトアミノフェン 1 g を静注する。術後，患者が中等度以上の痛みを訴え，前回投与から 6 時間以上経過していればアセトアミノフェン 1 g を投与する。経口摂取不能であれば静注，可能なら経口でよい。術中アセトアミノフェン投与から 6 時間以内や，静注開始後 30〜60 分または経口後 60 分程度経過しても痛みが軽減しなければ，NSAIDs またはオピオイドでレスキューをする。

②術後に鎮痛薬を投与しないと約半数が中等度かそれ以上の痛みを訴える手術（創の大きい体表面手術，骨接合術，創の小さい胸腹部内視鏡手術など）：
①同様，術中にオピオイド投与と区域麻酔を行い，アセトアミノフェン 1 g を静注する。この時刻を基準とし，以後，6〜8 時間ごとにアセトアミノフェン 1 g を定期投与する。経口摂取が可能なら経口に変更する。術後第 2 病日を目安に，定期投与から「必要時の投与」に切り替えるとよい。術中投与から 6 時間以内の時点や，静注開始後 30〜60 分または経口後 60 分程度経過しても痛みが軽減しない場合，NSAIDs またはオピオイドでレスキューをする。

③術後，局所麻酔薬やオピオイドを計画的に投与しないと，ほぼ全員が中等度

以上の痛みを訴える手術（開胸術，開腹術，股・膝関節全置換術など）：この手術では，通常，オピオイドの静注（持続投与±患者自己調節鎮痛）や硬膜外鎮痛，神経ブロックを計画的に用い，これに②同様のアセトアミノフェンの定期投与を併用する。目的は，異なる作用機序の鎮痛薬を用いて鎮痛力を高め，オピオイドや局所麻酔薬の投与量を減らし，これらで生じる悪心・嘔吐，鎮静，呼吸抑制，血圧低下，感覚・運動障害を減少させることである。②と同様，経口摂取ができれば経口へ変更する。痛みの軽快とともに定期投与から「必要時の投与」へ変更する。

文　献

1. テルモ株式会社．解熱鎮痛剤 アセトアミノフェン静注液 アセリオ® 静注液 1000 mg. 医薬品インタビューフォーム．2014 年 5 月作成（第 2 版）．〈http://www.terumo.co.jp/medical/drug/upload_files/acelio_if.pdf〉（2016 年 5 月 10 日閲覧）．
2. Sinatra RS, Jahr JS, Reynolds LW, et al. Efficacy and safety of single and repeated administration of 1 gram intravenous acetaminophen injection（paracetamol）for pain management after major orthopedic surgery. Anesthesiology 2005；102：822-31.
3. Highlights of Prescribing Information. OFIRMEV（acetaminophen）Injection.〈http://www.ofirmev.com/Prescribing-Information.aspx〉（2016 年 5 月 15 日閲覧）
4. Watkins PB, Kaplowitz N, Slattery JT, et al. Aminotransferase elevations in healthy adults receiving 4 grams of acetaminophen daily：a randomized controlled trial. JAMA 2006；296：87-93.
5. Dart RC, Bailey E. Does therapeutic use of acetaminophen cause acute liver failure? Pharmacotherapy 2007；27：1219-30.
6. PROSPECT. Procedure specific postoperative pain management.〈http://www.postoppain.org/〉（2016 年 5 月 31 日閲覧）．

088 睡眠時無呼吸と心不全との関係はどのようなものか

髙田 真二

心不全患者は高率に睡眠時無呼吸を合併する。閉塞性睡眠時無呼吸（OSA）が心不全を発症，悪化させ，心不全の増悪が Cheyne-Stokes 呼吸を伴う中枢性睡眠時無呼吸（CSA）を引き起こす[1]と考えられている。未治療の OSA や CSA を合併すると，心不全患者の予後が悪化することも知られている。睡眠時無呼吸は，心不全以外の種々の心血管疾患の発症・進展にも深く関与していることが明らかになってきている（**表 88-1**）。

このようなことを背景に，わが国でも「循環器領域における睡眠呼吸障害の診断・治療に関するガイドライン」[2]が作成された。睡眠時無呼吸，特に OSA は種々の心血管疾患の危険因子であるとともに，困難気道 difficult airway や術後呼吸器合併症の独立した危険因子でもあり，麻酔科医にとっても重要な病態である（**コメント**）。

▶睡眠時無呼吸の定義と分類

睡眠時無呼吸は OSA と CSA に分類される*1 が，一般人口においては，その

*1 **無呼吸**：10 秒以上持続する気流静止（成人の場合）。このうち，胸腹部の呼吸努力を認めないものを中枢性無呼吸，認めるものを閉塞性無呼吸と分類する。

*2 **PSG**：脳波，眼電図，頤筋筋電図，心電図か脈拍，気流，呼吸努力，経皮的動脈血酸素飽和度（SpO_2）の 7 項目以上の記録がとれるもの。睡眠呼吸障害の診断のためのゴールドスタンダード。

表 88-1　閉塞性睡眠時無呼吸（OSA）と心血管疾患

①高血圧	OSA における交感神経系活動の持続的亢進は，二次性高血圧の主要な原因である。
②不整脈	反復する無呼吸-再呼吸イベントに起因する間欠的低酸素血症や覚醒反応は，自律神経系活性の急激な変動を介して不整脈を引き起こす。OSA に伴う過大な胸腔内陰圧は，前負荷・後負荷を増大させ心筋の過伸展を引き起こし，不整脈のリスクを高める。交感神経系活動の持続的亢進や，それによる高血圧は心筋虚血や心筋リモデリングを促進し，不整脈発生の基質を形成する。
③虚血性心疾患	OSA における左室後負荷の増大，交感神経系活動亢進，心拍出量の減少などが心筋の酸素需給バランスを悪化させることに加え，血小板機能や凝固活性の亢進，低酸素血症に伴う多血症などが，冠動脈血栓の発生に関与している。
④大動脈疾患	OSA の吸気努力に伴う過大な胸腔内陰圧は，大動脈血管壁の圧勾配を増大させ，大動脈血管壁ストレスに直接的な影響を及ぼす。
⑤脳卒中	OSA は脳卒中の独立した発症リスクである。一方，特に脳卒中急性期では，脳卒中による呼吸中枢の傷害の結果，OSA や CSA が引き起こされる可能性がある。
⑥突然死	OSA は突然死の原因となる上記②③④⑤などの病態を悪化させる。突然死や急性心筋梗塞などの夜間発症例では，OSA の合併例が多いことも報告されている。夜間無呼吸発作時の後半から無呼吸が解除される時相に一致して生じる急激な血圧上昇が，OSA 患者で心血管系イベントが夜間に発症しやすい原因と考えられている。

大部分が OSA である。睡眠時無呼吸の診断は，睡眠ポリグラフ検査 polysomnography（PSG）*2 や簡易モニターを用いて算出される，無呼吸低呼吸指数 apnea hypopnea index（AHI）*3 の値にもとづく。AHI≧5 で日中の過眠・倦怠感やいびきなどの自覚・他覚症状を伴うものを，睡眠時無呼吸「症候群」と診断する。ただし循環器疾患患者では，無呼吸に伴う自覚症状が乏しい場合も多いことから，上記ガイドラインでは自覚症状の有無にかかわらず，AHI≧5 を「睡眠呼吸障害」と定義して，早期介入の必要性を強調している。

*3　**AHI**：睡眠中の無呼吸と低呼吸の総数を睡眠時間（hr）で除し，1 時間当たりの数に換算したもの。
低呼吸：気流の振幅の 30％以上の減少が 10 秒以上持続し，かつ SpO_2 の 4％以上の低下を伴うもの。

▶OSA が心不全を引き起こすわけ

◎胸腔内陰圧の血行動態への影響

上気道が閉塞している状態で呼吸をしようとすると，強い吸気努力が必要となる。高度の OSA では，－50 mmHg を超える胸腔内陰圧が繰り返し発生している。心経壁圧（＝心腔内圧－胸腔内圧）の上昇をもたらすこの陰圧は，心室収縮に逆らう力となり，心室後負荷の上昇と同じ効果をもたらす。胸腔内陰圧の上昇により静脈還流量が増加し，右室の容積が急増すると，心室中隔が左室側に圧排され，左室の拡張が阻害され，左室前負荷が減少する。前負荷減少と後負荷上昇が合わさり，心拍出量も減少する。さらに，無呼吸に伴う低酸素血症は肺動脈を収縮させ，右室の後負荷を上昇させ，右心機能の低下も引き起こす（後述）。胸腔内陰圧に伴うこれらの物理的な血行動態変化が，中長期的な心機能の悪化にどの程度寄与しているかは明らかではない。

◎交感神経系活動や神経体液性因子への影響

無呼吸に伴う動脈血酸素分圧（PaO_2）の低下や動脈血二酸化炭素分圧（$PaCO_2$）の上昇は，末梢性および中枢性化学受容体を介して交感神経系活動を亢進させる。正常吸気時には，肺の伸展受容体反射により中枢からの交感神経系出力が抑制されるが，無呼吸時にはこの反射が消失し，交感神経系出力の脱抑制が生じる。さらに無呼吸直後の覚醒反応は，一過性の激しい交感神経系活動を引き起こす。

OSA 患者では，夜間の無呼吸時のみならず，日中の覚醒時においても交感神経系が亢進していることが，尿中のノルアドレナリン濃度の上昇などから証明されている。低酸素血症による交感神経系刺激は，低酸素刺激自体が消失した後も持続する。持続的な交感神経系活動亢進は高血圧を持続させ，中長期的な心機能低下に大きく関与する。

OSA ではこのように，心不全およびその基礎疾患を悪化させる種々の反応が持続しているが，一方でこれらを代償する反応も生じている。胸腔内陰圧の上昇により静脈還流量が増加し，右房が伸展されると，心房性ナトリウム利尿ペプチド（ANP）が分泌される。ANP による体血管拡張と尿量増加（水とナトリウムの排泄促進）は心不全を改善する方向に働くが，一方で，夜間頻尿に伴う頻回の睡眠中断は交感神経系活動を引き起こしもする。

コメント　OSA へのアンテナを張ろう！

OSA は周術期リスクを高める重要な病態であるが，治療はおろか診断もされていない患者が多いのが現状である。麻酔科医は術前評価の際に，積極的に OSA 合併の可能性を検索すべきである。

OSA と聞くとすぐに「肥満」と関連させて考えがちだが，日本人の OSA 患者の半分近くは非肥満である。上気道閉塞の起こりやすさは，口腔内容物（舌や軟部組織）の大きさと，これらを収容する口腔容積の相対的関係に依存する。下顎が小さい（＝口腔容積が小さい）者は肥満でなくても，睡眠時の上気道開大筋（頤舌筋など）の筋緊張低下に伴い，上気道閉塞を発症しやすい。下顎の小ささは，横から見ると頤から甲状軟骨にかけての滑らかな曲線として，正面から見ると「痩せているのに二重あご」として認識できる。

知人の産科医は，街中で女性の骨盤に目が向くという。児頭骨盤不均衡のことが常に頭にあるからだろう。筆者は，通勤電車の中で密かに乗客の下顎の観察をしている。ただし，こちらは下顎を見ているつもりでも，相手は目を見られていると受け取ることもあり得るので，「ガン飛ばしとんのか」と難癖をつけられないよう，相手を選ぶことも大切である。

◎肺高血圧

無呼吸に伴う低酸素血症は肺動脈を収縮させ，肺血管抵抗を上昇させる。過大な胸腔内陰圧は静脈還流量を増やすとともに肺血管を伸展させ，これらは肺血管床内の血液の貯留と右室の容量負荷をきたす。これらの機序により，夜間の無呼吸時には一過性の肺高血圧が生じるが，これが日中も持続する肺高血圧を引き起こすかどうかは明らかではない。

慢性肺疾患を合併しない OSA 患者で，日中覚醒時にも肺高血圧を合併する頻度は 10〜20％である[3)]。OSA における持続性肺高血圧には，日中も持続する低酸素血症に起因する低酸素性肺血管収縮が大きく関与している。

◎炎症，酸化ストレス，血管内皮への影響

OSA は上記以外にもさまざまな機序を介して，心不全の原因となる基礎心疾患の発症や進展に関与し，心不全を悪化させる可能性[1, 2)]が報告されている。

夜間に繰り返される低酸素-再酸素化の刺激は，虚血再灌流傷害と同様の機序で，好中球活性化などの炎症反応や酸化ストレス（活性酸素の産生増加など）を惹起する。これらが直接的および間接的に血小板の活性化や凝固能の亢進をまねき，血管内皮細胞の機能障害も引き起こすことで，心血管イベントのリスクを高めると考えられている。

OSA は体重とは独立して，インスリン抵抗性の危険因子である。OSA に伴う間欠的低酸素血症および睡眠の分断が生理的ストレスとなり，インスリン抵抗性を発症させるものと考えられている。

▶CSA と心不全

OSA が心不全の発症・増悪因子であるのに対し，CSA は心不全の結果であると一般的には考えられている。

呼吸中枢の活動は，主に $PaCO_2$ を介したネガティブフィードバックで制御されている＊4。一般的に，ネガティブフィ

＊4 「024. 化学受容体を介した換気調節のメカニズムはどのようなものか」（77 ページ）参照。

メモ　OSA 患者の術後管理

OSA 患者の周術期リスクを低下させるには，術前評価と準備から，術中麻酔管理，術後管理まで，継続的な管理が必要である。エビデンスとして確立した部分は少ないが，以下のような術後管理方針がすすめられる。

(1) OSA 患者は吸入麻酔薬・静脈麻酔薬/鎮静薬・麻薬の呼吸抑制作用に対する感受性が非 OSA 患者よりも高い。したがって，禁忌がないかぎり，完全覚醒後の抜管を原則とする。抜管前に筋弛緩薬の作用を完全に消失させておくことも当然である。覚醒不良の場合は，挿管したまま ICU へ搬送する（覚醒不良に備えて，可能であれば術前から ICU ベッドを確保しておく）。
(2) 可能であれば，術後回復期は仰臥位以外の体位で管理する。
(3) 術後鎮痛のための麻薬の全身投与量を可及的に減少させる。そのために，
  ①可能であれば，末梢神経ブロックを積極的に行う。
  ②禁忌がなければ，非ステロイド性抗炎症薬やアセトアミノフェンを投与する。
  ③麻薬を用いた IV-PCA を行う場合は，持続投与は避けるか，または可及的に微量に抑える。
(4) 術前から持続気道陽圧（CPAP）を使用している患者では，その使用が禁忌になる手術（顔面手術など）でなければ，術後早期から使用を再開する。
(5) 患者が室内気吸入で術前と同じ SpO_2 の値を維持できるようになるまでは，酸素投与を継続する。ただし，酸素投与中は，無呼吸発作が生じても SpO_2 が低下しにくいので，無呼吸を見逃す危険があることも覚えておく。
(6) 酸素投与が不要になるまでは，SpO_2 の持続モニタリングを継続する。ベッドサイドでの呼吸状態の観察（呼吸数，上気道閉塞の有無）は，患者に刺激を与えない状態で行う。

ードバックシステムはセンサーの感受性が高すぎる場合，または情報の伝達に時間がかかる場合に，不安定になりやすい。心不全患者では低酸素血症，交感神経系活動亢進などの要因により，中枢および末梢の二酸化炭素（CO_2）化学受容体の感受性が亢進しているだけでなく，循環時間の延長のため，$PaCO_2$ の変化の情報が呼吸中枢へ伝達されるのも遅れている。この両者により，心不全患者では呼吸調整システムが不安定化し，CSA が生じる[2]と考えられる。

OSA と異なり，CSA では過大な胸腔内陰圧は生じないので，左室前負荷の減少や両室後負荷の増大による心機能の悪化は生じない。しかし，CSA 患者においても無呼吸中には，その周期に一致した交感神経系活動の亢進が生じている。OSA 患者のように，交感神経系活動の亢進が日中にも持続しているという確証はないが，CSA 患者においても，頻回の夜間の交感神経系刺激が，慢性心不全の病態の増悪に関与している可能性は否定できない。

● ● ●

本項では OSA の病態生理を中心に述べたが，「Ⅷ. 術後管理：術後鎮痛・術後合併症」の一項目でもあり，術後管理についても簡単に**メモ**にまとめておく。詳細は米国麻酔科学会のガイドライン[4]を参照のこと。

文　献

1. Bradley TD, Floras JS. Obstructive sleep apnoea and its cardiovascular consequences. Lancet 2009；373：82-93.
2. 日本循環器学会，日本呼吸器学会，日本呼吸ケア・リハビリテーション学会ほか．循環器病の診断と治療に関するガイドライン（2008-2009 年度合同研究班報告）．循環器領域における睡眠呼吸障害の診断・治療に関するガイドライン．Circ J 2010；74（Suppl II）：963-1051.
3. Chaouat A, Weitzenblum E, Krieger J, et al. Pulmonary hemodynamics in the obstructive sleep apnea syndrome：results in 220 consecutive patients. Chest 1996；109：380-6.
4. American Society of Anesthesiologists. Practice guidelines for the perioperative management of patients with obstructive sleep apnea：an updated report by the American Society of Anesthesiologists Task Force on Perioperative Management of patients with obstructive sleep apnea. Anesthesiology 2014；120：268-86.

腹部手術で肺合併症が起こりやすいのはなぜか

089

倉橋 清泰

腹部手術において術後肺合併症が生じやすい理由はさまざまである。それらを①術前からある要素，②術中の手技・処置の影響，③術後の状況に分けて解説する。また，そのような危険因子をもつ患者群において，術後の肺合併症を予防する方策についても検討する。

▶術前からある要素

◎担癌患者

腹部手術を受ける患者の多くは腹腔内臓器の癌である。担癌患者では血中の炎症性サイトカインが上昇している[1]といわれている。血中の炎症性サイトカインは肺循環に入り，肺の状態を刺激によりさらに傷害を受けやすくする。

◎腹腔内炎症

急性胆嚢炎や消化管穿孔などで，緊急手術となるケースがある。これらの病態では，敗血症などのかなり重篤な炎症状態にある場合がある。一部の患者では，急性呼吸促迫症候群（ARDS）に陥っているかもしれない。そこまでではなかったとしても，全身の炎症状態は肺の機械的刺激に対する感受性を高め，人工換気により肺傷害が発生する危険性は高くなっている。

▶術中の手技・処置の影響

◎手術侵襲と人工換気

手術を受ければ，程度の差はあれ，炎症を伴う。全身炎症が過剰になった状況で人工換気の刺激が加えられると，肺傷害をきたす可能性が増す。その機序は完全には明らかにされていないが，一つの仮説として以下のような説明がされている。手術により細胞や組織が損傷されると，熱ショックタンパクや，high mobility group box (HMGB)-1 などが放出され，これを免疫細胞が認識することで炎症性サイトカインの産生，放出が起こる。肺毛細血管では，これら炎症性サイトカインにより血管内皮細胞が活性化され，その細胞表面に接着分子が発現する。一方，好中球も炎症性サイトカインにより活性化され，肺毛細血管内皮に接着，間質に浸潤していく。この際に人工換気による機械的ストレスが重なると，肺胞マクロファージなどからの炎症性サイトカインの産生が増幅され[2]，好中球から活性酸素種や各種プロテアーゼが放出されて，血管内皮細胞・肺胞上皮細胞が傷害される。このような反応は腹部手術に限らないが，侵襲の大きな腹部手術では高い確率で起こり得る。

◎腹部からの圧迫

術中操作や，術前から存在する腹腔内腫瘤や腹水が横隔膜を通して，肺を圧迫していることがある。圧迫により肺胸郭コンプライアンスが低下すると，気道内圧が上昇しやすくなる。上述のように，手術侵襲などによる全身の炎症状態に過大な圧がかかるような換気が行われると，肺傷害が発生しやすくなる。一方，腹腔側からの圧迫により，肺底部を中心に無気肺を生じやすい状態でもある。無気肺がある状況で人工換気が施されると，肺の一部分は肺胞の虚脱と再開通を繰り返すことになる。このような部位ではずり応力 shear stress により肺は傷害されやすい（atelectrauma）といわれている。さらには，無気肺自体（低酸素となる組織）も肺傷害発生の原因になると考えられる[3)]。

◎虚血再灌流傷害

肝切除などの際に行われる Pringle 法は間欠的に肝臓の血流を遮断する。虚血と再灌流を繰り返すことにより，肝臓の主に Kupffer 細胞からは，炎症性サイトカインと活性酸素種が放出される。これらは，肝臓自体も攻撃するが，血流に乗って遠隔臓器の傷害にも関与する。肝静脈の血流は，ほぼすべて肺循環に入るが，肺毛細血管では活性化した好中球が集簇し，血管内皮に接着・間質に浸潤するとともに，生理活性物質を放出して組織を傷害する。Pringle 法以外でも，臓器や組織が虚血や低灌流になる手技や呼吸・循環の状況はさまざまであり，それらによっても同様の現象が起こり得る。

◎リンパ漏出

腹部手術，とりわけ癌治療手術においては，術中・術後にリンパ漏出が起こる。リンパ節郭清や腹腔内操作時のリンパ管の損傷により起こるが，これにより血漿タンパク/アルブミン濃度が低下する。進行した低アルブミン血症を放置すると，血漿膠質浸透圧の低下から身体各所に浮腫が生じやすくなる。肺でそのような現象が起これば，肺間質の水分貯留から酸素化能の低下をきたす。

▶術後の状況

◎呼吸機能の低下

術後には呼吸機能が低下する。その程度は手術部位により異なることが示されている（図 89-1）[4)]。腹部手術，とりわけ上腹部手術では，肺活量の減少が最も大きく，また，その減少が遷延する。呼吸機能が低下すると，肺酸素化能に影響するだけでなく，術後の無気肺の防止や痰の喀出が障害され，肺炎などの肺合併症を起こしやすくなる。より長期の観察では，食道癌手術後では 3〜12 か月後でも肺活量が減少している[5)] ことが示されている。

◎離床までの期間

術後の回復が悪いと離床が遅れる。臥床期間が長くなると，背側無気肺の発生や，下肢静脈血栓症による肺血栓塞栓症の危険性が高まる。高侵襲の手術では離床が遅れることも多いが，その間に適切な鎮痛が得られていることも重要である。最近の術後回復力強化 enhanced recovery after surgery（ERAS®）プロトコルの概念をよく理解しておく必要がある。

◎消化管の運動障害

腹部手術では，術後に消化管の運動障害をきたすことがある。その結果，腹部膨満により胸腔を圧迫し，機能的残気量の減少により酸素化の悪化をまねいたり，嘔吐から誤嚥性肺炎のリスクも高まるなど，種々の肺合併症の危険性がある。

▶肺合併症の予防の取り組み

ここまで述べてきたように，腹部手術の際には肺合併症が発生しやすい。それでは，このような合併症を予防するためにはどのような工夫をしたらいいのだろうか。Pringle 法を模した肝臓の虚血再灌

図 89-1　手術部位別にみた術後肺活量の変化
（Ali J, et al. Consequences of postoperative alterations in respiratory mechanics. Am J Surg 1974；128：376-82 より）

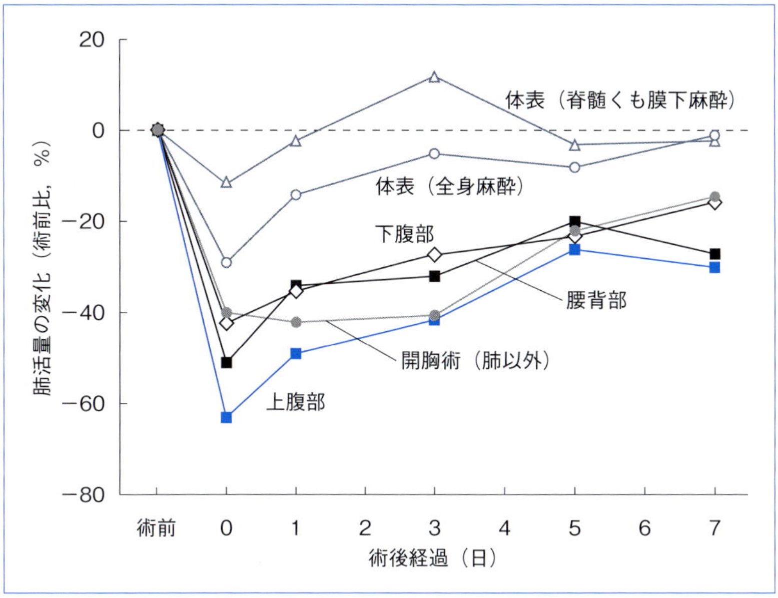

流モデルを用いた基礎実験では，血中のサイトカインが高値になり，この時に高容量換気を用いると，人工呼吸器誘発肺損傷（VILI）に進行するが，1 回換気量を制限すると VILI への進行は抑えられる[6]と報告されている。一方，肝臓の虚血再灌流を行わずに高容量換気を行っても VILI は生じないことから，手術侵襲と人工換気の併存によってはじめて VILI が生じることがわかる。

2013 年に発表された，二つの無作為化比較試験（RCT）[7,8]で，腹部手術の際に 1 回換気量を減じ，呼気終末陽圧（PEEP）をかけ肺リクルートメント手技を行う群は，比較的高容量の換気を行い，PEEP を用いない群に比べて術後の肺合併症を軽減した。この発想の原点は，ARDS に対する低容量換気の有用性を示した研究[9]にある。加えて，術中の患者においても十分な PEEP をかけ，また適宜肺リクルートメント手技を行うことの重要性を示す知見である。

また，腹部手術には限らないが，過剰な輸液や長時間の高濃度酸素曝露の影響も前述の諸条件に加え，肺合併症をきたす原因となるので避けるべきであろう。

● ● ●

腹部手術を受ける患者は，さまざまな要因により術後の肺傷害の発生リスクが高い。麻酔科医はそれを認識したうえで，ARDS 患者に推奨されている「肺保護換気」に準拠した換気を行うことにメリットがあると考えられる。この「肺保護換気」の要点は，①1 回換気量を 6〜8 mL/kg（理想体重）程度，吸気プラトー圧を 30 cmH_2O 以下に制限し，② open lung approach，すなわち適切な PEEP を用い，また術中に適宜肺リクルートメント手技を行う。加えて，併存する疾患，例えば閉塞性換気障害や，気腹のために二酸化炭素を用いる腹腔鏡下手術などで術中高二酸化炭素症をきたす場合には，筋弛緩薬やオピオイドを適切に使用して自発呼吸と人工換気がファイティングし

コメント permissive hypercapnia

蓄積された知見によると，急性高二酸化炭素症は非敗血症性肺傷害に対して保護的である[10]ことが示されている。動脈血二酸化炭素分圧は最大で100〜130 Torrまで効果が示されている。この主な機序はNF-κBの抑制であると考えられている。治療されていない肺感染における殺菌作用の低下を除けば，高二酸化炭素症は受入れられる。

ないように注意しながら③高二酸化炭素症を容認する（**コメント**）。これらの配慮を駆使して術後の肺傷害を予防していただきたい。

文　献

1. Misthos P, Katsaragakis S, Milingos N, et al. Postresectional pulmonary oxidative stress in lung cancer patients. The role of one-lung ventilation. Eur J Cardiothorac Surg 2005；27：379-82；discussion 382-3.
2. Pugin J, Dunn I, Jolliet P, et al. Activation of human macrophages by mechanical ventilation in vitro. Am J Physiol 1998；275（6 Pt 1）：L1040-50.
3. Tojo K, Goto T, Kurahashi K. Protective effects of continuous positive airway pressure on a nonventilated lung during one-lung ventilation：A prospective laboratory study in rats. Eur J Anaesthesiol 2016 May 2.［Epub ahead of print］
4. Ali J, Weisel RD, Layug AB, et al. Consequences of postoperative alterations in respiratory mechanics. Am J Surg 1974；128：376-82.
5. Hu J, Li R, Sun L, et al. Comparison of influence of esophageal carcinoma operations on pulmonary function. Eur J Cardiothorac Surg 2005；28：16-8
6. Ota S, Nakamura K, Yazawa T, et al. High tidal volume ventilation induces lung injury after hepatic ischemia-reperfusion. Am J Physiol Lung Cell Mol Physiol 2007；292：L625-31.
7. Severgnini P, Selmo G, Lanza C, et al. Protective mechanical ventilation during general anesthesia for open abdominal surgery improves postoperative pulmonary function. Anesthesiology 2013；118：1307-21.
8. Futier E, Constantin JM, Paugam-Burtz C, et al. A trial of intraoperative low-tidal-volume ventilation in abdominal surgery. N Engl J Med 2013；369：428-37.
9. The Acute Respiratory Distress Syndrome Network. Ventilation with lower tidal volumes as compared with traditional tidal volumes for acute lung injury and the acute respiratory distress syndrome. N Engl J Med 2000；342：1301-8.
10. Contreras M, Masterson C, Laffey JG. Permissive hypercapnia：what to remember. Curr Opin Anaesthesiol 2015；28：26-37.

090 周術期に失明するのはなぜか

廣田 弘毅
佐々木 利佳
山崎 光章

スーザン・ボールドウィンさんは71歳の女性である。急性腹症のため緊急開腹手術を受けることになった。彼女は大腸癌のため1週間前に結腸切除術を受けており，術後性腹膜炎が疑われた。既往に高血圧と冠動脈疾患があったが，最近，症状はなく安定している。全身麻酔はプロポフォール，フェンタニル，ロクロニウムで導入し，デスフルランで維持した。開腹所見で吻合部に縫合不全が認められ，腸切除とドレナージ手術が施行された。手術終了後，スーザンさんはすみやかに麻酔から覚醒した。スーザンさんの意識は清明で，自分がどこにいて，何のために，どんな手術を受けたのか，明確に答えることができた。彼女は何の異常も訴えなかった。ただ一つを除いては…
「この部屋は真っ暗なの？ 私，何も見えないけど…」

（Anesthesiology 2007；106：869-70 より，創作）

> **メモ　Closed Claims Study**
>
> 1980 年代の米国において，麻酔科医のマンパワー不足とそれに伴う麻酔事故・医療訴訟の激増は危機的状況に陥っていた。医師賠償保険料は引き上げられ，無保険医が増加し，麻酔科医は訴訟を恐れてドロップアウトしていく。この悪循環を回避すべく，米国麻酔科学会（ASA）は，解決した医事紛争事例を保険会社から収集・分析し，事故原因を調査するプロジェクトを開始した。特筆すべきは，その調査結果を匿名化し（closed claims），安全対策情報のみ公開したことである。現在 ASA は，POVL に加え，周術期の神経障害，睡眠時無呼吸症候群，術中覚醒に重点をおいた Closed Claims Study を展開している。わが国では，日本麻酔科学会が医事紛争解決事案症例調査 WG を立ち上げ，Closed Claims Project（CCP）が進行中である。

▶全身麻酔後の視力障害

術後視力障害 postoperative visual loss（POVL）の発症頻度は，約 6 万分の 1 とされており，きわめてまれではあるが，麻酔科医としては最も避けたい合併症の一つであろう。麻酔覚醒後に漆黒の暗闇にさらされた患者の恐怖と絶望は察するに余りある。では，現代の医療において，スーザンさんのような悲劇をまねく可能性はあるのだろうか。結論から言うと「YES」である。ならば，POVL は予防できるのか。残念ながら「NO」なのだ。

▶虚血性視神経症

POVL は，きわめてまれだが，発症が予想できず結果が重篤という点で，1960 年代における悪性高熱症（MH）に似ている。MH は，麻酔科医や基礎研究者らの懸命の努力によって病態の解明が進み，今日ではほぼ制御可能な疾患となった。POVL も，これを克服すべく多くの麻酔科医が精力的に研究を行っており，その病態が徐々に明らかになりつつある。

POVL の原因で最も頻度が高いのは虚血性視神経症 ischemic optic neuropathy（ION）である。ION は，視神経の栄養血管（網様体動脈，網膜中心動脈）の虚血により生じる視神経の障害である。眼球における血液灌流は，

眼灌流圧＝平均動脈圧－眼圧　…①

で規定される。したがって，低血圧をきたすような大量出血や，眼圧上昇をきたしやすい長時間の腹臥位，肥満などは，ION の危険因子と考えられる。視神経の栄養血管には自動調節能があるから，必ずしも①式のとおりにはならないが，健康成人の約 2 割にこの自動調節能の破綻が認められるという。

ION が認められたら，直ちに眼科医に診察を依頼し治療を開始する。残念ながら，ION に対する治療は対症的なものに留まる。マンニトールおよびステロイド投与，頭部挙上，平均動脈圧の昇圧などである。

◎腹臥位脊椎手術における ION の危険因子

POVL を重くみた米国麻酔科学会（ASA）は，Closed Claims Study（**メモ**）の一環として脊椎椎体固定術における ION の危険因子を調査する，多施設大規模対照研究[1]を行った。対象を脊椎椎体固定術に限定したのは，腹臥位による脊椎手術における ION 発生頻度が，ほかの手術に比べて 50 倍以上と目立って高いからで

ある。

検討の結果，長時間手術，Wilson 型フレームの使用，大量出血，肥満，膠質液輸液の割合が低い，男性，などの六つの危険因子が明らかになった。腹臥位では，時間依存性に眼圧が上昇する[2]ことから，長時間腹臥位手術で ION をきたす可能性が高くなる。Wilson 型フレームは，脊椎を後彎させるよう工夫されたアーチ状の脊椎手術用フレームであるが，頭低位になるため，眼圧が上がりやすい。肥満患者は，腹臥位による腹圧の上昇から，頭頸部領域の静脈圧が高くなり，高眼圧をまねく。予期しない大量出血は，平均動脈圧の低下をきたすだろう。いずれの機序でも，①式からわかるように，眼灌流圧の低下をまねく。

一方，輸液製剤の違いに関しては，毛細血管漏出による浮腫の影響が示唆されるが，今後の検討が求められる。また性差については，視神経に対するエストロゲンの神経保護効果が推察されるというが，その機序は明らかでない。

▶網膜中心動脈塞栓症

血栓塞栓症は，肺や脳，冠動脈だけでなく，眼の動脈にも生じる。網膜中心動脈が閉塞すると，網膜の視神経細胞が虚血に陥り，視力が失われる。心房細動などで抗凝固療法を受けている患者が，周術期にヘパリン置換されることがあるが，ヘパリンの投与量が不十分だと，網膜中心動脈塞栓症 central retina artery occlusion（CRAO）を生じることがある。CRAO は POVL の原因としてはまれだが，発症した場合には，直ちに眼科医の診察を要請し，眼圧を下げる前房穿刺，血栓を遊離させる眼球マッサージを開始する必要がある。血栓溶解療法も効果が期待できるが，術直後には施行しにくい。

▶皮質盲

皮質盲 cortical blindness（CB）は脳梗塞の一症状であり，後頭葉の視覚野領域の血栓閉塞によって生じる。冒頭のスーザンさんも，その後の MRI 検査により，脳底動脈血栓症による両側後大脳動脈の脳梗塞であることが明らかになった。2 度にわたる手術のために中断された抗凝固療法が影響したのかもしれない。スーザンさんは，抗凝固療法の再開と高圧酸素療法などにより，症状の改善を認め，皮質盲性の半盲を残すのみとなった。

▶POVL は複合的な要因で起こる

前述の POVL の多施設研究[1]は重要なエビデンスである。しかし「腹臥位の長時間手術を避け，Wilson 型フレームを使用せず，出血量を少量に抑え，膠質液輸液を行い，肥満患者や男性に麻酔をしない」ことに，どれほどの臨床的意味があるだろうか。「悪性高熱症は男性に多いから，男性の麻酔はしない」と言う麻酔科医がいないのと同様，個々の危険因子に対し過剰反応するべきでない。

この多施設研究からわかることは，POVL は単一の危険因子によるものではなく，複合的な要因が重なって生じる，ということだろう。「麻酔科専門医の自分にとって，脊椎手術なんて朝飯前」と慢心し，体位の不備を見逃したり，換気量設定や輸液量が不適切だったり，血圧の変動を容認したり，眼球の保護をおろそかにしてはいないか。その患者の網様体動脈の自己調節能が破綻していたら，POVL を生じるかもしれない。

▶総合医としての麻酔科医の実力が試される

例えば，高度肥満患者の腹臥位腰椎手術の麻酔管理をするとしよう。普段用いているフレームや枕で体位を設定すると，サイズが合わず，期せずして過度の腹圧がかかったり，頭低位・頸部過伸展が生じたりすることがある。「ちょっと変な体位だけど，整形外科医がこれでやりたいと言うのだから仕方ない」と妥協したくはなる。しかし，このような時にこそ，麻酔科医はリーダーシップを発揮し，フレームや枕の変更など，適切な指示をすべきである。そのためには，豊富な臨床経験や沈着冷静な判断力など，臨床麻酔科医としての高いスキルが求められることを銘記すべきだろう。

1990年代におけるPOVLの数々の報告は，全世界の麻酔科医を困惑に陥れた。しかし，最新の疫学調査によれば，POVLの頻度は2000年以降，徐々に減少しつつある[3]という。その理由は定かではないが，筆者は新しい麻酔薬の開発や生体情報モニターの進歩など，麻酔科医によって培われてきた全身麻酔法の向上が背景にあると推察する。POVLの予防に関してもまた，手術室の司令塔・総合医としての麻酔科医の真価が試されている。

文　献

1. Postoperative Visual Loss Study Group. Risk factors associated with ischemic optic neuropathy after spinal fusion surgery. Anesthesiology 2012；116：15-24.
2. Cheng MA, Todorov A, Tempelhoff R, et al. The effect of prone positioning on intraocular pressure in anesthetized patients. Anesthesiology 2001；95：1351-5.
3. Shen Y, Drum M, Roth S. The prevalence of perioperative visual loss in the United States：a 10-year study from 1996 to 2005 of spinal, orthopedic, cardiac, and general surgery. Anesth Analg 2009；109：1534-45.

高齢者が全身麻酔を受けると認知症は進行するか　091

後藤 倶子

▶認知症と術後認知機能障害

「高齢者が手術を受けるとボケる」と古くから言われてきた。しかし，全身麻酔を受けると認知症が進行するかはいまだ明らかではない[1]。

認知症とは，正常に機能していた知能が，器質的原因によって持続的に障害されている状態である。記憶や見当識の障害により，日常生活に支障をきたす。米国精神医学会の『精神障害の診断・統計マニュアル第5版』(DSM-V) や clinical dementia rating (CDR) などの診断基準や簡便な認知機能検査を用いて評価される。

一方，術後に起きる認知機能低下は，術後高次脳機能障害または術後認知機能障害postoperative cognitive dysfunction (POCD) といわれ，神経心理学検査を術前後に施行して評価される。

▶認知症と譫妄と POCD

認知症には，新しいことを覚えられない記憶障害，言葉や名前がでない失語，挨拶がうまくできない失行，人を間違える失認記憶，料理や片付けができないといった遂行機能障害，などがある。

譫妄は，一過性に脳機能が低下した状態である。譫妄は醒めると元の状態に戻る点で，もとに戻らない認知症とは区別されるが，発症時には認知症の症状増悪と間違えられることが多い。

高齢者は，術後に多くの精神神経症状が出現しやすいが，その中でも譫妄は麻酔から覚醒後の 24～72 時間に起こりやすい。

図 91-3　老化のメカニズム（酸化ストレス，ミトコンドリアの役割）
（Muravchick S. The new science of aging. Annual Meeting Refresher Course Lectures 2005. American Society of Anesthesiologists, 2005：378 より）

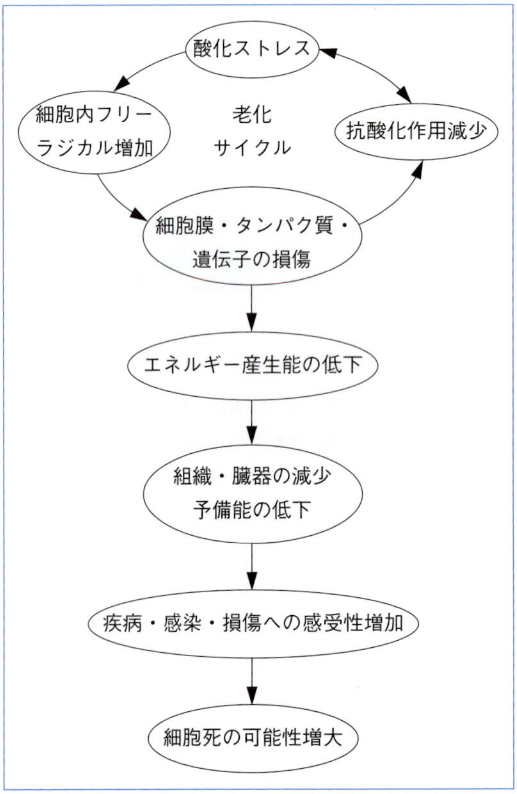

一方，POCD は術後，数週～数か月が経過してから判別される点で譫妄とは異なる。

POCD および譫妄の関連因子として，高齢，術前認知機能低下，うつ状態，術後痛，睡眠障害，心臓手術などの手術侵襲が挙げられる。全身麻酔や脊髄幹麻酔（硬膜外麻酔または脊髄くも膜下麻酔）では，POCD の発生率に有意差を認めないことから，ストレスや炎症反応が発生機序として考えられる。

▶認知症の評価と POCD の発生頻度

認知症患者に，複雑で時間を要する検査は不適当であるため，簡便で短時間で行える mini-mental state examination（MMSE）（**図 91-1**）や改訂長谷川式簡易知能評価スケール（HDS-R）（**図 91-2**）が多用され，MMSE で 23 点以下，HDS-R で 20 点以下が認知症域とされている。

POCD の評価は，課題を与えるテスト形式の神経心理学検査を数種類施行し，術前よりも低下しているか，また対照群との比較から，発生の有無を評価する。POCD については，手術侵襲の大きい心臓手術や微小栓子の多い関節全置換手術で研究されてきた。

心臓手術では高率に POCD を発症し，退院時には 30～80％，術後 6 か月～10 年でも 20～40％に残存する。非心臓手術における POCD は，術後 1 週間で 26％，3 か月後でも 10％に認められるが，数か月すると回復すると報告されている。POCD になると，身の回りのことを一人でできないなど，自立を妨げ QOL を低下させる。退院時と 3 か月後に POCD が残存している症例では，1 年後の死亡率が高く，POCD をきたすと有

図 91-1　mini-mental state examination（MMSE）
（森 悦郎ほか．神経疾患患者における日本語版 Mini-Mental State テストの重要性．神心理 1985；1：2-10 より）

調査日　　年　　月　　日

被調査者氏名 /番号

年齢　　　歳　　性別 （男 ・ 女）

Mini-Mental State Examination(MMSE)

	質問内容	回答	得点
1（5点）	今年は何年ですか いまの季節は何ですか 今日は何曜日ですか 今日は何月何日ですか	年 曜日 月 日	
2（5点）	ここはなに県ですか ここはなに市ですか ここはなに病院ですか ここは何階ですか ここはなに地方ですか（例 ：関東地方）	県 市 階	
3（3点）	物品名 3個（相互に無関係） 検者は物の名前を1秒間に1個ずつ言う、その後、被験者に繰り返させる 正答1個につき1点与える、3個すべて言うまで繰り返す（6回まで） 何回繰り返したかを記せ　＿＿＿＿ 回		
4（5点）	100から順に 7を引く（5回まで）		
5（3点）	3で提示した物品名を再度復唱させる		
6（2点）	（時計を見せながら）これは何ですか （鉛筆を見せながら）これは何ですか		
7（1点）	次の文章を繰り返す 「みんなで、力を合わせて綱を引きます」		
8（3点）	（3段階の命令） 「右手にこの紙を持ってください」 「それを半分に折りたたんでください」 「机の上に置いてください」		
9（1点）	（次の文章を読んで、その指示に従ってください） 「眼を閉じなさい」		
10（1点）	（なにか文章を書いてください）		
11（1点）	（下記の図形を書いてください）		
		得点合計	

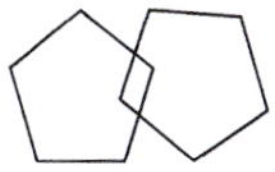

図 91-2　改訂長谷川式簡易知能評価スケール（HDS-R）

〔加藤伸司ほか．改訂長谷川式簡易知能評価スケール（HDS-R）の作成．老年精医誌 1991；2：1339-47 より〕

改訂 長谷川式簡易知能評価スケール（HDS-R）

（検査日：　　　年　　月　　日）　　　　（検査者：　　　　　　　　　）

氏名：		生年月日：　　年　　月　　日	年齢：　　　　歳
性別：男／女	教育年数（年数で記入）：　　　年	検査場所	
DIAG：		（備考）	

1	お歳はいくつですか？（2 年までの誤差は正解）		0　1
2	今日は何年の何月何日ですか？　何曜日ですか？ （年月日，曜日が正解でそれぞれ 1 点ずつ）	年 月 日 曜日	0　1 0　1 0　1 0　1
3	私たちがいまいるところはどこですか？ （自発的にでれば 2 点，5 秒おいて家ですか？　病院ですか？　施設ですか？のなかから正しい選択をすれば 1 点）		0　1　2
4	これから言う 3 つの言葉を言ってみてください。あとでまた聞きますのでよく覚えておいてください。（以下の系列のいずれか 1 つで，採用した系列に○印をつけておく） 1：　a）桜　b）猫　c）電車 2：　a）梅　b）犬　c）自動車		0　1 0　1 0　1
5	100 から 7 を順番に引いてください。 （100－7 は？，それからまた 7 を引くと？と質問する。最初の答えが不正解の場合，打ち切る）	(93) (86)	0　1 0　1
6	私がこれから言う数字を逆から言ってください。 （6-8-2，3-5-2-9 を逆に言ってもらう，3 桁逆唱に失敗したら，打ち切る）	2-8-6 9-2-5-3	0　1 0　1
7	先ほど覚えてもらった言葉をもう一度言ってみてください。 （自発的に回答があれば各 2 点，もし回答がない場合以下のヒントを与え正解であれば 1 点） a）植物　b）動物　c）乗り物		a：　0　1　2 b：　0　1　2 c：　0　1　2
8	これから 5 つの品物を見せます。それを隠しますのでなにがあったか言ってください。 （時計，鍵，タバコ，ペン，硬貨など必ず相互に無関係なもの）		0　1　2 3　4　5
9	知っている野菜の名前をできるだけ多く言ってください。 （答えた野菜の名前を右欄に記入する。途中で詰まり，約 10 秒間待っても答えない場合にはそこで打ち切る） 0～5＝0 点，6＝1 点，7＝2 点，8＝3 点， 9＝4 点，10＝5 点，		0　1　2 3　4　5
		合計得点	

病率が上昇し，早期退職のリスクが高くなって，社会保障費の増大に繋がる。

▶高齢者における脳の変化と予備力

高齢者は，脳容積の減少，ニューロン，グリア細胞やシナプス統合の減少による脳予備力の低下，酸化ストレスに対する防御機構，修復機能の低下をきたす。また，酸化ストレスによるフリーラジカルの増加により，細胞内のミトコンドリアDNAが損傷を受け，アポトーシスへと導かれる（**図91-3**）[2]。

高齢になるほど，術前から認知機能低下を合併していることが多く，動脈硬化が進展した冠動脈バイパス術では50%が脳梗塞を合併しており，そのうち70%は無症候性であった。地域住民を対象としたロッテルダム研究でも，70代になると20〜25%，80代になると35%が無症候性脳梗塞を合併していた。無症候性脳梗塞や白質病変は，認知機能を低下させる因子でもある。

▶手術侵襲，ストレス反応とPOCD

手術侵襲に伴うストレスは，神経・内分泌・免疫系に影響を及ぼし，アストロサイト，ミクログリア，好中球，血管内皮細胞を活性化する。さらに，炎症性サイトカインを産生することで神経細胞を損傷し，活性化されたミクログリアは損傷した細胞を貪食し，認知機能の低下を引き起こす（**図91-4**）[3]。

図91-4　手術侵襲と炎症反応が術後認知機能障害に及ぼす影響
IL：インターロイキン，TNF：腫瘍壊死因子，NO：一酸化窒素，COX：シクロオキシゲナーゼ
（Gao L, et al. Postoperative cognitive dysfunction after cardiac surgery. Chest 2005；128：3664-70 より）

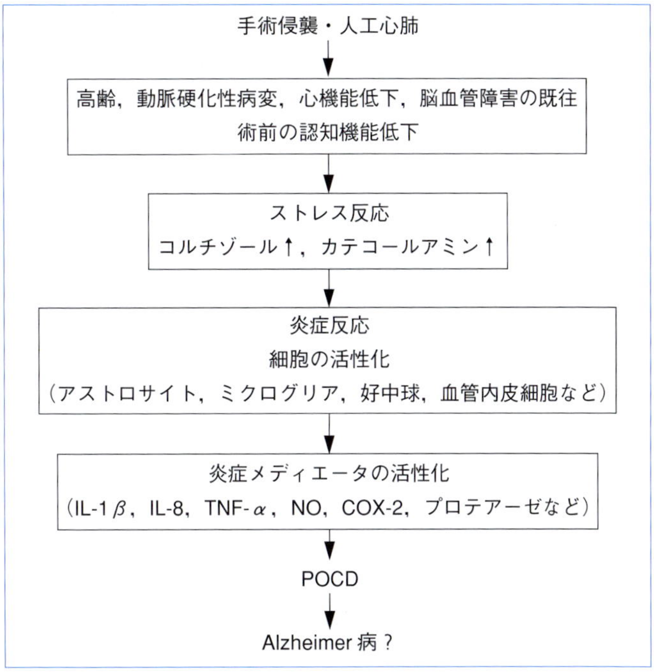

また，加齢とともに大脳辺縁系-視床下部-下垂体-副腎皮質系の機能が低下し，ストレス反応が過剰に持続し，海馬の神経細胞を損傷して認知機能低下を起こす。

▶麻酔薬と高齢者の脳

幼若脳における麻酔薬の神経毒性は，動物実験で報告されているが，高齢者の脳における麻酔薬の影響はいまだ明らかではない。POCDの研究では，MMSEやHDS-Rが24点未満の症例は，術後値がさらに低下しない状態と考えられ除外されていることが多い（floor効果）。また，記憶障害の程度が比較的軽度な軽度認知障害（mild cognitive impairment）は，10〜13%が1年で認知症になると報告されている。

高齢者が全身麻酔を受けると認知症が進行するか否かは，術前の認知機能評価の徹底と周術期管理やアウトカムなどの臨床研究が必要である。麻酔薬と高齢者脳との関係や認知症患者への予防策の研究が進むことが期待される。

文　献

1. Hussain M, Berger M, Eckenhoff RG, et al. General anesthetic and the risk of dementia in elderly patients : current insights. Clin Interv Aging 2014 ; 9 : 1619-28.
2. Muravchick S. The new science of aging. Annual Meeting Refresher Course Lectures 2005. American Society of Anesthesiologists, 2005 : 378.
3. Gao L, Taha R, Gauvin D, et al. Postoperative cognitive dysfunction after cardiac surgery. Chest 2005 ; 128 : 3664-70.

術後経口摂取はいつから開始するか

092

星加 麻衣子
祖父江 和哉

▶明確な時間はない

患者やその家族から，術後の経口摂取再開についてよく尋ねられるが，術前の絶飲食時間のように明確な時間を示すことは難しい。なぜなら，患者の背景，術式，全身麻酔の影響は個人差が大きく，複雑だからだ。

最近ではクリニカルパスが導入され，術後の経口摂取再開は各病院の独自の基準によることが多い。一般的には，術前の全身状態が良好で，麻酔時間の短い開腹以外の手術であれば，2〜6 時間後に飲水を開始し，翌朝から摂食開始としている施設が多い。しかし，この「一般的」なやり方に根拠はあるのだろうか。また，開腹手術ではいつから経口摂取を再開できるのだろうか。

▶腸管を使うことが大切！

腸管は食物を消化し，栄養素の吸収を行う器官であり，その粘膜には腸管関連リンパ組織が存在し，粘膜固有層や上皮細胞間にも多数のリンパ球が認められることから，体内最大級のリンパ器官，すなわち最大の免疫機構でもある。また，消化管には常在性腸内細菌が存在し，外部から侵入した病原細菌が腸内で増殖するのを防止し，感染防御の役割を果たしている。このため，消化管を正常に機能させることが重要であり，術後のみならず ICU 管理を必要とする患者にも早期からの経腸栄養が行われている。

経腸栄養の経路には，経口と経胃管や経小腸管などがあり，患者の状態によっていずれかの方法が選択される。

▶一番の敵は術後の消化管運動障害

術後悪心・嘔吐 postoperative nausea and vomiting（PONV）などの消化管運動障害は，術後腸管麻痺 postoperative ileus（POI）と呼ばれ，患者によっては術後痛よりも耐え難いときもある。また，離床や経口摂取再開を遅らせるばかりでなく，脱水や電解質異常，誤嚥，誤嚥性肺炎といった合併症の原因になる。これら POI によって引き起こされる術後合併症は，輸液療法や抗生物質の投与などの処置を必要とし，入院期間を延長させ，医療コストを増大させる。以上のことから，POI の予防と対処は臨床上非常に重要である。

POI はさまざまな原因で起こるが，開腹に伴うものや腸管への外科的操作，麻酔薬や麻薬によるもの，手術に対するストレス反応によるものが代表的である。非開腹手術や腸管への侵襲がない手術の場合，消化管運動への影響は最小限に抑えられるため，術直後から消化管の使用は可能である。また，開腹手術の場合であっても，従来考えられていたより腸管麻痺の回復は早く，小腸は 4～8 時間で回復し，次いで胃（24 時間），最後に大腸が 3～5 日で回復する[1] という報告がある。

縫合不全などの問題がなければ，消化管手術であっても早期に消化管の使用は可能で，幽門側胃切除術後の場合，早い場合は術後 1 日目から飲水，2 日目から摂食を開始する施設もある。また，2005 年に北欧グループから発表された ERAS*1 は，周術期管理領域において論文化され，広く認められた管理法 22 項目の組み合わせによって患者の回復促進を目指すプロトコルである。現在ではわが国でも広く普及している。本プロトコルの採用により，縫合不全や死亡率，肺炎といった術後合併症が減り，術後入院期間を短縮する[2] ことが示されている。

表 92-1　PONV の危険因子

女性
非喫煙者
乗り物酔いの既往
揮発性麻酔薬
亜酸化窒素
術中・術後のオピオイド使用
手術時間

麻酔科医としてできることは？

POI 発症には種々の因子が関与しており，多くの場合，麻酔科医には制御が難しいが，麻酔に関連した POI の予防と対処は可能である。PONV と言ったほうが馴染み深いと思われるが，まずは PONV リスクをもつ患者を見逃さず（**表 92-1**），そのような患者には揮発性麻酔薬や亜酸化窒素の術中使用を控え，プロポフォールを使用したり，さらに PONV の高リスクと判断される患者にはあらかじめ 2 種類以上の制吐薬（**表 92-2**）を使用するなど，PONV 発症頻度を低下させる麻酔法，周術期管理を選択すべきである[3]。

本当に経口摂取させても大丈夫？

鎮静状態になく，消化管機能抑制がなく，悪心・嘔吐がなければ，術直後からでも

表 92-2　悪心・嘔吐予防のために用いられる薬物

一般名	商品名	種類	用量	副作用/コメント
メトクロプラミド	プリンペラン	ドパミン受容体拮抗薬	10～20 mg 静注 8 時間ごと	錐体外路症状
ドンペリドン	ナウゼリン	ドパミン受容体拮抗薬	4～10 mg 坐薬 12 時間ごと	錐体外路症状
ドロペリドール	ドロレプタン	ドパミン受容体拮抗薬	0.625～2.5 mg 静注	錐体外路症状 QT 延長
デキサメタゾン	デカドロン	副腎皮質ホルモン	4～10 mg 静注	2 型糖尿病患者では高血糖に注意/予防投与

オンダンセトロンやグラニセトロンは，PONV に対しては保険適応外

*1 ERAS®：enhanced recovery after surgery

経口摂取再開は可能である。

しかし，嚥下機能が十分でないと，誤嚥から肺炎などの合併症を引き起こしかねない。嚥下障害は，扁桃腺摘出後の炎症や疼痛などが原因で起こる静的障害から，頭頸部術後の末梢神経障害が原因で起こる末梢性動的障害，脳腫瘍や脳血管障害での開頭術後，Parkinson 病や脳血管障害後に起こる中枢性動的障害までさまざまであり，見逃さないようにしなければならない。

特に，高齢者では術後に嚥下機能が低下することも多く，注意が必要である[4)]。

▶経口摂取可能なのはわかったけど…

POI がなければ，経口摂取は術後早期から可能である。しかし，これは医療側からの許可であって，患者本人が経口摂取を望まなければ先へは進まない。安定した摂取量を保つためには，患者が経口摂取を望む状態を作ることも重要である。

不必要な胃管や過剰な輸液，術後痛，さらには患者の嗜好に合わない食事なども経口摂取の妨げとなり，摂取量減少につながるため考慮すべきである。特に，術後の鎮痛薬にオピオイドを使用するとPONV を引き起こすことがあるため，十分な対策が必要である。

● ● ●

術後の経口摂取再開は，以前考えられていたよりも早期から可能であり，患者の全身状態や術式によっては，術直後からの開始も可能である。しかし，経口摂取を急がせたばかりに，誤嚥などによる合併症を増やすことはあってはならず，先述したさまざまな条件がクリアされたことを確認したうえで，できるだけ早期に経口摂取再開を許可するべきである。

また，毎食期待した食事量を摂取できているかといった，再開後の栄養状態にも注意が必要である。

文　献

1. 土屋 誉，生澤史江，林 啓一ほか．早期経腸栄養を導入した胃切除術後管理．日臨外会誌 2004；65：878-86.
2. Spanjersberg WR, Reurings J, Keus F, et al. Fast track surgery versus conventional recovery strategies for colorectal surgery. Cochrane Database Syst Rev 2011；2：CD007635.
3. Gan TJ, Diemunsch P, Habib AS, et al. Consensus guidelines for the management of postoperative nausea and vomiting. Anesth Analg 2014；118：85-113.
4. 藤島一郎．脳卒中の摂食・嚥下障害．東京；医歯薬出版，1998：1-16.

揮発性麻酔薬使用時の新鮮ガス流量設定はどうするか

093

木山 秀哉

静脈麻酔による導入，気管挿管の後，吸入麻酔に移行する場面は日常の風景である。導入前には 5〜6 L/min 程度の高流量で 100％酸素を吸入させるが，挿管した後，麻酔器から一体いくらの新鮮ガスを供給するのが正しいのだろうか。麻酔器の流量設定に関して考慮すべき点を解説する。

▶低流量麻酔

二酸化炭素（CO_2），フロンなどの人為的に放出される気体が地球環境に及ぼす影響が国際的に議論（国連気候変動会議，2015 年 12 月，パリ）されている。揮発性麻酔薬は温室効果気体である。セボフルラン，デスフルランは非常に安定な物質で大気中に長期間残留するため，CO_2 を 1 とする 20 年換算地球温暖化係数は，セボフルランで約 2000，デスフルランのそれは約 3700 になる[1]。大気への放出を最小限に抑える最も確実な方法が低流量麻酔である。最近の麻酔器メーカー各社上位機種は 1 L/min 以下の少ない流量を精確に供給可能である。酸素・空気（または亜酸化窒素）を混合した新鮮ガス流量 fresh gas flow（FGF）は患者の酸素消費量に見合うものであれば十分である。安静時酸素消費量 VO_2（mL/min）は，体重 W（kg）から次式で簡単に求まる。

$$VO_2(\text{mL/min}) = 5 \times W(\text{kg})$$

したがって，成人の酸素消費量は約 300〜500 mL/min である。悪性高熱症などの異常に代謝が亢進する状態が起こらないかぎり，この値は麻酔経過を通して一定である。よって FGF と麻酔器が供給する酸素濃度 F_DO_2 の積が酸素消費量以上を維持していれば，理論的に低酸素血症は生じない。一方，揮発性麻酔薬の体内取り込み量 V_{Anaes} は以下のように投与開始からの時間 t の平方根に反比例する[2,3]。

$$V_{Anaes} = f \times MAC^{*1} \times \lambda_{B/G} \times \dot{Q} \times \frac{1}{\sqrt{t}}$$

（MAC：最小肺胞濃度，$\lambda_{B/G}$：血液ガス分配係数，$\dot{Q}$：心拍出量）

これが吸入麻酔開始初期に FGF を高くする理由である。挿管直後から FGF を 0.3〜0.5 L/min に減らすと麻酔回路内に供給される麻酔薬が少ないため，揮発性麻酔薬濃度の上昇に時間を要し，導入時に投与した静脈麻酔薬の濃度低下に伴って「意図せぬ覚醒」の危険が高まる。

揮発性麻酔薬の自動制御機構を備えた麻酔器〔FLOW-i™ (Maquet 社), Aisys™ (GE Healthcare 社)〕は，気化量と FGF の両者を調節して麻酔薬濃度の安定性を高めている[4]。前者の自動制御機構は Automatic Gas Control (AGC)，後者のそれは End-tidal Control (EtC) と呼ばれる。揮発性麻酔薬の調節は，両者ともに呼気終末濃度を制御対象としている。一方，酸素濃度に関しては AGC は吸気，EtC は呼気終末濃度を調節する（**図 93-1**）。AGC は揮発性麻酔薬目標濃度に到達する速さを 9 段階で調節できるのが特

＊1：「f×MAC」で何 MAC 相当の麻酔薬を投与しているかを表す。

図 93-1　FLOW-i™（AGC），Aisys™（EtC）の特徴

AGC Automatic Gas Control	制御対象	EtC End-tidal Control
吸気	酸素濃度	呼気終末
呼気終末	揮発性麻酔薬濃度	呼気終末

徴である。

▶デスフルランと一酸化炭素

MACが高いデスフルランは特に低流量麻酔に適した薬物である[5]。デスフルランの代謝率は0.02％ときわめて低い。大気中でも安定性が高いことは前述のとおりである。しかし，CO_2吸収剤が存在するカニスターは生体内や大気とは異なる環境である。デスフルランは一部のCO_2吸収剤と反応して一酸化炭素COを生じる[6]。CO_2吸収剤に含まれる強アルカリ（NaOH，KOH）存在下でジフルオロメトキシ基-OCF_2HのプロトンH^+が外れて最終的にCOとフッ化水素HFが生成する反応である[7]。強アルカリの中でもKOHの関与が大きいため，KOH含有割合の高いバラライムでは，ピーク時CO濃度は36000 ppmにも達する[8]。CO_2吸収剤中の水分が少ないほど，CO生成が増える。

週末など長時間にわたって麻酔器のガス供給が止まっていなかった場合，CO_2吸収剤が乾燥している可能性がある。吸収剤の乾燥程度は外観からは判断できない。週初めの朝，第1例目の麻酔開始前の時点で麻酔器の流量計がゼロでない場合は，CO_2吸収剤を新品に交換すべきである。

手術室スタッフの協力を得て，麻酔終了後に流量調節ダイヤルの閉鎖確認を励行してCO曝露を有意に減少させた報告[9]がある。全身麻酔中のCO中毒は特異的症状に乏しいため，一酸化炭素ヘモグロビンCOHb濃度を測定しないかぎり診断は難しい。乾燥バラライムとデスフルランの反応によってCOHbが36％に達した事例もある[10]。FGFの多寡が有意にCO生成に影響することは示されていない。

▶セボフルランとコンパウンドA

強アルカリ存在下でセボフルランからフッ化水素HFが外れると，ビニルエーテル$CF_2=C(CF_3)OCH_2F$が生じる。一般にコンパウンドAと呼ばれる物質である。コンパウンドAへの曝露が150 ppm・hoursを超えると，ラットでは近位尿細管壊死が生じる。手術患者においてセボフルランの腎毒性が明確に示された報告はないが，米国食品医薬品局（FDA）はセボフルラン麻酔に際してFGFを2 L/min以上に保つことを推奨している。一方，欧州ではコンパウンドA生成はCO_2吸収剤の種類によって異なるとして，強アルカリを含まないAmsorb®のような吸収剤を使用すれば，1 L/minのFGFは問題ないとしている。

●　●　●

吸入麻酔，静脈麻酔を問わず，麻酔器から単位時間に供給すべき酸素の量（FGF×酸素濃度）は，患者の酸素消費量を満たす必要がある。周術期に代謝の状態が大きく変化しないかぎり，酸素消費量は一定である。一方，揮発性麻酔薬が体内に取り込まれる量は投与開始初期に最大で，時間の経過につれて減少する。したがって，麻酔薬濃度をほぼ一定に維持するには，開始初期はFGFあるいは気化器濃度のいずれか，あるいは双方を高い値に設定する必要がある。

揮発性麻酔薬は，ある条件下でCO_2

吸収剤と化学反応して有毒な副産物（一酸化炭素，コンパウンドA）を生じる可能性があるが，これはFGFの多寡よりも吸収剤の種類と状態によるところが大きい。吸収剤が乾燥していると，特にCO生成のリスクが高まる。強アルカリを含有しない吸収剤（Amsorb）を使用すれば，COやコンパウンドAの生成は無視できるほどに減少する。麻酔器のガス流量を設定する際，患者の酸素消費量，揮発性麻酔薬濃度の追随性を考慮する。より安全なCO_2吸収剤を選択し，麻酔終了後の酸素，空気等の供給停止を習慣づけることで有毒な副産物の生成は十分に防止できる。

文　献

1. Ishizawa Y. Special article：general anesthetic gases and the global environment. Anesth Analg 2011；112：213-7.
2. Hönemann C, Hagemann O, Doll D. Inhalational anaesthesia with low fresh gas flow. Indian J Anaesth 2013；57：345-50.
3. Goldberg IS, Mostert JW, Lanzl EF, et al. A pharmacokinetic model of closed-circuit inhalation anesthesia. Ann Biomed Eng 1978；6：231-49.
4. 木山秀哉．EtC：スムーズで安全な吸入麻酔を提供する新テクノロジー．日臨麻会誌 2013；33：563-71.
5. Baum J, Berghoff M, Stanke HG, et al. Niedrigflussnarkosen mit Desfluran. Der Anaesthesist 1997；46：287-93.
6. Coppens MJ, Versichelen LF, Rolly G, et al. The mechanisms of carbon monoxide production by inhalational agents. Anaesthesia 2006；61：462-8.
7. Baxter PJ, Garton K, Kharasch ED. Mechanistic aspects of carbon monoxide formation from volatile anesthetics. Anesthesiology 1998；89：929-41.
8. Stabernack CR, Brown R, Laster MJ, et al. Absorbents differ enormously in their capacity to produce compound A and carbon monoxide. Anesth Analg 2000；90：1428-35.
9. Woehlck HJ, Dunning M, Connolly LA. Reduction in the incidence of carbon monoxide exposures in humans undergoing general anesthesia. Anesthesiology 1997；87：228-34.
10. Berry PD, Sessler DI, Larson MD. Severe carbon monoxide poisoning during desflurane anesthesia. Anesthesiology 1999；90：613-6.

094 新鮮ガス流量を変化させるとどのようなことが起こるか

立花 俊祐
山蔭 道明

▶有効肺胞換気量が減少することの危険

動脈血二酸化炭素分圧（$PaCO_2$）は，二酸化炭素産生量に比例し，有効肺胞換気量に反比例する。全身麻酔下では，悪性高熱症などの特別な状態でないかぎり，二酸化炭素産生量はほぼ一定である。したがって，全身麻酔中の$PaCO_2$は有効肺胞換気量にのみ依存して変化する。総換気量は，換気にあずかるいわゆる有効肺胞換気量と換気には関係のない死腔量を合わせたものである。

通常，1回換気量が500 mL程度であれば，有効肺胞換気量が350 mLで，死腔量が150 mL程度である。気管挿管下では，気管チューブや人工鼻などにより死腔量（死腔割合）は増加し（150 mL

図 94-1　新鮮ガスが麻酔用人工呼吸器による換気に及ぼす影響
（山蔭道明．無理のない低流量麻酔の実際．今日から実践できる低流量麻酔．東京：真興交易医書出版部，2001：29-51 より）

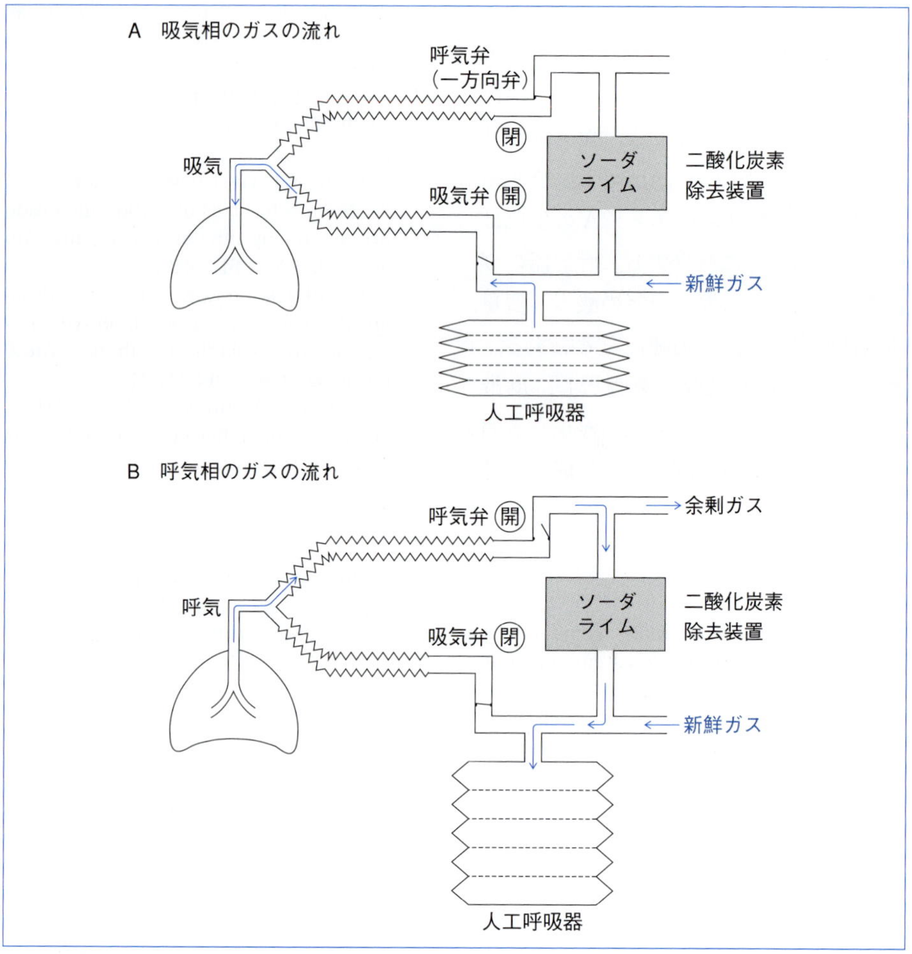

→200 mL)，有効肺胞換気量は減少する(350 mL→300 mL)。したがって，人工呼吸器下で 1 回換気量が 20％減少したとすると（500 mL→400 mL)，死腔量は変化しないため，有効肺胞換気量は 300 mL から 200 mL へと減少する。その減少率は実に 33％と大きく，$PaCO_2$ への影響もより顕著となる。

このように，全身麻酔中ではちょっとした換気量の変化で，大きな $PaCO_2$ の変化をきたすことになる。高二酸化炭素症では，交感神経系が刺激されるのみならず，頭蓋内圧亢進をきたすなど，麻酔管理上注意が必要となる。

▶新鮮ガス流量の変化により 1 回換気量が変化する可能性

従量式換気（VCV）モードを選択する際には，麻酔回路内に供給される新鮮ガス流量が減少すると，麻酔器に装着された人工呼吸器で 1 回換気量が変化することがある。この現象は，設定した換気量に加えて，回路内に流入する新鮮ガスが換気に寄与するためである（**図 94-1**）[1]。

新鮮ガス流量が変化した際に実測 1 回換気量がどの程度変化するかを検討した古い報告がある（**図 94-2**）[2]。高流量用麻酔器で設定 1 回換気量を 500 mL とし，

図 94-2　各種麻酔用人工呼吸器による換気量の検討

新鮮ガス流量，肺コンプライアンス（C）および気道抵抗（R）の影響。
（枝長充隆ほか. 各種人工呼吸による換気量の検討−新鮮ガス流量，肺コンプライアンスおよび気道抵抗の影響−. 臨床麻酔 1997；21：175-8 より）

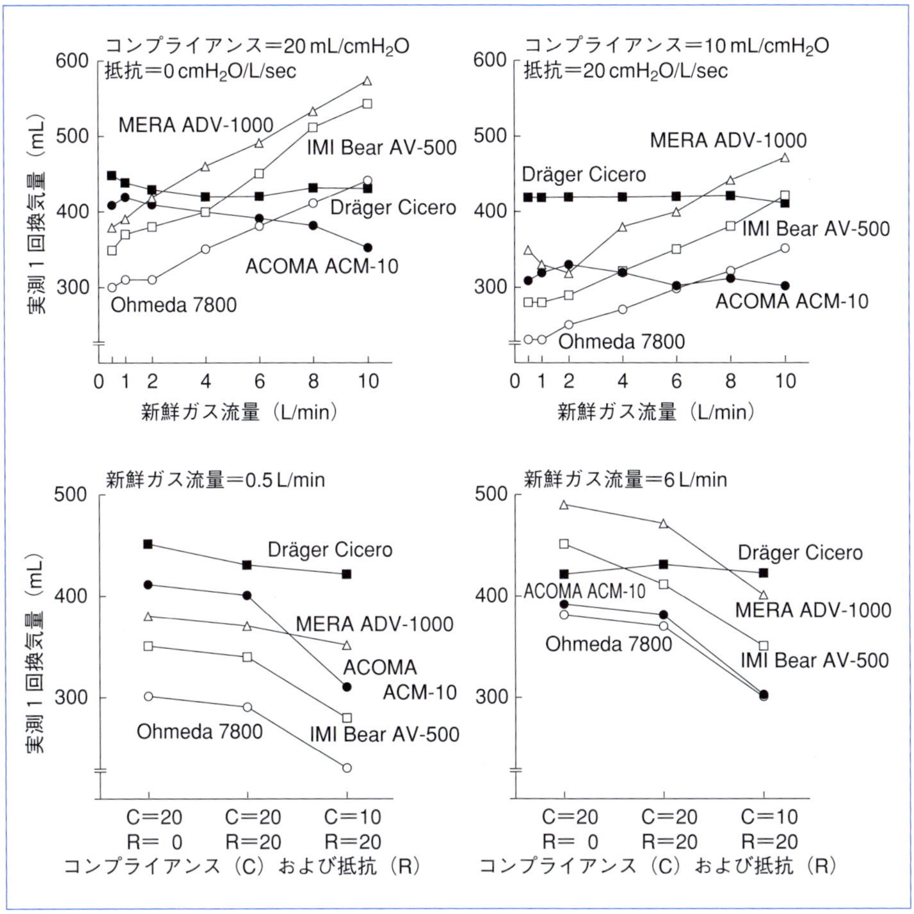

新鮮ガス流量を 0.5 L/min から 10 L/min へ変化させると，実測 1 回換気量は 300 mL から 550 mL へと大きく変化する。気道抵抗を上昇させてもあまり換気量には変化をきたさないが，肺コンプライアンスが低下すると換気量が減少する。

しかしながら，最近の麻酔器では新鮮ガス補正機能が装備されており，以前ほど新鮮ガス流量の影響を受けないとされている。また，実際に換気量の変化があったとしても（**図 94-3**），臨床使用においては大きな影響を与えない可能性が高い[3]。

そのほか換気量に影響をきたし得る因子として，①麻酔回路のリーク，②麻酔ガスモニターのサンプリング（回路内に戻さない場合，通常 150〜200 mL/min 程度が失われる），③体内へのガスの取り込み，が挙げられる。特にガスの取り込みは，一定の酸素消費量（約 200 mL/min）のほかに，亜酸化窒素に関しては麻酔導入時に 500〜1000 mL/min 程度が取り込まれる。これらの因子が換気量に及ぼす影響はもちろん低流量麻酔の場合に顕著となる[4]。極端な場合は，呼気時に人工呼吸器内のシリンダ/ベローズに充満されるはずの麻酔ガスが減少し，ベローズがまったく上昇しないという危険

図 94-3 四つの異なる麻酔器での新鮮ガス流量が換気量に与える影響
肺コンプライアンス 60 mL/cmH_2O，気道抵抗 5 cmH_2O/L/sec での観察。左バー：低流量，中央バー：中等流量，右バー：高流量での換気量誤差を表す。†：$p<0.05$（他三つの麻酔器との比較），＊：$p<0.05$。
（Wallon G, et al. Delivery of tidal volume from anaesthesia ventilators during volume-controlled ventilation : a bench study. Br J Anaesth 2013 ; 110 : 1045-51 より）

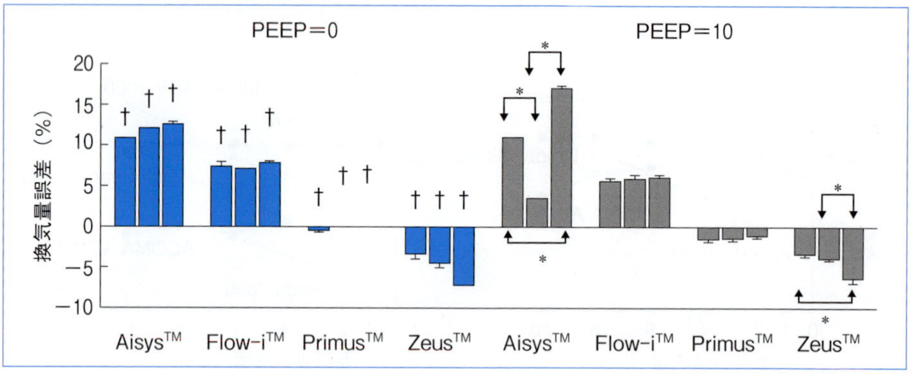

な状態となる。また，低流量麻酔よりも少ない新鮮ガス流量にて管理をする極低流量麻酔（minimal flow anesthesia）では，新鮮ガス流量が 1 回換気量前後になるよう設定する。新鮮ガスの流量設定に関しては，高流量から極低流量までそれぞれ特徴があることを十分に認識する必要がある[5)]。

低流量麻酔時の PETCO₂ 解釈の注意点

現在では，麻酔管理中のモニターとしてパルスオキシメータと同様，呼気終末二酸化炭素分圧（$P_{ET}CO_2$）を含んだ総合麻酔ガスモニターを使用するのが通常である。そのため，通常の麻酔管理のときと同様に低流量・極低流量麻酔を行う場合は，注意深く $P_{ET}CO_2$ を観察する必要がある。

しかし，麻酔回路中で $P_{ET}CO_2$ を直接測定するメインストリーム法あるいは麻酔回路からサンプリングガスを取り出して測定するサイドストリーム法のいかんを問わず，低流量麻酔下では $P_{ET}CO_2$ が正確に測定できない麻酔器が存在する。この現象は，新鮮ガス流量の減少によって容易に吸気ガスが呼気ガスに混合してしまうために発生するもので，一定の新鮮ガス流量を回路内に送り込む従来型の麻酔器と懸垂式ベローズを用いて調節呼吸を行う場合に認められる。

カプノグラフのプラトー相が変化した場合，自発呼吸の出現やサンプリングチューブの不具合以外にも，新鮮ガス低流量そのものの影響を考慮に入れる必要がある。例えば，低流量麻酔を継続する場合，有効肺胞換気量が大きく減少し高二酸化炭素症をきたすことがあるので注意が必要である。

そのほか新鮮ガス流量の変化によって起こり得ること

新鮮ガス流量を変化させることは，利点あれば欠点もあることを知っておくべきであり，その症例ごとに高流量か低流量による管理かを検討する必要がある。低流量の新鮮ガス流量（低流量麻酔下）では，①吸入麻酔薬の消費量を減少させる，②回路内の二酸化炭素吸収剤であるソーダライムの消費量を減少させる，③加温・加湿効果の維持，などの利点が挙げられる。最近ではデスフルランを使用した低流量麻酔管理が一般的になりつつあるが，細やかなモニタリングを行うという条件であれば，非常に経済的であり生理的でもある。

文　献

1. 山蔭道明．無理のない低流量麻酔の実際．今日から実践できる低流量麻酔．東京：真興交易医書出版部，2001：29-51.
2. 枝長充隆，山蔭道明，本間康之ほか．各種人工呼吸による換気量の検討－新鮮ガス流量，肺コンプライアンスおよび気道抵抗の影響－．臨床麻酔 1997；21：175-8.
3. Wallon G, Bonnet A, Guérin C. Delivery of tidal volume from four anaesthesia ventilators during volume-controlled ventilation：a bench study. Br J Anaesth 2013；110：1045-51.
4. Baum JA. Low Flow Anaesthesia. 2nd ed. Oxford：Butterworth Heinemann, 2001.〔上村明，宮部雅幸，渡邊誠治ほか監訳．低流量麻酔．東京：メディカルサイエンス・インターナショナル，2002〕
5. Brattwall M, Warrén-Stomberg M, Hesselvik F, et al. Brief review：theory and practice of minimal fresh gas flow anesthesia. Can J Anesth 2012；59：785-97.

Jackson-Rees 回路で必要な新鮮ガス流量はどれくらいか

095

槇田 浩史

▶Jackson-Rees 回路

Jackson-Rees 回路は，小児用麻酔回路としてしばしば使用される。また，人工呼吸中の小児や成人を搬送するときの呼吸回路として使用される。

回路は，**図 95-1** に示すように，マスクあるいは気管チューブを接続するアングルピースに呼気ガスが通る蛇管（呼気蛇管）が接続されており，蛇管の端には呼吸バッグが付けてある。呼吸バッグと蛇管の間には余剰ガスを排出するための呼気弁が取り付けられている。アングルピースには新鮮ガス流入ポートがあり，新鮮ガスはここから供給される。

この回路は Mapleson D 回路に相当する。呼気弁をなくして呼吸バッグの尾端に孔を設けたのが Mapleson F 回路であり，これが Jackson-Rees が考えた回路である。臨床的には両方とも Jackson-Rees 回路と呼ばれている。両者は余剰ガス排出機能以外は機能的にほとんど同じであり，本項ではより広く使用されている Mapleson D 回路をもとに解説する。

▶再呼吸の防止には多量の新鮮ガス流量が必要

Jackson-Rees 回路では，新鮮ガスは新鮮ガス流入ポートから一定流量で送り込まれ，呼気ガスは蛇管と呼吸バッグの方向に流れる。吸気は新鮮ガスを吸入するが，新鮮ガス流量（FGF）だけで足りな

図 95-1　Mapleson D 回路

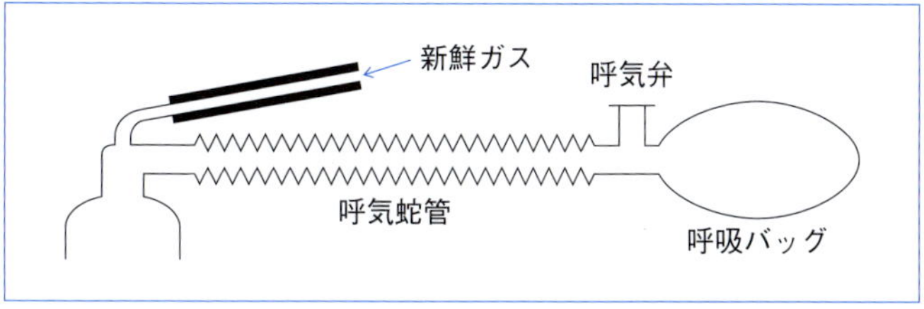

いときには，呼気蛇管内と呼吸バッグのガスも吸入する。この回路で問題となるのは，呼気ガスの再呼吸，吸気ガスの加湿，回路抵抗，余剰ガス排出などであるが，ここでは再呼吸がテーマとなる。

1 回換気量が呼気蛇管の容量より小さいときには，分時換気量と同量の FGF によって呼気の再呼吸を防ぐことができる，といわれている。1 回換気量が大きくなると，吸気は FGF だけでは賄いきれず，呼気蛇管のガスおよび呼吸バッグの中のガスを吸入するので，呼気ガスを部分的に再呼吸することになる。

再呼吸の量が多いほど CO_2 の蓄積が起こりやすい。呼気の再呼吸は FGF を最大吸気流量より大きくすることによって防止できるが，多量の FGF が必要となり，ガスの無駄となる。

▶再呼吸の量に影響する因子

再呼吸の量に影響する因子として，① FGF，②分時換気量，③換気モード（自発呼吸か調節呼吸か），④ 1 回換気量，⑤呼吸数，⑥ I：E 比，⑦呼気終末ポーズ時間，⑧最大吸気流量，⑨呼気蛇管の容量，⑩呼吸バッグの容量，⑪マスク換気，⑫気管チューブを介する換気，⑬ CO_2 サンプル部位がある[1]。FGF の量が最も重要となるが，そのほかに呼気終末ポーズ時間と呼気蛇管の容量が再呼吸の大きな因子と考えられる。

呼気終了から次の吸気までの間に，呼気ガスは新鮮ガスに押し流される形で呼気蛇管から一部は呼吸バッグ内に入り，残りは呼気弁から押し出される。FGF が十分に大きいと，蛇管内は新鮮ガスに置き換えられ，また呼吸バッグ内にも新鮮ガスが流れ込み，呼吸バッグ内の CO_2 濃度が下がる。次の吸気が新鮮ガスと呼気蛇管内のガスによって賄われれば，再呼吸は起こらない（図 95-2）。

▶どの報告が正しいか

これまでいろいろな研究者によって，再呼吸が起こらない FGF の量，あるいは高二酸化炭素症に陥らない FGF の量が発表されている。

Willis ら[2] は，FGF が分時換気量の 2 倍以上あれば再呼吸を防げるとした。自発呼吸中であれば，100 mL/kg/min 以上の FGF があれば再呼吸があっても正常二酸化炭素状態が保たれる，という報告もある。Soliman ら[3] は，1〜5 歳の小児では FGF が 206 mL/kg/min で正常二酸化炭素状態が保たれたとしている。また Bain ら[4] は，調節呼吸中の FGF の量を次のように推奨している。すなわち，体重 50 kg 以下の患者では 3.5 L/min，体重 50 kg 以上では 70 mL/kg である。ただし，1 回換気量は 10 mL/kg，呼吸数は 12〜16 回/min の条件付きである。

しかし，これらの報告はどのような換気条件でもあてはまるとはいえない。その理由は，研究対象が小児のみであったり，使用した回路が Bain 回路であったりと，実験条件が日常の条件をすべて網羅していないからである。このことは**図 95-2** によって理解できよう。

しかし，少量の再呼吸は換気量を増すことによって正常二酸化炭素状態に保つことが可能であり[5]，一般的には，分時換気量の 2.5〜3 倍の FGF によって適正量の換気を行えば，二酸化炭素蓄積は起こらない，と考えることができる。

▶Jackson-Rees 回路使用上の注意点

Jackson-Rees 回路使用上の注意点を以下に挙げる。

① Jackson-Rees 回路を患者搬送に使用

図 95-2　Jackson-Rees 回路で人工呼吸を行ったときの新鮮ガスと呼気ガスの流れ（成人での例）

筆者の施設で使用している Jackson-Rees 回路の呼気蛇管の容量は約 100 mL であった。この回路に 5 L の呼吸バッグを付けて成人の人工呼吸を以下の条件で行ったとき，呼気ガスの再呼吸の程度を単純化して予測した。

FGF を 6 L/min，1 回換気量 500 mL，呼吸数 12 回/min，吸気時間 2 秒，呼気時間 2 秒，呼気終末ポーズ 1 秒とする。FGF は 6 L/min であるから，100 mL/sec の一定流量で流れていることになる。呼気の 2 秒間に 500 mL が呼出され FGF 200 mL とともに蛇管と呼吸バッグに溜まる（A）。

次の呼気終末ポーズ 1 秒で新鮮ガス 100 mL が蛇管内に入り，蛇管内は新鮮ガスで満たされ，蛇管内にあったガスは呼吸バッグに入る（B）。次の吸気 2 秒間には新鮮ガス 200 mL と，蛇管内の新鮮ガス 100 mL と呼吸バッグ内の混合ガス 200 mL が吸入される（C）。呼吸バッグ内のガスには呼気が含まれているので CO_2 を再呼吸することになる。

ここで FGF を 2 倍の 12 L/min に増加すると，吸気の 2 秒間で新鮮ガス 400 mL と蛇管内の新鮮ガス 100 mL を吸入するので，再呼吸は起こらないことになる。しかし，現実にはこのように単純ではなく，患者の呼吸死腔，吸気と呼気の流速パターン，呼吸回数，蛇管内でのガスの混合，呼吸バッグ内ガスの組成などの条件が重なり，さらに複雑である。

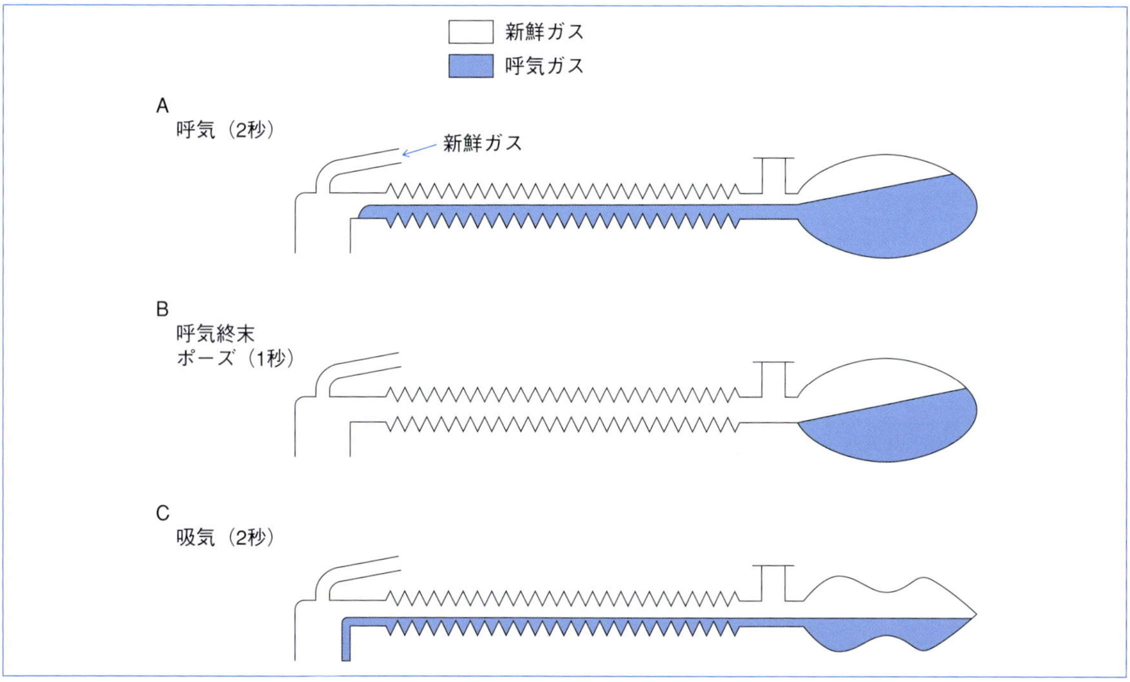

するときには，酸素ボンベの残量確認が重要となる。残量が少ないと搬送中に酸素がなくなり，患者を換気できなくなる。そのため回路に流す酸素流量（L/min）と搬送時間（min）の積よりも十分に多い酸素残量があることを搬送前に確認する。

②過剰な肺加圧を防ぐ。Jackson-Rees 回路ではバッグを手で加圧するので回路内圧を手の感触で察知できる利点があるが，さらに安全を期するためには回路にマノメータが組み込まれたタイプを使用するとよい。

文　献

1. Brockwell RC, Andrews JJ. Anesthetic circuit. In : Mllier RD. Anesthesia. 7th ed. Philadelphia : Churchill Livingstone, 2009 : 692-5.
2. Willis BA, Pender JW, Mapleson WW. Rebreathing in a T-piece : volunteer and theoretical studies of the Jackson-Rees modification of Ayre's T-piece during spontaneous respiration. Br J Anaesth 1975 ; 47 : 1239-46.
3. Soliman MG, Laberge R. The use of the Bain circuit in spontaneously breathing paediatric patients. Can Anaesth Soc J 1978 ; 25 : 276-81.
4. Bain JA, Spoerel WE. Flow requirements for a modified Mapleson D system during controlled ventilation. Can Anaesth Soc J 1973 ; 20 : 629-36.
5. Conway CM. Anaesthetic breathing systems. Br J Anaesth 1985 ; 57 : 649-57.

096 気化器の構造はどのようになっているか

村田 裕
足立 健彦

*1 **気化：**液体が気体に変わること。沸点未満で液体表面から気体になることを蒸発，沸点以上で液体内部からも気体になることを沸騰と呼ぶ。

*2 **濃度（v/v％）：**混合気体におけるその気体分子が占める割合。体積百分率。

*3 **分圧（mmHg）：**混合気体におけるその気体分子の圧力。全圧＝分圧の総和。

*4 **飽和蒸気圧：**分子が液体から気化して平衡状態に達した時の圧力。

*5 **気化熱：**温度変化なしに1gの液体を気体へと変化させるのに必要な熱量。

気化器 vaporizer とは，揮発性麻酔薬を気化*1させる装置のことである。より正確に言えば，気化器は揮発性麻酔薬を気化して新鮮ガスと混ぜ，設定した濃度*2の麻酔ガスを呼吸回路に供給することがその役割である。代表的な揮発性麻酔薬であるセボフルランとデスフルランについて気化器の原理と構造を理解しよう。

▶気化室で起きていること

ボトルから気化器に注入された液状の揮発性麻酔薬は，まず気化室という空間で気体になる（気化）。このとき気化室内の麻酔薬分圧*3は飽和蒸気圧*4である。この飽和蒸気圧は気化する物質の物理学的特性と周囲の温度に依存している（図96-1）。

この図から安定した麻酔ガスの供給には温度の管理が重要なことがわかるが，いくつか問題がある。まず，手術室の室温は手術の種類によって幅広く変化する。室温と沸点が近いデスフルランは密閉空間でなければ容易に沸騰し供給量が増加する。さらに，液体が気化する際には気化熱*5が奪われるので，気化量が多いほど気化器の温度は低下する。これらの問題点を気化器はどのように克服しているのだろうか。

図 96-1　蒸気圧と温度との関係

各麻酔薬の蒸気圧は温度の影響を受け，温度が高いほど蒸気圧も高くなる。
(Brockwell RC, et al. Inhaled anesthetic delivery systems. In：Miller RD. Miller's Anesthesia. 7th ed. Philadelphia：Churchill Livingstone, 2010：667-718 より作成)

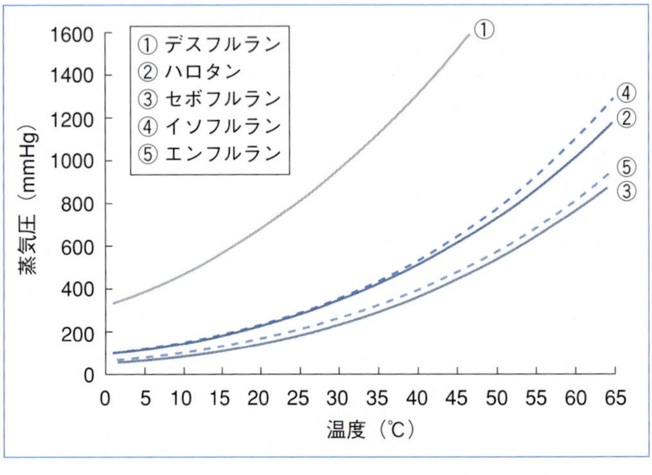

▶気化器の構造

一口に気化器と言っても，メーカーによって内部構造はかなり異なっている。代表的な気化器の構造としてGE社Datex-Ohmeda麻酔器の2機種を例に挙げる。

◎可変式バイパス気化器（variable bypass vaporizer）Tec7™（図96-2）

セボフルランやイソフルランで使用される気化器である。まず気化器に流入した新鮮ガスは，気化室へ入るものと，バイパス室へ入るものとに分かれる。気化室へ入った新鮮ガスは，液体状態の揮発性麻酔薬に浸された灯心の上を通過し，そこで気化された揮発性麻酔薬によって飽和された後，バイパスされたガスと合流して麻酔回路に入る。濃度調節ダイアルは気化室とバイパス室への流入の比を決定している。例えばセボフルランダイヤ

図 96-2　温度補塡機能付き可変式バイパス気化器の模式図

気化器に流入した新鮮ガスは，気化室へ入るものと，バイパス室へ入るものとに分かれる。気化室で揮発性麻酔薬によって飽和されたガスは，バイパスされたガスと合流して麻酔回路に入る。濃度調節ダイアルは気化室とバイパス室への流入の比を決定している。また，この比は温度補塡機能によって室温の変化に応じて微調整されている。このため室温の影響を限局することができ，一般的な室温である 20〜35℃の範囲内では，おおむね正確な濃度の麻酔薬を供給することができる。

（Brockwell RC, et al. Inhaled anesthetic delivery systems. In：Miller RD. Miller's Anesthesia. 7th ed. Philadelphia：Churchill Livingstone, 2010：667-718 より作成）

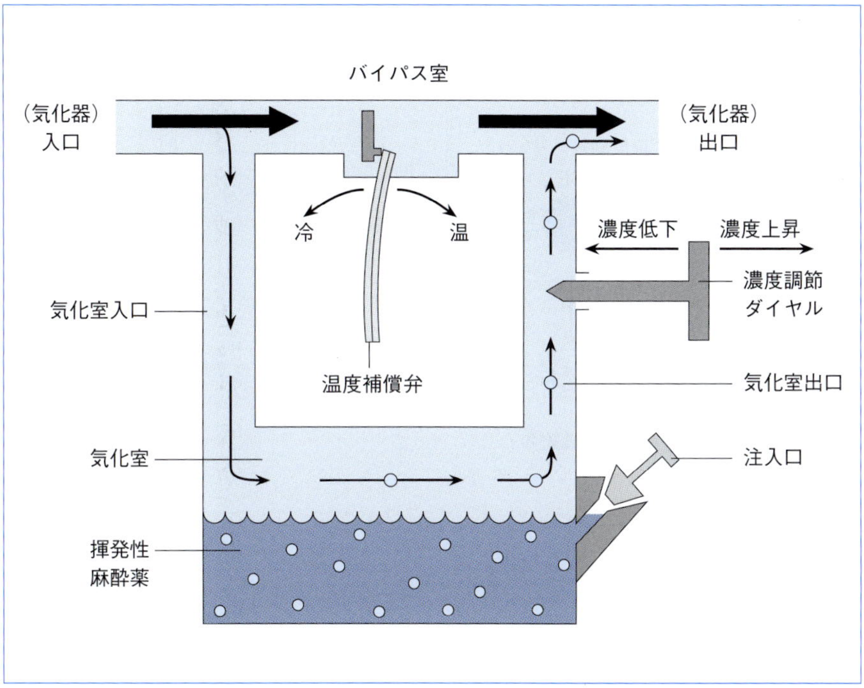

ル濃度 1.3 v/v%（分圧約 10 mmHg）の場合では，室温 20℃ならば気化室内の飽和蒸気圧は 157 mmHg（濃度 21%）だから，1：15 程度になる。ここで室温が変化すると飽和蒸気圧が変化してしまうため，ほとんどの可変式バイパス型は温度補塡機能がついている。

温度補塡機能（temperature-compensated）とは，バイパス室の抵抗部分が温度に伴って変化することで，流入比を調節するシステムである。例えば室温が高くなると，抵抗が低くなりバイパス流量が増える。気化室の麻酔薬濃度が高く（飽和蒸気圧が高く）なっているので，合流後の濃度は保たれる。この機能のおかげで室温変化の影響を限局することができ，一般的な室温である 20〜35℃の範囲内では，おおむね正確な濃度の麻酔薬を供給することができる。

この気化器でデスフルランを気化させようとすると，どんなことが起こるだろうか。まず室温での蒸気圧が高すぎるので，臨床用量に希釈するのに多量のバイパス流量が必要となる。蒸気圧が大気圧より容易に高くなるので，バイパス室に逆流する可能性もある。また MAC が高濃度なので気化熱として奪われる熱量が多く，気化器が過度の温度低下をきたすだろう。

図 96-3　二重回路気化器の模式図

新鮮ガス回路と気化回路がそれぞれ独立している。気化回路の密閉されたデスフルラン液槽内は 39℃・2 気圧に調節されている。濃度調節ダイアルを回すと遮断弁が開き，圧力調節弁で約 1.1 気圧に減圧される。さらに新鮮ガス回路側の圧を圧差トランスデューサで感知して，気化回路側の圧が等しくなるように調整される。圧の等しい 2 種類のガスは，濃度調節ダイアルで新鮮ガス回路と気化回路の流量比が決定され，気化器出口で合流して放出される。

(Venticinque SG, et al. Inhaled anesthetics : delivery systems. In : Miller RD. Miller's Anesthesia. 8th ed. Philadelphia : Churchill Livingstone, 2015 : 765-80 より)

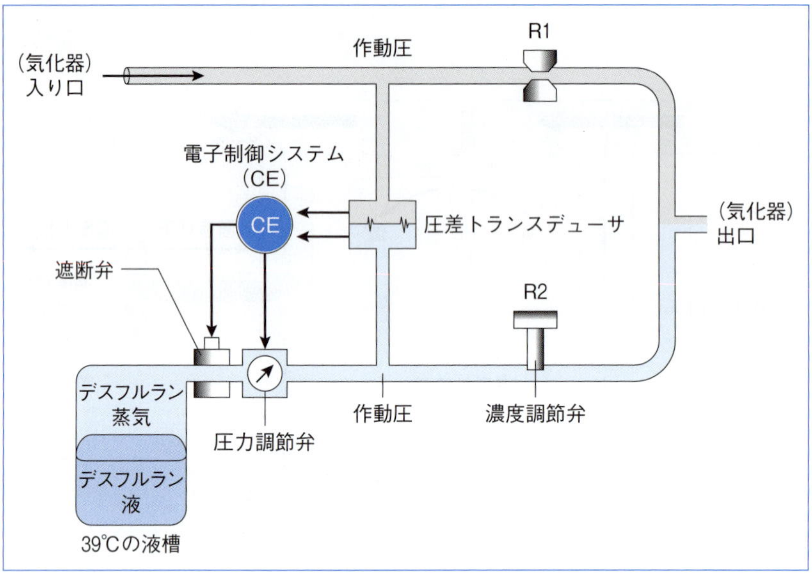

◎二重回路気化器 (dual-circuit vaporizer) Tec6™ (図 96-3)

上記の点を踏まえてデスフルラン用に開発されたのが二重回路気化器である。最大の特徴は新鮮ガス回路と気化回路がそれぞれ独立していることである。気化回路の密閉されたデスフルラン液槽内は 39℃・2 気圧に調節されている。濃度調節ダイアルを回すと遮断弁が開き，圧力調節弁で約 1.1 気圧に減圧される。さらに，新鮮ガス回路側の圧を圧差トランスデューサで感知して，気化回路側の圧が等しくなるように調整される。圧の等しい 2 種類のガスは，濃度調節ダイアルで新鮮ガス回路と気化回路の流量比が決定され，気化器出口で合流して放出される。新鮮ガス流量を変えても流量比が一定なので濃度は一定である。

▶麻酔薬濃度へ影響を与える因子

特に可変式バイパス気化器でいくつか影響を与える因子がある。極端な高流量 (15 L/min) や低流量 (250 mL/min 以下) で，設定値より低濃度のガスが供給されることがある。麻酔薬を過充塡すると，麻酔薬がバイパス室に入り高濃度のガスが流出する可能性がある。酸素フラッシュなどで逆圧がかかると，いったん逆流した麻酔ガスが再度流出することで高濃度ガスが供給される (ポンピング現象)。新鮮ガスを酸素から亜酸化窒素に変更すると麻酔薬の濃度低下が起こるが，可変式バイパス気化器では溶解度の違い，二重回路気化器では粘度の違いが原因である。気圧の低い高地での麻酔の場合は麻酔薬の濃度を増加させる必要があるが，気化器によって濃度調節ダイアルの設定が異なる（**コラム**）。

▶気化器の安全機構

薬液の注入口は，形状が薬液別に異なることで誤充塡を防止し，最大安全充塡量の高さに位置することで過充塡の可能性を減らしている。Tec6では気化器の故障時に遮断弁が閉鎖しデスフルランが漏れないようになっている。そのほかにも多くの工夫が施されているが，日々の麻酔器の点検，麻酔中の呼気ガス濃度の監視などが重要なのは言うまでもない。

● ● ●

気化器にはこのほか，カセットタイプ（Aladin™，GE社）やインジェクションタイプ（MAQUET社）などは，まったく異なる構造をしているものがある。Millerの教科書[2]にかなり詳しく載っているので是非ご一読を。

文　献

1. Brockwell RC, Andrews JJ. Inhaled anesthetic delivery systems. In：Miller RD. Miller's Anesthesia. 7th ed. Philadelphia：Churchill Livingstone, 2010：667-718.
2. Venticinque SG, Andrews JJ. Inhaled anesthetics：delivery systems. In：Miller RD. Miller's Anesthesia. 8th ed. Philadelphia：Churchill Livingstone, 2015：752-820.

コラム　「濃度」と「分圧」：低気圧下での気化器

麻酔ガスの「濃度」は体積百分率（v/v%）で表し，全圧（＝大気圧）に対する「分圧」の割合で計算できる。例えば，大気圧760 mmHgのうち，セボフルラン分圧が11.4 mmHgであれば，セボフルラン濃度は1.5 v/v%である。

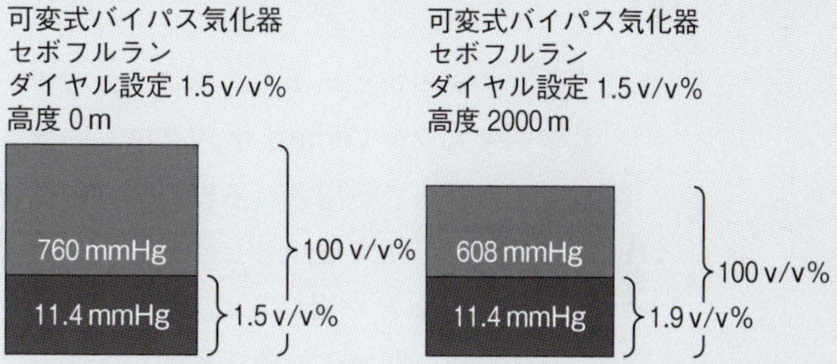

ここで大気圧が低い場所，つまり高地の場合を考えてみよう。まず前提として麻酔深度は麻酔薬濃度ではなく，麻酔薬分圧に依存する。高度2000 mでは気圧が608 mmHgまで低下する。気圧が低い場所で，分圧11.4 mmHgを維持しようとすると濃度は高くなる。可変式バイパス気化器では構造上，供給する麻酔薬分圧が一定である。設定より濃度は高くなるが，分圧は高度0mと同じなので臨床的な影響は少ない。

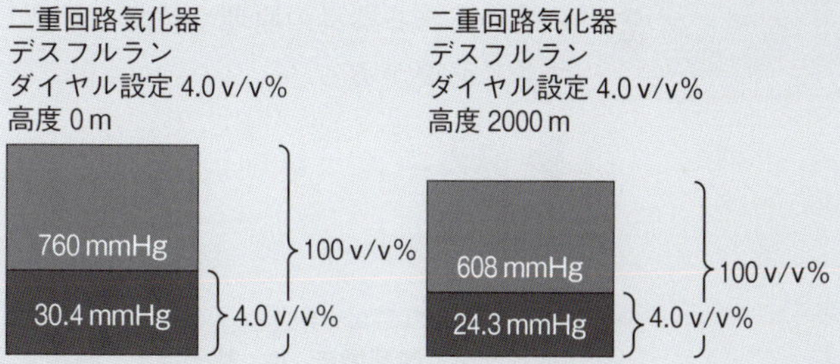

一方，二重回路気化器では構造上，供給する濃度が一定である。4.0 v/v%で設定すると，気圧が変化しても濃度4.0 v/v%で供給されるので，高地では分圧が低下する。高度0 mと同じ分圧を得るには，濃度設定を［760 mmHg/環境気圧］倍に設定する必要がある。このように気化器の種類により気圧の変化への対応が変わってくるのである。

使用機器で酸素濃度はどのように変化するか

097

石川 晴士

鼻カニューレ，フェイスマスク，リザーバーマスク，Venturi マスクは，いずれも酸素療法で使用される器具であり，低酸素症が存在する，もしくは存在が疑われる状態などで用いられる[1]。全身麻酔からの回復期は，対象手術や患者背景にもよるが，呼吸機能が低下している[2]こと，残存麻酔薬や筋弛緩薬の影響が懸念されることなどから，酸素療法の適応となる。器具によって投与できる酸素濃度およびその安定性が異なるが，状況によって正しく使い分けるために，酸素療法に用いられる器具の原理や特徴を理解しておく必要がある。

▶鼻カニューレ

図 97-1　鼻カニューレ
(西村一彦．酸素療法．In：槇田浩史．呼吸管理ハンドブック．東京：中外医学社，2002：114-30 より)

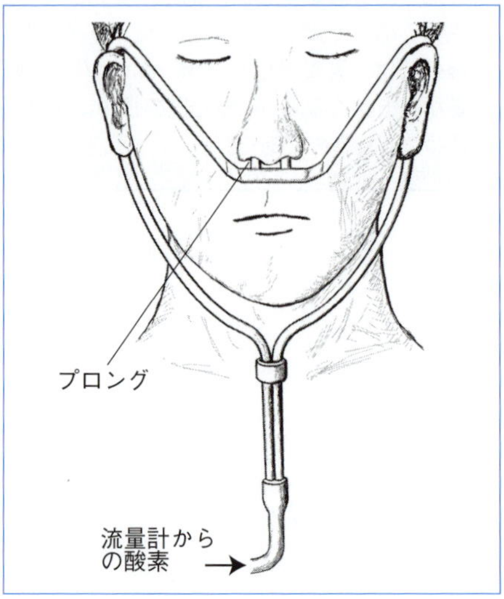

半透明の柔らかいビニール製で，酸素の吹き出し口を両鼻孔に合わせて装着する（**図 97-1**）[3]。装着したまま会話，食事，うがい，喀痰排泄などができるため，患者の活動への制限が少ないことが特徴である。5 L/min 以上の流量では鼻粘膜が乾燥する原因になるため，通常は 0.5〜5 L/min の範囲で酸素を投与する。5 L/min でも吸入酸素濃度は 40％程度にしかならない（**表 97-1**）ため，さらに高い酸素濃度が必要な場合は，フェイスマスクと併用するかリザーバーマスクに変更

表 97-1　それぞれの器具における酸素流量と吸入酸素濃度の関係

酸素流量（L/min）	吸入酸素濃度（%）
鼻カニューレ，鼻腔カテーテル	
1	24
2	28
3	32
4	36
5	40
フェイスマスク	
5〜6	40
6〜7	50
7〜8	60
リザーバーマスク	
6	60
7	70
8	80
9	80＋α
10	80＋α

(相馬一亥．酸素療法．In：3 学会合同呼吸療法認定士認定委員会．第 15 回 3 学会合同呼吸療法認定士認定講習会テキスト．2010：237-46 より作成)

する。

鼻カニューレによる酸素療法では，吸入酸素濃度は患者の呼吸パターンに大きく依存しており，患者が鼻と口の両方で呼吸している場合は，鼻のみで呼吸するよりも吸入酸素濃度は低くなる。同様に鼻閉があったり経鼻胃管が留置されているなど，鼻呼吸が十分にできない状況では，鼻カニューレによる酸素療法の効果は低い。

▶フェイスマスク

半透明なプラスチック素材でできており，ゴムバンドで鼻および口に密着させるタイプのものが一般的である（**図 97-2**）[3]。酸素の流量が少なすぎるとマスク内の呼気を再呼吸することになるので，5 L/min 以上で酸素を投与する。呼気の排出を促すために，通常，マスクの表面に小孔がいくつか開いている。術後の酸素療法で最もよく用いられる器具である。

フェイスマスクでは，呼吸が安定している状況では吸入酸素濃度はおおむね40〜60％となる（**表 97-1**）。ただし，吸気時にマスク内のガスだけでなく排気孔やマスクと顔面の隙間から室内気を吸入すること，酸素投与量に比べて分時換気量が高い患者では室内気を吸入する割合が高くなることから，吸入酸素濃度を正確にコントロールすることはできない。酸素流量を多くし，マスクを密着させることで吸入酸素濃度を高くすることはできるが，圧迫感と呼気の排出が難しくなることから，患者の不快感が増すことになる。さらに食事や喀痰排泄，うがいの際にはマスクをはずす必要があること，睡眠中にマスクがずれたりはずれたりすることも，吸入酸素濃度が不安定になりがちな要因となっている。

▶リザーバーマスク

フェイスマスクでは吸入酸素濃度に上限があることから，さらに高濃度の酸素投与が必要な場合は通常のフェイスマスクに 2 L 程度のリザーバーと吸気一方弁を装着したリザーバーマスク（**図 97-3**）[3]

図 97-2　フェイスマスク
（西村一彦．酸素療法．In：槇田浩史．呼吸管理ハンドブック．東京：中外医学社，2002：114-30 より）

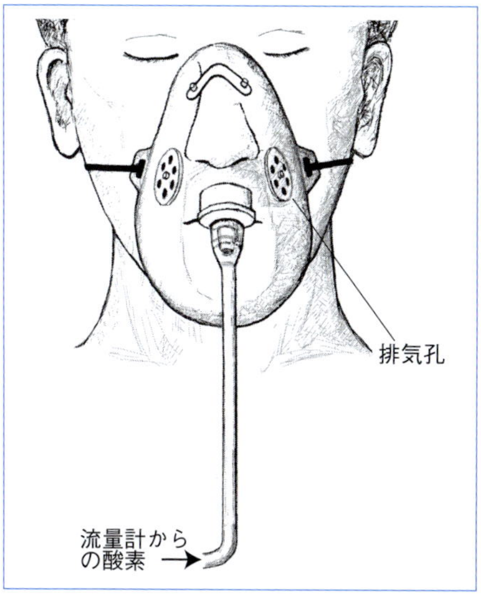

図 97-3　リザーバーマスク
（西村一彦．酸素療法．In：槇田浩史．呼吸管理ハンドブック．東京：中外医学社，2002：114-30 より）

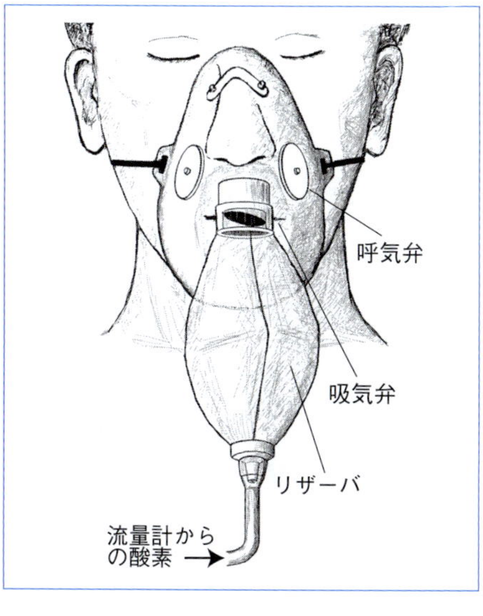

を使用する。吸気時に吸気一方弁が開き，リザーバー内の高濃度酸素がマスク内に流入するので，患者がマスクの隙間を通して吸入する室内気の量が少なくなる。この際，リザーバーの容量が患者の 1 回換気量を上回ること，吸気弁の抵抗が小さいことが必要である。また，マスクの排気孔部分にゴム製の呼気用一方弁を取り付けることによっても，さらに室内気の混入を減らすことができる。その結果，10 L/min 以上の酸素を投与することによって，80％以上の吸入酸素濃度を期待できる。

▶低流量システムと高流量システム

図 97-4　Venturi 回路

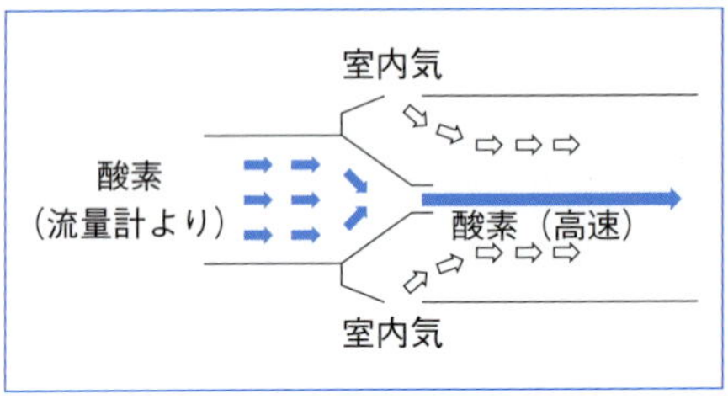

図 97-5　Venturi マスク
（西村一彦．酸素療法．In：槇田浩史．呼吸管理ハンドブック．東京：中外医学社，2002：114-30 より）

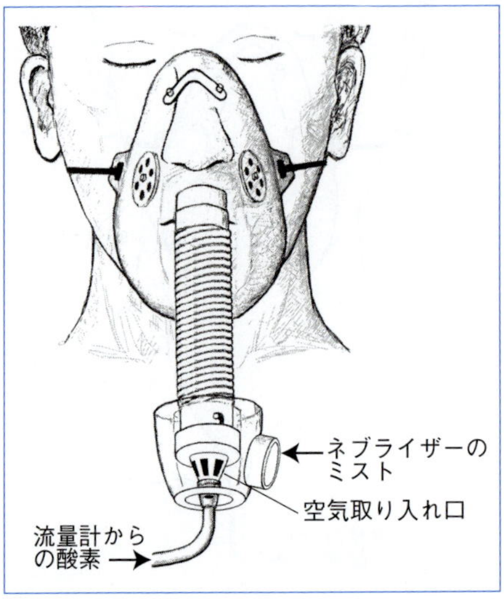

酸素投与器具には低流量システムと高流量システムがあり，上記の鼻カニューレ，フェイスマスク，リザーバーマスクは前者のカテゴリーに，Venturi マスクは後者に含まれる。高流量システムは患者が必要とする 1 回換気量を超える酸素と空気の混合ガスを供給するもので，低流量システムとは対照的に，患者の呼吸パターンや換気量の影響を受けずに安定した吸入酸素濃度の維持を目指すものである。

高流量システムでは，マスクから出てくる混合ガスの総流量 A（L/min）は配管からの酸素流量 B（L/min）と設定酸素濃度 C（％）によって決まり，

$$A = B \times (100 - 21)/(C - 21)$$

の関係がある。成人患者では通常，混合ガスの総流量が健常成人の平均吸気流速に相当する 30 L/min 以上になるように酸素流量を決める。

▶Venturi マスク

流体の流れの断面積を小さくすることで流速を増加させると，圧力が低い部分が作り出される（Venturi 効果）。これを応用したのが Venturi 回路で，細いノズルから酸素を高速で吹き出すことによって圧力の低い部分が生じ，ノズル周囲の取り込み口から室内気が引き込まれて酸素と混合され，一定濃度の高流量酸素が得られる構造となっている（**図 97-4**）。ノズルとスリットの形状によって吸入酸素濃度が決まるため，上述の式から必要となる酸素流量が求められる。

Venturi マスク（**図 97-5**）[3] はフェイスマスクに Venturi 回路を組み合わせたもので，安定した吸入酸素濃度を維持することができる。重篤な慢性閉塞性肺疾患（COPD）患者では高濃度酸素が換気抑制の原因となり得るため，吸入酸素濃度を高すぎない範囲で安定させることを目

的として，酸素療法でVenturiマスクが利用されることがある。

Venturi回路では吸気ガス流量が多いため，気道が乾燥するリスクがあることに注意する。ノズル周囲に超音波ネブライザのミストを流す（図97-5）ことで，室内気とともにミストが吸入気に取り込まれ，気道の加湿が可能となる。

文　献

1. 陳 和夫．酸素療法の適応．In：3学会合同呼吸療法認定士認定委員会．新呼吸療法テキスト．東京：アトムス，2012；160-1.
2. 石川晴士．酸素療法：器具の取り扱いを中心に．LiSA 2004；11：2-11.
3. 西村一彦．酸素療法．In：槇田浩史．呼吸管理ハンドブック．東京：中外医学社，2002：114-30.

SaO_2とSpO_2の違いは何か　098

秋山 浩一

▶パルスオキシメータの有用性

パルスオキシメータは，わが国では1980年代後半から急速に病院内のさまざまな部署で用いられるようになった。日本麻酔科学会の『安全な麻酔のためのモニター指針』では，酸素化のチェック項目に，「皮膚，粘膜，血液の色などを看視すること，パルスオキシメータを装着すること」とされている。パルスオキシメータの有無は周術期の罹患率や死亡率など患者の予後に影響しない，というデータはあるが，非侵襲的でリアルタイムに連続して酸素飽和度を測定できるというのは，まさに文明の利器であり，これを使用しない理由はない。

麻酔科医は，術中常にモニターを監視している者として，パルスオキシメータの原理とピットフォールを知っておく必要がある。

▶SaO_2とSpO_2

酸素飽和度（SO_2）とは，全ヘモグロビンのうちの酸素ヘモグロビン（HbO_2）の割合であり，SaO_2と表記する場合と，SpO_2と表記する場合があるが，どう違うのであろうか。

SaO_2とは，実際に動脈血を採取して，コ（CO）オキシメータで測定したヘモグロビンの酸素飽和度で，SpO_2とはパルスオキシメータで測定したヘモグロビンの酸素飽和度である。コオキシメータもパルスオキシメータも波長の異なる光をあて，HbO_2や還元ヘモグロビン（rHb）の吸光度の違い（図98-1）を利用している。つまり，HbO_2は赤外光（波長940 nm）をよく吸収するのに対し，rHbは赤色光（波長660 nm）をよく吸収する性質を利用し，HbO_2とrHbの割合を求めることで，酸素飽和度を測定している。

しかし，両者の測定原理には根本的な違いがある。コオキシメータは，4種の異なる波長の光を動脈血に当て，HbO_2，rHbのほかに一酸化炭素ヘモグロビン（COHb），メトヘモグロビン（metHb）*1

*1　**メトヘモグロビン（metHb）**：正常のHbは2価の鉄イオンをもっているが，metHbは3価の鉄イオンをもっており，酸素と結合することができない。

図 98-1　各ヘモグロビンの吸光係数
（Wagner JL, et al. Pulse oximetry : basic principles and applications in aerospace medicine. Aviat Space Environ Med 2007 ; 78 : 973-8 より作成）

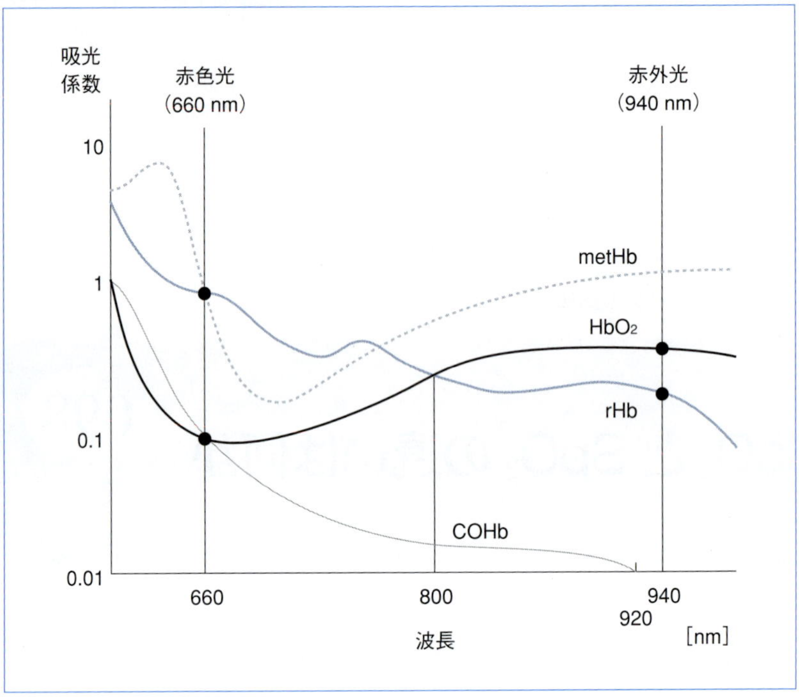

の割合とこれらの総和の総ヘモグロビン（tHb）量（g/dL）を測定できるのに対し，パルスオキシメータは 2 種の異なる波長の光を経皮的に当て，拍動している動脈血部分の吸光度を検出することで，HbO_2 と rHb の割合を測定している。

つまり，4 種の光を動脈血にそのまま当てることができる，コオキシメータのほうが基本的には精度が高いことになる。

コオキシメータでは，

分画的酸素飽和度

Fractional SaO_2＝［HbO_2/(HbO_2＋rHb＋COHb＋metHb)］×100（%）

を測定し，パルスオキシメータでは，

機能的酸素飽和度

SpO_2＝Functional SaO_2＝［HbO_2/(HbO_2＋rHb)］×100（%）

を測定している[1)]。

▶パルスオキシメータのピットフォール

◎シグナルの低下

末梢循環不全，血圧計のマンシェットによる圧迫，術野からの動脈の圧迫，体動などで動脈波を検出できなくなり，測定不能となる[2)]。

◎ペナンブラ効果

プローブの装着不良により，光が指の最末梢部位のみを透過することで，指の動静脈シャント部位の静脈拍動を検出し，SpO_2 が低く測定される現象[3)]。

◎外部光の干渉

無影灯や太陽光が受光部に入ると，赤色光と赤外光の拍動成分の比は 1 に近づく。このときの SpO_2 の値は 85％に収束する。したがって，実際の SaO_2 が 85％より大きい場合は過小評価となり，SaO_2 が 85 %より小さければ過大評価してしまうことになる[2)]。

◎静脈拍動

三尖弁閉鎖不全，右心不全，人工呼吸下では静脈拍動を検出し，SpO_2 が過小評価されてしまう[2)]。

◎異常ヘモグロビンの影響

一酸化炭素中毒などで HbCO が増加した場合，2 波長の測定では HbCO は HbO_2 として認識されるため SpO_2 は過大評価される。この場合，重大な低酸素血症が見逃されてしまうので危険である。一酸化炭素中毒を疑った場合は，必ずコオキシメータで SaO_2 を測定しなければならない。

解熱鎮痛薬のフェナセチン*2 や狭心症薬の硝酸イソソルビドの副作用などで，metHb が増加した場合は，算出される SpO_2 は 85 % に近づくため，実際の SaO_2 が 85%より大きい場合は過小評価となり，85%より小さい場合は過大評価となる。

遺伝性高胎児ヘモグロビン血症やサラセミアなどで，胎児ヘモグロビンが増加した場合は，SpO_2 にはほとんど影響しないが，コオキシメータでは SaO_2 を過小評価してしまう機種がある。

閉塞性黄疸や溶血性貧血などで，ビリルビンが増加した場合は，SpO_2 にはほとんど影響しないが，コオキシメータでは SaO_2 を過小評価してしまう。高胎児ヘモグロビン血症と高ビリルビン血症では，パルスオキシメータのほうが信頼性が高いといえる。

◎マニキュア

マニキュアに関してはいろいろな報告があるが，やはり色によっては影響が大きいといえるので，きれいに取り除くべきである。

● ● ●

パルスオキシメータは酸素化の状態を最も簡単に，最も速く評価できる素晴らしいモニターである。しかし，それが異常値を示したときや，本当は異常値なのに正常値を示してしまったとき，いかに対応できるかが麻酔科医の腕の見せ所である。そのためには，上述のピットフォールだけではなく，血液ガス分析や X 線診断，心エコー法所見など，さまざまな情報を考慮する必要がある。

文　献

1. Wagner JL, Ruskin KJ. Pulse oximetry：basic principles and applications in aerospace medicine. Aviat Space Environ Med 2007；78：973-8.
2. Macknet MR, Allard M, Applegate RL 2nd, et al. The accuracy of noninvasive and continuous total hemoglobin measurement by pulse CO-Oximetry in human subjects undergoing hemodilution. Aneth Analg 2010；111：1424-6.
3. 藤原康嗣. パルスオキシメーター動脈血酸素飽和度の測定. Clinical Engineering 2004；15：1077-82.

*2　2001 年より供給停止。

$P_{ET}CO_2$ と $PaCO_2$ の差はどこから生まれるか

099

伊藤 彰師

▶$P_{ET}CO_2$ のモニタリングについて

呼気終末二酸化炭素分圧（$P_{ET}CO_2$）測定の目的は，動脈血二酸化炭素分圧（$PaCO_2$）を推定することである。$PaCO_2$ は換気が適正かどうかの判断に用いられるが，通常，$PaCO_2$ は採血しなければ測定できない。一方，$P_{ET}CO_2$ は呼気ガスで簡単に連続して測定できるので，両者がほぼ等しいことを前提に，$PaCO_2$ の代わりに $P_{ET}CO_2$ を測定している。

しかし，何らかの条件下では両者に差が生じる。この差がなぜ起こるかを理解するにはまず，$P_{ET}CO_2$ および $PaCO_2$ の値がどのように形成されるかを知っておく必要がある。

▶$P_{ET}CO_2$ の値とは

図 99-1 は肺全体の肺胞と血流の関係をシェーマ化したもので，それぞれ分圧値の例を示してある。

図 99-1　肺における CO_2 分圧平衡

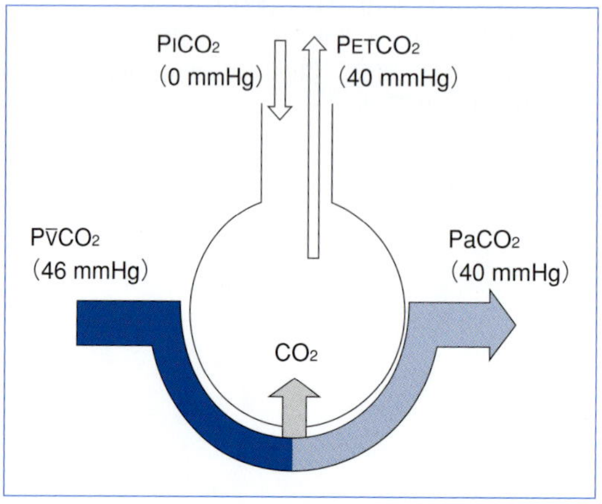

解剖学的死腔内ガス（CO_2 分圧＝40 mmHg）に続いて肺胞に入ってきた吸気ガス（P_ICO_2＝0 mmHg）は，呼気終末に残存した肺胞内ガス（CO_2 分圧＝40 mmHg）と混合し，その混合ガスは混合静脈血（肺動脈血，$P\bar{v}CO_2$＝46 mmHg）と接触，平衡し，その後呼気ガス（$P_{ET}CO_2$＝40 mmHg）となって排出される。同時に混合静脈血は平衡後，動脈血（肺静脈血，$PaCO_2$＝40 mmHg）となって流出する。一般的にはこのように肺胞内ガスと血液が平衡して $P_{ET}CO_2$ と $PaCO_2$ は等しくなると考える。

この考えは間違いではないが，正確とはいえない。**図 99-2** は一つの肺胞内気二酸化炭素分圧（P_ACO_2）の呼吸サイクルに伴う変動を示したものである。呼吸サイクル中 P_ACO_2 は変動しており，このサイクルの呼気終末となった時点の P_ACO_2 が一つの肺胞の $P_{ET}CO_2$ 値である[1)]。各肺胞の解剖学的，生理学的状態は一様ではなく，P_ACO_2 変動も一様ではない。そして多くの異なる CO_2 分圧の呼気終末肺胞内ガスが混合して $P_{ET}CO_2$ の値が形成される。

▶$PaCO_2$ の値とは

呼吸サイクルによって P_ACO_2 が変動しているなかを，肺血流は吸気時も呼気時も常に流れている。すべての時点で血液と肺胞ガスが平衡しているとすれば，肺毛細管動脈血二酸化炭素分圧（$PcCO_2$）

はP_ACO_2の平均値に近似すると考えられる。したがって，**図 99-2** の例では，$PcCO_2$は 39.3 mmHg，$P_{ET}CO_2$は 40.0 mmHg となる[1)]。そしてすべての肺毛細管動脈血が集合して形成された値が$PaCO_2$である。

▶$P_{ET}CO_2$と$PaCO_2$の差はどこから生まれるのか

呼吸サイクル中の呼気時のP_ACO_2ピーク値の集合した値が$P_{ET}CO_2$であり，P_ACO_2平均値の集合した値が$PaCO_2$なので，本来は$P_{ET}CO_2 > PaCO_2$となるはずであり，この差はP_ACO_2の変動幅に影響されることがわかる。しかし，実際には$PaCO_2 > P_{ET}CO_2$であることが圧倒的に多い。これは，換気血流比不均等（肺胞死腔効果や肺内シャント効果）が$P_{ET}CO_2$を低下，$PaCO_2$を上昇させる方向に働き，$P_{ET}CO_2$と$PaCO_2$との関係を逆転しているからである。

以下に$P_{ET}CO_2$と$PaCO_2$の差に影響する因子を挙げる（**表 99-1**）。ここでは$P_{ET}CO_2 > PaCO_2$方向の差を$\Delta P_{ET\text{-}a}CO_2$，$PaCO_2 > P_{ET}CO_2$方向の差を$\Delta P_{a\text{-}ET}CO_2$と表すこととする。

◎P_ACO_2変動の変化（図 99-2）

呼吸サイクル中のP_ACO_2変動の呼気時のスロープに従って，呼気時間が延長すれば$P_{ET}CO_2$は高くなり，呼気時間が短縮すれば$P_{ET}CO_2$は低くなる。そうした呼気時間が$P_{ET}CO_2$と$PaCO_2$との差に影響する。この場合，呼気時間の延長は呼吸数（換気回数）減少に，呼気時間の短縮はその増加に言い換えることができる。また，呼吸サイクル中のP_ACO_2の変動幅の変化が両者の差に影響を及ぼす。P_ACO_2の変動幅には 1 回換気量（V_T）や分時二酸化炭素排出量すなわち二酸化

図 99-2 呼吸サイクルに伴う肺胞内ガス CO_2 分圧の変動

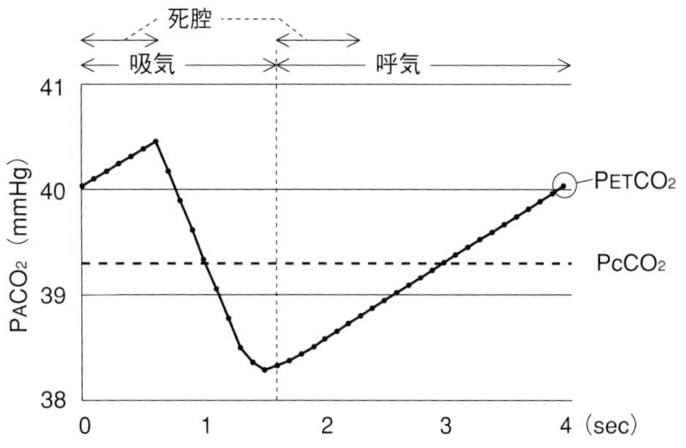

表 99-1 $P_{ET}CO_2$と$PaCO_2$の差に影響する因子とその影響

影響因子		$\Delta P_{ET\text{-}a}CO_2$	$\Delta P_{a\text{-}ET}CO_2$
① P_ACO_2変動の変化			
呼気時間	↑/↓	↑/↓	
呼吸数	↑/↓	↓/↑	
1 回換気量	↑/↓	↑/↓	
CO_2産生量	↑/↓	↑/↓	
②肺胞死腔	↑/↓		↑/↓
③肺内シャント	↑/↓		↑/↓
④その他			
心拍出量	↑/↓		↓/↑
吸入酸素濃度	↑/↓		↑/↓

P_ACO_2：肺胞気二酸化炭素分圧，$\Delta P_{ET\text{-}a}CO_2$，$\Delta P_{a\text{-}ET}CO_2$：本文参照

炭素産生量（$\dot{V}CO_2$）が影響する。V_Tが増加するとP_ACO_2の最低値は低下し変動幅は大きくなって$\Delta P_{ET\text{-}a}CO_2$は広がり，逆に$V_T$が減少すると変動幅は小さくなってその差は縮まる。$\dot{V}CO_2$が増加すると，$P_ACO_2$の変化は急峻となり$P_ACO_2$の変動幅は大きくなり$\Delta P_{ET\text{-}a}CO_2$は広がる。$\dot{V}CO_2$が減少すると逆の影響となる[2)]。運動時は$V_T$，$\dot{V}CO_2$が増加するとともに呼吸数も増加するが，$\Delta P_{ET\text{-}a}CO_2$はプラスとなり広がることが多い[2)]。

図 99-3　換気血流関係と $P_{ET}CO_2$ および $PaCO_2$

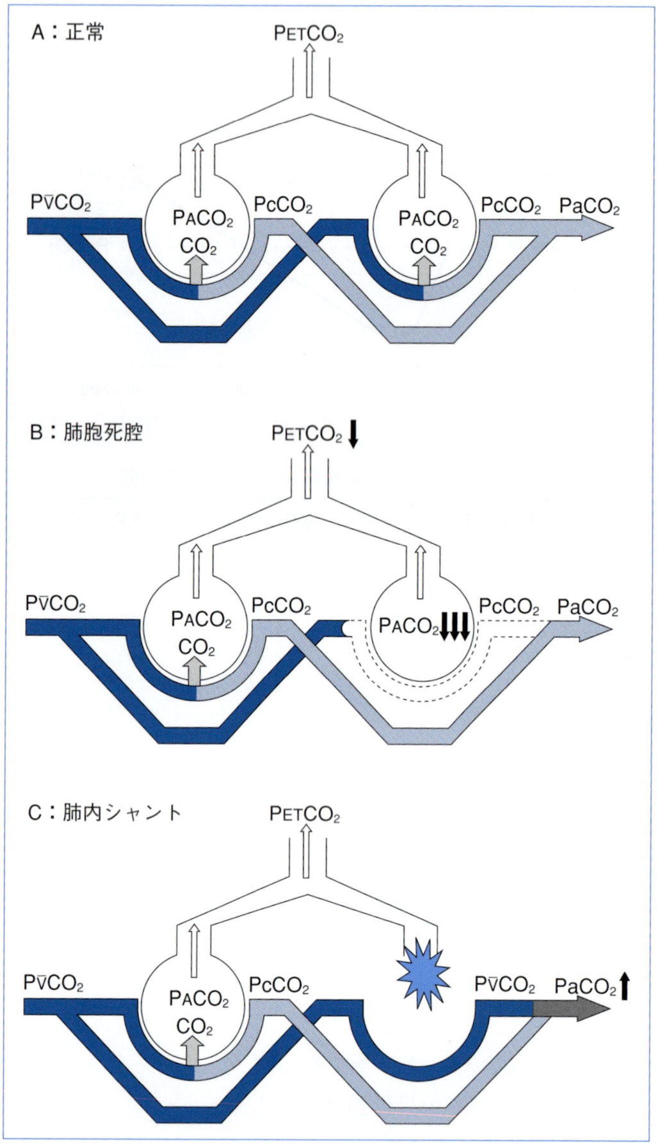

◎肺胞死腔

吸気時，CO_2 を含む解剖学的死腔内ガスに続いて吸気ガスは肺胞に入る。肺胞死腔ではガス交換がなされないため，肺胞死腔に入ってきたガスは CO_2 分圧の低いまま呼気として排出される。このため，肺胞死腔から排出される呼気ガスは希釈効果により $P_{ET}CO_2$ を低下させる方向に働く。$PaCO_2$ はほとんど変化しないので，$\Delta Pa\text{-}{}_{ET}CO_2$ は増大することになる（図 99-3B）。同様の機序で，肺胞死腔様効果すなわち換気/血流比（$\dot{V}/\dot{Q}$）増加によってもその差の増大が起こる。$\Delta Pa\text{-}{}_{ET}CO_2$ が大きくなる成因としては肺胞死腔の寄与が大きい。

◎肺内シャント

肺内シャントも $\Delta Pa\text{-}{}_{ET}CO_2$ の増大をもたらす。肺内シャントが形成されると CO_2 分圧の高い混合静脈血はそのまま動脈側に流入し，$PaCO_2$ を高める方向に働く。$P_{ET}CO_2$ はほとんど変化しないので，$\Delta Pa\text{-}{}_{ET}CO_2$ は増大することになる（図 99-3C）。シャント様効果，すなわち $\dot{V}/\dot{Q}$ の減少によってもその差の増大は起こる。シャント血流増加により $\Delta Pa\text{-}{}_{ET}CO_2$ は増大し，見かけ上，肺胞死腔が増加したようにみえるが，これを "shunt dead space" と呼ぶこともある。

◎その他

心拍出量や吸入酸素濃度の変化は肺血流の再分布により換気血流関係を変化させ，$\Delta Pa\text{-}{}_{ET}CO_2$ に影響する。心拍出量の減少や吸入酸素濃度の上昇は，$\Delta Pa\text{-}{}_{ET}CO_2$ を増大する[3,4]と報告されている。

▶ $P_{ET}CO_2$ と $PaCO_2$ の差の臨床的意味

臨床的には健常な肺でも $PaCO_2 > P_{ET}CO_2$ となっていることが多い。しかし，運動時は $\dot{V}CO_2$ が増大するとともに分時換気量（1 回換気量×呼吸数）も増加し，それにより $P_{ET}CO_2$ は著明に上昇して $PaCO_2$ を逆転し，$P_{ET}CO_2 > PaCO_2$ となる[2]。また，$\dot{V}CO_2$ が増加する悪性高熱時は $P_{ET}CO_2 > PaCO_2$ となると考えられる。

肺胞死腔が増加する代表的な疾患は，肺塞栓症と肺気腫など慢性閉塞性肺疾患

(COPD) である。呼吸困難などの症状があり，$\Delta Pa\text{-}_{ET}CO_2$ が急激に増加したときは肺塞栓症を疑う。重症例では，この差が 20 mmHg 以上となることもある。COPD では，肺胞破壊により肺胞死腔が増加して $\Delta Pa\text{-}_{ET}CO_2$ は増大し，肺胞換気量は減少し慢性的に $PaCO_2$ が上昇している。

肺内シャントは，無気肺，肺炎，肺水腫などで起こるが，$\Delta Pa\text{-}_{ET}CO_2$ に対する影響は肺胞死腔によるものと比べ大きくはない。

● ● ●

臨床的には通常，$PaCO_2 > P_{ET}CO_2$ であり，1 回換気量，呼気時間，$\dot{V}CO_2$ の増加は $\Delta Pa\text{-}_{ET}CO_2$ を縮小する方向に働き (時に逆転)，呼吸数，肺胞死腔様効果，肺内シャント様効果の増加は $\Delta Pa\text{-}_{ET}CO_2$ を増大する方向に働く。

文　献

1. Dubois AB, Britt AG, Fenn WO. Alveolar CO_2 during the respiratory cycle. J Appl Physiol 1952；4：535-48.
2. Jones NL, Robertson DG, Kane JW. Difference between end-tidal and arterial PCO_2 in exercise. J Appl Physiol 1979；47：954-60.
3. Isserles SA, Breen PH. Can changes in end-tidal PCO_2 measure changes in cardiac output? Anesth Analg 1991；73：808-14.
4. Yamauchi H, Ito S, Sasano H, et al. Dependence of the gradient between arterial and end-tidal PCO_2 on the fraction of inspired oxygen. Br J Anaesth 2011；107：631-5.

BIS 値は術中どの程度に保つべきか

100

中尾 正和

BIS (Bispectral Index)™ は，米国 Aspect Medical Systems 社 (現 Covidien-Medtronic 社) の脳波をベースとした鎮静度モニターである。

▶具体的には何をもって至適とするか，40〜60 という根拠は

◎覚醒しないという点をエンドポイントとする

ボランティアを対象に，プロポフォール，ミダゾラム，イソフルラン，alfentanil での麻酔において，BIS と反応の可能性との関係をみた研究[1]から，術中覚醒を防ぐ至適な BIS 値は 40〜60 とされる。

しかし，この論文でのプロポフォールの濃度と BIS 値の関連での鎮静スコアをみると，BIS 値が 60 を切ればほぼ大丈夫といえるが，BIS 値 60 以下でも鎮静スコア 3〜4 の症例があることに注目する必要がある。あくまで反応する可能性が低くなるだけである。しかも，ボランティアへの投与であり，実際の麻酔では痛み刺激も加わっているため，条件が異なる可能性がある。

◎術中覚醒を減少させたエビデンス

一般に術中覚醒の頻度は 0.1〜0.2% とされる。BIS を利用して 40〜60 に維持したグループ 4945 例中の 2 例 (0.04%)

に明確な記憶が認められ，どちらも導入，気管挿管時にBIS値が4分間以上60より高かった。この時点で，麻酔深度を深くすれば防止できた[2]，ともいえる。

前向きの無作為化多施設研究であるB-Aware研究[3]でも，術中覚醒の高リスク患者を2群に分け，術中覚醒はコントロール群11/1238に比しBISガイド群で2/1225と8割削減できた，とある。

▶BISバージョンについて

2016年4月の執筆時では4極クワトロ電極が標準である。初期のBIS関連の論文で利用されていた3極電極よりも筋電図の影響が少なく絶対値がやや低い。BIS値が60だから大丈夫というように，絶対値で判断するのは危険かもしれない[4]。

▶BISを正しく使用する

できれば覚醒時から装着したい。必ず脳波波形を見て，SQI（Signal Quality Index）と筋電図のレベルを確認する。筋電図などの高周波ノイズでBIS値が上昇してしまうため，トレンド画面にはBIS値以外に筋電図を表示させることをおすすめする。

BISは波形解析パラメータの統計学的なデータ処理であり，数十秒前の脳波を解析した結果なので，数値のみをあてにしてはならない。BISにも不十分なところがあり，BIS値のみで麻酔管理をすればとんでもないことが起こる可能性もある。あくまで，臨床的な麻酔深度のサインや経験にもとづいたうえでBIS値を参考にして麻酔管理を行う方針が望ましい。

◎わからないときには意図的に麻酔薬濃度を変えてBIS値を変動させる

脳波がきれいに表示されていてBISを信頼できそうなときでも，麻酔薬濃度によるBIS値の挙動には個人差があることに注意する。麻酔薬濃度に対して，例えばセボフルランを2.5％から1.5％にしたらBIS値がそれらに応じて直線的に上昇するわけではない。意図的に麻酔

コラム　ブラックボックスBISの背景は？

Rampilの総説[8]によると，BISの概略は，デジタル化し脳波波形からアーチファクトを除去する。脳波を確認し，平坦脳波とほぼ平坦（quasi）時間の全体に対する割合suppression ratio（SR）を，周波数解析（高速フーリエ変換）から高い周波数と低い周波数の比Relative beta ratioを，位相解析からBispectrum（SynchFastSlow）を計算する。ちなみに，BISの名前はこのBispectral analysisから由来している。

これらのパラメータを統合して，5000人余りの患者での麻薬，イソフルラン，ミダゾラム，プロポフォールなど（ケタミンやデクスメデトミジンは含まれていない！）からなる統計処理した麻酔データベースをもとに0（深昏睡）から100（完全覚醒）という単位なしの数値を算出している。

BISのアルゴリズムは知的所有権の保護のもとに未公開であるが，解明報告がある。一般に麻酔が深い状態では脳波上群発抑止burst suppressionが出現するが，SRが40％以上ではSR単独でBIS値が決定され

$$BIS = 50 - SR/2$$

で表現できる（**図A**）[9]。その後も同様な報告[10]が行われている。

さらにBIS値が60～100の範囲のうち，浅い状態ではBeta ratioが大きな決定因子であり，通常の麻酔レベルではSynchFastSlowやSRを補正したSEFが役立っていると推定される[10]。

図A　BISとsuppression ratio
〔Bruhn J, et al. Bispectral index（BIS）and burst suppression：revealing a part of the BIS algorithm. J Clin Monit Comput 2000；16：593-6より〕

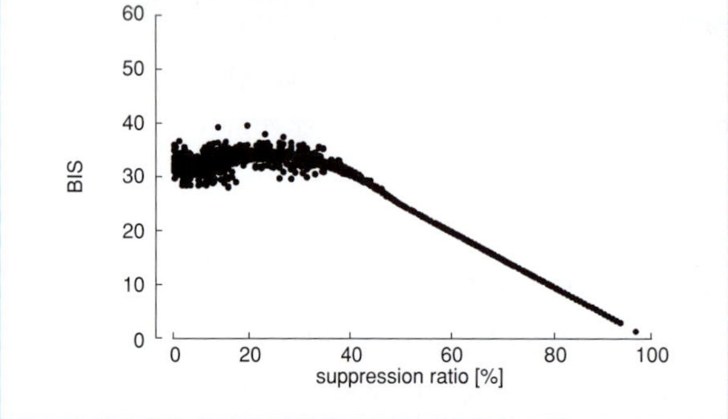

薬濃度を変えてBIS値がどのように変動するかを確認して調節するテクニックも活用したい(**図 100-1**)。

▶深麻酔(BIS 値 45 未満)が長いと術後の死亡率が高くなる?

術中のBIS値45未満の時間が長いと死亡率が高い[5)]という報告から,BIS値を45〜60に維持すべきという考えがでた。さらに,triple low*1と入院期間延長や死亡との関連も指摘された[6)]が,背景をそろえた研究[7)]では否定され,低BIS値となりやすい高齢,全身状態,急患,手術侵襲の結果と示唆されている。予後を含めた前向き研究が進められており,今後に注目したい。

図 100-1 BIS 値が変動するように意図的に麻酔薬濃度をダイナミックに変化させる
(プロポフォールの場合)

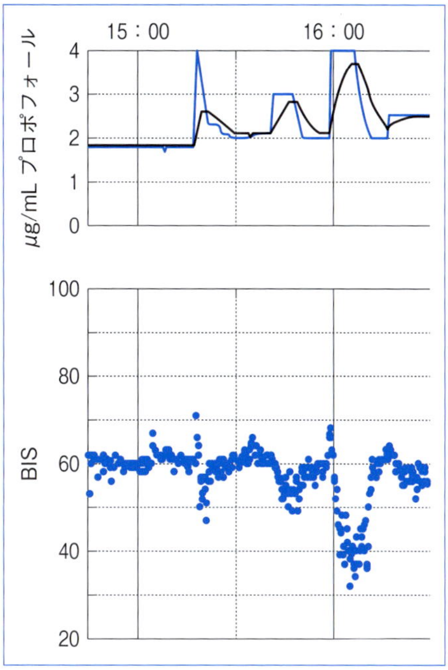

文 献

1. Glass PS, Bloom M, Kearse L, et al. Bispectral analysis measures sedation and memory effects of propofol, midazolam, isoflurane, and alfentanil in healthy volunteers. Anesthesiology 1997；86：836-47.
2. Ekman A, Lindholm ML, Lennmarken C, et al. Reduction in the incidence of awareness using BIS monitoring. Acta Anaesthesiol Scand 2004；48：20-6.
3. Myles PS, Leslie K, McNeil J, et al. Bispectral index monitoring to prevent awareness during anaesthesia：the B-Aware randomised controlled trial. Lancet 2004；363：1757-63.
4. Dahaba AA, Mattweber M, Fuchs A, et al. The effect of different stages of neuromuscular block on the bispectral index and the bispectral index-XP under remifentanil/propofol anesthesia. Anesth Analg 2004；99：781-7.
5. Monk TG, Saini V, Weldon BC, et al. Anesthetic management and one-year mortality after noncardiac surgery. Anesth Analg 2005；100：4-10.
6. Sessler DI, Sigl JC, Kelley SD, et al. Hospital stay and mortality are increased in patients having a "triple low" of low blood pressure, low bispectral index, and low minimum alveolar concentration of volatile anesthesia. Anesthesiology 2012；116：1195-203.
7. Kertai MD, White WD, Gan TJ. Cumulative duration of "triple low" state of low blood pressure, low bispectral index, and low minimum alveolar concentration of volatile anesthesia is not associated with increased mortality. Anesthesiology 2014；121：18-28.
8. Rampil IJ. A primer for EEG signal processing in anesthesia. Anesthesiology 1998；89：980-1002.
9. Bruhn J, Bouillon TW, Shafer SL. Bispectral index (BIS) and burst suppression：revealing a part of the BIS algorithm. J Clin Monit Comput 2000；16：593-6.
10. Morimoto Y, Hagihira S, Koizumi Y, et al. The relationship between bispectral index and electroencephalographic parameters during isoflurane anesthesia. Anesth Analg 2004；98：1336-40.

*1 低血圧(平均動脈圧 75 mmHg 未満),低BIS値,低揮発性麻酔薬濃度(0.8 MAC未満)。

筋弛緩薬効果が残存していないことはどう確かめるか

101

北島 治

麻酔の三要素である鎮痛，鎮静，筋弛緩は，術中にそれぞれのバランスをとることが必要とされ，帰室時には筋弛緩作用，つまり神経筋接合部機能の完全回復が必要不可欠である。しかし，筋弛緩状態からの完全回復を示す指標，残存筋弛緩の評価とはいかなるものであろうか。

▶残存筋弛緩の評価の推移

術後残存筋弛緩は時代とともにその基準が変化してきた。1970 年代では力感知式筋弛緩モニター mechanomyography（MMG）を用いた母指内転筋反応における四連反応（TOF）比 0.7 以上が至適回復とされていたが，1990 年代で TOF 比 0.8 以上，2000 年に TOF 比 0.9 以上と変化してきた。現在臨床では TOF ウォッチ® に代表される加速度感知型筋弛緩モニター acceleromyography（AMG）を用いた母指内転筋反応における TOF 比 1.0 を確認することが推奨されている[1)]。

現在用いられている筋弛緩からの回復評価には，主観的モニタリング方法と客観的モニタリング方法がある。主観的モニタリング方法とは，簡易的末梢神経刺激装置を用いて，筋運動を評価者の視覚や触覚で感知する方法や，5 秒間頭部挙上，握手，舌突出などの臨床症状を評価するものである。客観的モニタリング方法とは，筋弛緩モニターなどの測定装置を用いるものである。筋弛緩モニターを用いた評価方法では，母指内転筋で測定された TOF 反応が現在の臨床ではゴールドスタンダードとされている（**コラム**）。

▶主観的モニタリング方法では，残存筋弛緩は回避できない

Heier ら[2)] によると TOF 比 0.7 でも 5 秒以上の頭部挙上，舌の突出などの動作が可能であることが示されており，主観的モニタリング方法では残存筋弛緩は回避できないと考えられている。また，TOF 比と上部食道括約筋圧の関係をみた研究[3)] では，TOF 比 0.8 未満では筋弛緩薬投与前のコントロールと比較し上部食道括約筋圧が有意に低く，誤嚥の危険性があることが示唆されている。ほかにも MRI 画像診断を用いて上気道径を計測した検討[4)] では，TOF 比 0.8 未満での上気道径の狭小化が認められ，TOF 比 0.9 未満では頸動脈体機能低下による低酸素性呼吸応答の減弱なども報告されている。

では実祭に残存筋弛緩はどのような事象を引き起こすのか。Murphy ら[5)] は，約 7500 例を対象に術後の危機的呼吸器

コラム　体幹の筋と四肢の筋での筋弛緩薬の効果の違い

筋弛緩薬は体幹の筋と四肢の筋ではその効果発現，作用持続時間に違いが生じる。一般的には，体幹の筋では作用発現は早く，持続時間は短い。その反対に，四肢の筋では作用発現は遅く，持続時間は長い。そのため，残存筋弛緩を評価するには，簡便に測定できる母指内転筋を用いるのが，現在のゴールドスタンダードと考えられている。

合併症（処置が必要な気道閉塞）について検討した。危機的呼吸器合併症の発生率は0.8%であったが，呼吸器合併症を引き起こさなかった患者背景や術式などが類似した対照群と比較した結果，危機的呼吸器合併が発生した群ではTOF比0.7未満の割合が有意に高かった。また，185例を対象にした主観的モニタリング群と客観的モニタリング群での残存筋弛緩の発生率を検討した無作為化比較試験[6]では，客観的モニタリングつまりはTOFウォッチによる評価が残存筋弛緩を減少させると結論づけている。

▶手術終了時にはTOFウォッチを用いて筋弛緩状態の評価を

前述のように，残存筋弛緩は主観的方法では判断することが難しく，筋弛緩モニターを用い母指内転筋でのTOF比1.0を確認する必要がある[7]。スガマデクスを投与しても，残存筋弛緩を完全に予防できないことがわが国における多施設共同試験[8]で明らかになっている。筋弛緩モニタリングとスガマデクスを組み合わせることにより残存筋弛緩の発生率を下げることができる，と考えられている。そして，重大な呼吸器合併症を回避するためには，筋弛緩モニターを用いて，母指内転筋反応であるTOF比を評価することはもちろん，それ以外でも呼吸筋，特に上気道の反応を推測，観察することで患者に安全を提供できると考えられる。

理想的なモニタリングの条件としては，アクセスが簡単，刺激部位がわかりやすい，安定した筋収縮が得られることなどが挙げられ，筋弛緩モニタリングの現在のゴールドスタンダードは母指内転筋である。また，母指内転筋は，他のモニタリング筋である，皺眉筋や短母趾屈筋よりも感受性が高いため，残存筋弛緩のモニタリングとしても適している。しかし，母指内転筋よりも筋弛緩薬に対して感受性が高い筋が存在する。それは，咽頭筋や舌骨上筋群などの上気道を構成する筋群である。そのため，母指内転筋でTOF比が回復していても，呼吸抑制は十分起こり得ると考えられる（図101-1）。

図101-1　筋弛緩薬に対する感受性の違い

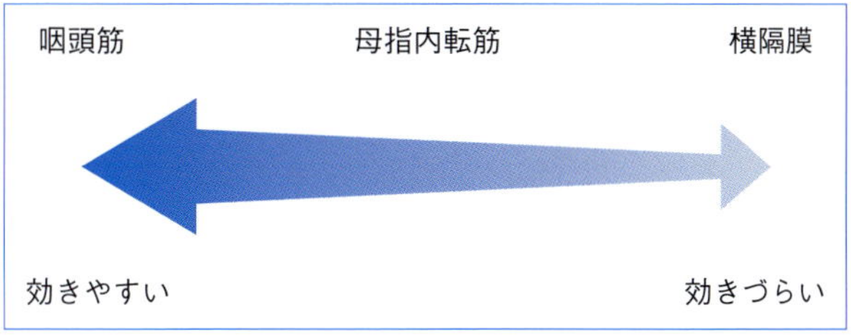

文　献

1. Capron F, Alla F, Hottier C, et al. Can acceleromyography detect low levels of residual paralysis? A probability approach to detect a mechanomyographic train-of-four ratio of 0.9. Anesthesiology 2004；100：1119-24.
2. Heier T, Caldwell JE, Feiner JR, et al. Relationship between normalized adductor pollicis train-of-four ratio and manifestations of residual neuromuscular block：a study using acceleromyography during near steady-state concentrations of mivacurium. Anesthesiology 2010；113：825-32.
3. Eriksson LI, Sundman E, Olsson R et al. Functional assessment of the pharynx at rest and during swallowing in partially paralyzed humans：simultaneous videomanometry and mechanomyography of awake human volunteers. Anesthesiology 1997；87：1035-43.
4. Eikermann M, Vogt FM, Herbstreit F, et al. The predisposition to inspiratory upper airway collapse during partial neuromuscular blockade. Am J Respir Crit Care Med 2007；175：9-15.
5. Murphy GS, Szokol JW, Marymont JH, et al. Residual neuromuscular blockade and critical respiratory events in the postanesthesia care unit. Anesth Analg 2008；107：130-7.
6. Murphy GS, Szokol JW, Marymont JH, et al. Intraoperative acceleromyographic

monitoring reduces the risk of residual neuromuscular blockade and adverse respiratory events in the postanesthesia care unit. Anesthesiology 2008 ; 109 : 389-98.

7. Plaud B, Debaene B, Donati F, et al. Residual paralysis after emergence from anesthesia Anesthesiology 2010 ; 112 : 1013-22.
8. Kotake Y, Ochiai R, Suzuki T, et al. Reversal with sugammadex in the absence of monitoring did not preclude residual neuromuscular block. Anesth Analg 2013 ; 117 : 345-51.

麻酔薬や麻薬，向精神薬はどのように管理・保管するか

102

安原 洋

麻酔技術は日々進歩し，以前に比べると使用する麻酔薬は量，種類ともに格段に増加している。かつては，麻酔科医や看護師が業務の片手間に麻酔薬を管理していたが，今日では管理体制そのものを整備する必要がある。

本項では，麻酔薬が多用される手術部において，麻酔薬をどのように管理・保管すべきかを，安全管理の観点，法律上の留意点的観点，薬効上の留意点的観点，業務作業場の留意点的観点から解説する。

▶管理・保管に関連する法規

麻酔薬は，医療用麻薬や向精神薬のように，「麻薬及び向精神薬取締法」で管理方法が規制されているものが多い。また，「医療法施行規則」は，病院，診療所または助産所の管理者に「医薬品，医療機器の安全使用，管理体制の整備」を義務づけている。

麻酔薬は，薬事法（「毒物及び劇物取締法」ではない）の毒薬・劇薬に分類されるものも多い。これらは，他の薬品と区別して陳列，貯蔵する必要があり，譲渡，譲受も規制されている。毒薬は施錠保管の義務はあるが，麻薬と異なり「堅固な」金庫に保管する必要はない。しかし，譲渡，譲受には帳簿を作成して，その帳簿を3年間保存する必要がある。一方，劇薬は，施錠保管の必要はないが，受け払いを明確にして在庫管理をする必要がある。

▶薬効面からみた麻酔薬の種類と管理・保管の実際

麻酔薬および麻酔関連薬を日本麻酔科学会の「医薬品ガイドライン」[1]をもとに，薬効面から，①麻薬，②向精神薬，③筋弛緩薬，④局所麻酔薬，⑤静脈関連薬（狭義の静脈麻酔薬），⑥吸入麻酔薬に分類し，産科麻酔薬，小児麻酔薬については管理・保管面で重複するため，①～⑥に含めて記載した（表102-1）。

◎麻薬

麻薬を扱うために必要な免許

麻薬を治療目的で使用するには，麻薬施用者免許が必要であり（施用とは麻薬を取り扱う行為を示す法律用語），2人以上の麻薬施用者が従事する場合，麻薬管理者（麻薬管理者は麻薬施用者であってもよい）を決めなければならない。いずれも施設が存在する都道府県知事あて（都道府県薬務主管課または保健所）に申請して免許が交付される。

麻薬の施用・交付

麻薬の施用には，必要事項を診療録（カルテ）へ記載し，麻薬処方箋を交付する必要がある。診療録には，患者氏名・性別・年齢・住所，病名および主症状，麻薬の品名・数量，施用または交付の年月日，を記載する。麻薬処方箋は，その上部に㊗などの文字を付して通常の処方箋

表 102-1　麻酔薬の種類と関連法規

麻酔薬	種類	管理方法の要点	主な関連法規
麻薬	医療用麻薬	麻薬管理者が管理 堅固な固定式金庫に入れ 2 か所以上で施錠 処方は，麻薬処方箋を交付 帳簿を作成，記載 施用時は，診療録に記載 廃棄時は，廃棄届を提出	麻薬及び向精神薬取締法
向精神薬	催眠鎮静薬，鎮痛薬・拮抗薬	施錠するか，監視のきく場所で保管 盗難，紛失時は都道府県知事に届け出	麻薬及び向精神薬取締法
筋弛緩薬	多くは毒薬	他の薬品と区別して陳列，貯蔵 施錠保管管理 帳簿の作成，記載 室温保存可能	薬事法
局所麻酔薬	多くは劇薬	明確な在庫管理 室温保存可能	薬事法
静脈関連薬（狭義の静脈麻酔薬）	ケタミン塩酸塩	明確な在庫管理 室温保存可能	麻薬及び向精神薬取締法
吸入麻酔薬	多くは劇薬	明確な在庫管理 遮光，密栓で室温保存	薬事法
	医療ガス	ボンベはチェーンで転倒防止を行い，2 m 以内の火気使用は禁止	薬事法 高圧ガス保安法

と区別する。

麻薬の管理・保管

麻薬管理者は，麻薬の盗難・紛失事故がないよう，帳簿を作成し，年月日とともに，譲受した麻薬の品名・数量，廃棄した麻薬の品名・数量，譲渡した麻薬の品名・数量，施用した麻薬の品名・数量，届け出た麻薬の品名・数量（事故届を提出した場合），などを記載する必要がある。帳簿は，字が消えないボールペンなどを使用して，受け払いのたびに記載する必要がある。

麻薬の保管には，固定式，または移動不可能な重量金庫などの「堅固」な麻薬金庫が必要で，2 か所以上の施錠が必要である。鍵は金庫から離れた場所に保管し，金庫内には麻薬以外のものは保管してはいけない。

麻薬の廃棄

変質，破損や調剤ミスで施用しない麻薬は，廃棄にあたり，廃棄する麻薬，帳簿を麻薬廃棄届とともに都道府県衛生主管部薬務主管課へ持参する。一方，患者死亡，処方箋変更，落下破損などにより，アンプルカットしたが使わなかった麻薬などは，麻薬管理者の責任のもと，他の職員が立ち会い，回収困難な方法（焼却，放流など）で廃棄し，30 日以内に都道府県衛生主管部薬務主管課へ調剤済麻薬廃棄届を持参または郵送する。一方，麻薬注射液や麻薬を混じた点滴の残液，経口薬や坐薬の分割投与の残りなどは，麻薬管理者の責任で，他の職員が立ち会って回収困難な方法で廃棄すれば，届け出の必要はない。

麻薬の事故届

麻薬が紛失，盗難，破損，流出，所在不明の場合は，麻薬管理者が麻薬診療施設を管轄する都道府県知事に「麻薬事故届」を提出して帳簿の備考欄にその旨を記載する。

◎向精神薬（1種，2種，3種）

第1種向精神薬（セコバルビタールナトリウム，メチルフェニデートなど），第2種向精神薬（アモバルビタール，ブプレノルフィン，フルニトラゼパム，ペンタゾシン，ペントバルビタールなど）の多くは劇薬であり，譲受，譲渡には免許が必要である。保管に金庫は不要で，医療スタッフが監視できれば施錠の必要はない。ただし，監視の目が届かない保管場所の場合は施錠する必要がある。盗難，紛失は，すみやかに都道府県知事に届け出なければならないが，破損，汚染事故の届け出は不要である。一方，精神安定薬，催眠鎮静薬，抗てんかん薬などの第3種向精神薬は，通常手術部に保管する必要はない。

◎筋弛緩薬[*1]

多くは毒薬で，その規定に従って保管する。

◎局所麻酔薬

多くは劇薬で，室温で保存可能であり，施錠の必要はない。

◎静脈関連薬（狭義の静脈麻酔薬）

ケタミンは，平成19（2007）年1月1日から麻薬に指定され，麻薬と同様の管理が必要になった。プロポフォールをはじめとした多くの静脈麻酔薬は劇薬である。

◎吸入麻酔薬

セボフルラン，イソフルラン，デスフルランがあり，セボフルランなどは，遮光，密栓で室温保存可能である。亜酸化窒素，酸素，二酸化炭素，一酸化窒素，ヘリウムなど医療ガスは，保管にあたって高圧ガス保安法に従い，ボンベを転倒防止のためにチェーンで固定し，周囲2m以内で火気の使用を禁止する必要がある。

*1「103. 筋弛緩薬はどのように保管するか」（330ページ）も参照。

図102-1　保管庫付きカート（左）と薬剤トレイ（右）
カートはカードキーで施錠されており，内部には薬剤トレイが入っている。内蔵されたコンピュータで解錠者，日時が記録される。

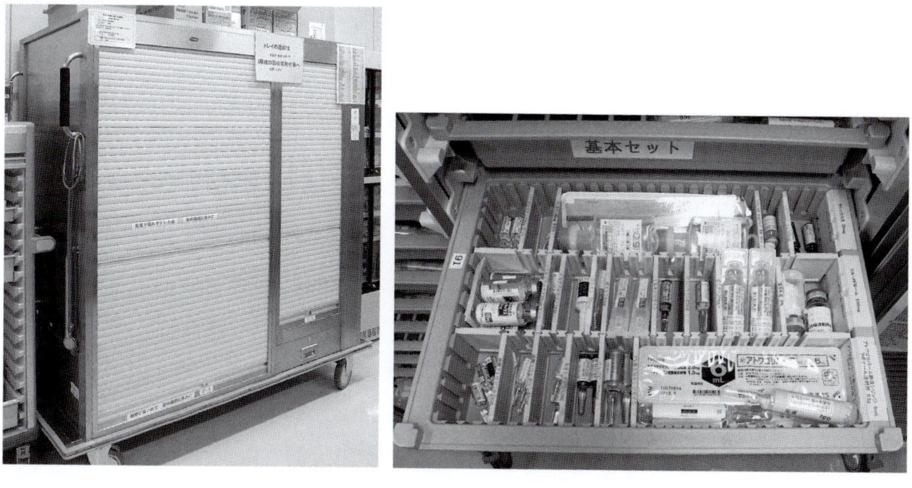

管理・保管の課題

手術部の麻酔薬管理に関しては，手術に関与する医療関係者が，医薬品の薬効や使用方法だけでなく安全管理の重要性を認識していることが大前提である。そのうえで，薬物の専門家である薬剤師がその業務にどの程度関与するか，これまでも議論が行われてきた。日本麻酔科学会登録施設へのアンケート[2]では，手術部に薬剤師が常駐している施設は2.6％にすぎず，60％以上の施設で，在庫薬剤の管理は，看護師または麻酔科医が行っていた。また，麻薬以外の麻酔薬についても，定数配置され，補充は医師，看護師に依存する施設が多かった。その後手術部内の麻薬管理や麻酔薬の払い出しなど，薬剤師が専門的にかかわる施設も増えてきたが，現状は決して満足できる状況ではない。一部の施設では，保管庫付きトレイ内蔵カートなどを利用して，薬剤師の業務負担を軽減しながら麻酔薬を管理している（図 102-1）。

文　献

1. 日本麻酔科学会．医薬品ガイドライン第3版4訂．2016．〈http://www.anesth.or.jp/guide/index.html〉（2016年6月29日閲覧）
2. 佐藤英昭．手術部で使用する薬剤管理業務の現況調査．In：平成17年度厚生労働科学研究．医薬品の取り違え防止の視点に立った薬剤師業務のあり方に関する研究．2007：47-58.

103 筋弛緩薬はどのように保管するか

畠山 登

筋弛緩薬は，中枢に作用するもの，神経筋接合部に作用するもの，筋小胞体に作用するもの，に分類される。そのなかで，いわゆる狭い意味での筋弛緩薬，つまり神経筋接合部に作用する筋弛緩薬は，われわれ麻酔科医にとって，なくてはならない薬物の一つである。

緊急手術の気管挿管時などにすみやかに対応するために，手術室にある程度の数量は筋弛緩薬の在庫が必要である。しかし，これらは，薬事法により毒薬に指定されており，誤投与による医療事故，あるいは盗まれた筋弛緩薬が犯罪に利用されてしまう可能性がある危険な薬物でもあり，厳重な管理が必要である。

本項では，手術室で頻用される筋弛緩薬であるロクロニウム，スキサメトニウム，およびベクロニウムの保管について，薬事法により要求される保管法や，薬物の性質による保管条件について概説し，手術室における筋弛緩薬の保管について述べる。

薬事法による毒薬・劇薬に対する規制

毒薬・劇薬の指定は医薬品が製造（輸入）承認，あるいは許可されるたびに薬事法第44条第1項，第2項の規定および，おおむね**表 103-1** に示す基準にもとづき厚生労働大臣が行う。現在，麻酔科

表 103-1　毒薬・劇薬の指定基準

①急性毒性（LD_{50}，半数致死量）が表のいずれかに該当するもの

	経口投与	皮下投与	静脈内（腹腔内）投与
毒薬	＜30 mg/kg	＜20 mg/kg	＜10 mg/kg
劇薬	＜300 mg/kg	＜200 mg/kg	＜100 mg/kg

②次のいずれかに該当するもの（毒薬か劇薬かの指定は程度により判断）

1）原則として動物に薬用量の 10 倍以下の長期連続投与で，機能または組織に障害を認めるもの
2）通例，同一投与法による致死量と有効量の比，または毒性勾配から安全域が狭いと認められるもの
3）臨床上，中毒量と薬用量がきわめて接近しているもの
4）臨床上，薬用量において副作用の発現率が高いもの，またはその程度が重篤なもの
5）臨床上，蓄積作用が強いもの
6）臨床上，薬用量において薬理作用が激しいもの

（厚生労働省会議資料より作成）

医が臨床で使用する筋弛緩薬（ロクロニウム，スキサメトニウム，ベクロニウム）およびA型ボツリヌス毒素はすべて毒薬に指定されている。

毒薬・劇薬の貯蔵および陳列については，第 48 条に，「業務上毒薬又は劇薬を取り扱う者は，これを他の物と区別して，貯蔵し，又は陳列しなければならない」および，「毒薬を貯蔵し，又は陳列する場所には，かぎを施さなければならない」と規定されている。また，平成 13（2001）年に厚生労働省医薬局長より，「毒薬については，薬事法第 48 条の規定に基づき，適正に貯蔵，陳列，施錠の保管管理を行うとともに毒薬の数量の管理方法について検討し，これを実施すること。また，毒薬の受払い簿等を作成し，帳簿と在庫現品の間で齟齬がないよう定期的に点検する等，適正に保管管理すること」との通知（医薬発第 418 号）が出されている。

手術室など，小分けにして保管する場所においても同様の扱いが求められており，他の医薬品と区別して施錠，保管することが必要となる。冷所保存の薬物においても同様の管理（冷蔵庫内においても他の薬物と区別して保管することや施錠など）が必要となる。

▶室温か冷所か

麻酔科医が手術時に使用する筋弛緩薬のうち，ベクロニウム*1，およびスキサメトニウムの一部*2 は室温保存となっている。そのため，他の医薬品と区別して保管，施錠できれば問題はない。

しかし，スキサメトニウムの一部*3，およびロクロニウム*4 は冷所保存となっているため，冷蔵庫を施錠するか，あるいは冷蔵庫内の保管庫を施錠する必要がある。特にロクロニウムは現在，多くの予定手術・緊急手術で使用されることから，冷所での施錠による保管を行うと，日常の取り扱いが煩雑になるおそれがある。そのため，短期間に限り室温での保管を行う施設もある。その根拠として，ロクロニウムの医薬品インタビューフォーム[1)] における，未開封製剤を用いた安定性試験では，室温（30℃，湿度 75%）で 3 か月安定であることが確認された，との記述がある。したがって，短い期間（1 週間～1 か月程度）の使用量を，室温にて安全に保管することは可能であると

*1　商品名：ベクロニウム静注用「F」

*2　商品名：レラキシン注用

*3　商品名：スキサメトニウム注「マルイシ」

*4　商品名：エスラックス静注

考えられる。

一方，スキサメトニウムの一部についてはすでに水溶液となっているため，緊急時などには非常に有用な薬物であるが，室温（30℃）による6週間の保存でスキサメトニウムの含有量が97％となること，さらに使用期限が製造後12か月と短い[2]ことより，室温での保管には適さない。

▶手術室における筋弛緩薬の保管

以上が，筋弛緩薬の保管についての法規定，および薬物の性質による条件である。しかし，実際の手術室はその規模により勤務者の職種，人数，勤務時間帯などさまざまである。多くの手術室において，保管庫の管理は日勤帯においては看護師長，時間外においては当直看護師，あるいは当直麻酔科医が行い，定数の補充を薬剤部，あるいは薬局との間で定期的に行っているものと推測される。

筋弛緩薬保管のポイントは，いずれの場合も定数は必要最小限の数量とすること，複数の職種（例えば，看護師と薬剤師）で在庫や受け払いの状況を記録し確認すること，が挙げられる。

利便性確保のため，筋弛緩薬を施錠できない麻酔カート（台車）に使用時以外に保管することは，薬事法に違反するものであり，これは避けなくてはならない。

さらに今後，ある程度以上の手術件数がある手術室においては，薬剤師の配置（パートも含む）やサテライトファーマシーの設置など，薬剤師の関与で，より進んだ薬物管理，供給のシステムを構築する必要がある。これにより，手術室看護師や麻酔科医の業務負担が軽減するとともに，医療安全，および患者サービスの向上がはかれるものと期待される。

文　献

1. 医薬品インタビューフォーム：エスラックス®静注．改訂第8版．2016.
2. 医薬品インタビューフォーム：スキサメトニウム注「マルイシ」．第1版．2015.

索　引

1 回換気量　299, 304
1 型糖尿病　34

α遮断薬，褐色細胞腫の　32
α_2 作動薬　31
ACT：activated clotting time（活性凝固時間）　160
— 測定器　161
AHI：apnea hypopnea index（無呼吸低呼吸指数）　278
AKI：acute kidney injury（急性腎障害）　125
— network（AKIN）分類　126
—, 周術期　188
—, 正常血圧性虚血性　124
AMG：acceleromyography（加速度感知型筋弛緩モニター）　322
ATIN：acute tubulointerstitial nephritis（急性尿細管間質性腎炎）　127
— の原因薬物　128
ATP（アデノシン三リン酸）　139
atrial kick　113
autoregulation　148

β遮断薬　31, 119
BBB：blood brain barrier →血液脳関門
BIS（Bispectral Index）　319
body mass index（BMI）　3
Bohr 効果　200
Bötzinger complex（BötC）　57
bridging anticoagulation　28
bridging therapy　32
BTPS：body temperature and pressure, saturated　87
BURP：backward, upward, rightward pressure　53

C 神経線維刺激　97
CB：cortical blindness（皮質盲）　286
CBF：cerebral blood flow（脳血流量）　145
CBV：cerebral blood volume（脳血液量）　145
CD4/CD8 比　12
Cheyne-Stokes 呼吸　277
Closed Claims Study　285
Clostridium difficile　36
CO オキシメータ　313
CO_2 吸収剤　298
CO_2 ナルコーシス　80, 94
context sensitivity　197
COPD：chronic obstructive pulmonary disease（慢性閉塞性肺疾患）　9, 81
coronary flow reserve（CFR）　119
cough test 陽性　6
COX：cyclooxygenase（シクロオキシゲナーゼ）　20
CP：cricoid pressure（輪状軟骨圧迫）　47
CPD（citrate-phosphate-dextrose）液　231
CRAO：central retina artery occlusion（網膜中心動脈塞栓症）　286
CSA：central sleep apnea（中枢性睡眠時無呼吸）　279
CTIN：chronic tubulointerstitial nephritis（慢性尿細管間質性腎炎）　128
CVCI：Cannot Ventilate, Cannot Intubate（マスク換気不能・気管挿管不能）　3

dietary-induced thermogenesis（DIT）　176
dual-circuit vaporizer　308
DVT：deep vein thrombosis（深部静脈血栓症）　112

ERAS：Enhanced Recovery After Surgery　36
Erlanger-Gasser の神経線維の分類　246

FE：fractional excretion（排泄率）　126
feedforward メカニズム　205
fenoldopam　190
FFP：fresh frozen plasma（新鮮凍結血漿）　30, 216, 234, 237
— の使用指針　235
FFR：fractional flow reserve（心筋血流予備量比）　120
FGF：fresh gas flow（新鮮ガス流量）　297, 303
Fick 法　87
F_IO_2（吸入酸素濃度）　8
FP24　217
Frank-Starling の法則　113, 120

GER：gastroesophageal reflux（胃食道逆流）　5, 40
GFR：glomerular filtration rate →糸球体濾過量

H_2 拮抗薬　41
Haldane 効果　200
hanging drop 法　251
HCO_3^-　78
Henderson-Hasselbalch 式　81
HES（ヒドロキシエチルデンプン）　196, 224
HIF：hypoxia-inducible factor（低酸素誘導因子）　136
HIT：heparin-induced thrombocytopenia（ヘパリン起因性血小板減少症）　25
HMG-CoA 還元酵素阻害薬　31, 119, 135
HMGB（high mobility group box）-1　281
HPV：hypoxic pulmonary vasoconstriction（低酸素性肺血管攣縮）　93
hypoxemia　7
hypoxia　7

ICP：intracranial pressure →頭蓋内圧
interthreshold range　169
ION：ischemic optic neuropathy（虚血性視神経症）　285
IPC：intermittent pneumatic compression（間欠的空気圧迫装置）　112
IV-PCA の設定　269

Jackson-Rees 回路　303
JGA：juxtaglomerular apparatus（傍糸球体装置）　129

lipid rescue　250
LOR：loss-of-resistance（抵抗消失）法　251

luxury perfusion　151

MAC：minimum alveolar concentration（最小肺胞濃度）61
MAP（mannitol-adenine-phosphate）液　231
Mapleson D 回路　303
Massive Transfusion Protocol（MTP）237
MEAC：minimum effective analgesic concentration（最小有効鎮痛濃度）268
mini-mental state examination（MMSE）289
minimal flow anesthesia　302
MMG：mechanomyography（力感知式筋弛緩モニター）322

neuraxial anesthesia　180
NOAC：Newly Oral Anticoagulant（新規経口抗凝固薬）27
NSAIDs：nonsteroidal anti-inflammatory drugs（非ステロイド性抗炎症薬）20
— 過敏性喘息　95
NSQIP スコア　8

OSA：obstructive sleep apnea（閉塞性睡眠時無呼吸）278
— 患者の術後管理　280
osmotic nephrosis　144

$PaCO_2$（動脈血二酸化炭素分圧）77, 80, 145, 150, 299, 316
P_ACO_2（肺胞気二酸化炭素分圧）316
PaO_2（動脈血酸素分圧）6, 77, 80, 198
PaO_2/F_IO_2（P/F）比　8, 93
Parkinson 病治療薬　34
PCA：patient-controlled analgesia（患者自己調節鎮痛）267
—, 硬膜外　270
— 装置，ディスポーザブル簡易型　269
PCCs：prothrombin complex concentrates（濃縮プロトロンビン複合体製剤）30
PCO_2（二酸化炭素分圧）77, 80
$P_{ET}CO_2$（呼気終末二酸化炭素分圧）302, 316
p*K*a　243, 247
PO_2 →酸素分圧
POCD：postoperative cognitive dysfunction（術後認知機能障害）287
POI：postoperative ileus（術後腸管麻痺）292
Poiseuille の法則　185
PONV：postoperative nausea and vomiting（術後悪心・嘔吐）272, 292
— の危険因子　293
POVL：postoperative visual loss（術後視力障害）285
pre-Bötzinger complex（pre-BötC）57
Pringle 法　282
PSG：polysomnography（睡眠ポリグラフ検査）278
PT-INR（プロトロンビン時間国際標準率）26

RBF：renal blood flow（腎血流量）126
risk calculator predicting postoperative respiratory failure　7
RPF：renal plasma flow（腎血漿流量）126
RSII：rapid sequence induction and intubation（迅速導入）49, 50
—, modified　51
RTA：renal tubular acidosis（尿細管性アシドーシス）207

SaO_2（動脈血酸素飽和度）313
shear stress →ずり応力
SO_2（酸素飽和度）313
SpO_2（末梢動脈血酸素飽和度）313
SSI：surgical site infection（手術部位感染）36
STOP-Bang Questionnaire　5
STPD：standard temperature and pressure, dry　87
Strain Vessel 仮説　134

temperature-compensated　307
TGF：tubuloglomerular feedback →尿細管糸球体フィードバック
TOF ウォッチ　322
TOF：train-of-four（四連反応）比　322
transmural pressure　107

UA：umbilical artery（臍帯動脈血）pH　155

vaporizer　306
variable bypass vaporizer　306
VCM（バンコマイシン）36
$\dot{V}CO_2$（二酸化炭素排出量）87
Venturi マスク　312
VILI：ventilator-induced lung injury（人工呼吸器誘発肺損傷）283
$\dot{V}O_2$（酸素消費量）87, 133
$\dot{V}O_2max$（最大酸素摂取量）89
VVR：vasovagal reaction（血管迷走神経反応）193

あ行

アシドーシス
—, 高クロール性代謝性　196
—, 呼吸性　80
—, 代謝性　79
—, 尿細管性　207
アスピリン（アセチルサリチル酸）20, 24
— の抗凝固作用　20
アセトアミノフェン　274
圧受容体　105
— 反射　107
アデノシン三リン酸（ATP）139
アドレナリン　249
アピキサバン　27
アミオダロン　249
アミノ酸　177
— 輸液　177
アルカローシス，代謝性　79
アルブミン　223, 225
アンジオテンシン受容体拮抗薬　32
アンジオテンシン変換酵素阻害薬　32
アンピシリン/スルバクタム　37

閾値間域　168
異型適合血輸血　226
— のリスク　227
胃食道逆流（GER）［症］5, 40
イソフルラン　306
胃内容排出時間　16
いびき　4
医療ガス配管設備　69

さ行

た行

な行

は行

ま行

や行

ら行

わ行

新・麻酔科研修の素朴な疑問に答えます　定価：本体 5,200 円＋税

2016 年 9 月 3 日発行　第 1 版第 1 刷 ©

編　者　稲田 英一（いなだ えいいち）

発行者　株式会社 メディカル・サイエンス・インターナショナル
代表取締役　金子 浩平
東京都文京区本郷 1-28-36
郵便番号 113-0033　電話(03)5804-6050

印刷：横山印刷/表紙装丁：岩崎邦好デザイン事務所/本文レイアウト：アップロードハウス

ISBN 978-4-89592-866-3 C3047